Adobe Acrobat Formular-Praxis –

Formularerstellung mit dem LiveCycle Designer 8

Michael Rettkowitz

Adobe Acrobat Formular-Praxis

Formularerstellung mit dem LiveCycle Designer 8

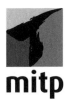

mitp

Bibliografische Information Der Deutschen Bibliothek
Die Deutsche Bibliothek verzeichnet diese Publikation in
der Deutschen Nationalbibliografie; detaillierte bibliografische Daten
sind im Internet über *http://dnb.ddb.de* abrufbar.

ISBN 978-3-8266-1412-5
1. Auflage 2007

Alle Rechte, auch die der Übersetzung, vorbehalten. Kein Teil des Werkes darf in irgendeiner Form (Druck, Kopie, Mikrofilm oder einem anderen Verfahren) ohne schriftliche Genehmigung des Verlages reproduziert oder unter Verwendung elektronischer Systeme verarbeitet, vervielfältigt oder verbreitet werden. Der Verlag übernimmt keine Gewähr für die Funktion einzelner Programme oder von Teilen derselben. Insbesondere übernimmt er keinerlei Haftung für eventuelle, aus dem Gebrauch resultierende Folgeschäden.

Die Wiedergabe von Gebrauchsnamen, Handelsnamen, Warenbezeichnungen usw. in diesem Werk berechtigt auch ohne besondere Kennzeichnung nicht zu der Annahme, dass solche Namen im Sinne der Warenzeichen- und Markenschutz-Gesetzgebung als frei zu betrachten wären und daher von jedermann benutzt werden dürften.

Printed in Germany

© Copyright 2007 by mitp, REDLINE GMBH, Heidelberg
www.mitp.de

Lektorat: Katja Schrey
Korrektorat: Petra Heubach-Erdmann
Satz und Layout: III-satz, Husby, www.drei-satz.de

Inhalt

EINLEITUNG 7

Kapitel 1 **DER FORMULAR DESIGNER** 19

   1.1 Die Bedienoberfläche des Acrobat LiveCycle Designer 20
   1.2 Ein erstes Formular anlegen 25
   1.3 Überblick über die Formularkomponenten 29
   1.4 Komponenten-Eigenschaften 48
   1.5 Textformatierung 161
   1.6 Dynamische Eigenschaften 164

Kapitel 2 **SKRIPTING MIT JAVASCRIPT & CO.** 165

   2.1 Warum Skripting? 166
   2.2 Skripting-Möglichkeiten in Acrobat und Designer 166
   2.3 Wo werden Skripte erfasst? 170
   2.4 Wann werden Skripte ausgeführt? 171
   2.5 Einstieg in das praktische Skripting 179
   2.6 Variablen und Wertzuweisungen 180
   2.7 Vergleichsoperatoren 185
   2.8 Bedingte Anweisungen 186
   2.9 Schleifen 189
  2.10 Mit Feldern arbeiten 192
  2.11 Ereignisse per Skript »feuern« 198
  2.12 Eigene Funktionen definieren 199

Kapitel 3 **FORMULARE ERSTELLEN** 207

   3.1 Formular-Grundtypen 208
   3.2 Statische Formulare 209
   3.3 Projekt: Ein statisches Mailformular erstellen 209
   3.4 Ein statisches Formular mit verschiedenen Seitengrößen erstellen 226

INHALT

3.5	Ein erstes dynamisches Formular erstellen	244
3.6	Ein dynamisches Formular mit sich wiederholenden Teilformularen erstellen	250
3.7	Ein dynamisches Formular erstellen, das automatisch die erforderliche Anzahl Teilformulare erzeugt	259
3.8	Formulare mit Barcodes erstellen	270
3.9	Tabellen in Formularen	279

Kapitel 4 — DATENVERBINDUNGEN 297

4.1	Überblick	298
4.2	OLEDB-Datenverbindungen	299
4.3	XML-Datenverbindungen	369
4.4	SOAP-Datenverbindungen (WSDL)	425
4.5	Resümee zu Datenverbindungen	455

Kapitel 5 — FORMULARSICHERHEIT 457

5.1	Vorbemerkungen	458
5.2	Kennwort zum Öffnen des Formulars	458
5.3	Berechtigungen zum Bearbeiten und Drucken	459
5.4	Verwendungsrechte in Adobe Reader aktivieren	460
5.5	Formularteile schwärzen	460
5.6	Digitale Unterschriften	461
5.7	Weitere Dokumenten-Sicherungsmöglichkeiten	472
5.8	Resümee	474

INDEX 475

Einleitung

EINLEITUNG

E.1 Vorteile von PDF-Formularen

Haben Sie schon einmal ein Online-Formular mittels HTML erstellt? Das ist sehr wahrscheinlich der Fall, wenn Sie dieses Buch in die Hand genommen haben. Zu Beginn ist es Ihnen sicherlich recht schnell gelungen, einige Felder und Formularkomponenten in Ihrem HTML-Editor auf der Entwurfsseite zu platzieren und so hatten Sie – natürlich mit verdientem Stolz – ein schönes Erfolgserlebnis, als das erste Formular funktionierte. Wenn Sie dann aber häufiger Formulare oder kompliziertere erstellt haben und eventuell sogar solche mit mehreren Seiten, dann mussten Sie feststellen, dass die Entwicklung recht schwierig und unübersichtlich wurde. Vielleicht wollten Sie den Anwendern auch Eingabehilfen geben oder schon vor Absendung des Formulars Plausibilitätsprüfungen und Berechnungen vornehmen? Dann haben Sie sich möglicherweise in ein unüberschaubares Chaos aus HTML und JavaScript verstrickt, eventuell sogar Zwischenspeicherung von Teilformularen in Datenbanken praktiziert, falls Sie die Eingabefelder auf mehrere HTML-Seiten verteilen mussten.

Aktuell liegt der Einsatz von AJAX (asynchrones JavaScript and XML) auf HTML-Seiten im Trend. AJAX gestattet es, während der Anzeige einer HTML-Seite diese auf der Basis vom Webserver nachgeladener Daten zu ändern. Die Seite muss also nicht für jede Daten- und Layoutänderung komplett neu geladen und aufgebaut werden, sondern kann sich aufgrund von Benutzerinteraktionen dynamisch verändern. So etwas ist natürlich auch für HTML-Formularseiten sinnvoll. Allerdings erfordert die AJAX-Programmierung eine noch umfangreichere JavaScript-Programmierung innerhalb der Webseiten. Der erhöhte Bedienungskomfort für den Anwender muss mit erheblichem Kosten und intensivem Entwicklungsaufwand bezahlt werden.

Wenn Ihre Meinung ist, »eigentlich dürfte es doch gar nicht kompliziert sein, ansehnliche, praktikable und intelligent funktionierende Formulare zu entwickeln«, dann sind Sie bei diesem Buch richtig gelandet. Mit Adobe Acrobat können Sie mit wenig Aufwand erstklassige Formulare erstellen, die so gut aussehen, dass man sie unmittelbar ausdrucken kann. Aber natürlich ist auch ein Versand per E-Mail möglich oder die Speicherung in einer Datenbank.

Wollen Sie sogar so weit gehen, dass Formulare im Dialog mit einem Server vorbereitet werden und dass sie später auch automatisch ausgewertet werden, dann finden Sie hier ebenfalls entscheidende Informationen und Hilfestellungen.

Adobe Acrobat ist Ihnen sicherlich als der Standard schlechthin für Online-Dokumente bekannt. Die von Acrobat erstellten PDF-Dokumente kann man sich mit einem kostenlos erhältlichen Programm, dem Adobe Reader, ansehen.

Noch nicht allgemein bekannt ist, dass man mit Adobe Acrobat auch Formulare erstellen und selbst mit dem Adobe Reader ausfüllen kann. Diese Formulare können nicht nur manuell nach einem Ausdruck auf Papier ausgefüllt werden, sie lassen sich auch am Computer-Bildschirm ausfüllen und anschließend ausdrucken. Damit sind die Möglichkeiten aber bei weitem noch nicht erschöpft. Die Formulare können Sie ausgefüllt auch per E-Mail versenden oder an einen Server schicken, der die Formulare automatisch auswertet. Sogar elektronische Unterschriften, so genannte Signaturen, lassen sich für das Unterschreiben der Formulare nutzen.

Oder möchten Sie auch Bilder in Ihre Formulare einsetzen, zum Beispiel um ein Fotoalbum oder ein Passfoto eines Stellenbewerbers zu erhalten? Mittels HTML ist dies sehr aufwändig. Hier würden Sie in der Regel die Bilder auf einen Server hochladen und anschließend per Download auf Ihrer aktualisierten Formularseite darstellen. Mit Adobe Acrobat lösen Sie dieses Problem einfach und problemlos für den Anwender. Bilder können unmittelbar in das Formular geladen werden. An den Server werden sie erst dann übermittelt, wenn das gesamte Formular übertragen wird.

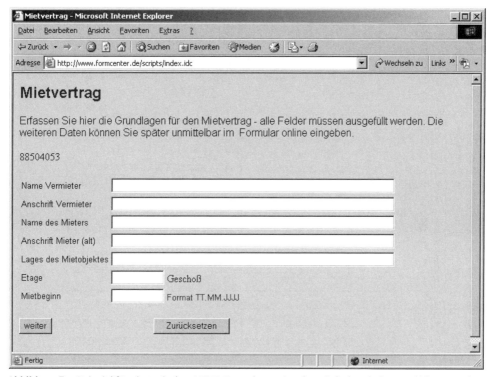

Abbildung E.1 Beispiel für ein typisches HTML-Formular; es ist eher einfach gehalten und bietet wenig Eingabehilfen.

Bereits in früheren Acrobat-Versionen war es möglich, Live-Daten von einem Server oder aus einer Datenbank abzurufen und in das Formular einzusetzen, beispielsweise wenn der Benutzer seine Kundennummer eingibt und daraufhin alle Adressfelder automatisch ausgefüllt wurden.

EINLEITUNG

Diese Funktionalität ist seit der Acrobat-Version 7 noch erheblich erweitert worden, insbesondere hinsichtlich der Einbindung von XML- und WDSL-Live-Daten. Zusammen mit der Möglichkeit, dynamische Formulare, also solche, die ihr Layout zur Laufzeit ändern können, erstellen zu können, bieten sich hier ungeahnte Möglichkeiten.

Neu ist auch die Funktionalität hinzugekommen, auf den Formularen Barcodes zu platzieren, die verschlüsselt den Inhalt der Formularfelder enthalten. Hierdurch ist es möglich geworden, ein Formular am Bildschirm auszufüllen, es anschließend auszudrucken und persönlich zu unterschreiben und es später beim Empfänger automatisch in dessen Computersystem wieder einzulesen. Vielfach ist auch heutzutage auf Formularen die persönliche Unterschrift rechtlich vorgeschrieben, weshalb die Erweiterung um Barcodes einen ganz entscheidenden Fortschritt für die elektronische Formularbearbeitung darstellt.

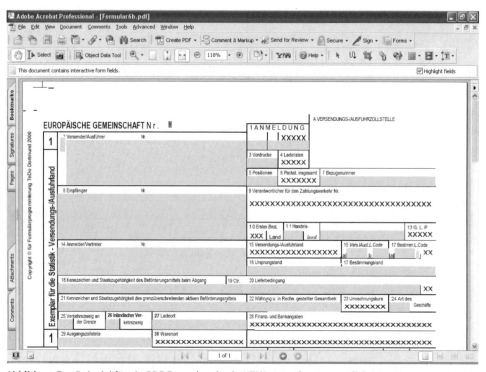

Abbildung E.2 Beispiel für ein PDF-Formular, das in HTML nur schwer zu realisieren wäre

Möchten Sie Formulardaten am Bildschirm erfassen, aber den Ausdruck auf einem in einer Druckerei erstellten Formular, zum Beispiel einem Durchschreibesatz auf einem Nadeldrucker, durchführen? Auch das ist für Adobe Acrobat eigentlich keine Herausforderung. Sie können den Druck so steuern, dass nur die Eingabefelder ausgegeben werden, aber nicht der Formularhintergrund. Die Ausgabe der Felder erfolgt exakt an der Position, die Sie vorher festgelegt haben. So etwas wäre mit HTML-Formularen nicht realisierbar.

E.2 Vorab: Hinweise zur aktuellen Version

Anmerkungen zu Programmfehlern

Dieses Buch wurde auf Basis der Designer-Version 8.0.1291 erstellt. Sollten Sie über eine spätere Programmversion verfügen, so können sich Änderungen am Programm ergeben.

Leider enthält diese Version noch zahlreiche Programmfehler (Bugs), die größtenteils sogar schon in der Version 7 vorhanden waren.

Adobe Acrobat Professional mit dem zugehörigen Designer ist ein mächtiges Programm mit unendlichen Funktionen. Der Formularbereich ist nur ein kleiner Teilbereich. Wenngleich dieser äußerst interessant und wichtig ist, hat er doch bei Adobe nicht die höchste Priorität.

Obwohl ich selbst bei der Betaphase von Adobe Acrobat zahlreiche Bugs gemeldet hatte, blieben die meisten davon unbearbeitet. Auch Rückmeldungen zu den geschilderten Fehlern erhält man seitens der Entwickler oder der Beta-Manager in der Regel nicht. Nach der Betaphase besteht nicht einmal mehr die Möglichkeit, Bugs zu melden – es sei denn, über kostenpflichtige Support-Calls. In der Vergangenheit hatte ich einige derartige Support-Calls abgegeben, jedoch meist unbefriedigende Antworten erhalten. Bei der Vielzahl der Bugs würde es auch den Kostenrahmen eines solchen Buches sprengen.

Laut Aussage von Adobe will man in nächster Zeit (Stand Februar 2007) eine Möglichkeit einrichten, Bugs online zu melden. Aber auch dann wird man – wie gesagt wird – in aller Regel keine Rückmeldungen erhalten. Aktuell kann man lediglich Feature Requests, also Wünsche zu Programmänderungen und -erweiterungen, abgeben. Auch hier wird man in aller Regel keine Rückmeldungen bekommen.

Man möge mir also verzeihen, wenn an zahlreichen Punkten dieses Buches auf Fehler hingewiesen wird, ohne in jedem Fall eine Lösung dafür liefern zu können.

Anmerkungen zum Umfang des Buches

Allein zu der relativ neuen xfa-Formulartechnologie von Adobe Acrobat existieren Dokumentationen im Umfang von mehreren tausend Seiten. Viele Teile der Dokumentationen sind noch unvollständig. Oftmals sind Punkte nur in Form von Überschriften aufgeführt und es ist dazu lediglich ein Hinweis vorhanden, dass hier irgendwann einmal etwas stehen wird.

Auch die Dokumentationen sind in manchen Punkten schlichtweg fehlerhaft, eben auf die Schnelle erstellt, wie erkennbar ist.

Anhand der Mächtigkeit der Programmfunktionen kann dieses Buch nur als praxisorientierter Einstieg in die xfa-Formulartechnologie angesehen werden. Es soll Sie neugierig machen und interessante Beispiele dafür aufzeigen, was machbar ist.

Um tiefer in diese Technologie einsteigen zu können, benötigt man die Programmdokumentationen von Adobe und muss sich damit viele Details selbst erarbeiten.

Darum möge man mir verzeihen, wenn Sie nach dem Lesen des Buches die Erkenntnis gewonnen haben, dass Sie erst am Anfang des Verstehens stehen. Nur dies kann man auch bei dem Umfang des Buches erwarten.

Lohnt es sich, mit der xfa-Formulartechnologie schon jetzt zu arbeiten?

Nach den beschriebenen Mängeln an Programm und Dokumentation denken Sie vielleicht an dieser Stelle, man solle noch abwarten, bis man sich intensiver mit der neuen xfa-Formulartechnologie befasst. Doch angesichts der heute schon realisierbaren fantastischen Möglichkeiten lohnt sich auch jetzt schon auf jeden Fall der Einstieg. Ich bin überzeugt, am Ende dieses Buches werden Sie meine Meinung teilen.

E.3 Acrobat JavaScript

Überblick über JavaScript

PDF-Formulare können auch eine eigene »Intelligenz« besitzen. Wenn Sie schon einmal HTML-Seiten mit erweiterten Funktionen oder Webanwendungen erstellt haben, dann kennen Sie die Browsersprache JavaScript.

JavaScript wurde 1995 ursprünglich von Netscape Communications entwickelt, um interaktive Webseiten zu ermöglichen. Es handelt sich hierbei um eine so genannte Interpreter-Sprache, was bedeutet, dass die Programm-Befehle in Textform vorliegen und erst zur Laufzeit der Anwendung in die Sprache des Computers umgesetzt werden.

Neben der ursprünglichen JavaScript-Version von Netscape wurden mittlerweile verschiedene Varianten entwickelt. Hierzu zählt beispielsweise das JScript von Microsoft, das JavaScript um Windows-Systemfunktionen erweitert. Auch das in Adobe Flash und Flex2 integrierte ActionScript zählt dazu.

Eine spezielle Variante von JavaScript ist in Adobe Acrobat integriert und damit lassen sich unmittelbar beim Ausfüllen des Formulars Berechnungen und Plausibilitätsprüfungen durchführen.

Um JavaScript dort sinnvoll einsetzen zu können, mussten spezielle Objekte eingeführt werden, damit die Funktionalität und Möglichkeiten von Acrobat voll genutzt werden können. Die wichtigsten für die Formularentwicklung sind hierbei das Host-Objekt, das die Formular-Programmfunktionalitäten von Acrobat abbildet, und das Form-Objekt, das die Funktionen und Inhalte des PDF-Formulars zur Verfügung stellt. Daneben werden in diesem Buch vor allem auch das Template-Objekt, das das Formulardesign beinhaltet, das Data-Objekt, das die Formulardaten beinhaltet und das Form-Objekt, das das Formular mit Daten beinhaltet, behandelt.

Besondere Vorteile von Acrobat JavaScript

Wenn Sie JavaScript in HTML-Formularen einsetzen, wird die Programmierung solcher Seiten schnell unübersichtlich. Im HEAD (Kopfbereich) definieren Sie zahlreiche Funktionen, eventuell auch einzelne zusätzlich im BODY. Zu den einzelnen Formularfeldern, Schaltflächen und möglicherweise auch zum Formular selbst hinterlegen Sie dann zahlreiche Aktionen, die die an anderer Stelle erstellten Funktionen aufrufen. Die gesamten JavaScripts sind in den umgebenden HTML-Code eingebettet, der, wenn Sie das Formular ansprechend gestalten, an sich schon recht unübersichtlich ist und mit den zusätzlichen JavaScripts noch unübersichtlicher wird.

Selbst wenn Ihr so gestaltetes Formular am Bildschirm ansprechend dargestellt wird, ist immer noch nicht gewährleistet, dass es beim Ausdruck noch genau so aussieht. HTML-Formulare werden beim Ausdruck oftmals umbrochen, so dass Felder an anderer Position auftauchen als im Browser. Oder es werden Teile der Seite, die über den Druckrand hinausgehen, überhaupt nicht oder auf einer anderen Seite gedruckt. Selbst schon bei der Bildschirmdarstellung können sich Probleme ergeben, wenn der Bildschirm eine andere Auflösung oder der Browser eine andere Fenstergröße hat, als Sie geplant haben.

Bei Formularen, die Sie mit Adobe Acrobat erstellen, benutzen Sie ebenfalls JavaScript. Dieses ist nicht identisch mit dem JavaScript, das Ihr Webbrowser verwendet, aber ihm doch sehr ähnlich; die grundlegende Syntax für den Programmierer ändert sich nicht. Acrobat JavaScript verwendet zwar viele Objekte, die auch Ihr Browser benutzt, aber eben nur viele und nicht alle. Umgekehrt haben Sie in Acrobat JavaScript andere Objekte zur Verfügung, die wiederum Ihr Browser nicht kennt (siehe oben xfa-, host-, template-, data- und form-Objekt).

PDF-Seiten haben – anders als HTML-Seiten – eine intern recht komplizierte Dokumentenstruktur, die nur von ganz wenigen so weit verstanden wird, dass sie unmittelbar daran Änderungen vornehmen können. Neben den eigentlichen Text- und Formatierungsdaten können in einer PDF-Datei zusätzlich auch Bild- und Multimediadaten eingebettet sein oder beliebige andere Attachments (Dateianhänge).

Um den Zugriff auf Eingabefelder und andere Formularelemente zu ermöglichen, gibt es daher Dialogfelder, in denen die Einstellungen zu den Feldern unkompliziert vorgenommen werden können. Dort können auch zu jedem einzelnen Feld Funktionen und Aktionen hinterlegt werden und dies eben auch in JavaScript. Diese schafft ein hohes Maß an Übersichtlichkeit.

Allerdings gibt es – das sei der Vollständigkeit halber erwähnt – im neuen Adobe Designer jetzt auch die Möglichkeit, PDF-Formulare im XDP-Format zu speichern, das zu den XML-Formaten gehört. XML-Dateien lassen sich mit etwas Übung recht gut editieren, so dass hier eine zusätzliche Möglichkeit besteht, Formulare zu ändern und zu verarbeiten. XDP-Dateien können jedoch nicht unmittelbar in Acrobat geladen werden, sondern müssen nach Änderung der XML-Daten wieder als PDF-Datei gespeichert werden.

E.4 Alternative FormCalc

Haben Sie eigentlich in Ihrem Formular nur einige automatische Berechnungen durchzuführen? Wenn Sie mit JavaScript-Programmierung noch keine Erfahrung haben, dann ist Ihnen die Verwendung von Acrobat JavaScript im Stil einer echten klassischen Programmiersprache möglicherweise doch zu umständlich. Man muss hier zunächst ein wenig Erfahrung sammeln, um effektiv arbeiten zu können. Erfreulicherweise haben die Entwickler von Adobe Acrobat jetzt auch an diejenigen Nutzer gedacht, die es lieber ganz einfach mögen. Mit FormCalc können Sie sofort loslegen, um berechnende Formulare zu erzeugen.

Trotz ihrer Einfachheit ist FormCalc eine durchaus mächtige Sprache. Neben den üblichen kaufmännischen Rechenfunktionen gibt es natürlich auch Datums-, String- und Arithmetikfunktionen. Als besonderes Highlight bietet FormCalc zusätzlich finanzmathematische Rechenfunktionen. Adobes Vertriebsaktivitäten zielen seit 2004 besonders auf den Finanz- und Versicherungsbereich. Unter diesem Hintergrund kann man verstehen, dass man auf diese Weise die Attraktivität von Acrobat für die potenziellen Kunden aus diesem Bereich erhöhen möchte.

E.5 Überblick über Adobe-Serverprodukte

Dieses Buch dient dazu, dass Sie selbst Lösungen finden und entwickeln können, um Acrobat-PDF-Formulare zu erstellen und auszuwerten. Unter Verwendung von WSDL-Datenverbindungen (SOAP-Services) können Sie leistungsstarke serverbasierte Formularanwendungen entwickeln.

Auch bei Adobe hat man sich natürlich Gedanken darüber gemacht, wie sich Formulare serverbasiert erstellen, weiterleiten und auswerten lassen. So ist im Laufe der Jahre ein umfangreiches Portfolio an spezieller Serversoftware entstanden. Diese bietet durchaus Möglichkeiten, besonders effektiv und auf vergleichsweise einfache Weise Lösungen zu erstellen. Aber hier gibt es leider auch ein Manko: den Preis. Nur für größere Unternehmen lohnt es sich wohl, die Lizenzen für diese Server zu erwerben. Und auch hier läuft nicht alles von allein; ohne Entwicklungsarbeit funktionieren diese Serveranwendungen nicht.

Es würde den Rahmen dieses Buches bei weitem sprengen, die Adobe-Serverprodukte auch nur ansatzweise zu behandeln. Dennoch möchte ich Ihnen einige davon nachstehend in einem Überblick vorstellen. Interessierte sollten sich weitere Informationen über Adobe beschaffen.

Adobe Document Server
Dieser dient dazu, um automatisiert individuelle Dokumente zu erzeugen. Wenngleich er sicherlich der wichtigste Acrobat-Server ist, kommt er bei Formularanwendungen weniger zum Einsatz. Insbesondere dient er dazu, aus anderen Anwendungen, zum Beispiel ERP[1]-Systemen, ansprechende und aussagekräftige Dokumente zu generieren. Ein anderer wichtiger Anwendungsbereich sind individuelle Dokumente, wie Bedienungsanleitungen und Online-Handbücher. Insbesondere durch die XML-Unterstützung bieten sich nahezu universelle Möglichkeiten zu individueller Dokumentenerzeugung.

Adobe LiveCycle Reader Extensions
Nicht jeder soll alles mit einem PDF-Dokument anstellen dürfen, zum Beispiel es verändern, mit Notizen versehen, speichern und drucken. Dieser Server verwaltet und erstellt individuelle Nutzungsrechte für PDF-Dokumente. Bestimmte Schutz- und Sicherheitsfunktionen, die einem im alltäglichen Umgang mit PDF-Dokumenten nicht begegnen, lassen sich aktivieren. Selbst der kostenlose Adobe Reader kann mit diesen Einstellungen arbeiten und zeigt auf einmal neue Funktionalitäten und Sicherheitsmechanismen, solange ein solches Dokument aktiv ist.

Adobe LiveCycle Forms (vormals Form Server)
Dies ist die universellste Serverlösung, wenn es um PDF-Formularerzeugung geht. Auch dieses Serverprodukt unterstützt XML. Somit kann LiveCycle Forms problemlos mit anderen Anwendungen kommunizieren.

---

1. ERP steht für Enterprise Resource Planning und beinhaltet alle Software, die Bestandteil eines unternehmensweiten Informationssystems sind. Auch die klassischen Bereiche Auftragsabwicklung, Bestellwesen und Rechnungswesen gehören dazu.

LiveCycle-Formulare können online über LiveCycle Forms dynamisch generiert und während der Bearbeitung durch den Benutzer aktualisiert werden. Mehrere Formulare lassen sich dynamisch zu einem Formularsatz zusammenfügen. Sogar das Ausführen von Skripts, zum Beispiel für Berechnungen und Validierungen, kann auf den Server verlagert werden.

Adobe LiveCycle Workflow Server

Dieser Server steuert den Arbeitsfluss mit Formularen. In Unternehmen und Behörden existieren unterschiedliche Geschäftsprozesse, um einen Vorgang abzuwickeln.

Beispielsweise wird ein Antrag eingereicht, dieser wird von einem Sachbearbeiter bearbeitet, von dessen Vorgesetztem genehmigt, anschließend geht der Vorgang an den Sachbearbeiter zurück, der das Ergebnis an den Antragsteller übermittelt. Der Vorgang geht möglicherweise später noch an einen Revisor, der das Ergebnis überprüft, und zu guter Letzt wird der gesamte Vorgang archiviert. Derartige und noch wesentlich kompliziertere Arbeitsabläufe kann der Workflow Server steuern.

Adobe Graphics Server

Der Graphics Server dient zur automatisierten Manipulation von Grafiken. Auf den ersten Blick hat dieser Server nicht unmittelbar etwas mit PDF-Dokumenten und -Formularen zu tun. Aber er bietet durchaus wichtige Ansätze für den Bereich Dokumentensicherheit.

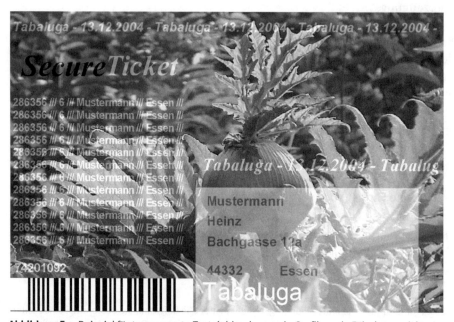

Abbildung E.3 Beispiel für transparente Texteinblendungen in Grafiken als Fälschungssicherung

Bei einem elektronischen PDF-Formular kann man aufgrund der diffizilen Sicherheitsmechanismen von Adobe Acrobat sehr schnell feststellen, ob es echt ist. Wenn Sie ein solches Dokument ausdrucken, wird dies allerdings sehr schwierig. Die Echtheit können Sie nur optisch feststellen. Hier eignet sich der Einsatz individueller Grafiken, die beispielsweise aus einem Bild bestehen, in dem individuelle Daten des Dokumentenbesitzers transparent eingeblendet sind, die man an Hand von Personaldokumenten verifizieren kann.

E.6 Für wen ist dieses Buch gedacht?

LiveCycle Forms sind eine relativ neue Technologie. Natürlich werden sich gestandene Software-Entwickler mit dieser Thematik befassen, aber auch für nicht so sehr in der EDV bewanderte Menschen ist das Thema elektronische Formulare interessant, insbesondere wenn sie aus den Bereichen Verwaltung und Organisation kommen. Wenn man Beiträge in Newsgroups zu diesem Thema liest, dann erkennt man, dass viele Dinge eben nicht so selbstverständlich und einfach zu verstehen sind, wie die Entwickler und Dokumentationsverfasser bei Adobe sich das wahrscheinlich denken.

Somit habe ich versucht, den richtigen Mix für beide Interessengruppen zu finden, was immer mit der schwierigen Art von Spagat verbunden ist, den einen nicht zu sehr zu langweilen und dem anderen dennoch Informationen möglichst so ausführlich zu geben, dass er als Neueinsteiger nicht schon nach wenigen Seiten frustriert aufgibt. Dass dieser Spagat nicht völlig gelingen kann, ist mir bewusst.

In diesem Buch finden Sie daher – teils umfangreiche – auch für Laien leicht verständliche Einführungen und Formularbeispiele zu dieser Thematik. Die EDV-Profis unter Ihnen mögen mir diese teilweise sehr detaillierten Ausführungen verzeihen. Dafür werden sie in den weiterführenden Formularen mit Beispielen belohnt, die sie woanders wohl kaum finden werden. Wenn Sie dieses Buch durchgearbeitet haben, werden selbst mehrsprachige Formulare, bei denen sich nicht nur Beschriftungen ändern, sondern sogar die Texte von Auswahlelementen, für Sie realisierbar sein. Doch damit nicht genug – die Formulare können gleichzeitig sogar integrierte, XML-basierte Datenbanken mit Navigationsfunktionalität besitzen.

Auch die Nutzung von SOAP-Services für Formulare wird endlich verständlich werden. Sogar die Erstellung der Services mit Visual Studio .NET wird anhand der zum Zeitpunkt der Buchschreibung kostenlos erhältlichen Version »Microsoft Visual Web Developer 2005 Express Edition« beschrieben.

E.7 Internet-Downloads

Ergänzend zum Buch existieren noch einige Demo-Komponenten wie ein Data-Grid für OLE.DB-Datenbanken sowie Navigationselemente, ebenfalls für OLE.DB und auch für XML, die es nirgendwo zu kaufen gibt.

Da es sich bei diesem Buch um ein Print-on-Demand-Produkt handelt, können wir entgegen der Originalausgabe keine Buch-CD beifügen. Die Zusatzmaterialien stehen Ihnen daher als Download zur Verfügung. Sie finden sie unter

http://www.it-fachportal.de/1412

Die meisten der in diesem Buch besprochenen Formularbeispiele sowie die zugehörigen Datenquellen finden Sie ebenfalls dort.

Kapitel 1

1

Der Formular Designer

1.1	Die Bedienoberfläche des Acrobat LiveCycle Designer	20
1.2	Ein erstes Formular anlegen.................	25
1.3	Überblick über die Formularkomponenten	29
1.4	Komponenten-Eigenschaften..................	48
1.5	Textformatierung...........................	161
1.6	Dynamische Eigenschaften	164

1.1 Die Bedienoberfläche des Acrobat LiveCycle Designer

Der Formular Designer hat nun endlich die Benutzeroberfläche, die man von einer Entwicklungsumgebung erwartet. Diese können Sie nach Ihren eigenen Vorstellungen gestalten. Nachstehend beschreibe ich daher deren Standardaufbau, wie er nach dem erstmaligen Programmstart aussieht.

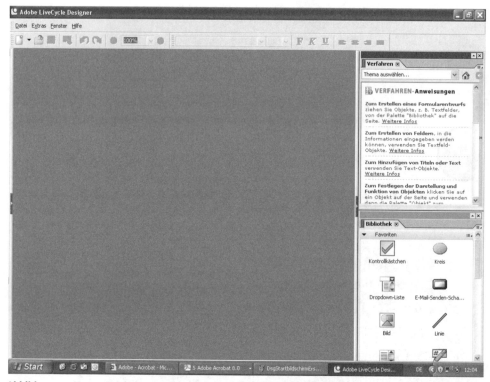

Abbildung 1.1 Der neue Acrobat Designer in der Gesamtansicht (Bildschirmauflösung 1.024 x 768 Punkte)

Bedingt durch die umfangreichen Designfunktionen existieren neben dem Toolbarbereich, der sich im oberen Teil des Programmfensters befindet, zahlreiche Paletten, von denen hier sogar nur wenige eingeblendet sind. Für den eigentlichen Formularbearbeitungsbereich bleibt da nur wenig Platz, wenn die Bildschirmauflösung kleiner als 1.280 x 1.024 Punkte beträgt. Ein PC mit entsprechender Grafikkarte und passendem Monitor empfiehlt sich daher, wenn Sie häufiger mit dem Designer arbeiten.

Hinsichtlich der Konfiguration des Toolbarbereiches und der Palettenbereiche lässt Ihnen der Designer 8 sehr weit gehende Freiheiten.

1.1 Die Bedienoberfläche des Acrobat LiveCycle Designer

Toolbarbereich
Der Toolbarbereich entspricht im Wesentlichen dem, was Sie von anderen Windows-Programmen her kennen. Hier haben Sie über Buttons und ein Menü schnellen Zugriff auf die wichtigsten Programmfunktionen.

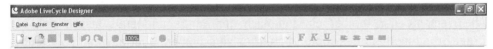

Abbildung 1.2 Der neue Toolbarbereich von Acrobat 8

Weitere Toolbars können Sie einblenden, indem Sie auf einen freien Bereich einer Toolbar mit der rechten Maustaste klicken. Im dann erscheinenden Popup-Menü markieren Sie die Toolbar, die eingeblendet werden soll.

Eine besonders wichtige Toolbar ist der Skript-Editor, mit dem Sie Skripte in JavaScript und FormCalc erstellen und bearbeiten können. Diesen blenden Sie über den Menüpunkt EXTRAS|SKRIPT.EDITOR ein und aus.

Beim erstmaligen Einblenden verfügt der Skript-Editor nur über eine Eingabezeile. Platzieren Sie den Mauscursor am unteren Rand der Toolbar. Wenn das Symbol in das wechselt, das in Abbildung 1.3 angezeigt wird, bewegen Sie bei gedrückter linker Maustaste den Cursor nach unten.

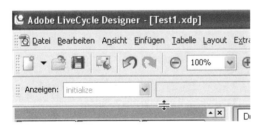

Abbildung 1.3 So vergrößern Sie den Eingabebereich für den Skript-Editor.

Mittels Drag&Drop können Sie die einzelnen Toolbars frei platzieren, aus der Toolbar herauslösen und in einem beweglichen Fenster anzeigen. Sie können auch einzelne Toolbars am unteren oder den seitlichen Rändern platzieren. Die Elemente jeder Toolbar können individuell konfiguriert und unter dem Menüpunkt EXTRAS|ANPASSEN angepasst werden. Ebenso lassen sich dort zusätzliche eigene Toolbars konfigurieren.

Palettenbereiche
Die Palettenbereiche befinden sich rechts und links des Dokumentenfensters. Beim ersten Programmstart von Designer 8 sind nur wenige Paletten sichtbar und so empfiehlt es sich, die wichtigsten einzublenden und rechts und links des Arbeitsbereiches zu platzieren.

Die einzelnen Paletten können Sie beliebig per Drag&Drop innerhalb eines Palettenbereiches verschieben oder in einen anderen Palettenbereich ziehen, indem Sie auf die Kopfleiste der Palette klicken und sie mit gedrückter linker Maustaste an die gewünschte Position ziehen. Ein Skalieren hinsichtlich ihrer Höhe ist ebenfalls möglich und zwar so, wie oben beim Skript-Editor unter der Abbildung 1.3 beschrieben.

Alle Elemente der Toolbar einschließlich der Programm-Menüs lassen sich per Drag&Drop innerhalb des Toolbarbereiches verschieben, aber auch im Palettenbereich platzieren, indem Sie auf den gepunkteten Bereich des Toolbarelements klicken und anschließend bei gedrückter Maustaste das Element zur Palette ziehen und dort ablegen. Die im Palettenbereich abgelegten Toolbarelemente sind allerdings nicht manuell skalierbar.

Sie können auch mehr als zwei Palettenbereiche anlegen. Ziehen Sie einfach ein Palettenelement in Richtung des Arbeitsbereiches und legen Sie es unmittelbar neben einem anderen Palettenbereich ab.

Jeder Palettenbereich lässt sich komplett aus- und wieder einblenden. Hierdurch erhalten Sie mehr Platz und damit eine bessere Übersicht über das zu bearbeitende Element. Klicken Sie hierzu einfach auf die blaue Markierung neben dem jeweiligen Palettenbereich.

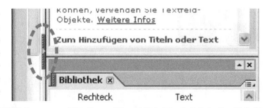

Abbildung 1.4 Mit einem Mausklick lässt sich jeder Palettenbereich ein und ausblenden.

Wenn Sie auf den Kopfbereich einer Palette klicken, wird diese zu einer optimalen Größe skaliert.

Mit Fenstern arbeiten
Sowohl die Toolbarelemente als auch die einzelnen Paletten können Sie in eigenständigen Fenstern anzeigen, indem Sie diese per Drag&Drop bei gedrückter linker Maustaste über dem Arbeitsbereich ablegen. Dieselbe Funktion erreichen Sie über einen Doppelklick auf den Kopfbereich einer Palette beziehungsweise auf den punktieren Bereich eines Toolbarelements.

Der Arbeitsbereich
Dies ist der Bereich, in dem das zu erstellende Formular angezeigt wird. Hierzu stehen Ihnen mehrere Optionen zur Verfügung, die über vier Registerkarten anwählbar

1.1 Die Bedienoberfläche des Acrobat LiveCycle Designer

sind. Beim ersten Programmstart werden Ihnen wahrscheinlich nur zwei davon angezeigt – die Designansicht und die PDF-Vorschau. Die Designansicht ist – wie der Name schon sagt – die Hauptansicht für den Formularentwurf und in der PDF-Vorschau können Sie sich das Formular so anzeigen lassen, wie es dann später auch in Acrobat dargestellt werden wird.

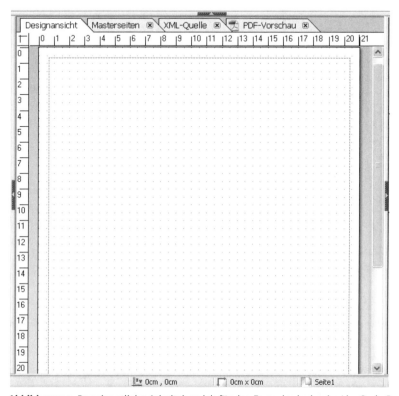

Abbildung 1.5 Der eigentliche Arbeitsbereich für das Formulardesign im LiveCycle Designer 8

Auf Masterseiten können Formularelemente platziert werden, die sich auf mehreren beziehungsweise allen Seiten wiederholen. Es handelt sich also um eine Art Hintergrundseite der aktuellen Seite.

Die XML-Quelle zeigt die XML-basierte Definition des aktuellen Formulars an. Dies entspricht dem, was bei der Speicherung im XDP-Format erzeugt wird. Diese XML-Quelle kann ebenfalls editiert werden.

> **Achtung**
> Durch unsachgemäße Änderung der XML-Quelle kann ein Formular zerstört und unbrauchbar werden, ja, es kann sogar zum Programmabsturz kommen.

Zeichenhilfen einrichten und benutzen

Wenn Sie einen Doppelklick auf ein Lineal des Arbeitsbereiches machen, dann öffnet sich das Dialogfenster ZEICHENHILFEN.

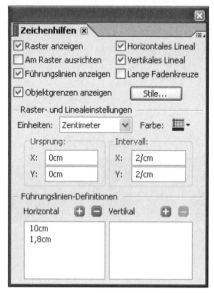

Abbildung 1.6 Dialogfenster ZEICHENHILFEN

Dort können Sie Folgendes festlegen:

- Ein oder beide Lineale ein- und ausblenden sowie die Maßeinheit, den Ursprung und das Intervall des Rasters festlegen.

> **Hinweis**
>
> Falls einmal beide Lineale ausgeblendet sein sollten, können Sie diese über das Menü unter ANSICHT|LINEALE wieder einblenden. Das Dialogfenster ZEICHENHILFEN erreichen Sie auch über das Menü unter FENSTER|ZEICHENHILFEN.

- Anzeigen eines Rasters und von Führungslinien. Am Raster und an den Führungslinien können Sie die Formularelemente ausrichten. Wenn die Checkbox AM RASTER AUSRICHTEN aktiviert ist, wirkt das Raster beim Aufziehen und Verschieben von Formularelementen »magnetisch«, das heißt, die Positionierung erfolgt auf die Rasterpunkte.

- Die Rasterweite und die Position von Führungslinien festlegen.

- Die Objektgrenzen im Designmodus ein- und ausschalten und die Darstellung der Objektgrenzen individuell einstellen.

- Lange Fadenkreuze anzeigen. Hiermit lässt sich beim Aufziehen und Verschieben von Formularelementen eine gute Orientierung an Führungslinien und anderen Elementen erzielen. An der Cursorposition bzw. an den Objektgrenzen werden dann Fadenkreuze dargestellt.

Auch dieses Fenster lässt sich wahlweise per Drag&Drop in einem Palettenbereich verankern.

Haben Sie Ihre Arbeitsumgebung jetzt eingestellt, so dass Sie meinen, Sie könnten gut damit arbeiten? Dann wollen wir im nachfolgenden Abschnitt unser erstes Formular erstellen.

1.2 Ein erstes Formular anlegen

Mit dem Menü-Befehl DATEI|NEU erstellen Sie ein neues PDF-Formular. Die notwendigen Einstellungen dafür können Sie wahlweise mit einem Formular-Assistenten oder in einem Standard-Dialogfenster durchführen.

Ein Formular mit dem Formular-Assistenten erstellen

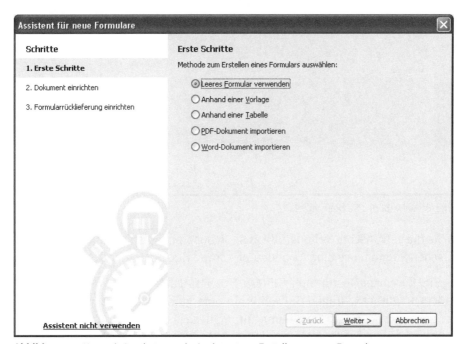

Abbildung 1.7 Neu seit Acrobat 7 – ein Assistent zur Erstellung neuer Formulare

Wählen Sie auf der ersten Seite des Assistenten aus, ob Sie ein leeres Formular erstellen möchten, ein Formular, das auf einer Vorlage beruht, oder ob Sie ein PDF-

oder Word-Dokument als Vorlage für Ihr Formular verwenden möchten. Als neue Option gibt es jetzt in Designer 8 auch die Möglichkeit, ein Formular auf Basis einer Tabelle zu erstellen. Diese Tabelle muss jedoch über die Windows-Zwischenablage zur Verfügung gestellt werden.

Je nachdem, welche Auswahl Sie treffen, erscheinen anschließend nach Betätigung der WEITER-Schaltfläche weitere angepasste Dialogauswahlen des Assistenten. Wir möchten ein leeres Formular erstellen; bitte wählen Sie daher die Option LEERES FORMULAR VERWENDEN.

Es erscheint das Setup-Dialogfenster, das Sie in Abbildung 1.8 sehen.

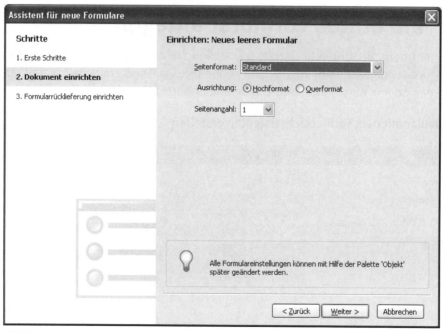

Abbildung 1.8 Auswahl des Seitenformates

Wählen Sie die gewünschte Seitengröße aus – in unserem Beispiel STANDARD, was bei der deutschen Programmversion A4 bedeutet – sowie HOCHFORMAT und SEITENANZAHL 1.

Wählen Sie für unser Testformular E-MAIL-SCHALTFLÄCHE HINZUFÜGEN und DRUCKEN-SCHALTFLÄCHE HINZUFÜGEN. Tragen Sie weiterhin eine gültige E-Mail-Adresse ein. Der Designer generiert bei dieser Einstellung automatisch je einen Button für das Absenden als Online-Formular oder E-Mail und für den Ausdruck.

Klicken Sie abschließend auf die Schaltfläche FERTIG STELLEN; anschließend wird das neu erstellte Formular im Designer dargestellt.

1.2 Ein erstes Formular anlegen

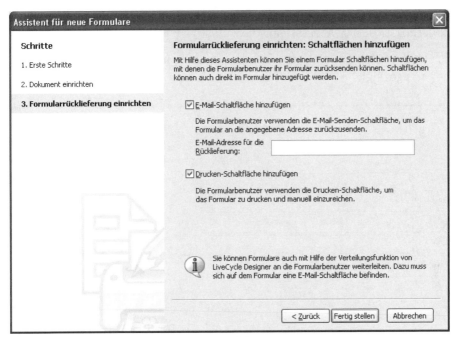

Abbildung 1.9 Auswahl der Art der Formularrücklieferung

Dieses verfügt bereits über zwei Schaltflächen – eine, um den Ausdruck zu starten, und eine weitere, um das Formular per E-Mail zu versenden.

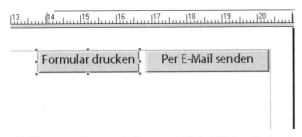

Abbildung 1.10 Automatisch erzeugte Schaltflächen für Drucken und E-Mai-Versand

Eigene Felder in das Formular einsetzen

Dank der neuen Acrobat-Komponenten-Bibliothek ist es jetzt besonders einfach geworden, Eingabefelder auf einem Formular zu platzieren. In unserem ersten Testformular wollen wir einen Adressenblock und eine E-Mail-Adresse einsetzen.

Wählen Sie im Programm-Menü den Befehl EINFÜGEN|EIGENE|ADRESSBLOCK und unmittelbar danach erscheinen mehrere Formularfelder zur Eingabe der üblichen Adressdaten auf Ihrem neuen Formular.

Es fehlt nun lediglich die E-Mail-Adresse. Diese setzen Sie ähnlich mit der Menüauswahl Einfügen|Eigene|Email-Adresse ein.

Eigentlich ist Ihr erstes Formular somit fertig. Es sollte in etwa so aussehen, wie in Abbildung 1.11 gezeigt.

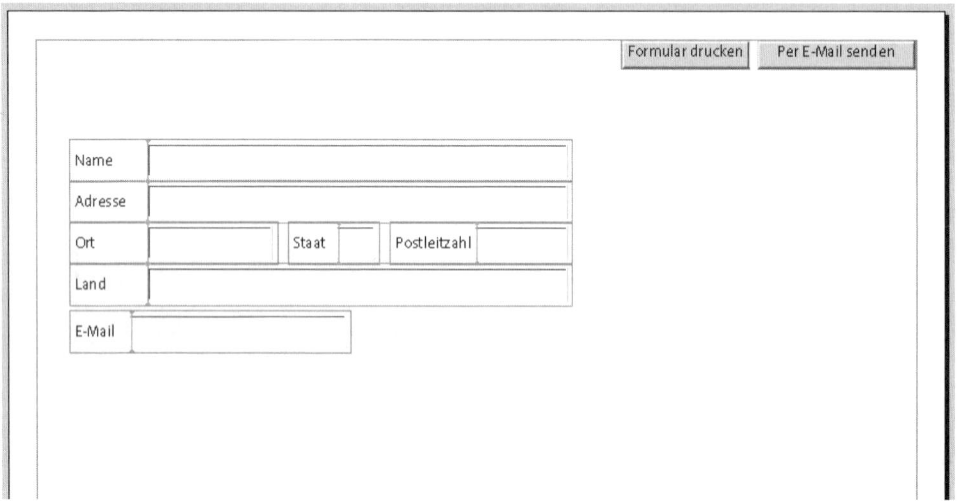

Abbildung 1.11 Das Formular in der ersten Ansicht

Was noch stört, ist, dass die Breite des Beschriftungsbereiches der E-Mail-Adresse schmaler ist als der des Adressbereiches.

Dies lässt sich sehr leicht korrigieren. Selektieren Sie das E-Mail-Feld durch einen Mausklick darauf und platzieren Sie den Mauscursor auf der Trennlinie zwischen Beschriftung und Eingabebereich, so dass der Cursor aussieht, wie in Abbildung 1.12 abgebildet. Bei gedrückter linker Maustaste können Sie die Trennlinie nun so verschieben, dass sie mit der der oben stehenden Felder übereinstimmt.

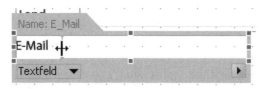

Abbildung 1.12 So einfach lässt sich die Breite der Beschriftung einstellen.

Testen des Formulars

Sie können die Funktion Ihres Formulars unmittelbar im Designer testen. Über dem Formular befinden sich Registerkarten; eine davon hat die Beschriftung PDF-Vorschau. Klicken Sie einfach auf diese Registerkarte und der Vorschaumodus startet. (Anm.: Es kann einige Sekunden dauern, bis das Formular angezeigt wird.)

In der Vorschau können Sie die volle Funktionalität testen. Erfassen Sie zunächst in den Feldern Beispieldaten. Beim E-Mail-Feld geben Sie bitte unbedingt eine gültige E-Mail-Adresse ein, ansonsten erscheint vor dem Absenden und dem Druck eine Fehlermeldung. Solche Fehlermeldungen aufgrund von Gültigkeitsprüfungen können Sie selbst definieren. An anderer Stelle werde ich eingehender auf diese Möglichkeiten eingehen.

Nach den Feldeingaben betätigen Sie zunächst die FORMULAR DRUCKEN-Schaltfläche. Es erscheint ein Druckerdialogfenster mit einer Druckvorschau. Wenn Sie hier den OK-Button betätigen, wird das Formular gedruckt. In der Druckvorschau und dem Ausdruck sehen Sie auch die Schaltflächen, die sich auf dem Formular befinden. Dies kann natürlich auch verhindert werden, was unter den Eigenschaften für Buttons näher beschrieben wird.

Betätigen Sie den PER E-MAIL SENDEN-Button, dann wird der Inhalt der Formularfelder in einer XML-Datei gespeichert und diese wird – in der Regel automatisch – an das E-Mail-Programm des Rechners übergeben. Von dort können Sie es beliebig versenden.

So – Ihr erstes Formular mit dem Adobe Designer war ja recht einfach zu erstellen. Es gibt jedoch noch unendlich viele Möglichkeiten, um PDF-LiveCycle-Formulare zu erzeugen. Doch zunächst muss ich dazu noch etwas näher auf den Designer und die PDF-Formulartechnologie eingehen.

1.3 Überblick über die Formularkomponenten

Formularkomponenten sind alle formularspezifischen Elemente, die Ihnen Adobe Acrobat zur Verfügung stellt. Seit der Version 7 hat sich die Anzahl der Komponenten gegenüber den Vorgängerversionen wesentlich erhöht und auch in der Version 8 sind noch neue Komponenten hinzugekommen. Aber auch die Art des programmiertechnischen Zugriffs auf die Komponenten hat sich geändert.

Jedoch basieren die meisten davon auf den früher schon vorhandenen. Beispiele dafür haben Sie im vorhergehenden Abschnitt kennen gelernt. Der Adressblock und das E-Mail-Eingabefeld basieren auf dem Textfeld.

> **Neu**
>
> In Adobe Acrobat können Sie jetzt auch eigene Komponenten erstellen, indem Sie vorhandene Komponenten nehmen und diesen spezielle Eigenschaften zuweisen oder indem Sie mehrere Komponenten miteinander kombinieren. Auf diese Weise sind auch die Komponenten in der Bibliothekspalette EIGENE entstanden. Diese können Sie dann selbst in der Bibliothek speichern und damit wiederverwendbar machen.

> Die Komponentendefinitionen mit der Dateiendung `.xfo` sind in Verzeichnissen unter `Designer 8\DE\objects` (deutsche Version) gespeichert. Durch diese offene Programmarchitektur können Sie Komponenten, die Sie entwickelt haben, weitergeben beziehungsweise fremde Komponenten bei Ihrer Installation hinzufügen. Die Komponenten sind nach einem Neustart des LiveCycle Designer verfügbar.

Nachstehend nun eine Beschreibung der Formularkomponenten.

Standard-Komponenten

Textfeld
Diese Komponente ist die wohl am meisten auf Formularen verwendete. Zahlreiche andere Komponenten sind von dieser Grundkomponente abgeleitet.

Ein Textfeld dient in aller Regel zur Eingabe beliebigen Textes. Sowohl Zahlen als auch nicht-numerischer Text sind möglich. Es kann ein- oder mehrzeilig sein, beliebig viele Zeichen aufnehmen oder auch nur eine voreingestellte Anzahl. Neu hinzugekommen in der Version 8 ist die Option, die Eingabe auf die Länge des Feldes zu begrenzen. Seit der Version 7 kann das Feld sogar so genannten Rich-Text aufnehmen, also Text mit Formatierungsmöglichkeiten, wie fett, kursiv, unterstrichen, sowie verschiedene Schriftfonts und Schriftgrößen. Einige Formatierungsoptionen können jetzt auch unmittelbar in Acrobat vergeben werden.

Numerisches Feld
Dieses entspricht grundsätzlich einem Textfeld. Hier können Sie allerdings ausschließlich Zahlen eingeben, wobei es sich hierbei auch um ganzzahlige Werte und Fließkommazahlen handeln kann. Wenn Sie Buchstaben eingeben, wird der Feldinhalt als 0 interpretiert. Ein Währungssymbol kann ebenfalls angezeigt werde. Allerdings ist eine mehrzeilige Eingabe nicht möglich, was bei Zahlenwerten auch nicht sinnvoll sein dürfte.

Dezimalfeld
In der Version 7 gab es diese Komponente noch nicht. Dort wurde auch für Dezimalzahlen das Numerische Feld verwendet. Hier können Sie nun ausschließlich Dezimalzahlen eingeben, wobei sowohl die Stellenanzahl nach dem Komma als auch vor dem Komma festgelegt werden kann. Wenn Sie Buchstaben eingeben, wird der Feldinhalt als 0 interpretiert. Ein Währungssymbol kann ebenfalls angezeigt werde. Wenn Sie Werte mit mehr Nachkommstellen eingeben als dem festgelegten Maximum, wird der Wert kaufmännisch auf die angegebene Anzahl Nachkommastellen gerundet.

Kennwortfeld

Dieses Feld ähnelt ebenfalls einem Textfeld. Die eingegebenen Zeichen werden jedoch nicht angezeigt. Stattdessen wird für jedes Zeichen ein Platzhalterzeichen eingeblendet, beispielsweise ein * oder ein x.

Dropdown-Listenfeld (Combobox)

Oftmals möchten Sie die Möglichkeit anbieten, einen Feldwert aus einer vorgegebenen Werteliste zu übernehmen. Zu diesem Zwecke bietet eine Combobox einen ausklappbaren Bereich, in dem die infrage kommenden Werte aufgelistet sind. Mittels Mausklick oder mit der Tastatur kann man den gewünschten Wert auswählen. Optional besteht in Acrobat die Möglichkeit, einen frei einzugebenden Wert zuzulassen, der nicht in der Auswahlliste aufgeführt ist. Dies stellt gegenüber HTML-Formularen einen unschätzbaren Vorteil dar; viele Formularprogrammierer haben dort dieses Feature, das man von vielen Programmoberflächen kennt, schon sehr vermisst.

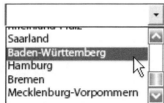

Abbildung 1.13 Beispiel: ein Dropdown-Listenfeld mit den deutschen Bundesländern

Listenfeld (Listbox)

Ähnlich wie ein Dropdown-Listenfeld stellt ein Listenfeld ebenfalls eine Auswahlmöglichkeit aus einer Werteliste dar. Die Darstellung erfolgt in der Regel mehrzeilig, so dass zumindest ein Teil der Werteliste unmittelbar angezeigt wird. Darum beansprucht ein Listenfeld entsprechend mehr Platz auf dem Formular. Ein weiterer Nachteil ist, dass von der Liste abweichende Werte nicht angegeben werden können. Dafür hat man optional den Vorteil der gleichzeitigen Auswahl mehrerer Werte bei gedrückter `Strg`-Taste.

Kontrollkästchen (Checkbox)

Dieses Feld, auch Ankreuzfeld genannt, gestattet grundsätzlich nur die Auswahl zwischen zwei Zuständen, beispielsweise angekreuzt/nicht angekreuzt, ja/nein, an/aus. Zusätzlich ist wahlweise ein dritter Zustand möglich – NEUTRAL. Dieser Zustand besagt lediglich, dass noch keine Auswahl getroffen wurde. Ansonsten könnte nicht festgestellt werden, ob der Anwender überhaupt eine Auswahl getroffen hat.

Auch in Papierformularen sind Ankreuzfelder häufig zu finden und damit für ein elektronisches Formular unabdingbar.

Kapitel 1 — DER FORMULAR DESIGNER

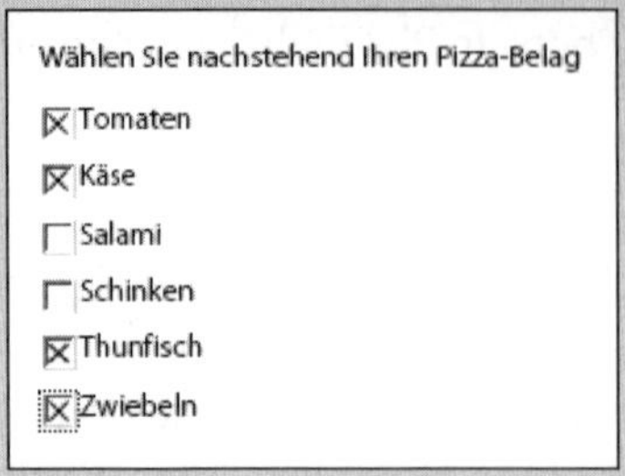

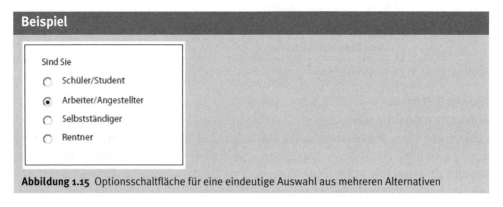

Abbildung 1.14 Kontrollkästchen für die Auswahl verschiedener Pizza-Zutaten

Optionsfeld oder Optionsschaltfläche
Diese Formularkomponente, auch Radio-Button genannt, verwenden Sie am besten, wenn von mehreren Ankreuzmöglichkeiten nur eine einzige zulässig ist. Es gibt immer mehrere (mindestens zwei) Optionsschaltflächen, die zu einer Gruppe zusammengefasst sind. Bei Selektion einer Schaltfläche werden alle anderen einer Gruppe deselektiert.

Abbildung 1.15 Optionsschaltfläche für eine eindeutige Auswahl aus mehreren Alternativen

Datums-/Uhrzeitfeld
Seit Acrobat 7 gibt es jetzt diesen Feldtyp. Automatisch wird bei der Eingabe nur ein gültiges Datum bzw. ein gültiger Zeitwert zugelassen. Auch eine Kombination der Eingaben von Datum und Zeit ist einstellbar. Besonderes Highlight: Bei Konfiguration ausschließlich als Datumsfeld kann das Datum aus einem Popup-Fenster ausgewählt werden.

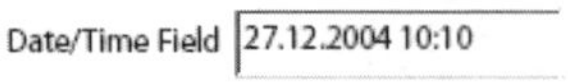

Abbildung 1.16 Das Feld konfiguriert zur kombinierten Eingabe von Datum und Zeit

1.3 Überblick über die Formularkomponenten

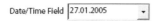

Abbildung 1.17 Als reines Datumsfeld besitzt das Feld einen Button.

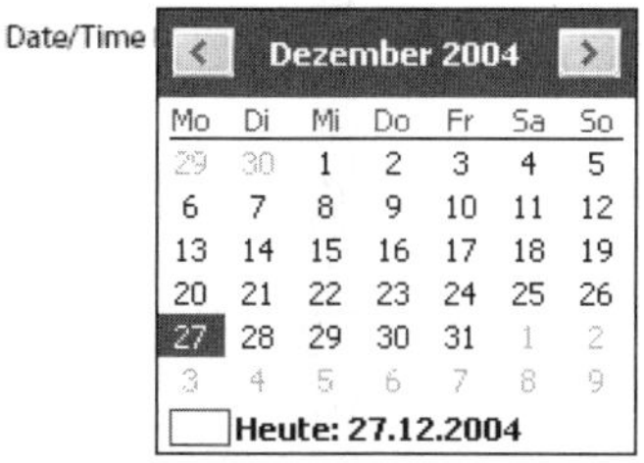

Abbildung 1.18 Klickt man darauf, erscheint ein Auswahlpopup

Bild (Image)
Gerne möchte man auf einem Formular auch ein Firmen- bzw. Behördenlogo oder andere Grafiken platzieren. In früheren Acrobat-Versionen ließ sich dies – etwas unpraktisch – über eine Schaltfläche realisieren. Nunmehr gibt es ein spezielles Imagefeld, das dies vereinfacht.

Bildfeld (Image Field)
Oftmals möchte man auch dem Benutzer die Möglichkeit geben, ein Bild in ein Formular einzufügen, beispielsweise ein Foto in ein Bewerbungsformular. Für diesen Zweck ist das Bildfeld eine sehr praktische Komponente. Der Benutzer muss lediglich auf den Bereich des Bildfeldes klicken und schon öffnet sich ein Bildauswahldialogfenster. Es können die Bildformate GIF, JPG, PNG und TIF eingelesen werden. Anders als auf HTML-Formularen wird das Bild unmittelbar angezeigt und es kann auch mit dem kompletten Formular versandt oder unmittelbar ausgedruckt werden.

Text
Die Textkomponente ist nicht zu verwechseln mit einem Textfeld. Ein Textobjekt kann grundsätzlich nur statischen, also unveränderbaren Text enthalten; Eingaben sind nicht möglich. Darum ist es vor allem als Gestaltungselement für Formulare gedacht. Dennoch kann man auch hier variable Datenteile verwenden, die jedoch nur bei der Initialisierung des Textfeldes aufgelöst werden.

Unterschriftsfeld (Signaturfeld)
Wo es Formulare gibt, da gibt es auch etwas zu unterschreiben. Online-Formulare lassen sich natürlich nicht mit einem Kugelschreiber oder Füllfederhalter unterzeichnen. Elektronische Signaturen sind hier der Weg, um die Echtheit des Unterzeichnenden feststellen und überprüfen zu können. Acrobat unterstützt verschiedene Signatur-Formate. Ein Klick auf ein solches Feld startet das Signatur-Dialogfenster.

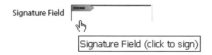

Abbildung 1.19 Ein Signaturfeld erkennen Sie an der roten Markierung.

Tabellen

Neu ist in der Version 8, eigentlich schon in der Version 7.1, das Tabellen-Element hinzugekommen. Hierdurch erleichtert sich das Formulardesign, wenn Sie mehrere, sich wiederholende Eingabezeilen mit mehreren Formularelementen haben. Auch Bilder, Bildfelder, Schaltflächen und selbst Barcodes können in Tabellenzellen eingefügt werden. Im Designmodus können Sie über KOPIEREN und mehrmaliges EINFÜGEN dann schnell die benötigte Zeilenanzahl erzeugen; dies funktioniert allerdings nicht bei Zeilen, die Barcodes enthalten.

Tabellen können auch aus anderen Programmen (z.B. Microsoft Excel oder Word) über die Windows-Zwischenablage in das Formular kopiert werden. So lassen sich dann beispielsweise Excel-Tabellen für andere Benutzer über den kostenlosen Adobe Reader zur Verfügung stellen.

Wenn Tabellen über eine Datenbindung verfügen, dann werden automatisch so viele Tabellenzeilen generiert, wie die aktuelle Datenbankabfrage liefert. Auf diese Weise können relativ unkompliziert einfachere datenbasierte Reports erzeugt werden.

> **Hinweis**
> Auch können über Skripting neue Zeilen eingefügt oder gelöscht werden. Das macht sie zu einem flexiblen Werkzeug zur Formularerstellung.

Abbildung 1.20 Diese Tabelle wurde aus Excel über die Zwischenablage importiert. Anschließend wurden die beiden letzten Spalten in Dropdown-Listenfelder und Kontrollkästchen umgewandelt.

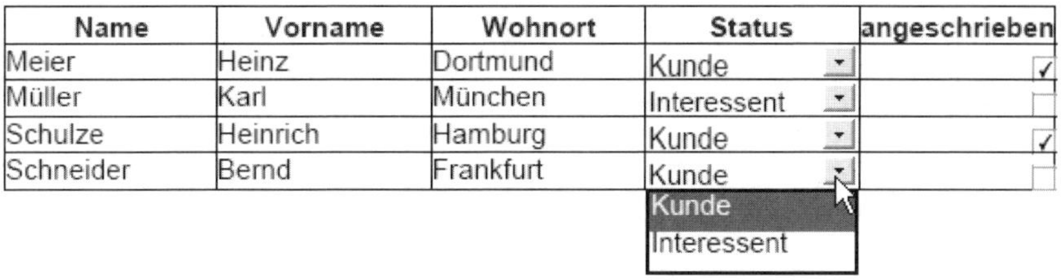

Name	Vorname	Wohnort	Status	angeschrieben
Meier	Heinz	Dortmund	Kunde	✓
Müller	Karl	München	Interessent	
Schulze	Heinrich	Hamburg	Kunde	✓
Schneider	Bernd	Frankfurt	Kunde	

Abbildung 1.21 So sieht die vorstehende Tabelle dann im Vorschau-Modus aus.

Papierformular-Barcode (Paper Forms Barcode)

Im letzten Absatz habe ich elektronische Unterschriften erwähnt. Trotzdem ist eine persönliche Unterschrift, insbesondere bei amtlichen Formularen, oftmals noch vorgeschrieben. So kann man ein Formular am Computer-Bildschirm ausfüllen, es ausdrucken, unterschreiben und dann an den Empfänger senden.

Der Empfänger verfügt in aller Regel über ein Computersystem, in das jetzt die Formulardaten von Hand eingegeben werden müssen – ein wohl etwas umständlicher Weg. Die Lösung des Problems: der neue Paper Forms Barcode (Papierformular-Barcode) von Adobe Acrobat. Dieser ist seit der Version 8 auch für Standard-Formulare, also Non-LiveCycle-Forms, verfügbar, wenngleich mit eingeschränkter Funktionalität.

In Barcodes werden Daten, also Zahlen und Wörter, in Form von Strich- oder Punktcodes verschlüsselt. Fast alle Produkte, die wir in einem Laden kaufen, haben mittlerweile einen solchen Strichcode, der allerdings nur wenige Daten – in aller Regel eine Artikelnummer – enthält.

Der Papierformular-Barcode ist ein so genannter 2D-Barcode, der schon wesentliche größere Datenmengen speichern kann. In einem derartigen Barcode lassen sich die Daten eines kompletten Formulars speichern. Auch nach dem Ausdruck sind diese Daten maschinenlesbar. Der Empfänger schließlich kann die Formulardaten auch von einem Papierformular automatisch mit einem so genannten Barcode-Scanner einlesen. Sogar per Telefaxversand ist in aller Regel eine Übermittlung möglich.

In der Programm-Version 7 war nur der Typ PDF417 als Papierformular-Barcode möglich. Seit der Version 8 können auch der QR-Code und der Datenmatrix-Code eingestellt werden.

Abbildung 1.22 Ein Papierformular-Strichcode (Paper Forms Barcode) – in diesem Fall vom Typ PDF417

Linien-Element

Neu im Designer gegenüber früheren Acrobat-Versionen ist die Möglichkeit, nun auch einfache grafische Elemente unmittelbar einzufügen. In den früheren Versionen war es schon arg kompliziert, wenn man so etwas wie das nachträgliche Einfügen einer Linie bewerkstelligen wollte. Mit der neuen Linien-Komponente ist dies jetzt ganz einfach.

Rechteck-Element

Auch Rechtecke sind wichtige Elemente in Formularen, beispielsweise um zusammenhängende oder besonders wichtige Bereiche zu kennzeichnen. Im Acrobat Designer können diese wie jedes andere Element eingefügt werden. Die Rechtecke können eine einfarbige Füllung haben oder sogar zweifarbige Muster- und Farbverlaufsfüllungen.

Kreis-Element

Was für Rechtecke gilt, das gilt entsprechend auch für Kreise bzw. Ellipsen.

Teilformular (Subform)

In Teilformularen können unterschiedliche Formularelemente zu einer Art Gruppe zusammengefasst werden, so dass sie gemeinsam verschoben oder kopiert werden können. Anders als eine normale Gruppierung, die über den Menübefehl LAYOUT|GRUPPIEREN erzeugt wird, haben Teilformulare noch weitere Funktionen.

Teilformulare können statisch (größenunveränderlich) sein oder aber bei entsprechender Einstellung in dynamischen Formularen ihre Größe ändern, wenn sich Anzahl oder Größe der enthaltenen Elemente ändern. Sie können aber auch mittels eines einzigen Funktionsaufrufes komplett mit allen enthaltenen Elementen kopiert werden.

Jede Formularseite enthält zumindest ein Teilformular, in dem die Formularelemente platziert werden. Ein Teilformular kann auch weitere Teilformulare enthalten. Für dynamische Formularbereiche verwendet man zumeist ein umhüllendes Teilformular, das sich dynamisch vergrößern kann und darin eingebettet ein statisches Teilformular, das die zu kopierenden Elemente enthält.

Mit Teilformularen lassen sich so auch Tabellen ohne Verwendung des Tabellenelements realisieren, die dynamisch über Skripting erweitert oder reduziert werden können.

Grafische Effekte, wie eine Hintergrundfüllung und ein Rand, lassen sich ebenfalls einstellen.

Inhaltsbereiche
Dieses Element ist allen anderen übergeordnet. Festgelegt werden Inhaltsbereiche ausschließlich auf Masterseiten und sämtliche anderen Elemente müssen sich innerhalb des Inhaltsbereiches befinden. In den meisten Fällen brauchen Sie für Formulare nur einen einzigen Inhaltsbereich zu verwenden. Mindestens ein Inhaltsbereich muss sich auf jeder Formularseite befinden. Darum wird ein solcher automatisch bei der Formularerzeugung generiert.

Barcode-Komponenten
Wie bereits erwähnt ist ein besonderer Fortschritt seit der Acrobat-Version 7 die Einführung von Barcode-Komponenten. Barcodes oder Strichcodes sind grafische Darstellungen von Werten, die mit einem so genannten Barcode-Scanner in ein Computersystem eingelesen werden können.

Es gibt Barcodes, die nur Ziffern, aber auch solche, die alphanumerische Zeichen darstellen können.

Sie kennen so etwas mittlerweile von fast allen Lebensmittelverpackungen. An der Ladenkasse werden die Barcodes – in diesem Fall repräsentieren sie Artikelnummern – eingelesen und auf Basis der Artikelnummer wird der Preis ermittelt.

Die in Geschäften verwendeten Barcodes haben nur einen geringen Informationsspeicher (maximal 14 Zeichen, ausschließlich Ziffern). Es handelt sich hierbei um eindimensionale Barcodes, die aus einer Anordnung von parallelen Strichen bestehen. Auch solche Barcodes können für Formulare interessant sein, denn manchmal genügt es, wenn beispielsweise eine Auftrags- oder Vorgangsnummer zu einem Formular hinterlegt wird.

Um größere Datenmengen aus einem Formular aufzunehmen, benötigt man Barcodetypen mit entsprechend größerem Speichervolumen. Hierbei handelt es sich um 2D-Barcodes, die Daten mehrzeilig speichern. Im eigentlichen Sinne sind dies schon keine Strichcodes mehr, sondern müssen wohl eher als Punktcodes bezeichnet werden. Adobe Acrobat unterstützt hier die Typen PDF417, QR-Code und Datenmatrix. Auch der Papierformular-Barcode ist ein 2D-Barcode. Der Typ kann zwischen den drei vorgenannten eingestellt werden.

Bei den Typen QR-Code und Datenmatrix handelt es sich um so genannte Matrixcodes. Diese lassen sich sogar richtungsunabhängig lesen. Meiner Ansicht ist zumindest der QR-Code noch besser als der PDF417-Barcode. Unter der Programmversion 7 konnte der QR nur dann verwendet werden, wenn man einen Drucker hatte, der die Erzeugung dieses Barcodes hardwareseitig unterstützt (das gilt leider auch immer noch für einige andere Barcode-Typen), aber seit der Version 8 ist dieser softwareseitig durch Acrobat erzeugbar.

Viele Barcodes verfügen – teils wahlweise, teils zwingend – über eine Prüfziffer, um Lesefehler zu vermeiden. Die Prüfziffer errechnet sich hierbei aus den anderen Zeichen des Barcodes. Nur wenn errechnete und gelesene Prüfziffer übereinstimmen, kann der Barcode korrekt gelesen worden sein.

Die vorgenannten 2D-Codes verfügen über eine umfangreichere Fehlerkorrektur, wobei Lesefehler oftmals nicht nur erkannt, sondern schon vom Barcodeleser korrigiert werden können.

Durch die implementierten Prüfverfahren lassen sich die meisten Lesefehler schon vom Barcode-Scanner selbst eliminieren. Dieser gibt dann ein Fehlersignal aus und überträgt die Daten gar nicht erst an den angeschlossenen Rechner.

Beschreibung der Barcode-Typen

AUS Post (1D)
Die australische Post verwendet vier Barcodetypen, die von Adobe Acrobat alle unterstützt werden. Die Information ist nicht in Dicke und Abstand der Linien codiert, sondern ausschließlich in unterschiedlicher Strichlänge; Strich- und Leerraumabstand sind konstant. Der Code unterstützt die Ziffern 0 bis 9 sowie Großbuchstaben, jedoch kein Leerzeichen.

1. **Standard**
   Dieser Barcode ist – wie der Name es schon sagt – der Standard-Barcode der Australia Post. Er besteht aus 37 Strichen und enthält ausschließlich Informationen zum Zielpunkt einer Sendung.

2. **Customer Barcode 2**
   Dieser besteht aus 52 Strichen, von denen 16 für kundenspezifische Kodierungen verwendet werden können.

3. **Customer Barcode 3**
   Customer Barcode 3 ist 67 Striche lang; 31 Striche davon können kundenspezifisch verwendet werden.

4. **Reply Paid Barcode Format**
   Dieser Barcode entspricht vom Aufbau her dem Standard-Barcode. Er enthält eine andere Formatkodierung, die darauf hinweist, dass der Empfänger die Gebühren übernimmt (entspricht in Deutschland »Gebühr zahlt Empfänger«).

Länge fest

Informationsdichte gering ○○○○○○

Prüfziffer wahlweise

Erzeugung unmittelbar durch Acrobat

Codabar
Hierbei handelt es sich um einen älteren Barcodetyp. Früher wurde er oft im medizinischen Bereich verwendet. Neben den Ziffern 0 bis 9 lassen sich noch die Sonderzeichen -, $, ;, / und + darstellen.

Länge variabel

Informationsdichte gering ●○○○○○

Prüfziffer wahlweise

Erzeugung unmittelbar durch Acrobat

Code 11
Dieser stellt die Ziffern 0 bis 9 sowie ein Sonderzeichen dar.

Länge variabel

Informationsdichte gering ●●○○○○

Prüfziffer wahlweise, ein oder zwei Ziffern

Erzeugung nur über geeignete Hardware

Code 128
Mit diesem Code lassen sich immerhin 128 ASCII[1]-Zeichen sowie vier Steuerzeichen und vier Sonderzeichen darstellen. Da sich damit aber noch nicht alle ASCII-Zeichen darstellen lassen, gibt es verschiedene Code-128-Typen.

---

1. **A**merican **S**tandard **C**ode for **I**nformation **I**nterchange ist ein älterer Computer-Zeichensatz, der unter anderem vom Betriebssystem MS-DOS verwendet wird.

1. **Code 128A**

   Mit diesem Zeichensatz können alle alphanumerischen Tastaturzeichen sowie einige Sonderzeichen dargestellt werden. Buchstaben sind jedoch nur in der Großschreibung möglich.

2. **Code 128B**

   Hiermit lassen sich zusätzlich zum A-Code Buchstaben in der Kleinschreibung darstellen.

3. **Code 128C**

   Dies ist ein zahlenoptimierter Code. Er beinhaltet 100 zweistellige numerische Zahlen, was den Platzbedarf für die Zahlendarstellung halbiert.

4. **Code 128SSCC**

   Die Abkürzung SSCC steht für Serial Shipping Container Code, was schon alles über die Verwendung dieses Barcodetyps aussagt.

   Länge variabel

   Informationsdichte gering ●●○○○○

   Prüfziffer zwingend

   Erzeugung unmittelbar durch Acrobat

Code 2 of 5 Industrial

Dies ist ein älterer Code, der lediglich die Ziffern 0 bis 9 darstellen kann.

Länge variabel

Informationsdichte gering ●○○○○○

Prüfziffer wahlweise

Erzeugung unmittelbar durch Acrobat

Code 2 of 5 Interleaved

Dieser Code ist eine Weiterentwicklung des 2 of 5 Industrial, der allerdings ebenfalls nur die Ziffern 0 bis 9 darstellen kann. Die Lücken zwischen den Strichen werden als zusätzliche Informationsträger verwendet, so dass dieser Code etwas kompakter ist.

Länge variabel

Informationsdichte mittel ●●●○○○

Prüfziffer wahlweise

Erzeugung unmittelbar durch Acrobat

Code 2 of 5 Matrix

Dieser Code ist ein in der Industrie verwendeter, sehr einfacher Barcode-Typ, der ebenfalls nur die Ziffern 0 bis 9 darstellen kann. Die Lücken zwischen den Strichen werden als zusätzliche Informationsträger verwendet, so dass dieser Code eine mittlere Informationsdichte besitzt.

Länge variabel

Informationsdichte mittel ●●●○○○

Prüfziffer wahlweise

Erzeugung unmittelbar durch Acrobat

Code 2 of 5 Standard

Dieser Code ist ein alter, seit 1960 existierender, sehr einfacher Barcode-Typ, der ebenfalls nur die Ziffern 0 bis 9 darstellen kann. Die Lücken zwischen den Strichen beinhalten keine Informationen, so dass dieser Code nur wenige Informationen speichern kann.

Länge variabel

Informationsdichte gering ●○○○○○

Prüfziffer wahlweise

Erzeugung durch geeignete Hardware

Code 3 of 9 – 3

Dieser, auch Code 39 genannt, ist ein alphanumerischer Code, genau genommen sogar der erste alphanumerische Code, der entwickelt wurde. Durch seinen Aufbau verfügt er über eine Selbstprüfung. Der Vorteil dieses Codes ist der große Zeichenvorrat. Neben Ziffern kann er auch 26 Buchstaben, sechs Sonderzeichen und das Leerzeichen darstellen.

Der Code ist auch heute noch weit verbreitet und auch der deutsche PZN-Code (Pharmazentralnummer zur Kennzeichnung von Apothekenprodukten) ist ein Code 3 of 9. Der Zusatz 3 bedeutet, dass der Code mit besonders breiten Streifen und damit gut lesbar erstellt wird, wodurch als Nachteil eine entsprechend geringere Informationsdichte resultiert.

Jedes Zeichen ist aus neun Elementen (fünf Strichen und vier Lücken) aufgebaut, wobei von diesen neun Elementen drei breit und sechs schmal sind. Dieser Codedefinition ermöglicht die Selbstprüfung des Codes. Nachteilig ist auch die geringe Toleranz.

Die Untertypen 2 und 1 haben eine höhere Informationsdichte, aber damit auch eine noch geringere Fehlertoleranz beim Lesen.

Code 39 kann je nach Anwendungsfall mit oder auch ohne Prüfsumme verwendet werden. Die Prüfsumme wird nach Modulo 43 berechnet.

Länge variabel

Informationsdichte gering ●●○○○○

Prüfziffer wahlweise

Erzeugung unmittelbar durch Acrobat

Code 93

Hinsichtlich des Zeichensatzes ist Code 93 mit Code 39 identisch. Er besitzt jedoch eine höhere Informationsdichte und benötigt so weniger Platz.

Länge variabel

Informationsdichte mittel ●●●○○○

Prüfziffer wahlweise

Erzeugung nur über geeignete Hardware

Code 49
Dieser Barcode ist ein gestapelter Typ basierend auf einer eigenen Codestruktur. Die Zeilenanzahl kann zwei bis acht Zeilen betragen. Jede Zeile besteht aus insgesamt 70 Modulen, einem Startzeichen (zwei Module), vier Datenwörtern (4 x 16 Module) und einem Stoppzeichen (vier Module). Durch die Darstellung der einzelnen Datenwörter in fest definierten Datenwortkombinationen lassen sich während des Lesevorgangs die Zeilennummern ermitteln. Es lassen sich maximal 49 ASCII-Zeichen oder 81 Ziffern verschlüsseln.

Länge variabel

Informationsdichte mittel ●●●○○○

Prüfziffer je Zeile und Gesamttext

Erzeugung nur über geeignete Hardware

Papierformular-Barcode (Paper Forms Barcode)
Unter den Standard-Komponenten hatten Sie ja schon einen Barcode kennen gelernt – den Paper Forms Barcode, der ein Barcode mit den einstellbaren Typen PDF417, QR-Code und Datamatrix ist. Eine Besonderheit des Paper Forms Barcode ist, dass er automatisch alle Formulardaten speichert. Abweichend kann jedoch für jedes einzelne Formularelement festgelegt werden, ob es in dem Barcode gespeichert wird oder nicht.

1.3 Überblick über die Formularkomponenten

Trotzdem ist dieser auch im Register BARCODES enthalten.

Eine Datenkomprimierung ist in Acrobat möglich (ab Version 8).

Länge variabel

Informationsdichte hoch ●●●●●○ bis ●●●●●● (je nach verwendetem Typ)

Prüfziffer nicht erforderlich (interne Prüflogik)

Erzeugung unmittelbar durch Acrobat

QR-Code

Der QR-Code ist ein 2D-Barcode im Matrix-Format. Er wurde in Japan entwickelt und kann alle Arten von Daten verwenden, auch Kanji-, Kana-, Hiragana-Zeichen, Symbole, Binärdaten und Kontrollcodes.

Die Datenkapazität beträgt

- Numerisch max. 7.089 Zeichen
- Alphanumerisch max. 4.296 Zeichen
- Binärdaten (8 bits) max. 2.953 Bytes
- Kanji, full-width Kana max. 1.817 Zeichen

QR-Code benötigt nur ein Zehntel des Platzes, den herkömmliche 1D-Barcodes beanspruchen. Für noch kleinere Formate ist der Micro-QR-Code verfügbar.

Insbesondere bei japanischen Schriftzeichen (Kana oder Kanji) kann QR-Code über 20% mehr Daten speichern als andere 2D-Codes. Zudem ist er noch schmutzresistent und bleibt sogar bei leichteren Beschädigungen zumindest noch teilweise lesbar.

Der Code kann aus jeder Richtung (360°) gelesen werden. Er wird beispielsweise in Japan dazu benutzt, um die Daten von Visitenkarten zu kodieren. Mit einem Kamera-Handy und entsprechender Software kann man dann die Visitenkarte seines Gegenübers ohne Tipparbeit speichern.

QR-Code kann zudem noch in verschiedene Datenbereiche aufgeteilt werden (ein größerer Barcode in bis zu 16 kleinere). Dies ist reversibel, das heißt, es können mehrere Symbole wieder zu einem Datenbereich zusammengefügt werden.

Länge (bzw. Fläche) variabel

Informationsdichte hoch ●●●●●●

Prüfziffer nicht erforderlich (interne Fehlerkorrektur)

Erzeugung unmittelbar durch Acrobat (ab Version 8)

Datenmatrix (Datamatrix)

Dieser Code ist – wie der Name schon sagt – ebenfalls ein Matrix-Code wie der zuvor beschriebene QR. Der Datamatrix wurde in der 80er Jahren entwickelt und verwendet als gültige Zeichen den damals aktuellen, kompletten ASCII-Zeichensatz.

Länge: variabel (keine fest vorgegebene Länge)

Die standardmäßige Prüfung des Barcodes erfolgt nach dem Reed-Solomon-Fehlerkorrekturverfahren (interne Fehlerkorrektur).

Der Datamatrix-Code ist einer der am weitesten verbreiteten 2D-Codes. Auch die Deutsche Post verwendet ihn für die automatische Brieffrankierung (auch das Online-Porto), wobei unter anderem auch Absender- und Empfängerdaten in dem Code gespeichert werden.

Ein Datamatrix bleibt – je nach Art der Fehlerkorrektur – auch dann noch lesbar, wenn bis zu 25% von ihm überdeckt oder zerstört sind.

Die Datenkapazität beträgt

- Numerisch max. 3.116 Zeichen
- Alphanumerisch max. 2.335 Zeichen

Je nach Datenmenge wird eine unterschiedliche Symbolgröße verwendet. Die Größe des Barcodes steigt mit zunehmendem Dateninhalt.

Länge (bzw. Fläche) variabel

Informationsdichte hoch ●●●●●○

Prüfziffer nicht erforderlich (interne Fehlerkorrektur)

Erzeugung unmittelbar durch Acrobat (ab Version 8)

EAN13

Dies ist ein weit verbreiteter Code, der insbesondere zur Artikelkennzeichnung im Handel verwendet wird. Er stellt ausschließlich Ziffern dar und hat eine feste Länge von zwölf Ziffern plus einer Prüfziffer. Eine Sonderform wird im Buchhandel verwendet, wobei ein fünfstelliger AddOn-Barcode zusätzlich gedruckt wird, der den Preis angibt.

Länge fest

Informationsdichte gering ○○○○○○

Prüfziffer vorgeschrieben

Erzeugung unmittelbar durch Acrobat

EAN8
Dieser entspricht vom Typ her dem EAN13 mit dem Unterschied, dass er lediglich sieben Ziffern plus vorgeschriebener Prüfziffer darstellen kann.

Länge fest

Informationsdichte gering ○○○○○○

Prüfziffer vorgeschrieben

Erzeugung unmittelbar durch Acrobat

Logmars
Hierbei handelt es sich um einen Code-39-Typ. Er wird überwiegend im Behörden-/Regierungsbereich verwendet.

Prüfziffer wahlweise

Erzeugung nur über geeignete Hardware

MSI
Es handelt sich um einen Plessey-Typ (Beschreibung siehe weiter unten).

Prüfziffer wahlweise und nach verschiedenen Verfahren

Erzeugung nur über geeignete Hardware

PDF417
PDF bedeutet »Portable Data File«, hat also nichts mit dem Acrobat-PDF-Format zu tun. Der Code wurde durch Symbol Inc. entwickelt und anschließend durch AIM USA standardisiert. Der Code kann bis etwa 1.800 beliebige Zeichen enthalten. Der Barcode unterstützt verschiedene Kompressionsmethoden für Text, Ziffern oder binäre Daten; im reinen Ziffernformat kann er sogar bis 7.650 Zeichen speichern. PDF417 verfügt über eine sehr leistungsfähige Fehlerkorrektur, die einen Barcode restaurieren kann, der zu 50% zerstört ist. Der Umfang der Fehlerkorrektur kann durch den Anwender in gewissen Grenzen eingestellt werden, wobei sich aber die Größe des Barcodes verändert.

Der Code ist sehr beliebt in Anwendungen, bei denen große Datenmengen in Maschinen-lesbarer Form transportiert werden. Typische Anwendung ist z.B. in der Automobilindustrie. Hier sind im Code, der auf Begleitpapieren angebracht wird, Fahrzeugdaten wie Ausstattungsvarianten, Fahrgestellnummer usw. codiert.

Aus technischer Sicht handelt es sich beim PDF417 um einen so genannten gestapelten Barcode, das heißt, er ist aus übereinander gestapelten »normalen« Codes zusammengesetzt. Um einen solchen Code zu scannen, wird ein dedizierter zweidimensionaler Barcode-Scanner empfohlen (für binäre Daten muss außerdem ein serieller, 8-Bit-Format-fähiger Scanner verwendet werden). Barcode-Lesestifte oder Standard-CCD-Scanner können diesen Code **nicht** lesen. Der Code sollte nicht mit weniger als 200 dpi gedruckt werden.

Länge variabel

Informationsdichte hoch ●●●●●○

Prüfziffer nicht erforderlich (interne Prüflogik)

Erzeugung unmittelbar durch Acrobat

Plessey

Es handelt sich um einen älteren, mittlerweile kaum noch verwendeten, reinen Zifferncode. Er wurde insbesondere in Büchereien und Lebensmittelgeschäften verwendet. Entwickelt wurde er von der Firma Plessey Company Limited/England, woher sein Name rührt. Die Länge ist zwar variabel, jedoch auf maximal 14 Zeichen bei Verwendung einer Prüfziffer begrenzt; ohne Prüfziffer kann er höchstens 13 Zeichen lang sein.

Länge variabel, max. 14 Zeichen

Informationsdichte gering ●○○○○○

Prüfziffer wahlweise (automatisch in Acrobat)

Erzeugung nur über geeignete Hardware

UK Post RM4SCC

Der Royal Mail 4-State Customer Code (RM4SCC) ist ähnlich dem bereits beschriebenen AUS Post Code und dient auch demselben Zweck – der Postzustellung, hier jedoch für Großbritannien. Genauer gesagt ist der RM4SCC der ursprüngliche Code und der AUS Post sowie Postcodes anderer Staaten sind von ihm abgeleitet. Der Code unterstützt die Ziffern 0 bis 9 sowie Großbuchstaben, jedoch kein Leerzeichen. Er verschlüsselt die – in Großbritannien alphanumerische – siebenstellige Postleitzahl und hat bei Bedarf zwei zusätzliche Zeichen für einen »Delivery Point« verfügbar.

Länge fest

Informationsdichte gering ○○○○○○

Prüfziffer automatisch

Erzeugung unmittelbar durch Acrobat

UPC-A

Die UPC-Codes sind die amerikanischen Varianten des europäischen EAN-Codes und mit diesem eng verwandt. Ein UPC-A besteht aus zwei Blöcken mit jeweils sechs codierten Ziffern. Der erste und zweite Block werden durch ein Trennzeichen getrennt. Weiterhin gibt es Randzeichen; diese befinden sich links vom ersten und rechts vom zweiten Block.

Der erste Block besteht aus Zeichensatz A, der zweite Block aus Zeichensatz C.

Informationsdichte gering ●○○○○○

Prüfziffer vorgeschrieben

Erzeugung unmittelbar durch Acrobat

UPC-E
Ein UPC-E ist dem UPC-A sehr ähnlich. Er besteht aus zwei Blöcken mit je vier codierten Ziffern. Der erste und zweite Block werden wieder durch das Trennzeichen getrennt. Die Randzeichen befinden sich links vom ersten und rechts vom zweiten Block. Der erste Block besteht aus Zeichensatz A, der zweite Block aus Zeichensatz C.

Informationsdichte gering ○○○○○○

Prüfziffer vorgeschrieben

Erzeugung unmittelbar durch Acrobat

UPC EAN2
Hierbei handelt es sich um eine Erweiterung eines UPC- oder EAN-Barcodes um einen zusätzlichen Barcode mit zwei Ziffern. Diese Barcodes werden überwiegend im Verlags- und Pressebereich verwendet, wobei die zweistellige Variante vor allem zur Kennzeichnung von wiederkehrenden Publikationen wie Zeitschriften verwendet wird; hiermit kennzeichnet man beispielsweise Nummer oder Erscheinungswoche /-monat.

Informationsdichte gering ○○○○○○

Erzeugung nur über geeignete Hardware

UPC EAN5
Hier gilt Ähnliches wie für dem UPC EAN2, nur dass – wie der Name es eben sagt – fünf Ziffern verwendet werden. In Deutschland wird er meist zur Preisauszeichnung von Büchern und Zeitschriften genutzt.

Informationsdichte gering ○○○○○○

Erzeugung nur über geeignete Hardware

US Postal Barcodes
Die US-amerikanische Post verwendet ein eigenes, etwas unübliches Barcodeformat für Briefsendungen (für Pakete wird ein UCC/EAN Code 128 verwendet). Die Informa-

tion ist nicht in Dicke und Abstand der Linien codiert, sondern ausschließlich in unterschiedlicher Strichlänge; Strich- und Leerraumabstand sind konstant.

Adobe Acrobat unterstützt drei US-Postal-Barcodeformate:

1. **US Postal ZIP-5**
   Dieser Barcode besteht aus 32 Strichen und codiert ausschließlich die fünfstellige US-Postleitzahl (ZIP).

2. **Postal DPBC (Delivery Point ZIP +6 format)**
   Ergänzend zum Postal ZIP-5 hat dieser aus 62 Strichen bestehende noch eine vierstellige Erweiterung, über die die Region der Zustelladresse noch näher verschlüsselt ist (ZIP+4-Format), sowie eine zweistellige Erweiterung zur Darstellung der letzten beiden Ziffern der Hausnummer.

3. **Postal Standard**
   Einen US-Postal-Standard-Barcode konnte ich in den Dokumentationen des United States Postal Service (USPS) nicht finden. Es gibt jedoch ein Standard-Adressformat, das für den Barcode das ZIP-+4-Format mit 52 Strichen benutzt. Dieser wird bei der maschinellen Briefadressierung in den USA am häufigsten verwendet und wird wohl damit gemeint sein.

Informationsdichte gering ○○○○○○

Prüfziffer vorgeschrieben

Erzeugung unmittelbar durch Acrobat

1.4 Komponenten-Eigenschaften

Jede der vorhandenen Komponenten hat einstellbare Eigenschaften, über die man deren Aussehen und Funktion beeinflussen kann.

Neu in der Designer-Version 8 ist die Darstellung der meisten Eingabefelder, Buttons und Barcodes im selektierten Zustand. Ein solches Element ist jetzt mit einem dicken Rahmen umgeben, der verschiedene Funktionen bietet.

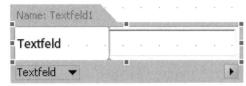

Abbildung 1.23 Ein selektiertes Feld ist jetzt durch einen dicken Markierungsrahmen umgeben.

Klickt man auf den Bereich oberhalb des Elements, kann man dort unmittelbar den Namen des Elements festlegen.

1.4 Komponenten-Eigenschaften

Klickt man auf die Schaltfläche neben dem Elementtyp (Pfeil nach unten), kann man über ein Auswahlmenü diesen Typ unmittelbar ändern.

Klickt man auf die Schaltfläche in der unteren rechten Ecke, erscheint ein Popup-Menü mit zahlreichen Funktionen.

Über die acht Punkte (Anfassecken) am Rande des Elements kann man die Größe des Elements einstellen, wie Sie es von zahlreichen anderen Programmen her kennen.

Es gibt sechs Paletten zum Einstellen der Eigenschaften

1. Layout zur Positions- und Größeneinstellung
2. Objekt für objektspezifische Einstellungen; diese Palette kann – je nach Objekttyp – weitere Unterpaletten enthalten
3. Rand zur Festlegung der Umrandungsdarstellung und der Füllung für die Objekte
4. Ein-/Ausgabehilfen zur Hinterlegung von Kurzhilfeinformationen
5. Schrift zur Einstellung von Schriftfont, Schriftgröße, Schriftfarbe und anderen Schriftattributen
6. Absatz zur Absatzausrichtung und -formatierung

Die Paletten 1 bis 4 und 5 bis 6 sind jeweils in einem Fenster zusammengefasst, wobei die Selektion über Registerkarten erfolgt.

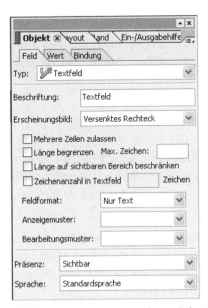

Abbildung 1.24 Zusammengefasste Palette Objekt, Layout, Rand und Ein-/Ausgabehilfen

Die vier Paletten OBJEKT, LAYOUT, RAND und EIN-/AUSGABEHILFEN werden in einem gemeinsamen Fenster angezeigt. Jede Palette kann bei Bedarf ein- und ausgeblendet werden; diese Funktion ist per Klick mit der rechten Maustaste auf die Palettenregister sowie über das Menü unter FENSTER verfügbar.

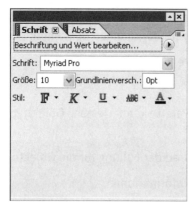

Abbildung 1.25 Zusammengefasste Palette SCHRIFT und ABSATZ

Die Paletten SCHRIFT und ABSATZ finden Sie ebenfalls in einem gemeinsamen Palettenfenster.

Für besondere Elemente, wie beispielsweise Teilformulare, Inhaltsbereiche, Seiten und Tabellen, gibt es Paletten mit teilweise sehr ähnlicher Funktionalität, wie für Eingabefelder, teilweise aber auch sehr spezieller.

Es existieren noch weitere Paletten, die nicht der Einstellung der unmittelbaren Komponenteneigenschaften dienen; diese werden an anderer Stelle des Buches beschrieben.

Allgemeine Bedienhinweise zu den Paletten

Einblenden nicht sichtbarer Palettenseiten

Wie bereits zuvor erwähnt, sind oftmals mehrere Paletten in einem Fenster zusammengefasst, wobei sie jeweils über ein Register angewählt werden können. Nicht immer sind jedoch alle Paletten, die zu einem Fenster gehören, eingeblendet und auch deren Register sind dann nicht sichtbar.

Anwählbar sind die ausgeblendeten dann entweder über die Menüeintrage unter dem Punkt EXTRAS oder aber, indem man mit der rechten Maustaste auf ein beliebiges anderes Registerelement klickt. Dann öffnet sich ein Popup-Menü, über das die weiteren verfügbaren Paletten wieder eingeblendet werden können.

1.4 Komponenten-Eigenschaften

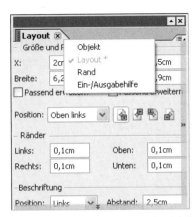

Abbildung 1.26 Einblenden nicht sichtbarer Paletten

Paletten auf optimale Größe einstellen
In Abbildung 1.26 sehen Sie rechts und im unteren Bereich des Fensters einen grauen Balken mit einer Doppelpfeilmarkierung. Diese bedeuten, dass Teile der Fensterelemente nicht sichtbar sind. Durch einen Klick auf diese wird automatisch die optimale Größe eingestellt.

Wenn ein Palettenfenster teilweise hinter einem anderen verborgen ist, dann klicken Sie einfach auf die Kopfleiste und es erscheint im Vordergrund mit optimaler Höhe.

Das Palettenmenü
In der oberen rechten Ecke jeder Palette finden Sie ein Menüsymbol. Ein Klick darauf mit der linken Maustaste öffnet ein spezifisches Palettenmenü, unter dessen ersten Punkt Sie die Hilfe zu der aktuell im Vordergrund befindlichen Palette finden. Beispielsweise können Sie dort zur OBJEKT-Palette die Option DYNAMISCHE EIGENSCHAFTEN ANZEIGEN einblenden oder unter Layout zwischen ABSOLUTE KOORDINATEN und RELATIVE KOORDINATEN wählen.

Palettenfenster selbst zusammenstellen
Wenn mehrere Paletten in einem Fenster zusammengefasst sind, dann bedeutet das nichts Unabänderliches. Sie selbst als Anwender können die Zusammensetzung bestimmen.

Neben jedem Register befindet sich links eine blaue Markierung. Hierbei handelt es sich um ein Anfasselement. Bei gedrückter linker Maustaste können Sie die Palette einfach aus dem Fenster in Richtung Arbeitsbereich ziehen – dann erscheint sie in einem eigenen, verschiebbaren Fenster, oder Sie ziehen sie in ein anderes Fenster hinein und sie wird dort automatisch eingegliedert.

Layout

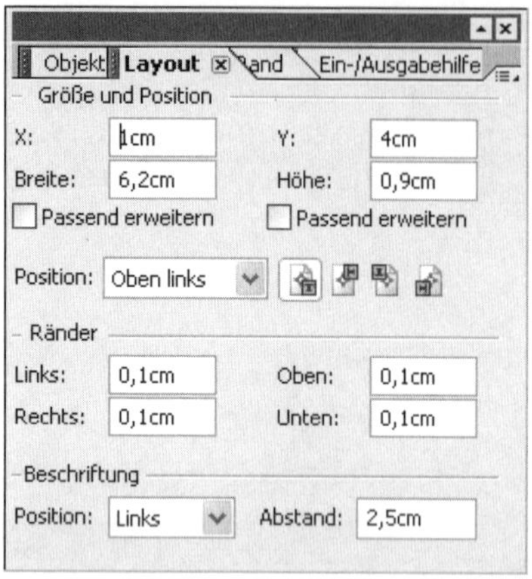

Abbildung 1.27 Die Palette mit den Eigenschaften-Dialogfeldern

Ja nach Objekt können einzelne der einstellbaren Eigenschaften deaktiviert sein. Die Zahlenwerte werden in landesspezifischen Maßeinheiten angegeben, also in der deutschen Version in cm. mm können auch eingegeben werden; es erfolgt dann eine automatische Umrechnung in cm.

Absolute Koordinaten/Relative Koordinaten

Bevor Sie mit der Einstellung der Maße beginnen, sollten Sie über das Palettenmenü festlegen, ob Sie absolute oder relative Koordinaten verwenden möchten. Absolute Maße beziehen sich auf die umgebende Seite, relative auf das umgebende Element, also in der Regel das Teilformular.

Größe & Position

Wie Sie in Abbildung 1.27 sehen können, lassen sich in dieser Palette die Position (X, Y), die Breite und die Höhe mit mehreren Nachkommastellen einstellen. Hierdurch wird eine äußerst präzise Positionierung ermöglicht.

Die Eigenschaften PASSEND ERWEITERN, vorhanden für die Breite und Höhe, sind vor allem zum Einpassen von Bildern und Text gedacht. Die Elementdimensionen werden dann so optimiert, dass ein Bild gemäß seiner Auflösung optimal dargestellt wird oder ein Textelement so dargestellt wird, dass der vollständige Text im Formular sichtbar ist.

Dies funktioniert nur bei dynamischen Formularen. Dabei sollte für das umgebende Teilformular ein fließender Inhaltsmodus eingestellt sein, da es ansonsten passieren kann, dass das sich vergrößernde Element sich mit anderen Elementen überschneidet.

1.4 Komponenten-Eigenschaften

Bei Teilformularen haben Sie anstelle von PASSEND ERWEITERN die Einstellmöglichkeit für AUTOMAT. ANPASSEN. Der Unterschied besteht darin, dass beim automatischen Anpassen nicht nur eine Vergrößerung, sondern auch eine Verkleinerung erfolgt. Das Teilformular wird genau so groß, dass es alle Teilformulare einschließt. Diese Option sollte also erst dann eingestellt werden, wenn bereits alle im Teilformular vorkommenden Elemente positioniert sind.

Für die Bemaßung lässt sich mit der Angabe unter POSITION ein Bezugspunkt (Anker) festlegen. Hierdurch lassen sich die Elemente untereinander sehr exakt positionieren, was besonders bei Formularen mit sehr vielen Elementen äußerst hilfreich ist. Der Verankerungspunkt ist außerdem der Punkt, auf den bezogen Drehungen des Elements erfolgen (es dreht sich also um diesen Punkt).

> **Beispiel**
> Sie möchten mehrere unterschiedlich breite Elemente zentriert untereinander darstellen? Dann wählen Sie unter POSITION die Einstellung OBEN MITTE für alle diese Elemente und geben für X identische Werte ein – schon ist das Zentrieren ohne Rechenaufwand erledigt.

> **Hinweis**
> Gemäß Programmdokumentation soll auch die Expansion von Elementen in Abhängigkeit von dem Bezugspunkt erfolgen. Im vorliegenden Programmstand bleibt der Expansions-Bezugspunkt jedoch stets oben rechts.

Drehung
Eine Drehung von Objekten können Sie in 90°-Schritten einstellen. Klicken Sie hierzu auf eine der in Abbildung 1.28 abgebildeten Schaltflächen.

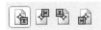

Abbildung 1.28 Schaltflächen zur Einstellung der Drehung

Rand
In diesem Bereich stellen Sie den Randabstand ein. Hierdurch erhalten Sie zusätzliche Gestaltungsmöglichkeiten für das gesamte Element. Am besten sehen Sie dies an einem Beispiel.

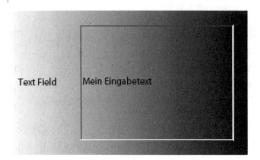

Abbildung 1.29 Ein Texteingabefeld mit großem Randabstand mit Farbverlauf im Hintergrund – so attraktiv können Formularfelder jetzt aussehen.

Bei diesem mehrzeiligen Textfeld wurde ein Farbverlauf für den Hintergrund gewählt. Für den Randabstand wurde ein etwas höherer Wert gewählt, wodurch der eigentliche Eingabebereich besonders markant ins Auge fällt.

Beschriftung

Viele Elemente, die im Designer verwendet werden, haben jetzt auch automatisch eine Beschriftungsoption. In früheren Acrobat-Versionen musste man diese oft zusätzlich zum Formularfeld umständlich erstellen oder schon bei der Planung der Formularvorlage – zum Beispiel mit einem Textverarbeitungsprogramm – berücksichtigen, wobei in diesem Fall eine Änderung nicht mehr nachträglich möglich war.

Jetzt gehört bei Eingabefeldern die Beschriftung automatisch mit dazu, was das Formulardesign erheblich vereinfach. Sie können wählen, ob die Beschriftung links oder rechts, über oder unter dem eigentlichen Formularelement erscheint. Die Breite des Beschriftungsbereiches bei RECHTS/LINKS bzw. die Höhe bei OBEN/UNTEN können Sie im Feld ABSTAND in numerischen Werten eingeben. Eine Einstellung ist jedoch auch mit der Maus im Dokumenten-Arbeitsbereich möglich.

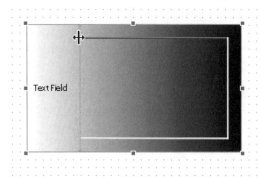

Abbildung 1.30 So stellen Sie die Breite des Beschriftungsbereiches mit der Maus ein.e

1.4 Komponenten-Eigenschaften

> **Tipp**
> Wenn Sie den Abstand automatisch exakt auf die Länge der Beschriftung einstellen möchten, dann geben Sie unter ABSTAND den Wert 0 ein.

Rand

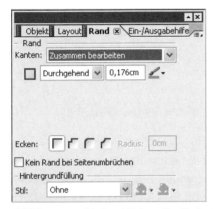

Abbildung 1.31 Die Rand-Palette für die Gestaltung des Randes und des Hintergrundes von Formularelementen

In dieser Palette des Toolfensters können Sie die Darstellung der Umrandung des jeweiligen Elements einstellen. Hierbei lässt sich für jede der vier Seiten eine individuelle Linienbreite und -farbe einstellen, ferner können auch gestrichelte und gepunktete Linienarten gewählt werden. So lassen sich beispielsweise durch unterschiedliche Grautöne bei der Linienfarbe 3D-Effekte erzeugen.

Sie können sogar die Form der Ecken der Objektumrandung festlegen, was für Acrobat ein völlig neues Feature ist und nicht genug damit – sogar der Eckenradius dieser Formen kann eingestellt werden.

Somit wären jetzt auch Zierumrahmungen und abgerundete Buttons möglich. Leider funktionieren diese Optionen für die Schaltflächen allerdings nur in der Designansicht – in Acrobat werden sie nicht dargestellt und die Buttons bleiben eckig. In der Version 7 war dies sogar realisierbar, jedoch fehlerbehaftet, so dass vermutlich aus diesem Grunde eine Deaktivierung erfolgte.

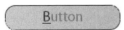

Abbildung 1.32 Ein Button mit abgerundeten Ecken und Farbverlauf in der Designansicht, der in Acrobat dann doch wieder eckig und einfarbig erscheint.

Der Titel RAND ist allerdings auch etwas irreführend, denn zusätzlich zur Objektumrandung kann auch die Farbfüllung eingestellt werden. Hierbei kann eine einzelne

Farbe oder sogar ein Farbverlauf gewählt werden (siehe Abbildung 1.32). Selbst ein transparenter Hintergrund ist möglich, so dass man den Button auch in ein Bild integriert darstellen kann.

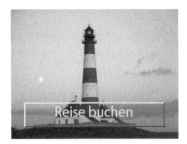

Abbildung 1.33 Ein einladender Effekt – Button mit transparentem Hintergrund auf einem Bild

Kein Rand bei Seitenumbrüchen

Elemente, die sich passend erweitern (zum Beispiel mehrzeilige Textfelder), können über mehrere Seiten umbrochen werden. Normalerweise wird auf jeder Seite dann ein kompletter Rand gezeichnet. Die Aktivierung von KEIN RAND BEI SEITENUMBRÜCHEN bewirkt, dass beim Umbruch des Elements jeweils unten und oben auf der Seite keine Randlinie erscheint.

> **Hinweis**
>
> **Besondere Hinweise für Optionsfelder**
> Für Optionsfelder (Radiobuttons) haben Sie eine zusätzliche Einstellungsmöglichkeit. Sie können sowohl für die gesamte Gruppe einen einzigen, gemeinsamen Hintergrund festlegen als auch für jedes einzelne Element. Ein gemeinsamer Hintergrund ist allerdings nur dann sichtbar, wenn für die einzelnen Elemente der STIL auf OHNE eingestellt ist – ansonsten wird er von dem des Elements überlagert.
>
> Um den gemeinsamen Hintergrund einzustellen, selektieren Sie zunächst alle Optionsfelder mit der Maus, wie in Abbildung 1.34 dargestellt.
>
>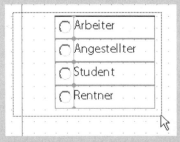
>
> **Abbildung 1.34** Selektieren Sie die Gruppe durch Aufziehen des Markierungsrahmens um alle Gruppenelemente

1.4 Komponenten-Eigenschaften

- Führen Sie dann die Einstellungen für die Gruppe durch.

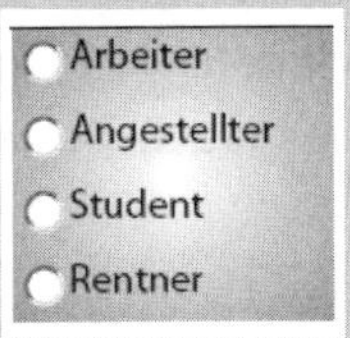

Abbildung 1.35 Ein gemeinsamer Hintergrund – hier als Radialverlauf – für eine Radiobutton-Gruppe

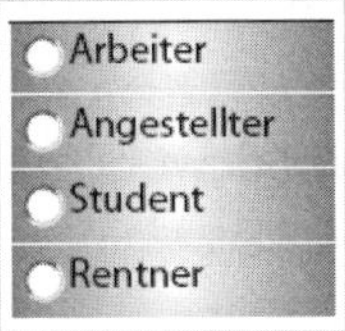

Abbildung 1.36 So sieht es bei identischen Einstellungen aus, wenn der Hintergrund für jedes Element einzeln eingestellt wurde.

Sie können die Randform für die Gruppe beispielsweise auch auf RUND setzen, was ein sehr schönes Layoutmerkmal ist.

Natürlich sind auch gemischte Varianten möglich, wenn einzelne Elemente eine Einstellung ungleich OHNE haben. Vorrang hat dann die Einstellung des einzelnen Elements vor der der Gruppe.

Ein-/Ausgabehilfe

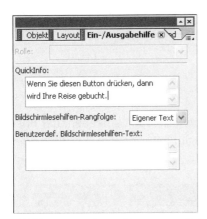

Abbildung 1.37 Die EIN-/AUSGABEHILFE-Palette für die Hinterlegung von Kurzhilfe-Informationen

QuickInfo
In diesem Bereich der Eigenschaften können Sie festlegen, welcher informative Tooltipp angezeigt wird, wenn der Mauszeiger längere Zeit auf dem Element verharrt.

Mittlerweile ist es unter MS Windows in vielen Programmen üblich, derartige Tooltipps als kurz gefasste Hilfestellung zu geben.

Zur Anzeige wird unter Microsoft Windows der seit Windows 98 verwendete Microsoft Active Accessibility Standard (MSAA) unterstützt; alternativ können auch abweichende Standards verwendet werden.

Für den Anzeigetext können bei der Auswahl unter BILDSCHIRMLESEHILFEN-RANGFOLGE folgende Alternativen eingestellt werden.

- EIGENER TEXT – Der unter QUICKINFO erfasste Infotext wird an ein eigenes Tooltipp-System übergeben.
- QUICKINFO – Der unter QUICKINFO erfasste Infotext wird an das Windows-System übergeben.
- BESCHRIFTUNG – Die Beschriftung des Elements wird als Infotext an das Windows-System übergeben.
- NAME – Der Name des Elements wird als Infotext an das Windows-System übergeben.
- OHNE – Es wird kein Tooltipp angezeigt bzw. es werden keine Daten an entsprechende Routinen übergeben.

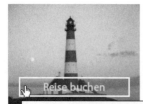

Abbildung 1.38 Beispiel eines Tooltipps für ein Button-Element

Benutzerdef. Bildschirmlesehilfen-Text
Für Benutzer mit Sehproblemen können Sie hier einen Hilfetext eingeben, der über ein Sprachausgabemodul ausgegeben wird. Es kann nur entweder ein QuickInfo oder ein Bildschirmlesehilfen-Text erfasst werden.

> **Hinweis**
>
> Beide Hilfetextoptionen können dynamisch erstellt werden. Somit ist gegebenenfalls eine Mehrsprachigkeit möglich.

Objekt

Unter diesem Punkt finden sich vor allem die objektspezifischen Eigenschaften; somit haben Sie bei unterschiedlichen Objekten ebenso unterschiedliche Ansichten. Einige der Objektpaletten sind wegen ihres Umfanges an Einstellungsmöglichkeiten wiederum in Unterpaletten aufgeteilt.

In diesem Abschnitt beschreibe ich die Bedeutung der Elementeigenschaften der einzelnen Objekte.

Palette Textfeld

Die Eigenschaften von Textfeldern sind auf drei Registerkarten verteilt.

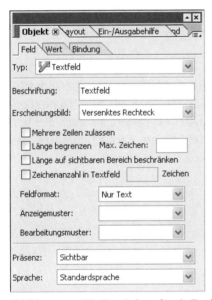

Abbildung 1.39 Die FELD-Palette für ein Textfeld, ein Unterelement der OBJEKT-Palette

Registerkarte Feld – feldspezifische Eingabewerte

Typ
Hier können Sie das aktuelle Element in einen anderen Elementtyp umwandeln; eine sinnvolle Funktion, wenn man aus Versehen einen falschen Elementtyp gewählt hat. Bei der Umwandlung bleiben die Dimensionen erhalten.

Beschriftung
In diesem Eingabefeld können Sie die Beschriftung des Feldes im Formular festlegen. Wenn die Menüoption DYNAMISCHE EIGENSCHAFTEN ANZEIGEN aktiviert ist, ist der Text BESCHRIFTUNG unterstrichen dargestellt. Klickt man auf den Text, dann erscheint ein

Dialogfenster, in dem die Beschriftung mit einer XML-Datendatei verbunden werden kann. Hierdurch können beispielsweise mehrsprachige Formulare einfacher realisiert werden.

Wenn eine Datenbindung zu der Beschriftung hergestellt wurde, ist neben dem unterstrichenen Text BESCHRIFTUNG noch ein Verkettungssymbol sichtbar.

Erscheinungsbild

Die grafische Darstellung des Eingabebereiches am Bildschirm, aber auch für den Druck, steuern Sie unter anderem mit dieser Einstellung. Beim Nummernfeld haben Sie die Auswahlmöglichkeiten

- VERSENKTES RECHTECK (Standard) – 3D-Effekt
- AUSGEFÜLLTES RECHTECK – gleichmäßige Umrandung an allen vier Seiten
- UNTERSTRICHEN – eine Strichmarkierung für den Eingabebereich
- OHNE – keine Markierung des Eingabebereiches
- BENUTZERDEFINIERT – hier können Sie ganz individuell das Erscheinungsbild festlegen. Sowohl die Strichart und -farbe für alle vier Seiten des Eingabebereiches können Sie im anschließend erscheinenden Toolfenster einstellen, als auch die Ausformung der Ecken und die Farbe – einschließlich Farbverläufen – des Hintergrundes.

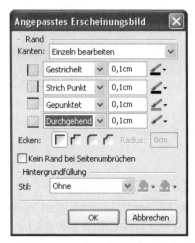

Abbildung 1.40 Ganz individuell lässt sich im Dialogfenster ANGEPASSTES ERSCHEINUNGSBILD das Erscheinungsbild des Eingabebereiches festlegen.

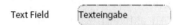

Abbildung 1.41 Beispiel für Gestaltungsmöglichkeiten des Eingabebereiches

Elemente, die sich passend erweitern (zum Beispiel mehrzeilige Textfelder) können über mehrere Seiten umbrochen werden. Die Aktivierung von KEIN RAND BEI SEITENUMBRÜCHEN bewirkt, dass beim Umbruch des Elements jeweils unten und oben auf der Seite keine Randlinie erscheint.

Mehrere Zeilen zulassen
Adobe Acrobat verwendet dasselbe Element für ein- und mehrzeilige Texteingabefelder. Mit einem Mausklick auf diese Checkbox können Sie festlegen, ob eine mehrzeilige Eingabe erlaubt ist.

Länge begrenzen – Max. Zeichen
Soll in einem Text nur die Eingabe einer bestimmten Anzahl Zeichen erlaubt sein, dann selektieren Sie das Ankreuzkästchen LÄNGE BEGRENZEN und geben gleichzeitig unter MAX. ZEICHEN die Anzahl der erlaubten Zeichen ein.

> **Hinweis**
> Auch Leerzeichen (sog. Spaces) und Formatierungszeichen zählen bei der Anzahl der erlaubten Zeichen mit, ebenso ein Zeilenumbruch bei mehrzeiligen Feldern.

Länge auf sichtbaren Bereich beschränken
In Textfeldern kann in der Grundeinstellung beliebig langer Text eingegeben werden. Ist der Text länger als das Feld, wird der überlange Teil nicht angezeigt und – was viel wichtiger ist – vor allem auch nicht ausgedruckt.

Wollen Sie also sicherstellen, dass der gesamte Text ausgedruckt werden kann, müssen Sie ihn beschränken. Verwenden Sie hierbei die Funktion LÄNGE BEGRENZEN aus dem vorhergehenden Abschnitt, dann müssen Sie selbst abschätzen, wie viel Buchstaben wohl in das Feld passen könnten. Das ist vor allem deshalb nicht einfach, weil bei den meisten Schriften die Breite unterschiedlicher Buchstaben nicht identisch ist. Diese Option sollten Sie also vor allem dann anwenden, wenn Sie Datenbankfelder mit begrenzter Länge mit den Daten füllen müssen oder wenn der Typ der Eingabe, zum Beispiel eine Bankleitzahl oder eine Kontonummer, dies erfordert.

Mit der Option LÄNGE AUF SICHTBAREN BEREICH BESCHRÄNKEN berechnet Acrobat dynamisch die optimale maximale Textlänge.

Zeichenanzahl in Textfeld n Zeichen
Diese Funktion gibt es jetzt neu in Acrobat 8.

Oftmals besteht die Anforderung in Formularen, dass jedes eingegebene Zeichen in einem eigenen Kästchen in gleichem Abstand zum nächsten steht. Diese Kästchen werden automatisch in der eingestellten Anzahl erstellt, wenn Sie die Option ZEICHENANZAHL IN TEXTFELD *N* ZEICHEN aktivieren. Dies ist nur bei einzeiligen Textfeldern möglich.

Bei Formularen, bei denen Sie später nur die Formulardaten auf einen Papiervordruck aufdrucken (zum Beispiel ein Überweisungsformular), können Sie so eine ganz exakte Positionierung erzielen.

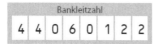

Abbildung 1.42 Beispiel für ein Textfeld mit eingestellter Zeichenanzahl 8 für eine Bankleitzahl und Beschriftung oben

Feldformat (Acrobat 7: "Nur normalen Text zulassen")

Hier legen Sie fest, ob in dem Eingabefeld ausschließlich unformatierter Text verwendet werden kann oder es einerseits Formatierungen (so genannter Rich-Text) erlaubt, wie Fettschrift, Kursivschrift, unterstrichen und die Absatzformate (linksbündig, rechtsbündig, zentriert), andererseits auch unterschiedliche Schriftarten.

Hinweis
Sofern Formatierung erlaubt werden soll, muss auch der Eintrag DATENFORMAT der Registerkarte BINDUNG auf XHTML lauten, ansonsten auch hier NORMALER TEXT.

Tipp
Seit der Acrobat-Version 8 können Sie unmittelbar einige Rich-Text-Attribute im Programm festlegen. Erweiterte Textattribute, wie beispielsweise unterschiedliche Fontgrößen oder Schriftfarben, können Sie nur realisieren, indem Sie zunächst in einem Textprogramm wie Wordpad oder Microsoft Word den Text formatieren und diesen dann über die Zwischenablage in das Textfeld einfügen.

Anzeigemuster

Oftmals erfordern Feldwerte eine bestimmte Art der Anzeigeformatierung oder sind durch diese zumindest besser lesbar.

Beispiel		
Art	unformatiert	formatiert
Große Zahl	91285315	91.285.315
Zahl mit Währung Nachkommastellen	1234,5 €	1.234,50 €
Bankleitzahl	44050199	440 501 99
Telefonnummer	3931461	3 93 14 61
Kreditkartennummer	3434567378348343	3434 5673 7834 8343

1.4 Komponenten-Eigenschaften

Gerade in puncto Anzeigeformatierung hat sich gegenüber der Acrobat-Version 6 einiges geändert. Um die Formatierung gestalten zu können, stehen in Textfeldern nachstehende Platzhalterzeichen zur Verfügung.

Platzhalter	Bedeutung
A	Einzelner Buchstabe
X	Einzelnes beliebiges Zeichen
O	Einzelnes alpha-numerisches Zeichen
o	Einzelnes alpha-numerisches Zeichen
9	Einzelne Ziffer

Weiterhin können innerhalb des Formatierungsstrings die Zeichen Komma (,), Bindestrich (-), Doppelpunkt (:), Slash (/), Punkt (.) und das Leerzeichen ( ) an beliebiger Stelle verwendet werden.

Ausdrücke, die in Hochkommata (') eingeschlossen sind, werden so dargestellt, wie sie eingegeben wurden.

Achtung
Verwendet man bei Textfeldern Platzhalterzeichen, dann muss die Länge des Feldwertes der Anzahl der Platzhalterzeichen entsprechen.

Beispiel
Angenommen, Sie haben ein Bankleitzahlfeld mit dem Wert 44050199. Mit

Anzeigemuster: 999 999 99

erhalten Sie als Anzeige

Bankleitzahl: 440 501 99

Bearbeitungsmuster
Das Bearbeitungsformat dient insbesondere dazu, um vom Gebietsschema abweichende Formatierungen bei der Eingabe zuzulassen. Das Eingabeformat der Zeichen muss dabei nicht unbedingt auch dem Anzeigeformat entsprechen.

Diese Option ist allerdings mit Vorsicht zu genießen. Eingaben werden in der Regel akzeptiert, wenn sie keine Formatierungszeichen enthalten (Ausnahme: Dezimaltrennzeichen bei Zahlen), und dabei sollte man es eigentlich auch belassen. Stimmen aber die Formatierungszeichen nicht exakt mit der Vorgabe überein, dann wird dies als Fehler interpretiert und die Anzeigeformatierung tritt nicht in Kraft.

> **Beispiel**
>
> Anzeigeformat für Bankleitzahl:
>
> > 999-999-99 (also mit Bindestrich)
>
> Bearbeitungsformat:
>
> > 999 999 99 (mit Leerzeichen)
>
> Ergebnis:
>
> Die Eingaben 12345678 und 123 456 78 werden akzeptiert und bei Verlassen des Eingabefeldes wird der Feldinhalt 123-456-78 angezeigt. Die Eingabe 123 45678, also mit nur einem Leerzeichen, wird jedoch nicht akzeptiert.

> **Hinweis**
>
> Das Bearbeitungsmuster führt keine Plausibilitäts- oder Gültigkeitsprüfung durch; hierzu dient das an anderer Stelle beschriebene ÜBERPRÜFUNGSMUSTER. In der Regel wird man also das Eigenschaftsfeld BEARBEITUNGSMUSTER leer lassen; es ist nur bei sehr unübersichtlichen Eingabeformaten sinnvoll.

Präsenz

Hier steuern Sie die Sichtbarkeit eines Formularelements. Sie möchten beispielsweise vor dem Benutzer ein Feld verstecken, dessen Inhalt Sie später aber durchaus benötigen. Über den Eintrag unter PRÄSENZ legen Sie die Sichtbarkeit fest. Bei Textfeldern stehen Ihnen die Möglichkeiten zur Verfügung, die Sie in Abbildung 1.43 sehen können.

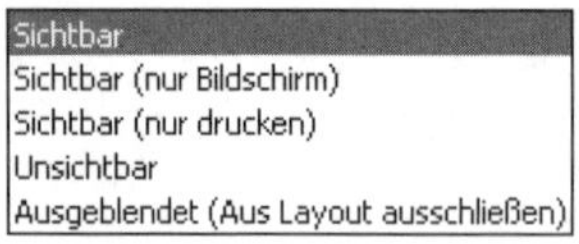

```
Sichtbar
Sichtbar (nur Bildschirm)
Sichtbar (nur drucken)
Unsichtbar
Ausgeblendet (Aus Layout ausschließen)
```

Abbildung 1.43 Dropdown-Auswahl für das Attribut "Präsenz" von Elementen

Bedeutung der Einträge:

- SICHTBAR – Das Element wird am Bildschirm angezeigt, gedruckt und beim Absenden online oder per E-Mail übertragen.

- SICHTBAR (NUR BILDSCHIRM) – Das Element wird am Bildschirm angezeigt und beim Absenden online oder per E-Mail übertragen, jedoch nicht gedruckt.

- SICHTBAR (NUR DRUCKEN) – Das Element wird gedruckt und beim Absenden online oder per E-Mail übertragen, jedoch nicht am Bildschirm angezeigt.

- UNSICHTBAR – Das Element wird nicht am Bildschirm angezeigt, nicht gedruckt, jedoch beim Absenden online oder per E-Mail übertragen; bei der Anzeige und beim Druck erscheint immer ein leerer Bereich in der Größe des Elements.

- AUSGEBLENDET – Das Objekt ist im Formular enthalten, aber nicht sichtbar und nimmt keinen Raum im Layout ein.

Sprache
Software wird heute oftmals international verwendet und die einzelnen Länder haben durchaus unterschiedliche Darstellungsschemata für Schrift, Zahlen und Währung. Unter dem Eintrag für SPRACHE legen Sie fest, welches Schema verwendet werden soll. Neben den dort aufgeführten Sprachen sind weitere Einstellungen verfügbar.

- STANDARDSPRACHE – Es sollen die Voreinstellungen des Formulars verwendet werden. Die Einstellung der Standardsprache führen Sie im Dialogfeld FORMULAREIGENSCHAFTEN durch.

- GEBIETSSCHEMA DES VIEWERS – Es werden die Ländereinstellungen des Benutzercomputers verwendet.

Registerkarte Wert – Vorgaben für die Eingabewerte

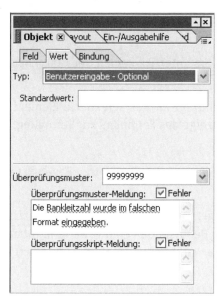

Abbildung 1.44 Die Registerkarte WERT für numerische Elemente

Typ
Hier stellen Sie die Art und Verwendung des Eingabewertes ein.

- BENUTZEREINGABE - OPTIONAL – Der Benutzer kann hier Eingaben tätigen; er muss es jedoch nicht zwingend tun.

- BENUTZEREINGABE - EMPFOHLEN – Der Benutzer kann hier Eingaben tätigen; er muss es nicht zwingend, sollte es jedoch tun; gibt er nichts ein, erscheint ein Hinweistext (sofern unter MELDUNG BEI LEEREM FELD eingegeben).

- BENUTZEREINGABE - ERFORDERLICH – Der Benutzer muss hier zwingend Eingaben tätigen; gibt er nichts ein, erscheint ein Hinweistext (sofern unter MELDUNG BEI LEEREM FELD eingegeben); ein Formular kann nicht online abgesendet werden, wenn der Eintrag fehlt.

- BERECHNET - SCHREIBGESCHÜTZT – Der Inhalt des Elements wird automatisch – in der Regel durch ein im Formular integriertes Skript – generiert; ein Überschreiben ist nicht möglich.

- BERECHNET - BENUTZER DARF ÜBERSCHREIBEN – Der Inhalt des Elements wird automatisch – in der Regel durch ein Skript – generiert; ein Überschreiben ist allerdings möglich.

- SCHREIBGESCHÜTZT – Ein Datenwert ist fest eingetragen oder wird zur Laufzeit zusammengefügt oder berechnet und angezeigt. Der Benutzer kann nichts erfassen oder abändern; oftmals handelt es sich um Konstanten.

Standardwert
Dieses Eingabefeld ist nur dann sichtbar, wenn Sie unter TYP keinen der BERECHNET-Einträge gewählt haben.

Erfassen Sie hier den Vorschlagswert (Defaulteintrag) für das selektierte Element. Dieser steht dann bereits bei der erstmaligen Anzeige des Formulars zur Verfügung.

Meldung beim Überschreiben eines Werts
Dieses Eingabefeld ist nur dann sichtbar, wenn Sie unter TYP den Eintrag BERECHNET - BENUTZER DARF ÜBERSCHREIBEN gewählt haben.

Grundsätzlich wird erwartet, dass der Wert für das selektierte Element automatisch durch ein Skript erzeugt wird. Trotzdem kann der Benutzer den Eintrag ändern. Tut er dies, so erscheint die für dieses Feld eingetragene Warnmeldung (sofern vorhanden).

Meldung bei leerem Feld
Dieses Eingabefeld ist nur dann sichtbar, wenn Sie unter TYP den Eintrag BENUTZEREINGABE - EMPFOHLEN oder BENUTZEREINGABE - ERFORDERLICH gewählt haben.

Grundsätzlich wird erwartet, dass der Benutzer eine Eingabe tätigt. Tut er dies nicht, so erscheint die für dieses Feld eingetragene Warnmeldung (sofern vorhanden). Bei BENUTZEREINGABE - ERFORDERLICH kann das Formular nicht online abgesendet werden.

Überprüfungsmuster
Wenn Sie hier ein Muster, wie weiter oben beschrieben, eingeben, wird beim Verlassen der Feldeingabe geprüft, ob der Eingabewert dem vorgegebenen Format entspricht. Ist dies nicht der Fall, wird die unter ÜBERPRÜFUNGSMUSTER-MELDUNG erfasste Hinweisnachricht angezeigt. Wenn die zugehörige Error-Checkbox angekreuzt ist, wird ein Programmfehler erzeugt.

Ein Formular mit nicht korrektem Eingabewert kann man zwar drucken, ein Absenden ist jedoch nicht möglich.

> **Beispiel**
>
> Überprüfung einer Bankleitzahl in einem Textfeld
>
> Überprüfungsmuster:
>
> 99999999
>
> Überprüfungsmuster-Meldung:
>
> ```
> Die Bankleitzahl wurde im falschen Format eingegeben. Geben Sie exakt 8 Ziffern ein.
> ```
>
> Hat der eingegebene Wert nun mehr oder weniger als acht Zeichen oder enthält er Buchstaben oder Sonderzeichen, dann erscheint die eingegebene Fehlermeldung.

Überprüfungsmuster-Meldung
Hier erfassen Sie die Hinweisnachricht, die angezeigt wird, wenn ein eingegebener Wert nicht dem ÜBERPRÜFUNGSMUSTER entspricht.

Überprüfungsskript-Meldung
Sie können eine Eingabe auch mittels eines Skripts auf Gültigkeit hin überprüfen (VALIDATE-Ereignis). Hier erfassen Sie die Hinweisnachricht, die angezeigt wird, wenn die Überprüfung durch das Skript einen fehlerhaften Wert feststellt. Dies ist in der Regel auch zu empfehlen, da die automatisch erzeugten Hinweisnachrichten für den Benutzer oftmals nicht verständlich sind. Ist die zugehörige Error-Checkbox angekreuzt, wird ein Programmfehler erzeugt.

Bindung
Unter dieser Registerkarte finden Sie alles, was für die Datenfeldeigenschaften von Optionsfeldern von Bedeutung ist.

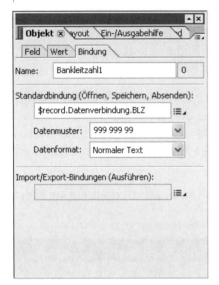

Abbildung 1.45 Objektpalette BINDUNG für ein Textfeld

Name

Jedes Ding muss einen Namen haben – so auch ein Formularfeld. Ein Feldwert steht immer im Zusammenhang mit dem Namen des Feldes. Bei Online-Übertragungen wird der Elementwert zusammen mit dem Wert übertragen. Auch in den Skripts nehmen Sie durch den Namen Bezug auf das Element.

Es ist sinnvoll, die vom Designer automatisch generierten Elementnamen durch verständlichere Bezeichnungen zu ersetzen. So erkennt man schon am Namen, was in dem Feld eingetragen werden soll. Haben Sie ein Eingabefeld für eine Bankleitzahl, dann nennen Sie es eben auch `Bankleitzahl`. Kommen mehrere Bankleitzahlen in Ihrem Formular vor, dann benennen Sie diese beispielsweise mit `Bankleitzahl1`, `Bankleitzahl2` usw.

Kommen mehrere Felder mit identischem Namen vor, dann sollte ihr Feldwert auch stets identisch sein. Ansonsten kann es zu Unstimmigkeiten kommen, welcher Feldwert denn nun der richtige ist. Daher sollten Sie beim Vorkommen mehrerer Felder mit demselben Namen den Wert für BINDUNG auf GLOBAL setzen. Ändern Sie später in einem Feld identischen Namens den Wert, dann ist er automatisch auch im anderen Feld geändert.

Trotz desselben Feldwertes können Felder mit identischem Namen unterschiedlich formatiert sein, zum Beispiel unterschriftliche Schriften verwenden. Das ist sinnvoll, wenn Sie in einem mehrseitigen Formular auf der ersten Seite einen Feldwert, zum Beispiel ein Antragsdatum oder eine Rechnungsnummer, erfassen und dieser auf den anderen Seiten verkleinert und an anderer Position angezeigt wird.

Damit Sie die Felder aber dennoch unterscheiden können, nummeriert der Designer solche mit identischem Namen mit 0 beginnend durch. So können Sie auch die Skripts der Felder problemlos ansprechen. Die Nummer wird hinter dem Namen angezeigt.

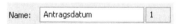

Abbildung 1.46 Die hinter dem Namen angezeigte Nummer identifiziert das Element eindeutig.

Standardbindung (Öffnen, Speichern, Absenden)
Mit diesem Eintrag legen Sie fest, wie die eingegebenen Werte als Formulardaten verwendet werden.

- NORMAL – Die in diesem Element erfassten Werte werden beim Absenden der Formulardaten mit übertragen; gibt es mehrere Felder desselben Namens, werden die Werte für jedes dieser Felder separat übertragen.

- GLOBAL – Die in diesem Element erfassten Werte werden beim Absenden der Formulardaten mit übertragen; gibt es mehrere Felder desselben Namens, so ist der Feldinhalt aller Elemente identisch und wird bei der Formulardatenübertragung nur einmal übertragen. Ändern Sie nur bei einem Element die Einstellung auf GLOBAL, so gilt dies automatisch für alle gleichnamigen Felder des Formulars.

- OHNE – Die in dem Element erfassten Werte werden nicht übertragen.

- DATENVERBINDUNG – Wenn Ihr Formular eine Zuordnung zu einer Datenquelle hat (Datenbank oder XML-Daten), dann können Sie hier festlegen, mit welcher Datenspalte das Element verknüpft ist. Auch hier sollten Sie allen Elementen, deren Name identisch ist, dieselbe Datenspalte zuordnen.

Haben Sie noch keine unmittelbare Datenverbindung zu Ihrem Formular, dann können Sie die an dieser Stelle anlegen.

Nach der Zuordnung könnte zum Beispiel folgender Eintrag unter STANDARDBINDUNG zu finden sein:

```
$record.Datenverbindung.BLZ
```

`$record` steht für `xfa.record` und ist das übergeordnete Objekt vom Typ `dataGroup`, das sämtliche Datenverbindungen des Formulars beinhaltet,

`Datenverbindung` der Name der Datenverbindung

und in diesem Fall `BLZ` der Name der Datenspalte.

Datenmuster

Ein Eintrag in diesem Feld ist nur dann sinnvoll, wenn die Daten per E-Mail übertragen und anschließend manuell übernommen werden. Hat das Feld eine Verbindung zu einer Datenbank, verwendet Acrobat automatisch das Format, das die Datenbank für diesen Feldtyp vorschreibt.

Auch hier können Sie wieder eine Formatierungsvorschrift mittels der bereits bekannten Platzhalterzeichen definieren.

> **Beispiel**
>
> ```
> <?xml version="1.0" encoding="UTF-8"?>
> <Formular1>
>     <Kontonummer>0000 012 345</Kontonummer>
>     <Bankleitzahl>440 501 99</Bankleitzahl>
> </Formular1>
> ```
>
> Im vorstehenden Beispiel wurden die Kontonummer 12345 unter dem Datenmuster 9999 999 999 und die Bankleitzahl 44050199 unter dem Datenmuster 999 999 99 im Formular eingegeben. Nach dem Versand des Formulars als Anlage zu einer E-Mail im XML-Format sind die Werte dann entsprechend formatiert.

Datenformat

Je nach Element haben Sie hier noch Einstellmöglichkeiten für das Datenformat. Bei Textfeldern können Sie zwischen NORMALER TEXT für unformatierten Text und XHTML für Text mit Formatierung wählen. Normaler Text beinhaltet Daten nach dem UTF-8-Format und kann somit auch erweiterte Zeichensätze verwenden.

> **Hinweis**
>
> Bei Auswahl einer Datenbank für die Speicherung sollte beachtet werden, dass diese auch die erweiterten Zeichensätze verarbeiten kann.

Import/Export-Bindungen

An dieser Stelle kann man noch eine Import- oder Exportverbindung – in der Regel zu einem SOAP-Webservice – einrichten. Dazu wird eine WSDL-Beschreibungsdatei benötigt, die entweder auf einem lokalen Rechner, einem Rechner im Netzwerk oder im Internet hinterlegt sein kann. Ist die Beschreibungsdatei lokal hinterlegt, dann kann sie mittels eines Datei-Dialogfensters ausgewählt werden; ansonsten muss die URL zu dieser manuell erfasst werden.

Palette Numerisches Feld

Die wichtigsten Objekteigenschaften von Nummernfeldern sind auf drei Unterpaletten verteilt.

1.4 Komponenten-Eigenschaften

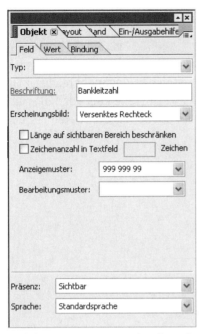

Abbildung 1.47 Die FELD-Registerkarte für ein numerisches Feld, ein Unterelement der OBJEKT-Palette

Registerkarte Feld – feldspezifische Eingabewerte

Typ
Hier können Sie das aktuelle Element in einen anderen Elementtyp umwandeln; eine sinnvolle Funktion, wenn man aus Versehen einen falschen Elementtyp gewählt hat. Bei der Umwandlung bleiben die Dimensionen erhalten.

Beschriftung
In diesem Eingabefeld können Sie den Text für die Beschriftung des Feldes im Formular festlegen. Wenn die Menüoption DYNAMISCHE EIGENSCHAFTEN ANZEIGEN aktiviert ist, ist der Text BESCHRIFTUNG unterstrichen dargestellt. Klickt man auf den Text, dann erscheint ein Dialogfenster, in dem die Beschriftung mit einer XML-Datendatei verbunden werden kann. Hierdurch können beispielsweise mehrsprachige Formulare einfacher realisiert werden.

Erscheinungsbild
Die grafische Darstellung des Eingabebereiches am Bildschirm, aber auch für den Druck, steuern Sie unter anderem mit dieser Einstellung. Beim Nummernfeld haben Sie die Auswahlmöglichkeiten

- VERSENKTES RECHTECK (Standard) – 3D-Effekt
- AUSGEFÜLLTES RECHTECK – gleichmäßige Umrandung an allen vier Seiten

- UNTERSTRICHEN – eine Strichmarkierung für den Eingabebereich
- OHNE – keine Markierung des Eingabebereiches
- BENUTZERDEFINIERT – Hier können Sie ganz individuell das Erscheinungsbild festlegen. Sowohl die Strichart und -farbe für alle vier Seiten des Eingabebereiches können Sie im anschließend erscheinenden Toolfenster einstellen als auch die Ausformung der Ecken und die Farbe – einschließlich Farbverläufen – des Hintergrundes.

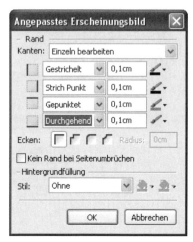

Abbildung 1.48 Ganz individuell lässt sich im ANGEPASSTES ERSCHEINUNGSBILD-Dialogfenster auch bei Nummernfeldern das Erscheinungsbild des Eingabebereiches festlegen.

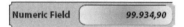

Abbildung 1.49 Beispiel für Gestaltungsmöglichkeiten des Eingabebereiches

Länge auf sichtbaren Bereich beschränken

In Textfeldern kann in der Grundeinstellung beliebig langer Text eingegeben werden. Ist der Text länger als das Feld, dann wird der überlange Teil nicht angezeigt und – was viel wichtiger ist – vor allem auch nicht ausgedruckt.

Wollen Sie also sicherstellen, dass der gesamte Text ausgedruckt werden kann, müssen sie ihn beschränken. Verwenden Sie hierbei die Funktion LÄNGE BEGRENZEN aus dem vorhergehenden Abschnitt, dann müssen Sie selbst abschätzen, wie viele Buchstaben wohl in das Feld passen könnten. Das ist vor allem deshalb nicht einfach, weil bei den meisten Schriften die Breite der einzelnen Buchstaben nicht identisch ist. Diese Option sollten Sie also vor allem dann anwenden, wenn Sie Datenbankfelder mit begrenzter Länge mit den Daten füllen müssen oder wenn der Typ der Eingabe, zum Beispiel eine Bankleitzahl oder eine Kontonummer, dies erfordert.

Mit der Option LÄNGE AUF SICHTBAREN BEREICH BESCHRÄNKEN berechnet Acrobat dynamisch die optimale maximale Textlänge.

Zeichenanzahl in Textfeld n Zeichen
Diese Funktion gibt es jetzt neu in Acrobat 8.

Oftmals besteht die Anforderung in Formularen, dass jedes eingegebene Zeichen in einem eigenen Kästchen in gleichem Abstand zum nächsten steht. Diese Kästchen werden automatisch in der eingestellten Anzahl erstellt, wenn Sie die Option ZEICHENANZAHL IN TEXTFELD *N* ZEICHEN aktivieren. Dies ist nur bei einzeiligen Textfeldern möglich.

Bei Formularen, bei denen Sie später nur die Formulardaten auf einen Papiervordruck aufdrucken (zum Beispiel ein Überweisungsformular), können Sie so eine ganz exakte Positionierung erzielen.

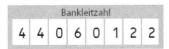

Abbildung 1.50 Beispiel für ein Textfeld mit eingestellter Zeichenanzahl 8 für eine Bankleitzahl und Beschriftung oben

Anzeigemuster
Oftmals erfordern Feldwerte eine bestimmte Art der Anzeigeformatierung oder sind durch diese zumindest besser lesbar.

Beispiel		
Art	unformatiert	formatiert
Große Zahl	91285315	91.285.315
Zahl mit Währung Nachkommastellen	1234,5 €	1.234,50 €
Bankleitzahl	44050199	440 501 99
Telefonnummer	3931461	3 93 14 61
Kreditkartennummer	3434567378348343	3434 5673 7834 8343

Gerade in puncto Anzeigeformatierung hat sich gegenüber der Acrobat-Version 6 einiges geändert. Um die Formatierung gestalten zu können, stehen in Nummernfeldern nachstehende Platzhalterzeichen zur Verfügung.

Numerisches Symbol	Beschreibung
9	Einzelne Ziffer; wenn Leerzeichen oder keine Eingabe, dann wird das Zeichen 0 ausgegeben.
z	Einzelne Ziffer; wenn Leerzeichen, keine Eingabe oder Eingabe von 0, dann wird nichts ausgegeben.

Numerisches Symbol	Beschreibung
Z	Einzelne Ziffer; wenn Leerzeichen, keine Eingabe oder Eingabe von 0, dann wird ein Leerzeichen (Space) ausgegeben.
S	Minuszeichen (-), wenn die Zahl negativ ist, oder ein Leerzeichen (Space), wenn die Zahl positiv ist
s	Minuszeichen (-), wenn die Zahl negativ ist, oder nichts (kein Zeichen), wenn die Zahl positiv ist
E	Exponentialsymbol (E2 bedeutet Exponent 2 und E-7 bedeutet Exponent -7)
$	Währungssymbol, das der aktuellen Spracheinstellung des Feldes entspricht (sofern eines zu den lokalen Einstellungen (Sprache) des Objekts verfügbar ist)
CR	Credit Symbol (CR) wenn die Zahl negativ ist, ansonsten Leerzeichen (Spaces), wenn die Zahl positiv ist
cr	Credit Symbol (CR) wenn die Zahl negativ ist, ansonsten nichts, wenn die Zahl positiv ist
DB	Debit Symbol (DB) wenn die Zahl negativ ist, ansonsten Leerzeichen (Spaces), wenn die Zahl positiv ist
db	Debit Symbol (DB) wenn die Zahl negativ ist, ansonsten nichts, wenn die Zahl positiv ist
( )	Linkes und rechtes Klammerzeichen, wenn die Zahl negativ ist, Leerzeichen (Spaces), wenn sie positiv ist
.	Dezimalzeichen, sofern eines zu den lokalen Einstellungen (Sprache) des Objekts verfügbar ist
V	Dezimalzeichen, das jedoch nicht angezeigt wird; die Position wird allerdings bei der Formatierung berücksichtigt.
,	Gruppierungszeichen, sofern eines zu den lokalen Einstellungen (Sprache) des Objekts verfügbar ist
%	Neu in Designer 8 – das Prozentsymbol, das der aktuellen Spracheinstellung des Feldes entspricht

> **Hinweis**
>
> Zwischen dem linken und rechten Klammernzeichen dürfen nur die Symbole 9, z oder Z stehen. Das Exponentialzeichen (E) darf nur nach den Symbolen 9, z oder Z stehen.
>
> Weiterhin können innerhalb des Formatierungsstrings die Zeichen Komma (,), Bindestrich (-), Doppelpunkt (:), Slash (/) und das Leerzeichen ( ) an beliebiger Stelle verwendet werden.

Achtung

Beachten Sie unbedingt, dass Sie für Formatierungsstrings gemäß der englischen Schreibweise für das Dezimaltrennzeichen nur den Punkt (.) und keinesfalls das Komma (,) verwenden und entsprechend für das Gruppierungszeichen das Komma. Bei der Formatierung werden dann die Zeichen gemäß der lokalen Einstellung verwendet. Für die Eingabe im Formular verwenden Sie dann ebenfalls das lokale Zeichen.

Angenommen, Sie haben ein Zahlenfeld mit dem Wert 1234,5. Mit

Display Pattern: `zzz,zz9.99 $`

erhalten Sie als Anzeige

Summe 1.234,50 €

mit

Display Pattern: `999,999.999 $`

Summe 001.234,500 €

Sie können auch Text in Zahlenformatierungsangaben verwenden. Dieser muss dann in Hochkommata (') eingeschlossen sein.

Beispiel

So wäre folgende Zahlenanzeige denkbar:

```
'Ihr Gewicht beträgt: ' zz9.99 ' kg'
```

Achtung

Verwendet man Formatierungszeichen, dann darf die Länge des Feldwertes die Anzahl der Platzhalterzeichen nicht überschreiten; also Formatierungsstrings lieber etwas länger wählen als zu kurz.

Bearbeitungsmuster

Das Eingabeformat der Zeichen muss nicht unbedingt auch dem Anzeigeformat entsprechen. Es ist jedoch nur in seltenen Fällen sinnvoll, dass man bei der Eingabe For-

matierungen verwendet. In der Regel wird man das Eigenschaftsfeld BEARBEITUNGS-
MUSTER leer lassen.

Das BEARBEITUNGSMUSTER führt keine Plausibilitäts- oder Gültigkeitsprüfung durch;
hierzu dient das an anderer Stelle beschriebene ÜBERPRÜFUNGSMUSTER. Es ist auch bei
der erstmaligen Eingabe nicht aktiv, sondern führt die Formatierung erst dann durch,
wenn ein bereits vorhandener Feldinhalt – wie es der Name schon sagt – editiert werden soll.

Präsenz

Hier steuern Sie die Sichtbarkeit eines Formularelements. Sie möchten beispielsweise vor dem Benutzer ein Feld verstecken, dessen Inhalt Sie später aber durchaus
benötigen. Über den Eintrag unter PRÄSENZ legen Sie die Sichtbarkeit fest. Bei numerischen Feldern stehen Ihnen die Möglichkeiten aus Abbildung 1.51 zur Verfügung.

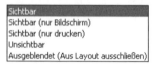

Abbildung 1.51 Dropdown-Auswahl für das Attribut "Präsenz" von Elementen

Bedeutung der Einträge:

- SICHTBAR – Das Element wird am Bildschirm angezeigt, gedruckt und beim Absenden online übertragen.

- SICHTBAR (NUR BILDSCHIRM) – Das Element wird am Bildschirm angezeigt und beim
  Absenden online per E-Mail übertragen, jedoch nicht gedruckt.

- SICHTBAR (NUR DRUCKEN) – Das Element wird gedruckt und beim Absenden online
  oder per E-Mail übertragen, jedoch nicht am Bildschirm angezeigt.

- UNSICHTBAR – Das Element wird nicht am Bildschirm angezeigt, nicht gedruckt,
  jedoch beim Absenden online übertragen; bei der Anzeige und beim Druck
  erscheint immer ein leerer Bereich in der Größe des Elements.

- AUSGEBLENDET – Das Objekt ist im Formular enthalten, aber nicht sichtbar und
  nimmt keinen Raum im Layout ein.

Sprache

Software wird heute oftmals international verwendet und die einzelnen Länder haben
durchaus unterschiedliche Darstellungsschemata für Schrift, Zahlen und Währung.
Mit dem Eintrag unter SPRACHE legen Sie fest, welches Schema verwendet werden
soll. Neben den dort aufgeführten Sprachen sind weitere Einstellungen verfügbar.

- STANDARDSPRACHE – Es sollen die Voreinstellungen des Formulars verwendet werden. Die Einstellung der Standardsprache führen Sie im Dialogfeld FORMULAREIGEN-
  SCHAFTEN durch.

1.4 Komponenten-Eigenschaften

- GEBIETSSCHEMA DES VIEWERS – Es werden die Ländereinstellungen des Benutzercomputers verwendet.

Registerkarte Wert – Vorgaben für die Eingabewerte

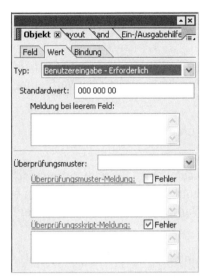

Abbildung 1.52 Wert-Palette mit Typeinstellung BENUTZEREINGABE - ERFORDERLICH

Typ
Hier stellen Sie die Art und Verwendung des Eingabewertes ein.

- BENUTZEREINGABE - OPTIONAL – Der Benutzer kann hier Eingaben tätigen; er muss es jedoch nicht zwingend tun.

- BENUTZEREINGABE - EMPFOHLEN – Der Benutzer kann hier Eingaben tätigen; er muss es nicht zwingend, sollte es jedoch tun; gibt er nichts ein, erscheint ein Hinweistext (sofern unter MELDUNG BEI LEEREM FELD eingegeben).

- BENUTZEREINGABE - ERFORDERLICH – Der Benutzer muss hier zwingend Eingaben tätigen; gibt er nichts ein, erscheint ein Hinweistext (sofern unter MELDUNG BEI LEEREM FELD eingegeben); ein Formular kann nicht online abgesendet werden, wenn der Eintrag fehlt.

- BERECHNET - SCHREIBGESCHÜTZT – Der Inhalt des Elements wird automatisch – in der Regel durch ein im Formular integriertes Skript – generiert; ein Überschreiben ist nicht möglich.

- BERECHNET - BENUTZER DARF ÜBERSCHREIBEN – Der Inhalt des Elements wird automatisch – in der Regel durch ein Skript – generiert; ein Überschreiben ist allerdings möglich.

- SCHREIBGESCHÜTZT – Ein Datenwert ist fest eingetragen oder wird zur Laufzeit zusammengefügt oder berechnet und angezeigt. Der Benutzer kann nichts erfassen oder abändern; oftmals handelt es sich um Konstanten.

Standardwert
Dieses Eingabefeld ist nur dann sichtbar, wenn Sie unter TYP keinen der BERECHNET-Einträge gewählt haben.

Erfassen Sie hier den Vorschlagswert (Defaulteintrag) für das selektierte Element. Dieser steht dann bereits bei der erstmaligen Anzeige des Formulars zur Verfügung.

Meldung beim Überschreiben eines Werts
Dieses Eingabefeld ist nur dann sichtbar, wenn Sie unter TYP den Eintrag BERECHNET - BENUTZER DARF ÜBERSCHREIBEN gewählt haben.

Grundsätzlich wird erwartet, dass der Wert für das selektierte Element automatisch durch ein Skript erzeugt wird. Trotzdem kann der Benutzer den Eintrag ändern. Tut er dies, so erscheint die für dieses Feld eingetragene Warnmeldung (sofern vorhanden).

Meldung bei leerem Feld
Dieses Eingabefeld ist nur dann sichtbar, wenn Sie unter TYP den Eintrag BENUTZEREINGABE - EMPFOHLEN oder BENUTZEREINGABE - ERFORDERLICH gewählt haben.

Grundsätzlich wird erwartet, dass der Benutzer eine Eingabe tätigt. Tut er dies nicht, so erscheint die für dieses Feld eingetragene Warnmeldung (sofern vorhanden). Bei BENUTZEREINGABE - ERFORDERLICH kann das Formular nicht online abgesendet werden.

Überprüfungsmuster
Wenn Sie hier ein Muster, wie weiter oben beschrieben, eingeben, wird beim Verlassen der Feldeingabe geprüft, ob der Eingabewert dem vorgegebenen Format entspricht. Ist dies nicht der Fall, dann wird die unter ÜBERPRÜFUNGSMUSTER-MELDUNG erfasste Hinweisnachricht angezeigt. Wenn die zugehörige Error-Checkbox angekreuzt ist, wird ein Programmfehler erzeugt.

Ein Formular mit nicht korrektem Eingabewert kann man zwar drucken, ein Absenden ist jedoch nicht möglich.

Überprüfungsmuster-Meldung
Hier erfassen Sie die Hinweisnachricht, die angezeigt wird, wenn ein eingegebener Wert nicht dem ÜBERPRÜFUNGSMUSTER entspricht.

Überprüfungsskript-Meldung
Sie können eine Eingabe auch mittels eines Skripts auf Gültigkeit hin überprüfen (`validate`-Ereignis). Hier erfassen Sie die Hinweisnachricht, die angezeigt wird,

1.4 Komponenten-Eigenschaften

wenn die Überprüfung durch das Skript einen fehlerhaften Wert feststellt. Dies ist auch zu empfehlen, da die automatisch erzeugten Hinweisnachrichten für den Benutzer oftmals nicht verständlich sind. Ist die zugehörige Error-Checkbox angekreuzt, wird ein Programmfehler erzeugt.

> **Neu**
>
> In der Programmversion 8 können jetzt auch die Überprüfungsmuster-Meldung und die Überprüfungsskript-Meldung über eine XML-Datenverbindung gesteuert werden. Hierdurch können die Formulare einfacher an die Anforderungen für Mehrsprachigkeit angepasst werden.

Laufzeitvariablen
Acrobat stellt während der Laufzeit, also der Zeit des Formularausfüllens, einige automatisch intern berechnete Werte zur Verfügung. Je nach Typ des Elements kann diesem ein solcher Wert folgendermaßen zugeordnet werden.

Sie wählen zunächst für das Element unter TYP die Einstellung BERECHNET - SCHREIBGESCHÜTZT. Anschließend verändert sich die Registerkarte WERT, so dass nur noch die Möglichkeiten BERECHNUNGSSKRIPT und LAUFZEITEIGENSCHAFTEN zur Auswahl stehen. Wählen Sie LAUFZEITEIGENSCHAFTEN, steht Ihnen eine Dropdown-Liste zur Verfügung, in der Sie den anzuzeigenden Wert auswählen können.

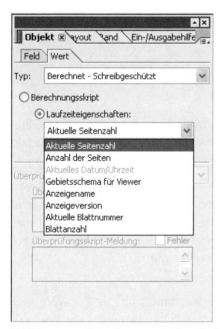

Abbildung 1.53 Einige Systemvariablen, die Acrobat automatisch ermittelt

> **Hinweis**
>
> Nach der Anwahl der Option LAUFZEITEIGENSCHAFTEN steht Ihnen die Registerkarte BINDUNG nicht mehr zur Verfügung.

Registerkarte Bindung

Unter dieser Registerkarte finden Sie alles, was für die Datenfeldeigenschaften von Bedeutung ist.

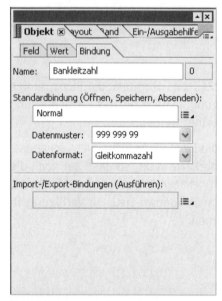

Abbildung 1.54 Die Palette BINDUNG für Numerische Felder

Name

Ein Feldwert steht immer im Zusammenhang mit dem Namen des Feldes. Bei Online-Übertragungen wird der Elementwert zusammen mit dem Namen übertragen. Auch in den Skripts nehmen Sie durch den Namen Bezug auf das Element.

Es ist sinnvoll, die vom Designer automatisch generierten Elementnamen durch verständlichere Bezeichnungen zu ersetzen. So erkennt man schon am Namen, was in dem Feld eingetragen werden soll. Haben Sie ein Eingabefeld für eine Endsumme, dann nennen Sie es eben auch Endsumme. Kommen mehrere Endsummen in Ihrem Formular vor, dann benennen Sie diese beispielsweise mit Endsumme1, Endsumme2 usw.

Kommen mehrere Felder mit identischem Namen vor, dann sollte ihr Feldwert auch stets identisch sein. Ansonsten kann es zu Unstimmigkeiten kommen, welcher Feldwert denn nun der richtige ist. Daher sollten Sie beim Vorkommen mehrerer Felder mit demselben Namen den Wert für STANDARDBINDUNG auf GLOBAL setzen. Ändern Sie dann in einem Feld identischen Namens den Wert, dann ist er automatisch auch im anderen Feld geändert.

Trotz desselben Feldwertes können Felder mit identischem Namen unterschiedlich formatiert sein, zum Beispiel unterschriftliche Schriften verwenden. Das ist sinnvoll, wenn Sie in einem mehrseitigen Formular auf der ersten Seite einen Feldwert, zum Beispiel ein Antragsdatum oder eine Rechnungsnummer, erfassen und dieser auf den anderen Seiten verkleinert und an anderer Position angezeigt wird.

Damit Sie die Felder aber dennoch unterscheiden können, nummeriert der Designer solche mit identischem Namen mit 0 beginnend durch. So können Sie auch die Skripts der einzelnen Felder problemlos ansprechen. Die Nummer wird hinter dem Namen angezeigt.

Abbildung 1.55 Die hinter dem Namen angezeigte Nummer identifiziert das Element eindeutig.

Standardbindung (Öffnen, Speichern, Absenden)

Mit diesem Eintrag legen Sie fest, wie die eingegebenen Werte als Formulardaten verwendet werden.

- NORMAL – Die in diesem Element erfassten Werte werden beim Absenden der Formulardaten mit übertragen; gibt es mehrere Felder desselben Namens, werden die Werte für jedes dieser Felder separat übertragen.

- GLOBAL – Die in diesem Element erfassten Werte werden beim Absenden der Formulardaten mit übertragen; gibt es mehrere Felder desselben Namens, so ist der Feldinhalt aller Elemente identisch und wird bei der Formulardatenübertragung nur einmal übertragen. Ändern Sie nur bei einem Element die Einstellung auf GLOBAL, so gilt dies automatisch für alle gleichnamigen Felder des Formulars.

- OHNE – Die in dem Element erfassten Werte werden nicht übertragen.

- DATENVERBINDUNG – Wenn Ihr Formular eine Zuordnung zu einer Datenquelle hat (Datenbank oder XML-Daten), dann können Sie hier festlegen, mit welcher Datenspalte das Element verknüpft ist. Auch hier sollten Sie allen Elementen, deren Name identisch ist, dieselbe Datenspalte zuordnen.

Haben Sie noch keine unmittelbare Datenverbindung zu Ihrem Formular, dann können Sie sie an dieser Stelle anlegen.

Nach der Zuordnung könnte zum Beispiel folgender Eintrag unter STANDARDBINDUNG zu finden sein:

```
$record.MeineDatenverbindung.Endbetrag
```

`$record` steht für `xfa.record` und ist das übergeordnete Objekt vom Typ `data-Group`, das sämtliche Datenverbindungen des Formulars beinhaltet,

`MeineDatenverbindung` der Name der Datenverbindung

und in diesem Fall `Endbetrag` der Name der Datenspalte.

Datenmuster
Ein Eintrag in diesem Feld ist nur dann sinnvoll, wenn die Daten per E-Mail übertragen und anschließend manuell übernommen werden. Hat das Feld eine Verbindung zu einer Datenbank, verwendet Acrobat automatisch das Format, das die Datenbank für diesen Feldtyp vorschreibt.

Auch hier können Sie wieder eine Formatierungsvorschrift mittels der bereits bekannten Platzhalterzeichen definieren.

Datenformat
Bei Nummernfeldern haben Sie ab der Programmversion 8 nur noch zwei Einstellungsmöglichkeiten; für die in der Version 7 vorhandene Option DEZIMALZAHL wurde jetzt ein eigenes Feldobjekt eingerichtet.

- GLEITKOMMAZAHL
  Beliebige Fließkommazahlen (die Zahl besteht aus einer Mantisse, einem Exponenten und einer Wurzel bzw. wird in dieser Form intern von Acrobat verwaltet).

- GANZZAHL
  Es handelt sich um ganze Zahlen, positiv oder negativ.

Import/Export-Bindungen
An dieser Stelle kann man noch eine Import- oder Exportverbindung – in der Regel zu einem SOAP-Webservice – einrichten. Dazu wird eine WSDL-Beschreibungsdatei benötigt, die entweder auf einem lokalen Rechner, einem Rechner im Netzwerk oder im Internet hinterlegt sein kann. Ist die Beschreibungsdatei lokal hinterlegt, dann kann sie mittels eines Datei-Dialogfensters ausgewählt werden; ansonsten muss die URL zu dieser manuell erfasst werden.

Palette Kontrollkästchen – Check Box

Die Eigenschaften von Kontrollkästchen sind auf drei Unterpaletten verteilt.

1.4 Komponenten-Eigenschaften

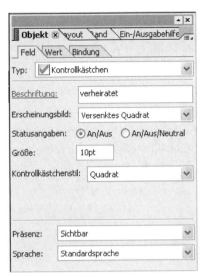

Abbildung 1.56 Die FELD-Palette für ein Kontrollkästchen, ein Unterelement der OBJEKT-Palette

Palette Feld – feldspezifische Eingabewerte

Typ
Hier können Sie das aktuelle Element in einen anderen Elementtyp umwandeln; eine sinnvolle Funktion, wenn man aus Versehen einen falschen Elementtyp gewählt hat. Bei der Umwandlung bleiben die Dimensionen erhalten.

Beschriftung
In diesem Eingabefeld können Sie den Text für die Beschriftung des Feldes im Formular festlegen. Wenn die Menüoption DYNAMISCHE EIGENSCHAFTEN ANZEIGEN aktiviert ist, ist der Text BESCHRIFTUNG unterstrichen dargestellt. Klickt man auf den Text, erscheint ein Dialogfenster, in dem die Beschriftung mit einer XML-Datendatei verbunden werden kann. Hierdurch können beispielsweise mehrsprachige Formulare einfacher realisiert werden.

Erscheinungsbild
Die grafische Darstellung des Eingabebereiches am Bildschirm, aber auch für den Druck, steuern Sie unter anderem mit dieser Einstellung. Beim Textfeld haben Sie die Auswahlmöglichkeiten

- VERSENKTES QUADRAT (Standard) – rechteckiges Kästchen mit 3D-Effekt
- AUSGEFÜLLTES QUADRAT – rechteckiges Kästchen ohne 3D-Effekt
- VERSENKTER KREIS – Kreis mit 3D-Effekt
- AUSGEFÜLLTER KREIS – Kreis ohne 3D-Effekt

- OHNE – Anzeige ohne Umrandung des Checkbereiches; die Beschriftung und das Markierungssymbol werden weiterhin angezeigt. Diese Einstellung ist nur dann sinnvoll, wenn der Checkbereich auf andere Weise kenntlich gemacht ist, wie beispielsweise durch ein grafisches Symbol, ein Bild oder ein im Hintergrund eingeblendetes Formular.

- BENUTZERDEFINIERT – Hier können Sie ganz individuell das Erscheinungsbild festlegen. Sowohl die Strichart und -farbe für alle vier Seiten des Eingabebereiches können Sie im anschließend erscheinenden Toolfenster einstellen als auch die Ausformung der Ecken und die Farbe – einschließlich Farbverläufen – des Hintergrundes.

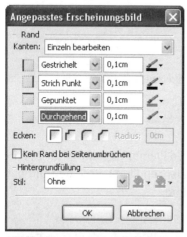

Abbildung 1.57 Ganz individuell lässt sich im ANGEPASSTES ERSCHEINUNGSBILD-Dialogfeld das Erscheinungsbild des Eingabebereiches festlegen.

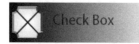

Abbildung 1.58 Extrembeispiel für Gestaltungsmöglichkeiten einer Checkbox

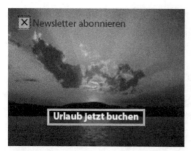

Abbildung 1.59 Eine Checkbox mit der Einstellung ERSCHEINUNGSBILD: OHNE, platziert auf dem aufgehellten Bereich eines Bildes

Statusangaben

Ein Kotrollkästchen hat in der Regel zwei Grundzustände:

AN (checked)

AUS (unchecked)

und dementsprechend ist einer dieser beiden Zustände schon vorgegeben. Somit lässt sich letztendlich nicht feststellen, ob der Benutzer bewusst eine Entscheidung getroffen hat oder ob er das Kontrollkästchen übersehen hat und damit der vorgegebene Wert unkontrolliert übernommen wird. Daher hat man einen dritten Zustand

NEUTRAL (undefiniert)

eingeführt, der durch eine Grauschattierung des Kontrollkästchens symbolisiert wird.

Unter STATUSANGABEN haben Sie daher die Möglichkeit, einzustellen, ob auch ein undefinierter Zustand möglich ist. Wählen Sie also gemäß den Anforderungen Ihres Formulars zwischen AN/AUS und AN/AUS/NEUTRAL.

Größe

Die Größe der Checkbox muss natürlich unabhängig von der Schriftgröße der Beschriftung (Caption) eingestellt werden können. In diesem Eigenschaftsfeld können Sie die Größe in pt entsprechend der Schriftgrößeneinstellungen vornehmen. Eine Eingabe kann auch mit einer anderen Maßangabe, zum Beispiel mm, erfolgen; dann rechnet Designer den eingegebenen Wert automatisch in pt um.

> **Hinweis**
> Unter Umständen müssen Sie in der SCHRIFT-Registerkarte unter GRUNDLINIENVERSCHIEBUNG einen dem Unterschied von Checkboxgröße und Beschriftungsgröße angepassten Wert erfassen, damit sich eine harmonische Darstellungsweise ergibt

Kontrollkästchenstil

An dieser Stelle können Sie das Check-Symbol festlegen, das bei den Statusangaben AN und NEUTRAL (hier aufgehellt) dargestellt werden soll. Zur Auswahl stehen Ihnen:

Standard	✕
Häkchen	✓
Kreis	●
Kreuz	✗
Karo	◆
Quadrat	■
Stern	★

Präsenz

Hier steuern Sie die Sichtbarkeit eines Formularelements. Sie möchten beispielsweise vor dem Benutzer ein Feld verstecken, dessen Inhalt Sie später aber durchaus benötigen. Über den Eintrag unter PRÄSENZ legen Sie die Sichtbarkeit fest. Bei Kontrollkästchen stehen Ihnen die Möglichkeiten aus Abbildung 1.60 zur Verfügung:

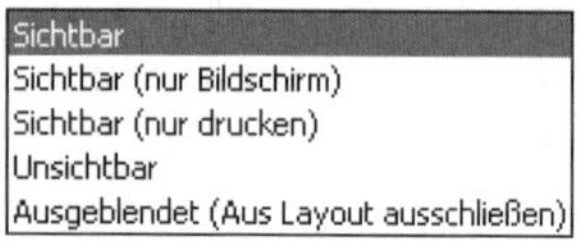

```
Sichtbar
Sichtbar (nur Bildschirm)
Sichtbar (nur drucken)
Unsichtbar
Ausgeblendet (Aus Layout ausschließen)
```

Abbildung 1.60 Dropdown-Auswahl für das Attribut "Präsenz" von Elementen

Bedeutung der Einträge:

- SICHTBAR – Das Element wird am Bildschirm angezeigt, gedruckt und beim Absenden online oder per E-Mail übertragen.

- SICHTBAR (NUR BILDSCHIRM) – Das Element wird am Bildschirm angezeigt und beim Absenden online oder per E-Mail übertragen, jedoch nicht gedruckt.

- SICHTBAR (NUR DRUCKEN) – Das Element wird gedruckt und beim Absenden online oder per E-Mail übertragen, jedoch nicht am Bildschirm angezeigt.

- UNSICHTBAR – Das Element wird nicht am Bildschirm angezeigt, nicht gedruckt, jedoch beim Absenden online oder per E-Mail übertragen; bei der Anzeige und beim Druck erscheint immer ein leerer Bereich in der Größe des Elements.

- AUSGEBLENDET – Das Objekt ist im Formular enthalten, aber nicht sichtbar und nimmt keinen Raum im Layout ein.

Sprache

Software wird heute oftmals international verwendet und die einzelnen Länder haben durchaus unterschiedliche Darstellungsschemata für Schrift, Zahlen und Währung. Unter dem Eintrag für SPRACHE legen Sie fest, welches Schema verwendet werden soll. Neben den dort aufgeführten Sprachen sind weitere Einstellungen verfügbar.

- STANDARDSPRACHE – Es sollen die Voreinstellungen des Formulars verwendet werden. Die Einstellung der Standardsprache führen Sie im Dialogfeld FORMULAREIGENSCHAFTEN durch.

- GEBIETSSCHEMA DES VIEWERS – Es werden die Ländereinstellungen des Benutzercomputers verwendet.

1.4 Komponenten-Eigenschaften

Palette Wert – Vorgaben für die Eingabewerte

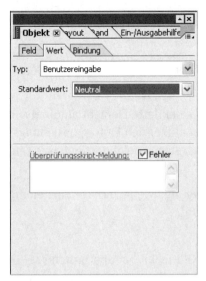

Abbildung 1.61 Wert-Palette mit Typeinstellung BENUTZEREINGABE

Typ
Hier stellen Sie die Art und Verwendung des Eingabewertes ein.

- BENUTZEREINGABE – Der Benutzer kann hier Eingaben tätigen; er muss es jedoch nicht zwingend tun.

- BERECHNET - SCHREIBGESCHÜTZT – Der Inhalt des Elements wird automatisch – in der Regel durch ein Skript – generiert; ein Überschreiben ist nicht möglich.

- BERECHNET - BENUTZER DARF ÜBERSCHREIBEN – Der Inhalt des Elements wird automatisch – in der Regel durch ein Skript – generiert; ein Ändern des Wertes ist aber möglich.

- SCHREIBGESCHÜTZT – Der Benutzer kann weder etwas erfassen, noch wird der Wert automatisch generiert; in der Regel handelt es sich um Konstanten.

Standardwert
Erfassen Sie hier den Vorschlagswert AUS/EIN/NEUTRAL (Defaulteintrag) für das Element. Dieser steht dann bereits bei der erstmaligen Anzeige des Formulars zur Verfügung.

Die Anwahl des Standardwertes steht bei der Einstellung BERECHNET - SCHREIBGESCHÜTZT nicht zur Verfügung.

Anmerkung: Leider hat Adobe hier eine gegenüber der FELD-Registerkarte abweichende Bezeichnung gewählt – anstelle von AN steht jetzt auf der WERT-Registerkarte EIN.

Meldung beim Überschreiben eines Werts
Dieses Eingabefeld ist nur dann sichtbar, wenn Sie unter TYP den Eintrag BERECHNET - BENUTZER DARF ÜBERSCHREIBEN gewählt haben.

Grundsätzlich wird erwartet, dass der Wert für das selektierte Element automatisch durch ein Skript erzeugt wird. Trotzdem kann der Benutzer den Eintrag beziehungsweise in diesem Fall die Selektion ändern. Tut er dies, so erscheint die für dieses Feld eingetragene Warnmeldung (sofern vorhanden).

Diese Option steht natürlich nur dann zur Verfügung, wenn die TYP-Einstellung BERECHNET - BENUTZER DARF ÜBERSCHREIBEN gewählt wurde.

Überprüfungsskript-Meldung
Sie können eine Eingabe mittels eines Skripts auf Gültigkeit hin überprüfen (`validate`-Ereignis). Hier erfassen Sie die Hinweisnachricht, die angezeigt wird, wenn die Überprüfung durch das Skript einen fehlerhaften (`false`) Wert feststellt. Dies ist zu empfehlen, da die automatisch erzeugten Hinweisnachrichten für den Benutzer oftmals nicht verständlich sind. Ist die zugehörige Error-Checkbox angekreuzt, wird ein Programmfehler erzeugt.

> **Tipp**
>
> Ein geeignetes Validation-Skript zum Überprüfen einer Checkbox, die den Wert NEUTRAL hat, ist – vorausgesetzt man verwendet den Defaultwert 2 dafür – folgendes:
>
> ```
> this.rawValue != 2;
> ```
>
> Allerdings erscheint dann schon beim Start des Formulars eine Fehler- bzw. Warnmeldung, wenn die Checkbox mit NEUTRAL vorbelegt ist, was sehr unschön ist.
>
> **Abhilfe schafft Folgendes:**
>
> Legen Sie zunächst beim `initialize`-Ereignis des Formulars eine globale Variable (möglicher Name: `loadComplete`) mit dem Wert `false` fest:
>
> ```
> global.loadComplete = false;
> ```
>
> Anschließend setzen Sie die Variable beim Ereignis `layout:ready` auf `true`:
>
> ```
> global.loadComplete = true;
> ```

Beim Ereignis `validation` der Kontrollkästchen gehen Sie nun wie folgt vor:

```
if (global.loadComplete == true)
    this.rawValue != 2
else
    true;
```

Registerkarte Bindung

Unter dieser Registerkarte finden Sie alles, was für die Datenfeldeigenschaften von Kontrollkästchen von Bedeutung ist.

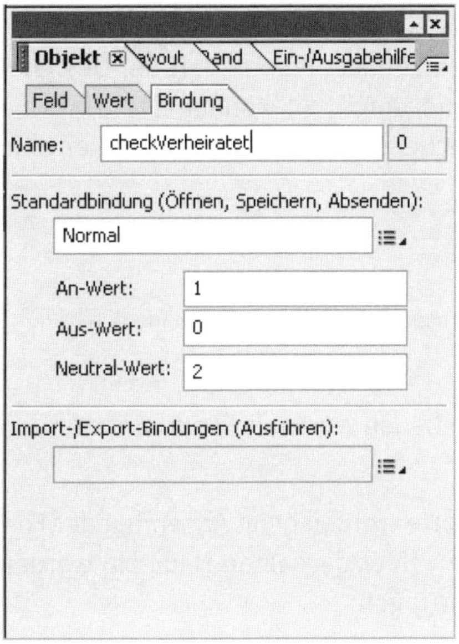

Abbildung 1.62 Palette BINDUNG für Kontrollkästchen

Name

Ein Feldwert steht immer im Zusammenhang mit dem Namen des Feldes. Bei Online-Übertragungen wird der Elementwert zusammen mit dem Wert übertragen. Auch in den Skripts nehmen Sie durch den Namen Bezug auf das Element.

Es ist sinnvoll, die vom Designer automatisch generierten Elementnamen durch verständlichere Bezeichnungen zu ersetzen. So erkennt man schon am Namen, was in dem Feld eingetragen werden soll. Haben Sie ein Kontrollkästchen für ein Merkmal `verheiratet`, dann nennen Sie es eben auch `verheiratet`. Kommen mehrere solcher Kontrollkästchen in Ihrem Formular vor, dann benennen Sie diese beispielsweise mit `verheiratet1`, `verheiratet2` usw.

Kommen mehrere Felder mit identischem Namen vor, dann sollte ihr Feldwert auch stets identisch sein. Ansonsten kann es zu Unstimmigkeiten kommen, welcher Feldwert denn nun der richtige ist. Daher sollten Sie beim Vorkommen mehrerer Felder mit demselben Namen den Wert für STANDARDBINDUNG auf GLOBAL setzen. Ändern Sie dann in einem Feld identischen Namens den Wert, dann ist er automatisch auch im anderen Feld geändert.

Trotz desselben Feldwertes können Felder mit identischem Namen unterschiedlich formatiert sein, zum Beispiel unterschriftliche Schriften verwenden. Das ist sinnvoll, wenn Sie in einem mehrseitigen Formular auf der ersten Seite einen Feldwert festlegen und dieser auf den anderen Seiten verkleinert und an anderer Position angezeigt wird.

Damit Sie die Felder aber dennoch unterscheiden können, nummeriert der Designer solche mit identischem Namen mit 0 beginnend durch. So können Sie auch die Skripts der einzelnen Felder problemlos ansprechen. Die Nummer wird hinter dem Namen angezeigt.

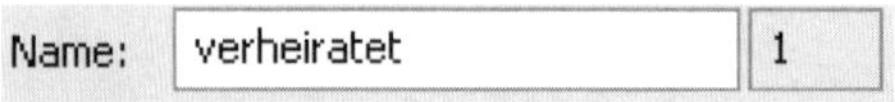

Abbildung 1.63 Die hinter dem Namen angezeigte Nummer identifiziert das Element eindeutig.

Standardbindung (Öffnen, Speichern, Absenden)
Mit diesem Eintrag legen Sie fest, wie die eingegebenen Werte als Formulardaten verwendet werden.

- NORMAL – Die in diesem Element erfassten Werte werden beim Absenden der Formulardaten mit übertragen; gibt es mehrere Felder desselben Namens, werden die Werte für jedes dieser Felder separat übertragen.

- GLOBAL – Die in diesem Element erfassten Werte werden beim Absenden der Formulardaten mit übertragen; gibt es mehrere Felder desselben Namens, so ist der Feldinhalt aller Elemente identisch und wird bei der Formulardatenübertragung nur einmal übertragen. Ändern Sie nur bei einem Element die Einstellung auf GLOBAL, so gilt dies automatisch für alle gleichnamigen Felder des Formulars.

- OHNE – Die in dem Element erfassten Werte werden nicht übertragen.

- DATENVERBINDUNG – Wenn Ihr Formular eine Zuordnung zu einer Datenquelle hat (Datenbank oder XML-Daten), dann können Sie hier festlegen, mit welcher Datenspalte das Element verknüpft ist. Auch hier sollten Sie allen Elementen, deren Name identisch ist, dieselbe Datenspalte zuordnen.

Haben Sie noch keine unmittelbare Datenverbindung zu Ihrem Formular, können Sie die an dieser Stelle anlegen.

1.4 Komponenten-Eigenschaften

Nach der Zuordnung könnte zum Beispiel folgender Eintrag unter Bindings zu finden sein:

```
$record.MeineDatenverbindung.verheiratet
```

$record steht für xfa.record und ist das übergeordnete Objekt vom Typ dataGroup, das sämtliche Datenverbindungen des Formulars beinhaltet,

MeineDatenverbindung der Name der Datenverbindung

und in diesem Fall verheiratet der Name der Datenspalte.

An-Wert/Aus-Wert/Neutral-Wert
Je nachdem, welchen Rückgabewert Sie benötigen, können Sie hier einen passenden Wert für die drei möglichen Zustände der Checkbox hinterlegen, Sowohl die Art der späteren Auswertung (Datenbankspeicherung, Online-Auswertung über ein Skript oder E-Mail) spielen hierbei eine Rolle als auch der Datenbanktyp und natürlich Ihre individuellen Anforderungen.

Vorbelegt sind die Werte numerisch mit 0 für OFF, 1 für ON und 2 für NEUTRAL, weil dies in Bezug auf verschiedene Programmier- und Datenbanksprachen sinnvoll ist, aber Sie können neben Zahlenwerten auch beliebige Strings verwenden, was beim E-Mail-Versand von Formulardaten sinnvoll sein kann.

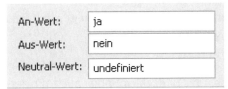

Abbildung 1.64 Beispiel für Textdaten als Rückgabewert für ein Kontrollkästchen

Import/Export-Bindungen
An dieser Stelle kann man noch eine Import- oder Exportverbindung – in der Regel zu einem SOAP-Webservice – einrichten. Dazu wird eine WSDL-Beschreibungsdatei benötigt, die entweder auf einem lokalen Rechner, einem Rechner im Netzwerk oder im Internet hinterlegt sein kann. Ist die Beschreibungsdatei lokal hinterlegt, dann kann sie mittels eines Datei-Dialogfensters ausgewählt werden; ansonsten muss die URL zu dieser manuell erfasst werden.

Palette Optionsfeld (Radiobutton)

Wenn der Anwender nur zwischen einer überschaubaren Anzahl von Auswahlmöglichkeiten wählen darf, dann ist das Optionsfeld die richtige Wahl.

Die Objekteigenschaften von Radiobuttons sind auf drei Unterregisterkarten verteilt.

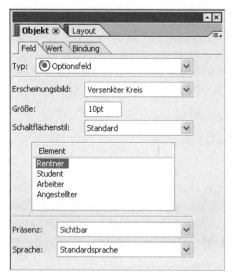

Abbildung 1.65 Die FELD-Palette für ein Optionsfeld, ein Unterelement der OBJEKT-Palette

Palette Feld – feldspezifische Eingabewerte

Typ
Hier können Sie das aktuelle Element in einen anderen Elementtyp umwandeln; eine sinnvolle Funktion, wenn man aus Versehen einen falschen Elementtyp gewählt hat. Bei der Umwandlung bleiben die Dimensionen erhalten.

Erscheinungsbild
Die grafische Darstellung des Eingabebereiches am Bildschirm, aber auch für den Druck steuern Sie unter anderem mit dieser Einstellung. Beim Optionsfeld haben Sie – genau wie beim Kontrollkästchen – die Auswahlmöglichkeiten

- VERSENKTES QUADRAT (Standard) – rechteckiges Kästchen mit 3D-Effekt
- AUSGEFÜLLTES QUADRAT – rechteckiges Kästchen ohne 3D-Effekt
- VERSENKTER KREIS – Kreis mit 3D-Effekt
- AUSGEFÜLLTER KREIS – Kreis ohne 3D-Effekt
- OHNE – Anzeige ohne Checkbox; es wird nur die Beschriftung angezeigt
- BENUTZERDEFINIERT – Hier können Sie ganz individuell das Erscheinungsbild festlegen. Sowohl die Strichart und -farbe für alle vier Seiten des Eingabebereiches können Sie im anschließend erscheinenden Toolfenster einstellen als auch die

Ausformung der Ecken und die Farbe – einschließlich Farbverläufen – des Hintergrundes.

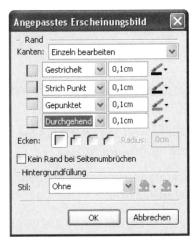

Abbildung 1.66 Ganz individuell lässt sich im ANGEPASSTES ERSCHEINUNGSBILD-Dialogfenster das Erscheinungsbild des Eingabebereiches festlegen.

Größe

Die Größe des Selektionsbereiches eines Optionsfeldes muss natürlich unabhängig von der Schriftgröße der Beschriftung (Caption) eingestellt werden können. In diesem Eigenschaftsfeld können Sie die Größe in pt entsprechend der Schriftgrößeneinstellungen vornehmen. Eine Eingabe kann auch mit einer anderen Maßangabe, zum Beispiel mm, erfolgen; dann rechnet der Designer den eingegebenen Wert automatisch in pt um.

Element

In dieser Auflistung können Sie lediglich den Beschriftungstext der Elemente ändern, der dort angezeigt wird. Klicken Sie hierzu auf den Text, den Sie ändern möchten, warten Sie etwa eine Sekunde und klicken Sie dann ein zweites Mal darauf. Der Eintrag verwandelt sich dann in ein Eingabefeld. Die Änderung bestätigen Sie mit der [Enter]-Taste; ein Abbruch ist mit der [Esc]-Taste möglich. Den Editiermodus können Sie alternativ mit der [F2]-Taste einleiten.

Der Beschriftungstext lässt sich natürlich auch unmittelbar im Designbereich überarbeiten.

Präsenz

Hier steuern Sie die Sichtbarkeit eines Formularelements. Sie möchten beispielsweise vor dem Benutzer ein Feld verstecken, dessen Inhalt Sie später aber durchaus benötigen. Über den Eintrag unter PRÄSENZ legen Sie die Sichtbarkeit fest. Bei Optionsfeldern stehen Ihnen die Möglichkeiten aus Abbildung 1.67 zur Verfügung:

Abbildung 1.67 Dropdown-Auswahl für das Attribut "Präsenz" von Elementen

Bedeutung der Einträge:

- SICHTBAR – Das Element wird am Bildschirm angezeigt, gedruckt und beim Absenden online oder per E-Mail übertragen.

- SICHTBAR (NUR BILDSCHIRM) – Das Element wird am Bildschirm angezeigt und beim Absenden online oder per E-Mail übertragen, jedoch nicht gedruckt.

- SICHTBAR (NUR DRUCKEN) – Das Element wird gedruckt und beim Absenden online oder per E-Mail übertragen, jedoch nicht am Bildschirm angezeigt.

- UNSICHTBAR – Das Element wird nicht am Bildschirm angezeigt, nicht gedruckt, jedoch beim Absenden online oder per E-Mail übertragen; bei der Anzeige und beim Druck erscheint immer ein leerer Bereich in der Größe des Elements.

- AUSGEBLENDET – Das Objekt ist im Formular enthalten, aber nicht sichtbar und nimmt keinen Raum im Layout ein.

Sprache

Software wird heute oftmals international verwendet und die einzelnen Länder haben durchaus unterschiedliche Darstellungsschemata für Schrift, Zahlen und Währung. Unter dem Eintrag für SPRACHE legen Sie fest, welches Schema verwendet werden soll. Neben den dort aufgeführten Sprachen sind weitere Einstellungen verfügbar.

- STANDARDSPRACHE – Es sollen die Voreinstellungen des Formulars verwendet werden. Die Einstellung der Standardsprache führen Sie im Dialogfeld FORMULAREIGENSCHAFTEN durch.

- GEBIETSSCHEMA DES VIEWERS – Es werden die Ländereinstellungen des Benutzercomputers verwendet.

Palette Wert – Vorgaben für die Eingabewerte

Typ

Hier stellen Sie die Art und Verwendung des Eingabewertes ein.

- BENUTZEREINGABE - OPTIONAL – Der Benutzer kann hier Eingaben tätigen; er muss es jedoch nicht zwingend tun.

1.4 Komponenten-Eigenschaften

- BENUTZEREINGABE - EMPFOHLEN – Der Benutzer kann hier Eingaben tätigen; er muss es nicht zwingend, sollte es jedoch tun; gibt er nichts ein, erscheint ein Hinweistext (sofern unter MELDUNG BEI LEEREM FELD eingegeben).

- BENUTZEREINGABE - ERFORDERLICH – Der Benutzer muss hier zwingend Eingaben tätigen; gibt er nichts ein, erscheint ein Hinweistext (sofern unter MELDUNG BEI LEEREM FELD eingegeben); ein Formular kann nicht online abgesendet werden, wenn der Eintrag fehlt.

- BERECHNET - SCHREIBGESCHÜTZT – Der Inhalt des Elements wird automatisch – in der Regel durch ein im Formular integriertes Skript – generiert; ein Überschreiben ist nicht möglich.

- BERECHNET - BENUTZER DARF ÜBERSCHREIBEN – Der Inhalt des Elements wird automatisch – in der Regel durch ein Skript – generiert; ein Überschreiben ist allerdings möglich.

- SCHREIBGESCHÜTZT – Ein Datenwert ist fest eingetragen oder wird zur Laufzeit zusammengefügt oder berechnet und angezeigt. Der Benutzer kann nichts erfassen oder abändern; oftmals handelt es sich um Konstanten.

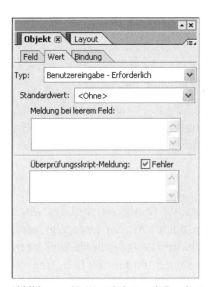

Abbildung 1.68 Wert-Palette mit Typeinstellung BENUTZEREINGABE – ERFORDERLICH für Optionsfelder

Standardwert
Dieses Eingabefeld ist nur dann sichtbar, wenn Sie unter TYP einer der Einträge BENUTZEREINGABE oder SCHREIBGESCHÜTZT gewählt haben.

Erfassen Sie hier den Vorschlagswert (Defaulteintrag) für das selektierte Element der Radiobutton-Gruppe. Dieses ist dann bereits bei der erstmaligen Anzeige des Formulars selektiert. Bei Anwahl von <OHNE> ist keines der Elemente vorselektiert.

Wenn die Checkbox ELEMENTWERTE auf der Palette BINDUNG selektiert ist, dann können Sie zwischen den dort selektierten Werten wählen, ansonsten zwischen den auf der Palette FELD festgelegten Elementwerten.

> **Hinweis**
>
> Ist keiner der Einträge angewählt, dann gibt die Radiobutton-Gruppe einen leeren String zurück, was vor allem für Skripts von Bedeutung ist.

Meldung beim Überschreiben eines Werts
Dieses Eingabefeld ist nur dann sichtbar, wenn Sie unter TYP den Eintrag BERECHNET - BENUTZER DARF ÜBERSCHREIBEN gewählt haben.

Grundsätzlich wird erwartet, dass der Wert für das selektierte Element automatisch durch ein Skript erzeugt wird. Trotzdem kann der Benutzer den Eintrag beziehungsweise in diesem Fall die Selektion ändern. Tut er dies, so erscheint die für dieses Feld eingetragene Warnmeldung (sofern vorhanden).

Meldung bei leerem Feld
Dieses Eingabefeld ist nur dann sichtbar, wenn Sie unter TYP den Eintrag BENUTZEREINGABE - EMPFOHLEN oder BENUTZEREINGABE - ERFORDERLICH gewählt haben.

Grundsätzlich wird erwartet, dass der Benutzer eine Eingabe tätigt. Tut er dies nicht, so erscheint die für dieses Feld eingetragene Warnmeldung (sofern vorhanden). Bei BENUTZEREINGABE - ERFORDERLICH kann das Formular dann nicht online abgesendet werden.

Überprüfungsskript-Meldung
Sie können eine Eingabe auch mittels eines Skripts auf Gültigkeit hin überprüfen (validate-Ereignis). Hier erfassen Sie die Hinweisnachricht, die angezeigt wird, wenn die Überprüfung durch das Skript einen fehlerhaften Wert feststellt. Dies ist zu empfehlen, da die automatisch erzeugten Hinweisnachrichten für den Benutzer oftmals nicht verständlich sind. Ist die zugehörige Error-Checkbox angekreuzt, wird ein Programmfehler erzeugt.

> **Tipp**
>
> Ein geeignetes Validierungs-Skript zum Überprüfen einer Optionsfeldgruppe, die den Wert NEUTRAL hat, ist folgendes:
>
> ```
> this.rawValue != "";
> ```

Allerdings erscheint dann schon beim Start des Formulars eine Fehler- bzw. Warnmeldung, wenn die Checkbox mit NEUTRAL vorbelegt ist, was sehr unschön ist.

Abhilfe schafft Folgendes:

Legen Sie zunächst beim `initialize`-Ereignis des Formulars eine globale Variable (möglicher Name: `loadComplete`) mit dem Wert `false` wie nachstehend fest:

`global.loadComplete = false;`

Anschließend setzen Sie die Variable beim Ereignis `layout:ready` auf `true`:

`global.loadComplete = true;`

Beim Ereignis `validation` der Optionsfelder gehen Sie nun wie folgt vor:

```
if (global.loadComplete == true)
    this.rawValue != ""
else
    true;
```

Bindung

Unter dieser Registerkarte finden Sie alles, was für die Datenfeldeigenschaften einer Optionsfeldgruppe von Bedeutung ist.

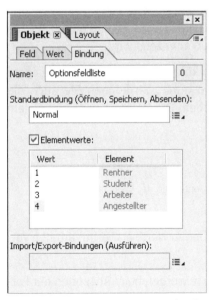

Abbildung 1.69 Die Palette BINDUNG für eine Optionsfeldgruppe

Name

Hier erfassen Sie den Feldnamen, der für alle Elemente der Radiobutton-Gruppe gilt. Ein Feldwert steht immer im Zusammenhang mit dem Namen des Feldes. Bei Online-Übertragungen wird der Elementwert zusammen mit dem Wert übertragen. Auch in den Skripts nehmen Sie durch den Namen Bezug auf das Element.

Es ist sinnvoll, die vom Designer automatisch generierten Elementnamen durch verständlichere Bezeichnungen zu ersetzen. So erkennt man schon am Namen, was in dem Feld eingetragen werden soll. Haben Sie beispielsweise wie hier eine Auswahl für einen Status, dann nennen Sie es eben auch OptionsfeldStatus. Kommen mehrere solche Felder in Ihrem Formular vor, dann benennen Sie diese beispielsweise mit OptionsfeldStatus1, OptionsfeldStatus2 usw.

Kommen mehrere Optionsfeldgruppen mit identischem Namen vor, dann sollte ihr Feldwert auch stets identisch sein. Ansonsten kann es zu Unstimmigkeiten kommen, welcher Feldwert denn nun der richtige ist. Daher sollten Sie beim Vorkommen mehrerer Felder mit demselben Namen den Wert für STANDARDBINDUNG auf GLOBAL setzen. Ändern Sie dann in einem Feld identischen Namens den Wert, dann ist er automatisch auch im anderen Feld geändert.

Trotz desselben Feldwertes können Felder mit identischem Namen unterschiedlich formatiert sein, zum Beispiel unterschriftliche Schriften verwenden. Das ist sinnvoll, wenn Sie in einem mehrseitigen Formular auf der ersten Seite einen Feldwert, zum Beispiel ein Antragsdatum oder eine Rechnungsnummer, erfassen und dieser auf den anderen Seiten verkleinert und an anderer Position angezeigt wird.

Damit Sie die Felder aber dennoch unterscheiden können, nummeriert der Designer solche mit identischem Namen mit o beginnend durch. So können Sie auch die Skripts der einzelnen Felder problemlos ansprechen. Die Nummer wird hinter dem Namen angezeigt.

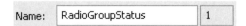

Abbildung 1.70 Die hinter dem Namen angezeigte Nummer identifiziert das Element eindeutig.

Standardbindung (Öffnen, Speichern, Absenden)

Mit diesem Eintrag legen Sie fest, wie die eingegebenen Werte als Formulardaten verwendet werden.

- NORMAL – Die in diesem Element erfassten Werte werden beim Absenden der Formulardaten mit übertragen; gibt es mehrere Felder desselben Namens, werden die Werte für jedes dieser Felder separat übertragen.

- GLOBAL – Die in diesem Element erfassten Werte werden beim Absenden der Formulardaten mit übertragen; gibt es mehrere Felder desselben Namens, so ist der

Feldinhalt aller Elemente identisch und wird bei der Formulardatenübertragung nur einmal übertragen. Ändern Sie nur bei einem Element die Einstellung auf GLOBAL, so gilt dies automatisch für alle gleichnamigen Felder des Formulars.

- OHNE – Die in dem Element erfassten Werte werden nicht übertragen.
- DATENVERBINDUNG – Wenn Ihr Formular eine Zuordnung zu einer Datenquelle hat (Datenbank oder XML-Daten), dann können Sie hier festlegen, mit welcher Datenspalte das Element verknüpft ist. Auch hier sollten Sie allen Elementen, deren Name identisch ist, dieselbe Datenspalte zuordnen.

Haben Sie noch keine unmittelbare Datenverbindung zu Ihrem Formular, dann können Sie die an dieser Stelle anlegen.

Nach der Zuordnung könnte zum Beispiel folgender Eintrag unter STANDARDBINDUNG zu finden sein:

```
$record.Datenverbindung1.Status
```

$record steht für xfa.record und ist das übergeordnete Objekt vom Typ dataGroup, das sämtliche Datenverbindungen des Formulars beinhaltet,

Datenverbindung1 der Name der Datenverbindung

und in diesem Fall Status der Name der Datenspalte.

Elementwerte
Je nachdem, welchen Rückgabewert Sie benötigen, können Sie hier einen passenden Wert für jedes Element der Radiobutton-Gruppe hinterlegen, Sowohl die Art der späteren Auswertung (Datenbankspeicherung, Online-Auswertung über ein Skript oder E-Mail) spielen hierbei eine Rolle wie auch der Datenbanktyp und natürlich Ihre individuellen Anforderungen.

Automatisch vorbelegt werden die Werte numerisch aufsteigend in der Erstellungsreihenfolge, beginnend mit 1. Sie können neben Zahlenwerten aber auch beliebige Strings verwenden.

In den Editiermodus gelangen Sie, wenn Sie zweimal mit mindestens einer Sekunde Abstand auf einen Eintrag klicken oder auf die F2 -Taste drücken.

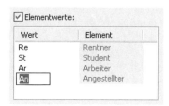

Abbildung 1.71 Beispiel für Textdaten als Rückgabewert für Radiobuttons

Deselektieren Sie das Kontrollkästchen ELEMENTWERTE, dann werden die Beschriftungen als Elementwerte übertragen bzw. gespeichert.

Import/Export-Bindungen
An dieser Stelle kann man noch eine Import- oder Exportverbindung – in der Regel zu einem SOAP-Webservice – einrichten. Dazu wird eine WSDL-Beschreibungsdatei benötigt, die entweder auf einem lokalen Rechner, einem Rechner im Netzwerk oder im Internet hinterlegt sein kann. Ist die Beschreibungsdatei lokal hinterlegt, dann kann sie mittels eines Datei-Dialogfensters ausgewählt werden; ansonsten muss die URL zu dieser manuell erfasst werden.

Palette Dropdown-Liste (Combobox)

Mit einer Combobox können Sie ähnliche Aufgabenstellungen lösen, wie mit einer Optionsfeldgruppe. Vorteilhaft ist, dass dieses Element dabei weniger Platz auf dem Formular benötigt, denn es wird immer nur das selektierte Element angezeigt. Außerdem können Sie wahlweise von den Vorgabewerten abweichende Einstellungen zulassen; das ist bei Dropdown-Listen in HTML-Formularen bislang nicht möglich.

Nachteilig ist, dass man alle Auswahlmöglichkeiten erst dann sieht, wenn man auf den Button neben dem Eingabefeld klickt. Eine Verwendung in Formularen, die ausgedruckt und anschließend manuell ausgefüllt werden, erscheint daher nicht sinnvoll.

Die Objekteigenschaften der Dropdown-Listen sind auf drei Unterpaletten verteilt.

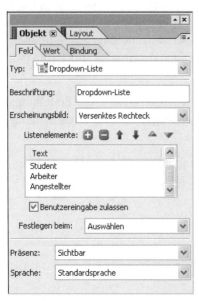

Abbildung 1.72 Die FELD-Palette für eine Dropdown-Liste (Combobox), ein Unterelement der OBJEKT-Palette

1.4 Komponenten-Eigenschaften

Registerkarte Feld – feldspezifische Eingabewerte

Typ

Hier können Sie das aktuelle Element in einen anderen Elementtyp umwandeln; eine sinnvolle Funktion, wenn man aus Versehen einen falschen Elementtyp gewählt hat. Bei der Umwandlung bleiben die Dimensionen erhalten.

Beschriftung

In diesem Eingabefeld können Sie den Text für die Beschriftung des Feldes im Formular festlegen. Wenn die Menüoption DYNAMISCHE EIGENSCHAFTEN ANZEIGEN aktiviert ist, ist der Text BESCHRIFTUNG unterstrichen dargestellt. Klickt man auf den Text, dann erscheint ein Dialogfenster, in dem die Beschriftung mit einer XML-Datendatei verbunden werden kann. Hierdurch können beispielsweise mehrsprachige Formulare einfacher realisiert werden.

Erscheinungsbild

Die grafische Darstellung des Eingabebereiches am Bildschirm, aber auch für den Druck, steuern Sie unter anderem mit dieser Einstellung. Beim Nummernfeld haben Sie die Auswahlmöglichkeiten

- VERSENKTES RECHTECK (Standard) – 3D-Effekt
- AUSGEFÜLLTES RECHTECK – gleichmäßige Umrandung an allen vier Seiten
- UNTERSTRICHEN – eine Strichmarkierung für den Eingabebereich
- OHNE – keine Markierung des Eingabebereiches

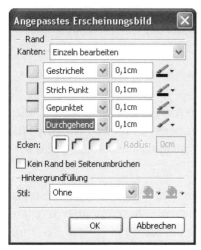

Abbildung 1.73 Ganz individuell lässt sich im ANGEPASSTES ERSCHEINUNGSBILD-Dialogfenster das Erscheinungsbild einer Dropdown-Liste festlegen.

- BENUTZERDEFINIERT – Hier können Sie ganz individuell das Erscheinungsbild festlegen. Sowohl die Strichart und -farbe für alle vier Seiten des Eingabebereiches können Sie im anschließend erscheinenden Toolfenster einstellen als auch die Ausformung der Ecken und die Farbe – einschließlich Farbverläufen – des Hintergrundes.

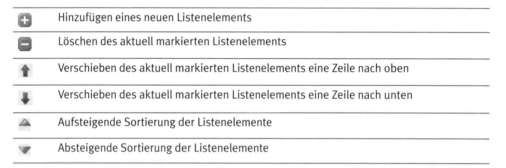

Abbildung 1.74 Beispiel für Gestaltungsmöglichkeiten einer Dropdown-Liste

Listenelemente

In dieser Listenbox erfassen Sie die Einträge, die beim Aufklappen der Combobox angezeigt werden. Es kann eine große Anzahl von Einträgen erfasst werden (zum Beispiel alle Staaten der Erde).

Die Schaltflächen oberhalb des Erfassungsbereiches haben folgende Bedeutungen:

⊕	Hinzufügen eines neuen Listenelements
⊖	Löschen des aktuell markierten Listenelements
↑	Verschieben des aktuell markierten Listenelements eine Zeile nach oben
↓	Verschieben des aktuell markierten Listenelements eine Zeile nach unten
▲	Aufsteigende Sortierung der Listenelemente
▼	Absteigende Sortierung der Listenelemente

Eine dynamische Generierung der Listenelemente auf Basis einer Datenverbindung ist alternativ möglich. Dies erleichtert insbesondere die Erstellung mehrsprachiger Formulare.

Benutzereingabe zulassen

Durch Markieren dieser Checkbox können Sie erlauben, dass der Benutzer auch andere Werte eintragen kann als die erfassten Vorgabewerte. Dies ist ein unschätzbarer Vorteil gegenüber HTML-Dropdown-Listen, wo so etwas nicht möglich ist.

Präsenz

Hier steuern Sie die Sichtbarkeit eines Formularelements. Sie möchten beispielsweise vor dem Benutzer ein Feld verstecken, dessen Inhalt Sie später aber durchaus benötigen. Über den Eintrag unter PRÄSENZ legen Sie die Sichtbarkeit fest. Bei Dropdown-Listen stehen Ihnen die Möglichkeiten aus Abbildung 1.75 zur Verfügung:

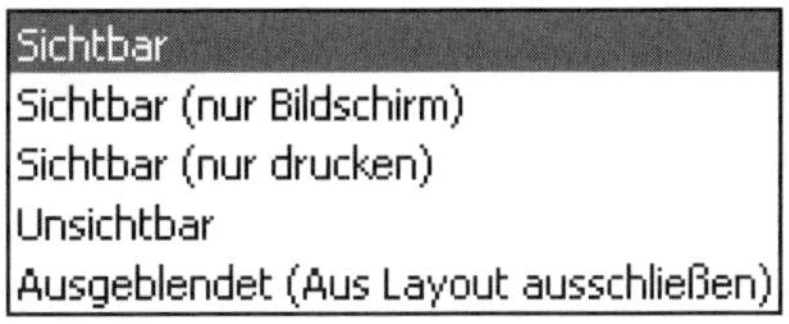

```
Sichtbar
Sichtbar (nur Bildschirm)
Sichtbar (nur drucken)
Unsichtbar
Ausgeblendet (Aus Layout ausschließen)
```

Abbildung 1.75 Dropdown-Auswahl für das Attribut "Präsenz" von Elementen

Bedeutung der Einträge:

- SICHTBAR – Das Element wird am Bildschirm angezeigt, gedruckt und beim Absenden online oder per E-Mail übertragen.

- SICHTBAR (NUR BILDSCHIRM) – Das Element wird am Bildschirm angezeigt und beim Absenden online oder per E-Mail übertragen, jedoch nicht gedruckt.

- SICHTBAR (NUR DRUCKEN) – Das Element wird gedruckt und beim Absenden online oder per E-Mail übertragen, jedoch nicht am Bildschirm angezeigt.

- UNSICHTBAR – Das Element wird nicht am Bildschirm angezeigt, nicht gedruckt, jedoch beim Absenden online oder per E-Mail übertragen; bei der Anzeige und beim Druck erscheint immer ein leerer Bereich in der Größe des Elements.

- AUSGEBLENDET – Das Objekt ist im Formular enthalten, aber nicht sichtbar und nimmt keinen Raum im Layout ein.

Sprache

Software wird heute oftmals international verwendet und die einzelnen Länder haben durchaus unterschiedliche Darstellungsschemata für Schrift, Zahlen und Währung. Unter dem Eintrag für SPRACHE legen Sie fest, welches Schema verwendet werden soll. Neben den dort aufgeführten Sprachen sind weitere Einstellungen verfügbar.

- STANDARDSPRACHE – Es sollen die Voreinstellungen des Formulars verwendet werden. Die Einstellung der Standardsprache nehmen Sie im Dialogfeld FORMULAREIGENSCHAFTEN vor.

- GEBIETSSCHEMA DES VIEWERS – Es werden die Ländereinstellungen des Benutzercomputers verwendet.

Palette Wert – Vorgaben für die Eingabewerte

Typ

Hier stellen Sie die Art und Verwendung des Eingabewertes ein.

- BENUTZEREINGABE - OPTIONAL – Der Benutzer kann hier Eingaben tätigen; er muss es jedoch nicht zwingend tun.

Kapitel 1 — DER FORMULAR DESIGNER

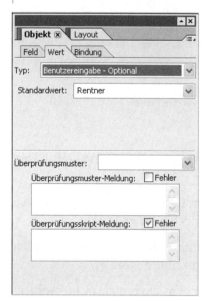

Abbildung 1.76 Wert-Palette für ein Dropdown-Listenfeld

- BENUTZEREINGABE - EMPFOHLEN – Der Benutzer kann hier Eingaben tätigen; er muss es nicht zwingend, sollte es jedoch tun; gibt er nichts ein, erscheint ein Hinweistext (sofern unter MELDUNG BEI LEEREM FELD eingegeben).

- BENUTZEREINGABE - ERFORDERLICH – Der Benutzer muss hier zwingend Eingaben tätigen; gibt er nichts ein, erscheint ein Hinweistext (sofern unter MELDUNG BEI LEEREM FELD eingegeben); ein Formular kann nicht online abgesendet werden, wenn der Eintrag fehlt.

- BERECHNET - SCHREIBGESCHÜTZT – Der Inhalt des Elements wird automatisch – in der Regel durch ein im Formular integriertes Skript – generiert; ein Überschreiben ist nicht möglich.

- BERECHNET - BENUTZER DARF ÜBERSCHREIBEN – Der Inhalt des Elements wird automatisch – in der Regel durch ein Skript – generiert; ein Überschreiben ist allerdings möglich.

- SCHREIBGESCHÜTZT – Ein Datenwert ist fest eingetragen oder wird zur Laufzeit zusammengefügt oder berechnet und angezeigt. Der Benutzer kann nichts erfassen oder abändern; oftmals handelt es sich um Konstanten.

Standard
Erfassen Sie hier einen Vorschlagswert (Defaulteintrag) für das Element. Dieser steht dann bereits bei der erstmaligen Anzeige des Formulars zur Verfügung.

> **Tipp**
> Wenn eine Benutzereingabe für die Dropdown-Liste zugelassen ist (Registerkarte FELD), dann können Sie hier auch einen Wert eintragen, der nicht zu den Listenelementen gehört. Dies kann beispielsweise ein Texteintrag sein wie `Bitte wählen Sie aus` oder `keine Auswahl`, um kenntlich zu machen, dass noch nichts ausgewählt wurde. Allerdings wird in diesem Fall die LEERE MELDUNG nicht ausgegeben, wenn der Benutzer keinen Eintrag auswählt.

Leere Meldung
Hier können Sie einen Hinweistext für das Element erfassen. Dieser wird dann angezeigt, wenn der Benutzer von der Eingabe in diesem Feld zu einem anderen Feld wechseln möchte und das Feld noch leer ist.

Diese Option steht nur dann zur Verfügung, wenn als TYP entweder BENUTZEREINGABE EMPFOHLEN oder BENUTZEREINGABE ERFORDERLICH gewählt wurde.

Überprüfungsmuster
Wenn Sie hier ein Muster, wie weiter oben beschrieben, eingeben, wird beim Verlassen der Feldeingabe geprüft, ob der Eingabewert dem vorgegebenen Format entspricht. Ist dies nicht der Fall, dann wird die unter ÜBERPRÜFUNGSMUSTER-MELDUNG erfasste Hinweisnachricht angezeigt. Wenn die zugehörige Error-Checkbox angekreuzt ist, wird ein Programmfehler erzeugt.

Ein Formular mit nicht korrektem Eingabewert kann man zwar drucken, ein Absenden ist jedoch nicht möglich.

Diese Option steht nicht zur Verfügung, wenn einer der schreibgeschützten Typen gewählt wurde.

Überprüfungsmuster-Meldung
Hier erfassen Sie die Hinweisnachricht, die angezeigt wird, wenn ein eingegebener Wert nicht dem ÜBERPRÜFUNGSMUSTER entspricht.

Diese Option steht nicht zur Verfügung, wenn einer der schreibgeschützten Typen gewählt wurde.

Überprüfungsskript-Meldung
Sie können eine Eingabe auch mittels eines Skripts auf Gültigkeit hin überprüfen (`validate`-Ereignis). Hier erfassen Sie die Hinweisnachricht, die angezeigt wird, wenn die Überprüfung durch das Skript einen fehlerhaften Wert ergibt. Dies ist zu empfehlen, da die automatisch erzeugten Hinweisnachrichten für den Benutzer oftmals nicht verständlich sind. Ist die zugehörige Error-Checkbox angekreuzt, wird ein Programmfehler erzeugt.

Diese Option steht nicht zur Verfügung, wenn einer der schreibgeschützten Typen gewählt wurde.

Bindung
Unter dieser Palette finden Sie alles, was für die Datenfeldeigenschaften von Bedeutung ist.

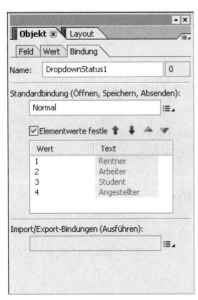

Abbildung 1.77 Die Datenbindungseigenschaften einer Dropdown-Liste (ComboBox)

Name
Ein Feldwert steht immer im Zusammenhang mit dem Namen des Feldes. Bei Online-Übertragungen wird der Elementwert zusammen mit dem Wert übertragen. Auch in den Skripts nehmen Sie durch den Namen Bezug auf das Element.

Es ist sinnvoll, die vom Designer automatisch generierten Elementnamen durch verständlichere Bezeichnungen zu ersetzen. So erkennt man schon am Namen, was in dem Feld eingetragen werden soll. Haben Sie eine Dropdown-Liste für eine Eigenschaft STATUS, dann nennen Sie es eben auch Status. Kommen mehrere solche Felder in Ihrem Formular vor, dann benennen Sie diese beispielsweise mit Status1, Status2 oder StatusBeruf, StatusFamilenstand usw.

Kommen mehrere Felder mit identischem Namen vor, dann sollte ihr Feldwert auch stets identisch sein. Ansonsten kann es zu Unstimmigkeiten kommen, welcher Feldwert denn nun der richtige ist. Daher sollten Sie beim Vorkommen mehrerer Felder mit demselben Namen den Wert für BINDINGS auf GLOBAL setzen. Ändern Sie dann in einem Feld identischen Namens den Wert, dann ist er automatisch auch im anderen Feld geändert.

1.4 Komponenten-Eigenschaften

Trotz desselben Feldwertes können Felder mit identischem Namen unterschiedlich formatiert sein, zum Beispiel unterschriftliche Schriften verwenden. Das ist sinnvoll, wenn Sie in einem mehrseitigen Formular auf der ersten Seite einen Feldwert, zum Beispiel ein Antragsdatum oder eine Rechnungsnummer, erfassen und dieser auf den anderen Seiten verkleinert und an anderer Position angezeigt wird.

Damit Sie die Felder aber dennoch unterscheiden können, nummeriert der Designer solche mit identischem Namen mit 0 beginnend durch. So können Sie auch die Skripts der einzelnen Felder problemlos ansprechen. Die Nummer wird hinter dem Namen angezeigt.

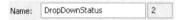

Abbildung 1.78 Die hinter dem Namen angezeigte Nummer identifiziert das Element eindeutig.

Standardbindung (Öffnen, Speichern, Absenden)
Mit diesem Eintrag legen Sie fest, wie die eingegebenen Werte als Formulardaten verwendet werden.

- NORMAL – Die in diesem Element erfassten Werte werden beim Absenden der Formulardaten mit übertragen; gibt es mehrere Felder desselben Namens, werden die Werte für jedes dieser Felder separat übertragen.

- GLOBAL – Die in diesem Element erfassten Werte werden beim Absenden der Formulardaten mit übertragen; gibt es mehrere Felder desselben Namens, so ist der Feldinhalt aller Elemente identisch und wird bei der Formulardatenübertragung nur einmal übertragen. Ändern Sie nur bei einem Element die Einstellung auf GLOBAL, so gilt dies automatisch für alle gleichnamigen Felder des Formulars.

- OHNE – Die in dem Element erfassten Werte werden nicht übertragen.

- DATENVERBINDUNG – Wenn Ihr Formular eine Zuordnung zu einer Datenquelle hat (Datenbank oder XML-Daten), dann können Sie hier festlegen, mit welcher Datenspalte das Element verknüpft ist. Auch hier sollten Sie allen Elementen, deren Name identisch ist, dieselbe Datenspalte zuordnen.

Haben Sie noch keine unmittelbare Datenverbindung zu Ihrem Formular, dann können Sie die an dieser Stelle anlegen.

Nach der Zuordnung könnte zum Beispiel folgender Eintrag unter STANDARDBINDUNG zu finden sein:

```
$record.MyDataconnection.Status
```

$record steht für xfa.record und ist das übergeordnete Objekt vom Typ dataGroup, das sämtliche Datenverbindungen des Formulars beinhaltet,

MyDataconnection der Name der Datenverbindung

und in diesem Fall Status der Name der Datenspalte.

Elementwerte
Sollen die Werte, die als Daten von diesem Element übermittelt werden, sich von angezeigten Werten unterscheiden, dann markieren Sie diese Checkbox. Beispielsweise können Textwerte angezeigt werden, um dem Anwender die Auswahl zu vereinfachen, in der Datenbank wird dafür aber lediglich ein numerischer Wert hinterlegt. Die Wertzuordnungen können Sie in der darunter stehenden Eingabebox erfassen (siehe hierzu Abbildung 1.77). Acrobat erzeugt zunächst automatisch numerische Zuordnungswerte. Einen Wert ändern Sie, indem Sie einen Eintrag markieren und die F2-Taste drücken oder zweimal mit mindestens einer Sekunde Abstand auf den Eintrag klicken; bestätigt wird der Wert mit der Enter-Taste, ein Abbruch erfolgt mit der Esc-Taste.

Import/Export-Bindungen
An dieser Stelle kann man noch eine Import- oder Exportverbindung – in der Regel zu einem SOAP-Webservice – einrichten. Dazu wird eine WSDL-Beschreibungsdatei benötigt, die entweder auf einem lokalen Rechner, einem Rechner im Netzwerk oder im Internet hinterlegt sein kann. Ist die Beschreibungsdatei lokal hinterlegt, dann kann sie mittels eines Datei-Dialogfensters ausgewählt werden; ansonsten muss die URL zu dieser manuell erfasst werden.

Listenfeld (Listbox)

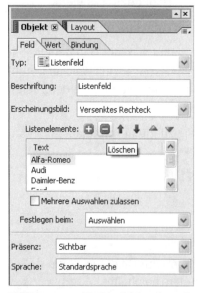

Abbildung 1.79 Die FELD-Registerkarte für eine Listbox, ein Unterelement der OBJEKT-Registerkarte

Auch in einem Listenfeld können Sie unter mehreren vorgegebenen Werten auswählen. Optional ist sogar eine Mehrfachauswahl möglich.

Die Objekteigenschaften der Listenfelder sind auf drei Unterregisterkarten verteilt.

Registerkarte Feld – feldspezifische Eingabewerte

Typ
Hier können Sie das aktuelle Element in einen anderen Elementtyp umwandeln; eine sinnvolle Funktion, wenn man aus Versehen einen falschen Elementtyp gewählt hat. Bei der Umwandlung bleiben die Dimensionen erhalten.

Beschriftung
In diesem Eingabefeld können Sie den Text für die Beschriftung des Feldes im Formular festlegen. Wenn die Menüoption DYNAMISCHE EIGENSCHAFTEN ANZEIGEN aktiviert ist, ist der Text BESCHRIFTUNG unterstrichen dargestellt. Klickt man auf den Text, erscheint ein Dialogfenster, in dem die Beschriftung mit einer XML-Datendatei verbunden werden kann. Hierdurch können beispielsweise mehrsprachige Formulare einfacher realisiert werden.

Erscheinungsbild
Die grafische Darstellung des Eingabebereiches am Bildschirm, aber auch für den Druck, steuern Sie unter anderem mit dieser Einstellung. Beim Nummernfeld haben Sie die Auswahlmöglichkeiten

- VERSENKTES RECHTECK (Standard) – 3D-Effekt

- AUSGEFÜLLTES RECHTECK – gleichmäßige Umrandung an allen vier Seiten

- UNTERSTRICHEN – eine Strichmarkierung für den Eingabebereich

- OHNE – keine Markierung des Eingabebereiches

- BENUTZERDEFINIERT – Hier können Sie ganz individuell das Erscheinungsbild festlegen. Sowohl die Strichart und -farbe für alle vier Seiten des Eingabebereiches können Sie im anschließend erscheinenden Toolfenster einstellen als auch die Ausformung der Ecken und die Farbe – einschließlich Farbverläufen – des Hintergrundes.

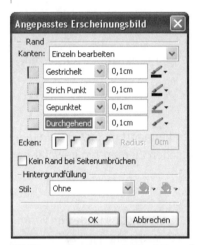

Abbildung 1.80 Ganz individuell lässt sich im ANGEPASSTES ERSCHEINUNGSBILD-Dialogfenster das Erscheinungsbild des Eingabebereiches festlegen.

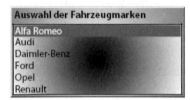

Abbildung 1.81 Beispiel für Gestaltungsmöglichkeiten eines Listenfeldes

Listenelemente

In dieser Listenbox erfassen Sie die Einträge, die beim Aufklappen des Listenfeldes angezeigt werden. Es kann eine große Anzahl von Einträgen erfasst werden (zum Beispiel alle Staaten der Erde).

Die Schaltflächen oberhalb des Erfassungsbereiches haben folgende Bedeutungen:

⊕	Hinzufügen eines neuen Listenelements
⊖	Löschen des aktuell markierten Listenelements
↑	Verschieben des aktuell markierten Listenelements eine Zeile nach oben
↓	Verschieben des aktuell markierten Listenelements eine Zeile nach unten
▲	Aufsteigende Sortierung der Listenelemente
▼	Absteigende Sortierung der Listenelemente

1.4 Komponenten-Eigenschaften

Eine dynamische Generierung der Listenelemente auf Basis einer Datenverbindung ist alternativ möglich.

Präsenz
Hier steuern Sie die Sichtbarkeit eines Formularelements. Sie möchten beispielsweise vor dem Benutzer ein Feld verstecken, dessen Inhalt Sie später aber durchaus benötigen. Über den Eintrag unter PRÄSENZ legen Sie die Sichtbarkeit fest. Bei Listenfeldern stehen Ihnen die Möglichkeiten aus Abbildung 1.82 zur Verfügung:

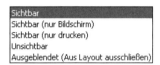

Abbildung 1.82 Dropdown-Auswahl für das Attribut "Präsenz" von Elementen

Bedeutung der Einträge:

- SICHTBAR – Das Element wird am Bildschirm angezeigt, gedruckt und beim Absenden online oder per E-Mail übertragen.

- SICHTBAR (NUR BILDSCHIRM) – Das Element wird am Bildschirm angezeigt und beim Absenden online oder per E-Mail übertragen, jedoch nicht gedruckt.

- SICHTBAR (NUR DRUCKEN) – Das Element wird gedruckt und beim Absenden online oder per E-Mail übertragen, jedoch nicht am Bildschirm angezeigt.

- UNSICHTBAR – Das Element wird nicht am Bildschirm angezeigt, nicht gedruckt, jedoch beim Absenden online oder per E-Mail übertragen; bei der Anzeige und beim Druck erscheint immer ein leerer Bereich in der Größe des Elements.

- AUSGEBLENDET – Das Objekt ist im Formular enthalten, aber nicht sichtbar und nimmt keinen Raum im Layout ein.

Sprache
Software wird heute oftmals international verwendet und die einzelnen Länder haben durchaus unterschiedliche Darstellungsschemata für Schrift, Zahlen und Währung. Unter dem Eintrag für SPRACHE legen Sie fest, welches Schema verwendet werden soll. Neben den dort aufgeführten Sprachen sind weitere Einstellungen verfügbar.

- STANDARDSPRACHE – Es sollen die Voreinstellungen des Formulars verwendet werden. Die Einstellung der Standardsprache führen Sie im Dialogfeld FORMULAREIGENSCHAFTEN durch.

- GEBIETSSCHEMA DES VIEWERS – Es werden die Ländereinstellungen des Benutzercomputers verwendet.

Registerkarte Wert – Vorgaben für die Eingabewerte

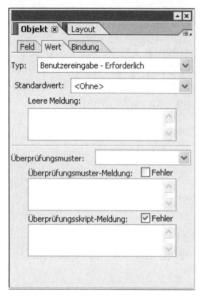

Abbildung 1.83 Die Wert-Palette für ein Listenfeld-Element

Typ
Hier stellen Sie die Art und Verwendung des Eingabewertes ein.

- BENUTZEREINGABE - OPTIONAL – Der Benutzer kann hier Eingaben tätigen; er muss es jedoch nicht zwingend tun.

- BENUTZEREINGABE - EMPFOHLEN – Der Benutzer kann hier Eingaben tätigen; er muss es nicht zwingend, sollte es jedoch tun; gibt er nichts ein, erscheint ein Hinweistext (sofern unter MELDUNG BEI LEEREM FELD eingegeben).

- BENUTZEREINGABE - ERFORDERLICH – Der Benutzer muss hier zwingend Eingaben tätigen; gibt er nichts ein, erscheint ein Hinweistext (sofern unter MELDUNG BEI LEEREM FELD eingegeben); ein Formular kann nicht online abgesendet werden, wenn der Eintrag fehlt.

- BERECHNET - SCHREIBGESCHÜTZT – Der Inhalt des Elements wird automatisch – in der Regel durch ein im Formular integriertes Skript – generiert; ein Überschreiben ist nicht möglich.

- BERECHNET - BENUTZER DARF ÜBERSCHREIBEN – Der Inhalt des Elements wird automatisch – in der Regel durch ein Skript – generiert; ein Überschreiben ist allerdings möglich.

- SCHREIBGESCHÜTZT – Ein Datenwert ist fest eingetragen oder wird zur Laufzeit zusammengefügt oder berechnet und angezeigt. Der Benutzer kann nichts erfassen oder abändern; oftmals handelt es sich um Konstanten.

Standard
Erfassen Sie hier einen Vorschlagswert (Defaulteintrag) für das Element. Dieses Listenelement wird dann bereits bei der erstmaligen Anzeige des Formulars als markiert angezeigt. Bei der Auswahl von <OHNE> wird kein Wert vorgeschlagen, das heißt, alle Einträge sind zunächst deselektiert.

Leere Meldung
Hier können Sie einen Hinweistext für das Element erfassen. Dieser wird dann angezeigt, wenn der Benutzer von der Eingabe in diesem Feld zu einem anderen Feld wechseln möchte und noch kein Eintrag im Listenfeld ausgewählt wurde.

Überprüfungsmuster
Wenn Sie hier ein Muster, wie weiter oben beschrieben, eingeben, wird beim Verlassen der Feldeingabe geprüft, ob der Eingabewert dem vorgegebenen Format entspricht. Ist dies nicht der Fall, dann wird die unter ÜBERPRÜFUNGSMUSTER-MELDUNG erfasste Hinweisnachricht angezeigt. Wenn die zugehörige Error-Checkbox angekreuzt ist, wird ein Programmfehler erzeugt.

Ein Formular mit nicht korrektem Eingabewert kann man zwar drucken, ein Absenden ist jedoch nicht möglich.

Sinnvoll ist ein Überprüfungsmuster bei Listenfeldern eigentlich nicht, da die Werte ja vorgegeben sind.

Überprüfungsmuster-Meldung
Hier erfassen Sie die Hinweisnachricht, die angezeigt wird, wenn ein eingegebener Wert nicht dem ÜBERPRÜFUNGSMUSTER entspricht.

Überprüfungsskript-Meldung
Sie können eine Eingabe auch mittels eines Skripts auf Gültigkeit hin überprüfen (`validate`-Ereignis). Hier erfassen Sie die Hinweisnachricht, die angezeigt wird, wenn die Überprüfung durch das Skript einen fehlerhaften Wert feststellt. Dies ist zu empfehlen, da die automatisch erzeugten Hinweisnachrichten für den Benutzer oftmals nicht verständlich sind. Ist die zugehörige Checkbox FEHLER angekreuzt, wird ein Programmfehler erzeugt.

Registerkarte Bindung
Unter dieser Registerkarte finden Sie alles, was für die Datenfeldeigenschaften von Bedeutung ist.

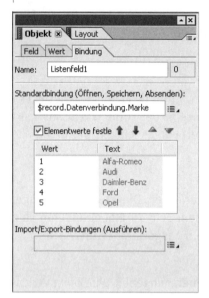

Abbildung 1.84 Die Datenbindungseigenschaften eines Listenfeldes (Listbox)

Name

Ein Feldwert steht immer im Zusammenhang mit dem Namen des Feldes. Bei Online-Übertragungen wird der Elementwert zusammen mit dem Wert übertragen. Auch in den Skripts nehmen Sie durch den Namen Bezug auf das Element.

Es ist sinnvoll, die vom Designer automatisch generierten Elementnamen durch verständlichere Bezeichnungen zu ersetzen. So erkennt man schon am Namen, was in dem Feld eingetragen werden soll. Haben Sie ein Listenfeld für eine Eigenschaft MARKE, dann nennen Sie es eben auch Marke. Kommen mehrere MARKE-Begriffe in Ihrem Formular vor, dann benennen Sie diese beispielsweise mit Marke1, Marke2 usw.

Kommen mehrere Felder mit identischem Namen vor, dann sollte ihr Feldwert auch stets identisch sein. Ansonsten kann es zu Unstimmigkeiten kommen, welcher Feldwert denn nun der richtige ist. Daher sollten Sie beim Vorkommen mehrerer Felder mit demselben Namen den Wert für BINDINGS auf GLOBAL setzen. Ändern Sie dann in einem Feld identischen Namens den Wert, dann ist er automatisch auch im anderen Feld geändert.

Trotz desselben Feldwertes können Felder mit identischem Namen unterschiedlich formatiert sein, zum Beispiel unterschriftliche Schriften verwenden. Das ist sinnvoll, wenn Sie in einem mehrseitigen Formular auf der ersten Seite einen Feldwert, zum Beispiel ein Antragsdatum oder eine Rechnungsnummer, erfassen und dieser auf den anderen Seiten verkleinert und an anderer Position angezeigt wird.

Damit Sie die Felder aber dennoch unterscheiden können, nummeriert der Designer solche mit identischem Namen mit 0 beginnend durch. So können Sie auch die Skripts der einzelnen Felder problemlos ansprechen. Die Nummer wird hinter dem Namen angezeigt.

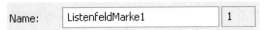

Abbildung 1.85 Die hinter dem Namen angezeigte Nummer identifiziert das Element eindeutig.

Standardbindung (Öffnen, Speichern, Absenden)
Mit diesem Eintrag legen Sie fest, wie die eingegebenen Werte als Formulardaten verwendet werden.

- NORMAL – Die in diesem Element erfassten Werte werden beim Absenden der Formulardaten mit übertragen; gibt es mehrere Felder desselben Namens, werden die Werte für jedes dieser Felder separat übertragen.

- GLOBAL – Die in diesem Element erfassten Werte werden beim Absenden der Formulardaten mit übertragen; gibt es mehrere Felder desselben Namens, so ist der Feldinhalt aller Elemente identisch und wird bei der Formulardatenübertragung nur einmal übertragen. Ändern Sie nur bei einem Element die Einstellung auf GLOBAL, so gilt dies automatisch für alle gleichnamigen Felder des Formulars.

- OHNE – Die in dem Element erfassten Werte werden nicht übertragen.

- DATENVERBINDUNG – Wenn Ihr Formular eine Zuordnung zu einer Datenquelle hat (Datenbank oder XML-Daten), dann können Sie hier festlegen, mit welcher Datenspalte das Element verknüpft ist. Auch hier sollten Sie allen Elementen, deren Name identisch ist, dieselbe Datenspalte zuordnen.

Haben Sie noch keine unmittelbare Datenverbindung zu Ihrem Formular, dann können Sie die an dieser Stelle anlegen.

Nach der Zuordnung könnte zum Beispiel folgender Eintrag unter STANDARDBINDUNG zu finden sein:

```
$record.MyDataconnection.Marke
```

`$record` steht für `xfa.record` und ist das übergeordnete Objekt vom Typ `dataGroup`, das sämtliche Datenverbindungen des Formulars beinhaltet,

`MyDataconnection` der Name der Datenverbindung

und in diesem Fall `Marke` der Name der Datenspalte.

Elementwerte

Sollen die Werte, die als Daten von diesem Element übermittelt werden, sich von angezeigten Werten unterscheiden, dann markieren Sie diese Checkbox. Beispielsweise können Textwerte angezeigt werden, um dem Anwender die Auswahl zu vereinfachen, in der Datenbank wird dafür aber lediglich ein numerischer Wert hinterlegt. Die Wertzuordnungen können Sie in der darunter stehenden Eingabebox erfassen (siehe hierzu Abbildung 1.77). Acrobat erzeugt zunächst automatisch numerische Zuordnungswerte. Einen Wert ändern Sie, indem Sie einen Eintrag markieren und die [F2]-Taste drücken oder zweimal mit mindestens einer Sekunde Abstand auf den Eintrag klicken; bestätigt wird der Wert mit der [Enter]-Taste, ein Abbruch erfolgt mit der [Esc]-Taste.

Import/Export-Bindungen

An dieser Stelle kann man noch eine Import- oder Exportverbindung – in der Regel zu einem SOAP-Webservice – einrichten. Dazu wird eine WSDL-Beschreibungsdatei benötigt, die entweder auf einem lokalen Rechner, einem Rechner im Netzwerk oder im Internet hinterlegt sein kann. Ist die Beschreibungsdatei lokal hinterlegt, dann kann sie mittels eines Datei-Dialogfensters ausgewählt werden; ansonsten muss die URL zu dieser manuell erfasst werden.

Text (statisch)

Das Element für statischen Text ist dazu gedacht, um in einem Formular unveränderliche Überschriften und Texthinweise einzugeben, also quasi den Formularhintergrund. Hierbei ist Rich-Text, also Textformatierung, möglich. Wegen der fehlenden weiteren Funktionalitäten gibt es auch nur eine OBJEKT-Palette.

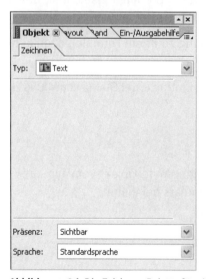

Abbildung 1.86 Die Zeichen-Palette für ein Text-Element

Auf der Palette ZEICHNEN können Sie lediglich die PRÄSENZ und die SPRACHE festlegen. Wenn Sie den Namen des Objekts ändern möchten, dann müssen Sie dies in der HIERARCHIE-Palette erledigen.

Registerkarte Feld – feldspezifische Eingabewerte

Präsenz
Hier steuern Sie die Sichtbarkeit eines Formularelements. Sie möchten beispielsweise vor dem Benutzer ein Feld verstecken, dessen Inhalt Sie später aber durchaus benötigen. Über den Eintrag unter PRÄSENZ legen Sie die Sichtbarkeit fest. Bei statischen Textobjekten stehen Ihnen die Möglichkeiten aus Abbildung 1.87 zur Verfügung:

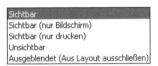

Abbildung 1.87 Dropdown-Auswahl für das Attribut "Präsenz" von Elementen

Bedeutung der Einträge:

- SICHTBAR – Das Element wird am Bildschirm angezeigt, gedruckt und beim Absenden online oder per E-Mail übertragen.

- SICHTBAR (NUR BILDSCHIRM) – Das Element wird am Bildschirm angezeigt und beim Absenden online oder per E-Mail übertragen, jedoch nicht gedruckt.

- SICHTBAR (NUR DRUCKEN) – Das Element wird gedruckt und beim Absenden online oder per E-Mail übertragen, jedoch nicht am Bildschirm angezeigt.

- UNSICHTBAR – Das Element wird nicht am Bildschirm angezeigt, nicht gedruckt, jedoch beim Absenden online oder per E-Mail übertragen; bei der Anzeige und beim Druck erscheint immer ein leerer Bereich in der Größe des Elements.

- AUSGEBLENDET – Das Objekt ist im Formular enthalten, aber nicht sichtbar und nimmt keinen Raum im Layout ein.

Sprache
Eine Spracheinstellung dürfte für statische Textobjekte weniger von Bedeutung sein. Hier dennoch die Bedeutung der Eintragsmöglichkeit.

- STANDARDSPRACHE – Es sollen die Voreinstellungen des Formulars verwendet werden. Die Einstellung der Standardsprache führen Sie im Dialogfeld FORMULAREIGENSCHAFTEN durch.

- GEBIETSSCHEMA DES VIEWERS – Es werden die Ländereinstellungen des Benutzercomputers verwendet.

Variable Teile in Textobjekten

Völlig statisch sind die reinen Textobjekte dennoch nicht. Man kann ihnen einige Systemvariablen zuweisen. Sie finden diese im Hauptmenü unter dem Punkt EINFÜGEN. Dies sind unter anderem Seitenzahlen, aktuelles Datum und Viewervariablen.

Zur Entwurfszeit im Designer werden die Variablen durch Symbole oder Textausdrücke in geschweiften Klammern dargestellt. Erst beim Rendern des Formulars werden die Variablen aufgelöst.

> **Achtung**
>
> Das Rendern geschieht oftmals nur einmalig in der gesamten Formularlaufzeit. Ändern sich die Werte der Variablen, zum Beispiel wenn ein statischer Text auf eine andere Seite verschoben wird und sich dadurch die Seitenzahl ändert, bleibt dennoch der Text unverändert.

Ein besonderer Punkt ist das Element FELD IN FLIESSTEXT. Hier können Sie ein Feld im Fließtext unterbringen. Sogar eine Datenbindung ist dabei möglich. So können Sie schnell und effektiv personalisierte Texte erzeugen – aber auch hier nur einmalig und unveränderbar. Ausnahme: ein erneutes Rendern erfolgt bei Wechsel eines Datensatzes von Datenverbindungen, wenn also das Formularlayout mit den neuen Daten zusammengeführt wird. Die angezeigten Inhalte von Fließtext-Feldern mit Datenverbindungen können sich in diesen Fällen ändern.

Standardmäßig wird ein neues Textfeld eingesetzt, aber dieses lässt sich in andere Feldtypen, zum Beispiel ein Dezimalfeld umwandeln. Andere Formate, wie ein Bildfeld oder eine Schaltfläche, machen allerdings nur wenig Sinn, da hier entweder gar nichts oder bei Bildfeldern gar ein kryptischer Text anstelle des Bildes erscheint.

Statische Textobjekte zusammenführen

Wenn Sie ein PDF- oder Word-Dokument für die Neuerstellung eines Formulars importieren, dann werden die dortigen Texte meist in statischen Text umgewandelt. Vor allem beim PDF-Import entsteht eine Vielzahl von solchen Einzelobjekten, was das Formular unübersichtlich macht.

Sie können aus mehreren Textobjekten ein einziges machen. Selektieren Sie dazu alle Texte und wählen Sie dann im Hauptmenü den Punkt LAYOUT|AUSGEWÄHLTE TEXTOBJEKTE ZUSAMMENFÜHREN. Diese Funktion ist auch durch das Popup-Menü aufrufbar.

Bild (statisch)

Ähnlich wie beim statischen Text ist dieses Element nur zur Formulargestaltung gedacht.

1.4 Komponenten-Eigenschaften

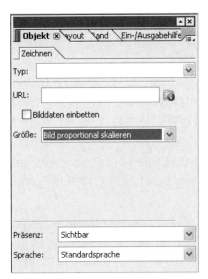

Abbildung 1.88 Die Zeichnen-Palette für ein statisches Bild

Registerkarte Zeichnen – feldspezifische Eingabewerte

Typ
Hier können Sie das aktuelle Element in einen anderen Elementtyp umwandeln; eine sinnvolle Funktion, wenn man aus Versehen einen falschen Elementtyp gewählt hat. Bei der Umwandlung bleiben die Dimensionen erhalten.

URL
Geben Sie hier den Suchpfad zu dem Bild inklusive des Dateinamens an. Die Bilddateien können entsprechend der zulässigen Dateiformate die Endungen .bmp, .eps, .jpg, .gif, .png und .tif haben.

Es dürfen sowohl lokal gespeicherte Bilder als auch solche aus dem lokalen Netzwerk und dem Internet verwendet werden. Bei der lokalen Auswahl können Sie durch einen Mausklick auf das Ordnersymbol die Datei auswählen.

Bilddaten einbetten
Wenn Sie dieses Kontrollkästchen selektieren, dann werden die Bilddaten zum Bestandteil der PDF-Datei. Hierdurch geben Sie das Bild unmittelbar mit der Formulardatei weiter. **Vorteil**: Das Bild ist stets verfügbar; **Nachteile**: Die Formulardatei wird größer und Änderungen können nur mit dem Designer durchgeführt werde,

Ist es nicht selektiert, dann werden die Bilddaten beim erstmaligen Rendern des Formulars von extern eingelesen, sind von da an aber nicht mehr änderbar. **Vorteile**: geringere Größe der Formulardatei, leichte Änderung durch Austausch der externen

Bilddatei; **Nachteil**: Das externe Bild muss stets abrufbar sein, bei Abruf von einem Webserver muss eine Internetverbindung bestehen.

Größe

- BILD PROPORTIONAL SKALIEREN – Das Bild wird so weit skaliert, dass sich beide Dimensionen innerhalb des vom Formulardesigner vorgegebenen Fensters befinden. Damit das Bild nicht verzerrt erscheint, wird gegebenenfalls eine der Abmessungen entsprechend verkürzt.

- BILD PASSEND FÜR RECHTECK SKALIEREN – Das Bild wird in beiden Dimensionen so weit skaliert, dass es exakt in den vorgegebenen Rahmen passt. Falls erforderlich, wird das Bild hierbei in einer Richtung verzerrt.

- ORIGINALGRÖSSE VERWENDEN – Unter Berücksichtigung der in der Bilddatei hinterlegten Auflösung in dpi (Punkte pro Zoll) wird das Bild so weit skaliert, dass es der vorgesehenen Originalgröße entspricht. Die Abmessungen des Bildelements werden entsprechend vergrößert oder verkleinert.

Präsenz

Hier steuern Sie die Sichtbarkeit eines Formularelements. Sie möchten beispielsweise vor dem Benutzer ein Feld verstecken, dessen Inhalt Sie später aber durchaus benötigen. Über den Eintrag unter PRÄSENZ legen Sie die Sichtbarkeit fest. Bei statischen Bildelementen stehen Ihnen die Möglichkeiten aus Abbildung 1.89 zur Verfügung:

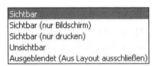

Abbildung 1.89 Dropdown-Auswahl für das Attribut "Präsenz" von Elementen

Bedeutung der Einträge:

- SICHTBAR – Das Element wird am Bildschirm angezeigt, gedruckt und beim Absenden online oder per E-Mail übertragen.

- SICHTBAR (NUR BILDSCHIRM) – Das Element wird am Bildschirm angezeigt und beim Absenden online oder per E-Mail übertragen, jedoch nicht gedruckt.

- SICHTBAR (NUR DRUCKEN) – Das Element wird gedruckt und beim Absenden online oder per E-Mail übertragen, jedoch nicht am Bildschirm angezeigt.

- UNSICHTBAR – Das Element wird nicht am Bildschirm angezeigt, nicht gedruckt, jedoch beim Absenden online oder per E-Mail übertragen; bei der Anzeige und beim Druck erscheint immer ein leerer Bereich in der Größe des Elements.

- AUSGEBLENDET – Das Objekt ist im Formular enthalten, aber nicht sichtbar und nimmt keinen Raum im Layout ein.

1.4 Komponenten-Eigenschaften

Sprache
Eine Spracheinstellung dürfte für statische Bildobjekte weniger von Bedeutung sein. Hier dennoch die Bedeutung der Eintragsmöglichkeit.

- STANDARDSPRACHE – Es sollen die Voreinstellungen des Formulars verwendet werden. Die Einstellung der Standardsprache führen Sie im Dialogfeld FORMULAREIGENSCHAFTEN durch.
- GEBIETSSCHEMA DES VIEWERS – Es werden die Ländereinstellungen des Benutzercomputers verwendet.

Bildfeld

Dieses Element besitzt eine Funktionalität, die man in HTML-Formularen sehr vermisst. Will der Benutzer dort ein Bild einsetzen, muss er es zunächst auf den Webserver laden. Dort wird es dann gegebenenfalls noch konvertiert und für die Anzeige skaliert und der Server gibt dann eine Referenz zurück, aufgrund dessen der Webbrowser das Bild dann – wiederum vom Server – laden und anzeigen kann. Bei statischen Seiten muss das gesamte Formular neu aufgebaut werden, bei Nutzung von AJAX-Funktionalitäten (**A**synchronous **J**avaScript **a**nd **X**ML) geht es eventuell auch ohne kompletten Neuaufbau der Webseite.

Ganz einfach geht es dagegen mit einem Acrobat-Bildfeld. Hier wird das Bild einfach in das lokale Formular eingesetzt und ist sofort sichtbar. Erst dann, wenn der Benutzer die Daten absendet, werden auch die Bilddaten mit gesandt.

Die OBJEKT-Palette für Bildfelder verfügt über zwei Registerkarten.

Registerkarte Feld

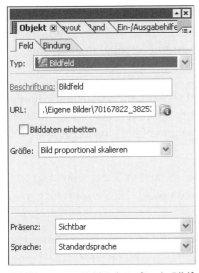

Abbildung 1.90 Feld-Palette für ein Bildfeld

Typ

Hier können Sie das aktuelle Element in einen anderen Elementtyp umwandeln; eine sinnvolle Funktion, wenn man aus Versehen einen falschen Elementtyp gewählt hat. Bei der Umwandlung bleiben die Dimensionen erhalten.

Beschriftung

Auch ein Bildfeld kann eine Beschriftung haben. Diese erfassen Sie hier. Bei Aktivierung dynamischer Eigenschaften kann die Beschriftung auf Basis von XML-basierten Datenverbindungen variabel sein.

URL

Geben Sie hier den Suchpfad zu dem Bild inklusive des Dateinamens an. Die Bilddateien können entsprechend der zulässigen Dateiformate die Endungen .bmp, .eps, .jpg, .gif, .png und .tif haben.

Es dürfen sowohl lokal gespeicherte Bilder als auch solche aus dem lokalen Netzwerk und dem Internet verwendet werden. Bei der lokalen Auswahl können Sie durch einen Mausklick auf das Ordnersymbol die Datei auswählen.

Das hier referenzierte Bild wird nur dann angezeigt, wenn keine (gültige) Datenverbindung für das Feld besteht.

Bilddaten einbetten

Wenn Sie dieses Kontrollkästchen selektieren, dann werden die Bilddaten zum Bestandteil der PDF-Datei. Hierdurch geben Sie das Bild unmittelbar mit der Formulardatei weiter. **Vorteil**: Das Bild ist stets verfügbar; **Nachteile**: Die Formulardatei wird größer und Änderungen können nur mit dem Designer durchgeführt werde,

Ist es nicht selektiert, dann werden die Bilddaten beim Rendern des Formulars von extern eingelesen. **Vorteile**: geringere Größe der Formulardatei, leichte Änderung durch Austausch der externen Bilddatei; **Nachteil**: Das externe Bild muss stets abrufbar sein, bei Abruf von einem Webserver muss eine Internetverbindung bestehen.

Größe

- BILD PROPORTIONAL SKALIEREN – Das Bild wird so weit skaliert, dass sich beide Dimensionen innerhalb des vom Formulardesigner vorgegebenen Fensters befinden. Damit das Bild nicht verzerrt erscheint, wird gegebenenfalls eine der Abmessungen entsprechend verkürzt.

- BILD PASSEND FÜR RECHTECK SKALIEREN – Das Bild wird in beiden Dimensionen so weit skaliert, dass es exakt in den vorgegebenen Rahmen passt. Falls erforderlich, wird das Bild hierbei in einer Richtung verzerrt.

- ORIGINALGRÖSSE VERWENDEN – Unter Berücksichtigung der in der Bilddatei hinterlegten Auflösung in dpi (Punkte pro Zoll) wird das Bild so weit skaliert, dass es der

1.4 Komponenten-Eigenschaften

vorgesehenen Originalgröße entspricht. Die Abmessungen des Bildelements werden entsprechend vergrößert oder verkleinert.

Präsenz

Hier steuern Sie die Sichtbarkeit eines Formularelements. Sie möchten beispielsweise vor dem Benutzer ein Feld verstecken, dessen Inhalt Sie später aber durchaus benötigen. Über den Eintrag unter PRÄSENZ legen Sie die Sichtbarkeit fest. Bei statischen Bildelementen stehen Ihnen die Möglichkeiten aus Abbildung 1.91 zur Verfügung:

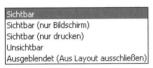

Abbildung 1.91 Dropdown-Auswahl für das Attribut "Präsenz" von Elementen

Bedeutung der Einträge:

- SICHTBAR – Das Element wird am Bildschirm angezeigt, gedruckt und beim Absenden online oder per E-Mail übertragen.

- SICHTBAR (NUR BILDSCHIRM) – Das Element wird am Bildschirm angezeigt und beim Absenden online oder per E-Mail übertragen, jedoch nicht gedruckt.

- SICHTBAR (NUR DRUCKEN) – Das Element wird gedruckt und beim Absenden online oder per E-Mail übertragen, jedoch nicht am Bildschirm angezeigt.

- UNSICHTBAR – Das Element wird nicht am Bildschirm angezeigt, nicht gedruckt, jedoch beim Absenden online oder per E-Mail übertragen; bei der Anzeige und beim Druck erscheint immer ein leerer Bereich in der Größe des Elements.

- AUSGEBLENDET – Das Objekt ist im Formular enthalten, aber nicht sichtbar und nimmt keinen Raum im Layout ein.

Sprache

Eine Spracheinstellung dürfte für statische Bildobjekte weniger von Bedeutung sein. Hier dennoch die Bedeutung der Eintragsmöglichkeit.

- STANDARDSPRACHE – Es sollen die Voreinstellungen des Formulars verwendet werden. Die Einstellung der Standardsprache führen Sie im Dialogfeld FORMULAREIGENSCHAFTEN durch.

- GEBIETSSCHEMA DES VIEWERS – ES WERDEN DIE LÄNDEREINSTELLUNGEN DES BENUTZERCOMPUTERS VERWENDET.

Registerkarte Bindung

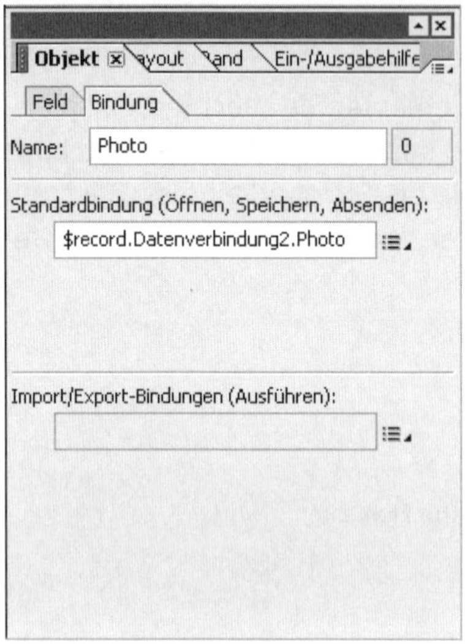

Abbildung 1.92 Palette BINDUNG für ein Bildfeld

Auch ein Bildfeld kann eine Datenbindung haben, also die Bilddaten dynamisch aus einer Datenbank oder XML-Datei beziehen. Das erlaubt ein sehr flexibles Formularlayout.

Achtung

Bilddaten aus XML-Dateien werden problemlos angezeigt. Probleme werden Sie allerdings bekommen, wenn Sie die Bilddaten aus so genannten Blobfeldern des Typs image beim Microsoft SQL Server oder OLE-Objekt bei Microsoft Access beziehen oder dort speichern wollen (für andere Datenbanken kann keine Aussage gemacht werden; hier müssten Sie selbst testen). Das Bildfeld bleibt dann leer, weil Acrobat mit diesem Typ von Bilddaten nicht umgehen kann.

Lösungsvorschlag

Wenn Sie die Bilder ausschließlich in Acrobat-Formularen verwenden möchten, dann erfassen Sie diese für die Datenbank auch mit einem Acrobat-Formular. Als Spaltentyp verwenden Sie dann jedoch ntext bei Microsoft SQL Server 7 oder 2000 und Memo bei Access-Datenbanken.

Name

Ein Feldwert steht immer im Zusammenhang mit dem Namen des Feldes. Bei Online-Übertragungen wird der Elementwert zusammen mit dem Wert übertragen. Auch in den Skripts nehmen Sie durch den Namen Bezug auf das Element.

1.4 Komponenten-Eigenschaften

Es ist sinnvoll, die vom Designer automatisch generierten Elementnamen durch verständlichere Bezeichnungen zu ersetzen. So erkennt man schon am Namen, was in dem Feld eingetragen werden soll. Haben Sie ein Bildfeld für ein Personalfoto, dann nennen Sie es eben auch Personalfoto. Kommen mehrere Personalfotos in Ihrem Formular vor, dann benennen Sie diese beispielsweise mit Personalfoto1, Personalfoto2 oder zum Beispiel in Antragsformularen FotoAntragsteller, FotoEhegatte usw.

Bei Datenverbindung sollte der Feldname identisch mit dem der zugeordneten Datenspalte sein.

Kommen mehrere Felder mit identischem Namen vor, dann sollte ihr Feldwert auch stets identisch sein. Ansonsten kann es zu Unstimmigkeiten kommen, welcher Feldwert denn nun der richtige ist. Daher sollten Sie beim Vorkommen mehrerer Felder mit demselben Namen den Wert für BINDUNG auf GLOBAL setzen. Ändern Sie dann in einem Feld identischen Namens den Wert, dann ist er automatisch auch im anderen Feld geändert.

Trotz desselben Feldwertes können Felder mit identischem Namen unterschiedlich formatiert sein, zum Beispiel unterschriftliche Schriften verwenden. Das ist sinnvoll, wenn Sie in einem mehrseitigen Formular auf der ersten Seite einen Feldwert, zum Beispiel ein Antragsdatum oder eine Rechnungsnummer, erfassen und dieser auf den anderen Seiten verkleinert und an anderer Position angezeigt wird.

Damit Sie die Felder aber dennoch unterscheiden können, nummeriert der Designer solche mit identischem Namen mit 0 beginnend durch. So können Sie auch die Skripts der einzelnen Felder problemlos ansprechen. Die Nummer wird hinter dem Namen angezeigt.

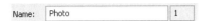

Abbildung 1.93 Die hinter dem Namen angezeigte Nummer identifiziert das Element eindeutig.

Standardbindung (Öffnen, Speichern, Absenden)
Mit diesem Eintrag legen Sie fest, wie die eingegebenen Werte als Formulardaten verwendet werden.

- NORMAL – Die in diesem Element erfassten Werte werden beim Absenden der Formulardaten mit übertragen; gibt es mehrere Felder desselben Namens, werden die Werte für jedes dieser Felder separat übertragen.

- GLOBAL – Die in diesem Element erfassten Werte werden beim Absenden der Formulardaten mit übertragen; gibt es mehrere Felder desselben Namens, so ist der Feldinhalt aller Elemente identisch und wird bei der Formulardatenübertragung nur einmal übertragen. Ändern Sie nur bei einem Element die Einstellung auf GLOBAL, so gilt dies automatisch für alle gleichnamigen Felder des Formulars.

- OHNE – Die in dem Element erfassten Werte werden nicht übertragen.
- DATENVERBINDUNG – Wenn Ihr Formular eine Zuordnung zu einer Datenquelle hat (Datenbank oder XML-Daten), dann können Sie hier festlegen, mit welcher Datenspalte das Element verknüpft ist. Auch hier sollten Sie allen Elementen, deren Name identisch ist, dieselbe Datenspalte zuordnen.

Haben Sie noch keine unmittelbare Datenverbindung zu Ihrem Formular, können Sie die an dieser Stelle anlegen.

Nach der Zuordnung könnte zum Beispiel folgender Eintrag unter STANDARDBINDUNG zu finden sein:

```
$record.MyDataconnection.Foto
```

`$record` steht für `xfa.record` und ist das übergeordnete Objekt vom Typ `dataGroup`, das sämtliche Datenverbindungen des Formulars beinhaltet,

`MyDataconnection` der Name der Datenverbindung

und in diesem Fall `Foto` der Name der Datenspalte.

Import/Export-Bindungen
An dieser Stelle kann man noch eine Import- oder Exportverbindung – in der Regel zu einem SOAP-Webservice – einrichten. Dazu wird eine WSDL-Beschreibungsdatei benötigt, die entweder auf einem lokalen Rechner, einem Rechner im Netzwerk oder im Internet hinterlegt sein kann. Ist die Beschreibungsdatei lokal hinterlegt, dann kann sie mittels eines Datei-Dialogfensters ausgewählt werden; ansonsten muss die URL zu dieser manuell erfasst werden.

Tabellen

Oftmals hat man Daten in tabellarischer Form, zum Beispiel einer Liste, darzustellen. Um derartige Arbeiten zu vereinfachen, wurde im Designer 8 das Tabellenelement eingeführt.

Grundsätzlich war es auch in der Version 7 schon möglich, derartige Aufgabenstellungen zu lösen, indem man Teilformulare verwendete, aber es war schon arg kompliziert.

So ist eine Tabellenzeile im Grunde genommen nicht anderes als ein Teilformular und die einzelnen Zellen können nahezu beliebige Formularelemente sein. Eine Tabellenzelle kann darum auch selbst wieder Teilformulare enthalten oder eine weitere

1.4 Komponenten-Eigenschaften

Tabelle; Tabellen können ineinander verschachtelt sein, ähnlich wie Sie das von HTML-Tabellen her kennen.

Bei der Neuanlage von Tabellen sind Kopf- und Fußzeilenzellen statischer Text und die Wertezellen Textfelder, aber eine Umwandlung ist – wie bereits erwähnt – problemlos möglich.

Möchten Sie ein Teilformular in eine Zelle einfügen, dann markieren Sie diese in der Palette HIERARCHIE und wählen in dem Popup-Menü, das Sie per rechten Mausklick erreichen, den Menüpunkt UMSCHLIESSEN MIT TEILFORMULAR.

Zu Tabellenzeilen, Tabellenzellen und der Tabelle selbst gibt es verschiedene Paletten. Auf diese möchte ich nicht im Einzelnen eingehen, denn sie entsprechen denen von Teilformularen, nur mit dem Unterschied, dass anstelle der OBJEKT-Registerkarte TEILFORMULAR hier eine namens ZEILE existiert. Entsprechend gibt es dann bei den Zellen – je nach Zelltyp – anstelle der Objekt-Registerkarten FELD, TEILFORMULAR und ZEICHNEN einheitlich die Registerkarte ZELLE.

Auch die Registerkarten für die Tabelle selbst entsprechen denen von Teilformularen. Anstelle der OBJEKT-Registerkarte TEILFORMULAR gibt es eine namens TABELLE, auf der man allerdings die Art der Positionierung des Inhalts nicht festlegen kann, dafür aber eine Anzeige der Zeilen und Spalten hat.

Es gibt allerdings eine zusätzliche Registerkarte ZEILENSCHATTIERUNG.

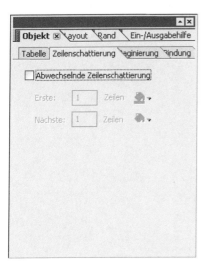

Abbildung 1.94 Die Palette ZEILENSCHATTIERUNG für eine Tabelle

Dort können Sie einstellen, ob für die Datenzeilen abwechselnd unterschiedliche Hintergrundfarben erzeugt werden sollen, und die beiden Farben können Sie natürlich ebenfalls auswählen.

Anzumerken wäre noch, dass bei Tabellenelementen in der Palette LAYOUT verschiedene Einstellmöglichkeiten gesperrt sind, um ein stimmiges Tabellenlayout zu gewährleisten.

Schaltfläche (Standard-Button)

Eine Schaltfläche können Sie auf drei verschiedene Betriebsmodi einstellen: NORMAL, ABSENDEN und AUSFÜHREN. Je nach gewähltem Betriebsmodus stehen eine oder zwei Registerkarten zur Verfügung. Diese Komponente ist also sehr flexibel in der Anwendung. Es gibt noch vier weitere, spezialisierte Buttons mit den wichtigsten Standardfunktionen. Im Grunde genommen kann man selbst diese mit dem Standard-Button über Skripting erledigen, aber für weniger erfahrene Anwender wird die Arbeit mit dem Formulardesigner noch einfacher.

Gegenüber den Buttons auf früheren Acrobat-Versionen haben Sie wesentlich umfangreichere Möglichkeiten. Lediglich die entfallene Funktionalität, unmittelbar Bilddateien auf dem Button einbinden zu können, wird man etwas vermissen.

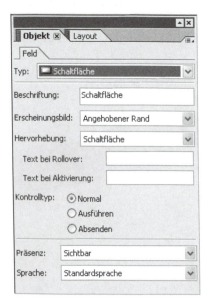

Abbildung 1.95 Die Feld-Palette für eine Schaltfläche

Registerkarte Feld – feldspezifische Eingabewerte

Typ
Hier können Sie das aktuelle Element in einen anderen Elementtyp umwandeln; eine sinnvolle Funktion, wenn man aus Versehen einen falschen Elementtyp gewählt hat. Bei der Umwandlung bleiben die Dimensionen erhalten.

Beschriftung

In diesem Eingabefeld können Sie den Text für die Beschriftung der Schaltfläche im Formular festlegen. Wenn die Menüoption DYNAMISCHE EIGENSCHAFTEN ANZEIGEN aktiviert ist, ist der Text BESCHRIFTUNG unterstrichen dargestellt. Klickt man auf den Text, dann erscheint ein Dialogfenster, in dem die Beschriftung mit einer XML-Datendatei verbunden werden kann. Hierdurch können beispielsweise mehrsprachige Formulare einfacher realisiert werden.

Erscheinungsbild

Um den Klick auf eine Schaltfläche optisch zu verdeutlichen, bietet der Designer 8 verschiedene Optionen an. Leider sind diese Effekte in der vorliegenden Programmversion kaum unterscheidbar, das heißt, alle sehen sehr ähnlich aus. Folgende Effekte sollen möglich sein:

- OHNE – keine Hervorhebung

- INVERTIERT – erzeugt eine dem im ungedrückten Zustand entgegengesetzten optischen Effekt, beispielsweise versenkt, statt hervorgehoben

- SCHALTFLÄCHE – erzeugt an den Rändern eine verstärkte Schattierung

- KONTUR – erzeugt einen verstärkten Rand, um die Schaltfläche hervorzuheben

Text bei Rollover

Wenn sich der Mauscursor über der Schaltfläche befindet und in diesem Eingabefeld ein alternativer Text erfasst wurde, dann erscheint dieser Text anstelle des Standardtextes; der Standardtext erscheint wieder, sobald der Mauscursor den Bereich der Schaltfläche verlässt.

Text bei Aktivierung

Bei einem Mausklick auf die Schaltfläche erscheint ein hier erfasster Alternativtext anstelle des Standardtextes, solange die Maustaste gedrückt gehalten wird.

Kontrolltyp

Hier stellen Sie den Kontrolltyp, also die Art der Aktion, ein, die eine Schaltfläche bei Betätigung auslöst.

- NORMAL – Die Schaltfläche »feuert« je nach Aktion ein Ereignis ab, startet also nach Betätigung – sofern erfasst – das entsprechende Ereignisbehandlungsskript für das click-Ereignis.

- AUSFÜHREN – Nach Anwahl dieser Selektion erscheint die zusätzliche Unterpalette AUSFÜHREN.

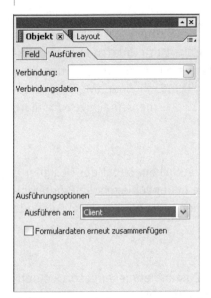

Abbildung 1.96 Die OBJEKT-Unterpalette AUSFÜHREN gibt es nur bei Schaltflächen.

Verbindung
Hier können Sie eine WSDL-Datenverbindung (SOAP) definieren oder den Zugriff auf eine bestehende Datenverbindung definieren.

> **Hinweis**
>
> Laut Designer-Dokumentation soll auch eine OLEDB-Datenverbindung für AUSFÜHREN verwendbar sein. In der vorliegenden Programmversion ist eine Auswahl dieser Option allerdings gesperrt.

Ausführen am
Prinzipiell besteht die Möglichkeit, das Ausführen der Datenaktion sowohl auf einem Server als auch auf dem Client oder sogar auf beiden durchzuführen. Für die serverseitige Verarbeitung wird man allerdings wohl den Adobe LiveCycle Forms Server einsetzen müssen, den aus Kostengründen kaum jemand zur Verfügung haben dürfte. Darum kommt eigentlich nur die Auswahl CLIENT in Betracht.

Formulardaten erneut zusammenführen
Wenn der SOAP-Server ein Ergebnis zurückliefert, das die Formulardaten ändert, dann muss diese Option selektiert werden. Verarbeitet er die Daten ohne formularrelevante Auswirkungen, dann sollte sie deselektiert bleiben.

- ABSENDEN – Nach Anwahl dieser Option erscheint die Unterpalette ABSENDEN.

1.4 Komponenten-Eigenschaften

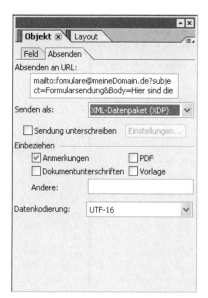

Abbildung 1.97 Auch die OBJEKT-Unterpalette ABSENDEN gibt es nur bei Schaltflächen.

Absenden an URL

Erfassen Sie hier entweder die Webadresse des Servers, an den die Daten gesendet werden sollen, oder die E-Mail-Adresse des Datenempfängers.

Beim E-Mail-Versand werden die Daten als Anlage zu der E-Mail übermittelt. Schreiben Sie vor die E-Mail-Adresse mailto:, damit Acrobat weiß, dass ein E-Mail-Versand gewünscht ist, also beispielsweise *mailto:Name@domain.com*. Zusätzlich können Sie den Betreff mittels des Parameters Subject und einen kurzen E-Mail-Text mittels des Parameters Body an das E-Mail-Programm übergeben.

> **Beispiel**
> mailto:Name@domain.com?Subject=Bestellung&Body=Die Bestellung finden Sie in der anliegenden Datei.

Erzeugt bei Übergabe an Outlook Express die E-Mail, die Sie in Abbildung 1.98 sehen.

Nachteilig beim E-Mail-Versand ist, dass eine zusätzliche Interaktion des Benutzers erforderlich ist. Er muss also – selbst wenn eine automatische Übergabe an ein E-Mail-Programm möglich ist – letztendlich die Mail durch Betätigung der SENDEN-Schaltfläche manuell absenden. Verfügt er nur über einen reinen Webmail-Account, dann muss er sogar die Datendatei zunächst auf Festplatte speichern und kann sie erst anschließend mit dem Webmail-Client versenden.

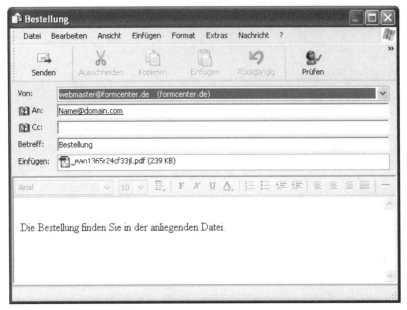

Abbildung 1.98 Beispiel für den automatischen Aufruf von Outlook Express mit Datenübergabe

Vorteilhaft bei E-Mail ist die Möglichkeit, zusätzliche Kommentare mitsenden zu können.

Senden als
Hier legen Sie das Datenübertragungsformat fest.

- XML-DATENPAKET (XDP) – In diesem Format wird das Formular mitsamt den Formulardaten im XDP-Format gesendet. Dieses XML-basierende Format können neben dem LiveCycle Designer nur spezielle Adobe LiveCycle Server lesen; Acrobat selbst kann das XDP-Format nicht darstellen. Der Datenversand in diesem Format macht also in den meisten Fällen wenig Sinn.

- PDF – Hier wird das Formular ebenfalls mitsamt den Formulardaten gesendet, jedoch im PDF-Format. Der Empfänger kann das Dokument mit dem Adobe Reader oder Adobe Acrobat darstellen und lesen. Dieses Format eignet sich also vor allem für den E-Mail-Versand.

- XML-DATEN (XML) – Bei dieser Einstellung werden ausschließlich die Formulardaten ohne das umgebende Formular gesandt. Das XML-Format ist mittlerweile sehr gängig und eignet sich zur Übernahme in Datenbanken oder zur Anzeige mit speziellen XML-Anzeigeprogrammen.

- URL-KODIERTE DATEN (HTTP POST) – Bei dieser Versandmethode werden die Daten in einem Format versandt, das von den meisten Webservern interpretiert werden kann. Die Daten sind URL-kodiert, was grob gesagt bedeutet, dass Leer- und Sonderzeichen einschließlich Umlaute in eine spezielle Schreibweise umgesetzt sind, die schwer direkt lesbar ist. Die Daten müssen zunächst wieder dekodiert werden, was für einen Webserver kein Problem darstellt. Anschließend kann der Webserver die Daten in eine Datenbank schreiben. URL-kodierte Daten sind also für den Direktversand zu einem Server empfehlenswert, nicht jedoch als Anlage zu einer E-Mail.

Sendung unterschreiben
Wenn Sie diese Option selektieren, dann **müssen** die zu übersendenden Daten – egal ob mit oder ohne Formular – zwingend vor dem Versand digital signiert werden. Das gewährleistet ein hohes Maß an Datenintegrität und Identifizierbarkeit des Absenders. Mittels der Schaltfläche EINSTELLUNGEN gelangen Sie zum Dialogfenster für DIGITALE UNTERSCHRIFTEN, in dem Sie weitere Vorgaben und Einstellungen treffen können. Siehe Kapitel 5 (Formularsicherheit)

Einschließen
Wenn Sie das XDP-Format für den Versand gewählt haben, dann können Sie gegebenenfalls weitere Anhänge einbeziehen, die beim Versand mit übermittelt werden sollen

- ANMERKUNGEN – Bezieht Kommentare, QuickInfos und andere spezielle Beschriftungen ein, die zum Aufzeichnen des Textes für die Sprachausgabe erforderlich sind.

- DIGITALE SIGNATUR – Die elektronische Signatur eines unterzeichneten Dokuments.

- PDF – Ist diese Option ausgewählt, dann wird eine PDF-Version des Formulars als Anhang gesendet. Ist sie nicht ausgewählt, wird ein Verweis auf eine eingebettete PDF-Datei eingefügt.

- VORLAGE – Eine Kopie des Formular-Designs, also ohne zusammengefügte Daten.

- ANDERE – Eines oder mehrere <xdp>-Elemente in der XDP-Quelldatei. Bei mehreren müssen die angegebenen Elemente durch Kommas getrennt werden; folgende Leerzeichen sind optional.

```
Beispiel: xci, xslt, sourceset
```

Datenkodierung
Acrobat-Formulare sollen in möglichst vielen Sprachen verwendet werden. Zeichen, also Buchstaben, Ziffern und Sonderzeichen, müssen in Bits und Bytes digital kodiert werden, damit der Computer damit arbeiten kann.

Die beiden gängigsten Kodierungen sind UTF-8 und UTF-16 (UTF steht für Universal Character Set Tranformation Format). Daneben stehen noch einige Kodierungsverfahren aus dem asiatischen Raum zur Verfügung.

- UTF-8 – Dies ist ein Kodierungsverfahren, das ein bis drei Bytes für die Umsetzung eines Zeichens nutzt. Es basiert auf dem früher verbreiteten ASCII-Code, der lediglich ein Byte verwendete, und stellt dessen erste 128 Zeichen identisch dar. Dies sind im Wesentlichen Groß- und Kleinbuchstaben aus dem angloamerikanischen Raum, sowie Ziffern und zahlreiche Sonderzeichen. Um diesen angloamerikanischen Zeichensatz für andere Sprachen zu erweitern, werden zusätzliche Bytes verwendet, die in Kombination eine Unmenge von Zeichen aus unterschiedlichen Sprachen kodieren können.

  UTF-8 wird auf Linux- und UNIX-Systemen genutzt.

- UTF-16 – UTF-16 nutzt für jedes Zeichen mindestens zwei Bytes (= 16 Bits) und maximal vier Bytes. Es ist nicht direkt abwärtskompatibel zu dem ASCII-Zeichensatz, das heißt, ASCII-Codes müssen explizit in UTF-16-Codes umgewandelt werden, was älteren Programmierumgebungen den Umgang damit erschwert.

  UTF-16 wird auf den neueren Windows-Systemen genutzt.

- SHIFT-JIS – Japanisches Zeichenkodierungsverfahren.
- BIG5 – Chinesisch (traditionell)
- GBK – Chinesisch (vereinfacht) (GB 13000.1-93) (in Erweiterung von GB 2312-80)
- KSC_5601 – Koreanisches Zeichenkodierungsverfahren.

HTTP-Senden-Schaltfläche

Diese Schaltfläche ist spezialisiert für das Absenden von HTTP-Datenströmen im POST-Modus. Sie leistet in diesem Punkt nicht mehr als die Standardschaltfläche, ist jedoch unkomplizierter zu handhaben. Die Daten sind von vornherein URL-kodiert und das HTTP-Protokoll ist eingestellt.

Für das `click`-Ereignis kann kein Skript hinterlegt werden und das `initialize`-Ereignis ist ebenfalls vorbelegt, kann jedoch editiert werden.

> **Hinweis**
>
> Für verschlüsselte Daten, die mittels HTTPS-Protokoll gesendet werden, sollte die Standard-Schaltfläche verwendet werden.

Neben einigen allgemeinen Einstellungen für Schaltflächen kann man auf ein- und derselben Palette zusätzlich lediglich unter URL die Adresse des Webservers eingeben, der die Daten empfängt, und festlegen, ob die Datensendung signiert werden muss.

1.4 Komponenten-Eigenschaften

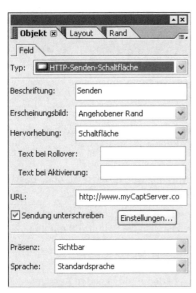

Abbildung 1.99 Die HTTP-Senden Schaltfläche – ein Spezialist für die Übertragung von HTTP-Datenströmen im POST-Modus

Drucken-Schaltfläche

Wenn Sie lediglich den Ausdruck Ihres Formulars bewerkstelligen möchten, dann verwenden Sie am besten diese Schaltfläche. Sie hat beim `click`-Ereignis bereits ein entsprechendes Skript hinterlegt, das alle Formularseiten ändert. Das Skript kann gemäß Ihren Anforderungen angepasst werden.

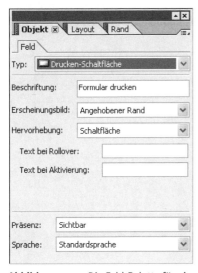

Abbildung 1.100 Die Feld-Palette für eine Drucken-Schaltfläche

135

Das hinterlegte Skript lautet:

```
xfa.host.print(1, "0", (xfa.host.numPages -1).toString(), 0, 1, 0, 0, 0);
```

Die Parameter nach dem `print`-Befehl haben nachstehende Bedeutung:

param1	•	`true` (Standardwert) Zeigt ein Drucken-Dialogfeld an und fordert den Benutzer zum Drucken von Einrichtungsinformationen und Bestätigen der Aktion auf.
	•	`false` Zeigt kein Drucken-Dialogfeld an. Der Druckvorgang wird fortgesetzt, ohne dass der Benutzer nach Informationen oder einer Bestätigung gefragt wird.
param2		Eine gültige Zeichenfolge, die die erste Seitenzahl des zu druckenden Bereichs darstellt. Seitenzahlen sind null-basiert. Anzugeben ist also die Seitenzahl **minus 1** (also »Seite 1« = 0). Der Ausdruck erfolgt inklusive der angegebenen Startseite.
param3		Eine gültige Zeichenfolge, die die letzte Seitenzahl des zu druckenden Bereichs darstellt. Seitenzahlen sind null-basiert. Anzugeben ist also die Seitenzahl **minus 1**. Der Ausdruck erfolgt inklusive der angegebenen Endseite.
param4	•	`true` (Standardwert) Während des Druckvorgangs wird kein Abbrechen-Dialogfeld angezeigt.
	•	`false` Zeigt ein Abbrechen-Dialogfeld zum Anhalten des Druckvorgangs an.
param5	•	`true` (Standardwert) Verkleinert die Seite (bei Bedarf) auf die Größe des Bildbereichs der gedruckten Seite.
	•	`false` Verkleinert die Seite nicht auf die Größe des Bildbereichs der gedruckten Seite.
param6	•	`true` (Standardwert) Druckt jede Seite als Bild.
	•	`false` Druckt jede Seite als Textseite.
param7	•	`true` (Standardwert) Druckt die Seiten in umgekehrter Reihenfolge.
	•	`false` Druckt die Seiten in Reihenfolge.
param8	•	`true` (Standardwert) Druckt alle Anmerkungen.
	•	`false` Druckt keine Anmerkungen.

> **Hinweis**
> Für `true` können Sie auch den Wert 1 verwenden, für `false` alternativ 0; das erspart Schreibarbeit.

E-Mail-Schaltfläche

E-Mails gehören heutzutage ja zum Alltag und deshalb kann man Acrobat-Formulardaten auch per E-Mail verschicken. Damit es möglichst einfach geht, können Sie neben der Standard-Schaltfläche auch die spezielle E-Mail-Senden-Schaltfläche verwenden.

Das `preOpen`-Ereignis ist bei diesem Schaltflächentyp schon mit einem internen Skript vorbelegt und daher nicht verfügbar.

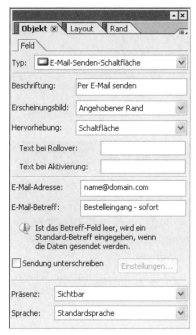

Abbildung 1.101 Die E-Mail-Schaltfläche für unkompliziertes Versenden von Formulardaten als E-Mail-Anlage

Hier geben Sie einfach die E-Mail-Adresse ohne den Zusatz `mailto:` ein und wahlweise dazu eine Betreffzeile für die E-Mail.

> **Tipp**
> Die Eingabe eines kurzen E-Mail-Textes ist nicht explizit vorgegeben. Sie können dies trotzdem erreichen, indem Sie am Ende des Betreffs `&body=` und danach den Nachrichtentext eingeben.

> **Beispiel**
>
> **E-Mail-Betreff:**
>
> Bestelleingang - sofort bearbeiten.&body=Die Bestelldaten finden Sie in der Anlage.
>
> Wenn Sie E-Mail-Kopien an sichtbare (cc = Carbon Copy) oder unsichtbare Empfänger (bcc = Blind Carbon Copy) senden möchten, dann können Sie dies erreichen, indem Sie wiederum am Ende der Betreffzeile &cc= bzw &bcc= gefolgt von den E-Mail-Adressen eingeben.

> **Erweitertes Beispiel**
>
> **mit cc- und bcc-Empfänger:**
>
> Bestelleingang - sofort bearbeiten.&body=Die Bestelldaten finden Sie in der Anlage.&cc=William.Smith@gmx.de&bcc=Charles@Meyer.at.
>
> Besonders vorteilhaft ist diese Schaltfläche, wenn Sie mehrere E-Mail-Adressaten haben. Diese können Sie durch Semikola getrennt einfach nebeneinander eintragen.

> **Beispiel**
>
> **Mehrere Adressaten unter E-MAIL-ADRESSE:**
>
> H.Meier@aol.com;S.Mueller@gmx.de;K.Schulze@web.de
>
> Nachteilig bei der E-Mail-Schaltfläche ist die Voreinstellung des Datenformates. Es können ausschließlich die Formulardaten und diese auch nur im XML-Format versandt werden. Auch die Kodierung ist auf UTF-8 voreingestellt. Wenn Sie das Formular selbst mit senden möchten oder andere Datenformate benötigen, dann müssen Sie doch wieder auf die Standard-Schaltfläche zurückgreifen.

Zurücksetzen-Schaltfläche

Möchten Sie dem Anwender die Gelegenheit geben, die Werte aus einem bereits ausgefüllten Formular zu löschen, dann geht dies am einfachsten mit diesem Schaltflächentyp.

1.4 Komponenten-Eigenschaften

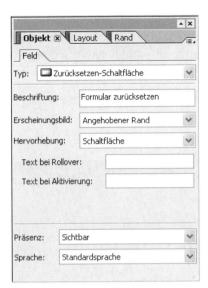

Abbildung 1.102 Die Zurücksetzen-Schaltfläche zum vereinfachten Reset der Formulardaten

Bei dieser Schaltfläche ist unter dem `click`-Ereignis bereits folgendes Skript hinterlegt.

```
xfa.host.resetData();
```

Dieses löscht **alle** Formularfelder – und zwar ohne Rückfrage. Solch eine Schaltfläche kann man auch schon einmal versehentlich betätigen und alle bis dahin gemachten Eingaben sind dann futsch. Das kann für den Anwender sehr frustrierend sein, ihn eventuell von einem erneuten Ausfüllen des Formulars abhalten.

> **Tipp**
>
> Besser ist es, wenn Sie das vorgegebene Skript um eine Sicherheitsrückfrage erweitern:
>
> ```
> if (xfa.host.messageBox("Wirklich alle Daten löschen?", "Sicherheits-
> rückfrage", 2, 2)==4)
> {
>    xfa.host.resetData();
> }
> ```
>
> Nur wenn der Anwender diese Rückfrage mit JA bestätigt, werden alle Formularfelder zurückgesetzt.

Möglicherweise möchten Sie dem Anwender die Möglichkeit geben, nicht das gesamte Formular zurücksetzen zu müssen, sondern nur einen Teilbereich oder einzelne Felder. Der Methode `resetData()` bietet hierzu die Möglichkeit, indem Sie innerhalb der Klammer die zu löschenden Bereiche angeben.

Hierbei müssen Sie den kompletten SOM-Pfad beginnend mit dem xfa-Objekt eingeben. Sie können auch mehrere Bereiche angeben, die durch Kommas getrennt werden müssen.

> **Beispiele**
>
> Zurücksetzen eines Teilformulars:
>
> `xfa.host.resetData("xfa.form.Formular1.#subform[0].Teilformular1");`
>
> Zurücksetzen des Feldes Name im Teilformular namens Teilformular1:
>
> `xfa.host.resetData("xfa.form.Formular1.#subform[0].Teilformular1.Name");`
>
> Siehe Beispiel auf der Buch-CD: *Beispiele\Formdemos\ResetData.pdf*

Masterseiten und Inhaltsbereiche

Der Elementtyp Inhaltsbereich kommt nur auf Masterseiten vor und kann auch nur dort platziert werden.

Einer Formularseite ist immer eine Masterseite zugeordnet, die quasi den Rahmen für die Formularseite absteckt. Die Masterseite bestimmt über die Inhaltsbereiche die Bereiche, wo andere Elemente, auch Teilformulare, platziert werden können. Weiterhin kann man dort festlegen, wie oft die zugeordneten Seiten mindestens und maximal erzeugt werden.

Prinzipiell kann man auch in Inhaltsbereichen unmittelbar beliebige Elemente platzieren. Diese sind dann auf allen Seiten sichtbar, mit denen die Masterseite verbunden ist. Allerdings arbeitet die interaktive Funktionalität nicht immer korrekt und die dortigen Elemente werden oftmals von Elementen, die sich auf der Formularseite befinden, überlagert. Sinnvoll sind daher eigentlich nur das Bild- und das Text-Element.

Eine Masterseite kann gegebenenfalls auch mehrere Inhaltsbereiche haben, zum Beispiel für mehrspaltiges Textlayout. Bei beidseitig zu druckenden Formularen werden Sie oftmals eine Masterseite für die Vorder- und eine für die Rückseite mit gespiegeltem Layout der Inhaltsbereiche anlegen.

Es gibt auch eine OBJEKT-Palette für Inhaltsbereiche. Dort können Sie allerdings nur einen Namen für den Inhaltsbereich vergeben und bestimmen, wie bei einem fließenden Layout (siehe Teilformulare) die bevorzugte Fließrichtung ist.

Seiten

Die Seite ist die eigentliche Grundlage für das Seitendesign, auch wenn ihr eine Masterseite übergeordnet ist. Die OBJEKT-Palette für Seiten besteht aus zwei Unterpaletten.

Registerkarte Masterseiten

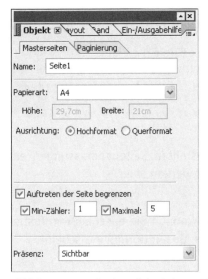

Abbildung 1.103 Die eigentliche Seitengröße für die jeweilige Formularseite legen Sie auf dieser Palettenseite fest.

Bedeutung der Einträge

Name
Wie jedes Formularelement sollte auch eine Seite einen Namen tragen. Bei Seiten wird dieser automatisch vergeben, kann jedoch bei Formularen mit umfangreichem Seitendesign zur Orientierung überschrieben werden.

Papierart sowie Höhe und Breite
Dieser Begriff ist etwas irreführend, denn eigentlich stellen Sie hier die Seitengröße ein. In Acrobat 7 war dieses Auswahlfeld noch mit GRÖSSE beschriftet.

Befindet sich die gewünschte Seitengröße nicht in der Auswahl, dann können Sie den Auswahlpunkt EIGENE anwählen. Anschließend sind die Felder HÖHE und BREITE freigeschaltet und Sie können dort eigene Werte eingeben. Der größere der beiden Werte sollte stets unter HÖHE erfasst werden.

> **Hinweis**
>
> Für die einzelnen Seitenformate (z.B. A4) werden verschiedene Varianten in der Auswahl angezeigt. Leider ist in der aktuell vorliegenden Programmversion kein Unterschied zwischen diesen feststellbar. Selbst bei der Auswahl A4 QUER bleibt eine hochformatige Seite bestehen und man muss diese manuell über AUSRICHTUNG einstellen.
>
> Insgesamt kann es bei der Umstellung von Seitenformaten zu verwirrenden Ergebnissen kommen, so dass man erst nach umfangreicher manueller Korrektur zu einem vernünftigen Seitenbild kommt. Dies gilt selbst bei Verwendung des ASSISTENTEN FÜR NEUE FORMULARE. Dieser Punkt bedarf erheblicher Verbesserung seitens Adobe.

Ausrichtung
Hier können Sie festlegen, ob gemäß den eingestellten Seitenabmessungen ein Hoch- oder Querformat für das Formular verwendet werden soll.

Auftreten der Seite begrenzen
Wenn Sie dieses Kontrollkästen selektieren, dann können Sie anschließend festlegen, wie oft mindestens und maximal diese Seite im Gesamtformular erscheint.

Min-Zähler
Bei Selektion dieses Kontrollkästchens können Sie anschließend im zugehörigen Eingabefeld festlegen, wie oft diese Seite mindestens im Formular, das in Acrobat angezeigt wird, erscheint.

> **Beispiel**
>
> - Erstellen Sie ein neues Formular mit einer Seite.
> - Selektieren Sie in der Hierarchie die Seite 1.
> - Selektieren Sie auf der Objektpalette Masterseiten AUFTRETEN DER SEITE BEGRENZEN sowie anschließend MIN-ZÄHLER und geben Sie im Zahlenfeld den Wert 3 ein.
> - Wählen Sie im Hauptfenster die PDF-VORSCHAU an.
>
> **Ergebnis:** Das angezeigte Formular hat drei Seiten, also die eingegebene Mindestanzahl.

Maximal
Wenn Sie dieses Kontrollkästchens selektieren, können Sie im zugehörigen Eingabefeld festlegen, wie oft diese Seite maximal im Formular, das in Acrobat angezeigt

wird, auftreten darf. Versuchen Sie skriptgesteuert, weitere Seiten nach derselben Vorlage zu erzeugen, dann wird dies nicht gelingen.

Präsenz
Die drei Auswahlmöglichkeiten unter diesem Punkt haben folgende Bedeutung:

- SICHTBAR – Die Seiten werden am Bildschirm mit den darin enthaltenen Elementen angezeigt und auch so gedruckt.

- SICHTBAR (NUR BILDSCHIRM) – Die Seiten werden am Bildschirm mit den darin enthaltenen Elementen angezeigt, beim Ausdruck sind die Seiten jedoch leer und es werden unbedruckte Blätter ausgegeben.

- SICHTBAR (NUR DRUCKEN) – Die Seiten werden am Bildschirm angezeigt, erscheinen dort jedoch leer, also ohne die darauf platzierten Elemente; auf dem Drucker werden die Seiten mit allen darauf platzierten Elementen ausgegeben.

Registerkarte Paginierung
Auf dieser Palettenseite bestimmen Sie, wie Acrobat, bzw. der Adobe LiveCycle Form Server bei der Nummerierung dieser Formularseite verfahren soll.

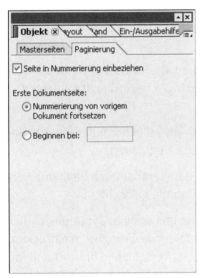

Abbildung 1.104 Das Verhalten hinsichtlich der Seitennummerierung stellen Sie auf der Registerkarte PAGINIERUNG ein.

Bedeutung der Optionen:

Seite in Nummerierung einbeziehen
Durch Selektion dieses Kontrollkästchens legen Sie fest, ob die auf Basis dieser Masterseite erstellten Seiten bei der Seitenzählung berücksichtigt werden. Ist es dese-

lektiert, dann wird die Nummer der aktuellen Seite mit 0 ausgewiesen und für die Gesamtanzahl der Formularseiten werden diese Seiten nicht mitgezählt.

Erste Dokumentseite
- NUMMERIERUNG VON VORHERIGEM DOKUMENT FORTSETZEN – Diese Option ist eigentlich nur für den Adobe LiveCycle Forms Server von Bedeutung. Dieser kann mehrere Teilformulare zu einem einzigen Formulardokument zusammenfügen. Wenn das aktuelle Dokument nicht das erste der verarbeiteten Teilformulare ist, würde die erste Seitennummer der auf Basis des Teilformulars erstellten Seiten um 1 höher sein als die Nummer der letzten Seite des vorherigen Dokuments.

  Bei einzelnen Formularen, wie es die Regel sein wird, beginnt die Nummerierung mit 1.

- BEGINNEN BEI *NUMMER* – Entsprechend der vorher geschilderten Option würde bei mehreren verarbeiteten Teilformularen die erste Nummer der auf Basis der aktuellen Teildatei erzeugten Seiten der eingegebenen Nummer entsprechen; die folgenden Seitennummern würden entsprechend hochgezählt.

  Bei einzelnen Formularen würde die Seitenzählung mit der angegebenen Nummer beginnen, was wohl wenig Sinn machen dürfte.

Teilformulare (Subforms)

Teilformulare sind das eigentliche Highlight der neuen xfa-Formulartechnologie von Adobe Acrobat. Mit ihnen ist es möglich, Formulare in logische Abschnitte aufzuteilen und Formularelemente zu gruppieren.

Jedes Formular enthält mindestens ein Teilformular. Jedes Teilformular kann beliebige Formularelemente, aber auch weitere Teilformulare enthalten.

Verschiebt man ein Teilformular, dann werden alle darin enthaltenen Elemente verschoben, löscht man es, dann wird es mitsamt aller Inhalte gelöscht.

In dynamischen Formularen lassen sich Teilformulare im Formularlayout unsichtbar machen, aber auch kopieren. Hierbei können nachfolgende Elemente nachrücken, aber auch nach unten verschoben werden. Reicht beim Verschieben die vorhandene Anzahl von Formularseiten nicht aus, dann werden automatisch neue Seiten generiert, bis alle Teilformulare untergebracht sind.

Haben Sie beispielsweise eine Rechnung und die vorhandene Seite reicht nicht für alle Positionen aus, dann umbricht Acrobat das Formular auf eine neue Seite. Sogar das automatische Generieren von Kopf- und Fußbereichen ist dabei möglich.

Tabellen basieren übrigens auch auf diesem Konzept der Teilformulare.

1.4 Komponenten-Eigenschaften

Die Objektpalette von Teilformularen ist auf drei Unterpaletten verteilt.

Registerkarte Teilformular

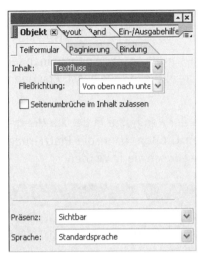

Abbildung 1.105 Die Palette TEILFORMULAR

Inhalt
Hier stellen Sie das grundlegende Verhalten eines Teilformulars ein.

- POSITION – Die im Teilformular enthaltenen Elemente sind fest positioniert. Eine Anpassung hinsichtlich Größe und Position bei Veränderung der Elemente findet nicht statt (statisches Verhalten).

- TEXTFLUSS – Das Teilformular verändert sich entsprechend den enthaltenen Elementen. Hierbei ist das Layout fließend, das heißt, das Teilformular skaliert sich automatisch so groß, dass alle Elemente hineinpassen. Vergrößert sich die Anzahl der Elemente und vergrößern sich die Abmessungen der enthaltenen Elemente, dann vergrößert sich das Teilformular. Entsprechend verringert sich die Größe bei Verminderung der Anzahl der enthaltenen Elemente bzw. deren Größe.

  Der Ausdruck Textfluss im Designer 8 ist daher irreführend. Besser, man hätte die Bezeichnungen aus Designer 7 INHALT POSITIONIEREN und INHALT FLIESSEN beibehalten.

> **Hinweis**
> Zur Laufzeit in Acrobat ist ein Fließen des Inhaltes nur dann möglich, wenn das Formular als *Dynamische Formulardatei* gespeichert wurde.

Fließrichtung

Diese Optionsauswahl ist nur bei fließenden Teilformularen verfügbar.

- VON OBEN NACH UNTEN – Hier werden alle enthaltenen Elemente innerhalb des Teilformulars unabhängig von ihrer Größe zeilenweise untereinander platziert. Dies ist vor allem dann sinnvoll, wenn man ein gleichförmiges Layout erzielen möchte.

- VON LINKS NACH RECHTS – Die enthaltenen Elemente werden so lange nebeneinander platziert, bis das nächste Element nicht mehr in die aktuelle Zeile passt. Erst dann erfolgt ein Umbruch in die nächste Zeile.

Bei beiden Optionen erfolgt die Platzierung gemäß der Rangfolge in der xfa-Hierarchie. Hat man Elemente in stark unterschiedlichen Größen, kann die Platzierung durch Verschieben der Elemente auf dem Formular sehr schwierig werden.

> **Tipp**
>
> Benutzen Sie daher das Hierarchiefenster für das Ausrichten der Elemente. Dort können Sie die xfa-Rangfolge per Drag&Drop ändern und simultan ändern sich die Positionen auch auf dem Formular.
>
> Siehe Beispiel auf der Buch-CD:
> *Beispiele\Formdemos\StundenzettelMonate.pdf*.

Seitenumbrüche im Inhalt zulassen

Hier können Sie festlegen, ob ein Seitenumbruch innerhalb eines Teilformulars erlaubt ist. Ist diese Option deaktiviert, erscheint ein Teilformular stets komplett auf einer Seite, ansonsten kann sich ein Teilformular auch über mehrere Seiten erstrecken. Die Option ist nicht bei allen Teilformulartypen verfügbar.

Präsenz

Hier steuern Sie die Sichtbarkeit eines Formularelements. Sie möchten beispielsweise vor dem Benutzer ein Feld verstecken, dessen Inhalt Sie später aber durchaus benötigen. Über den Eintrag unter PRÄSENZ legen Sie die Sichtbarkeit fest. Bei Teilformularen stehen Ihnen die Möglichkeiten aus Abbildung 1.106 zur Verfügung:

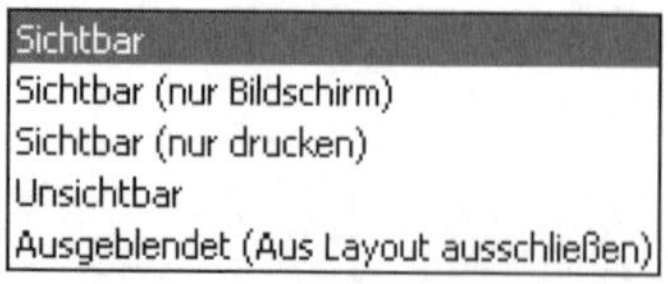

Abbildung 1.106 Dropdown-Auswahl für das Attribut "Präsenz" von Elementen

1.4 Komponenten-Eigenschaften

Bedeutung der Einträge:

- SICHTBAR – Das Element wird am Bildschirm angezeigt, gedruckt und beim Absenden online oder per E-Mail übertragen.

- SICHTBAR (NUR BILDSCHIRM) – Das Element wird am Bildschirm angezeigt und beim Absenden online oder per E-Mail übertragen, jedoch nicht gedruckt.

- SICHTBAR (NUR DRUCKEN) – Das Element wird gedruckt und beim Absenden online oder per E-Mail übertragen, jedoch nicht am Bildschirm angezeigt.

- UNSICHTBAR – Das Element wird nicht am Bildschirm angezeigt, nicht gedruckt, jedoch beim Absenden online oder per E-Mail übertragen; bei der Anzeige und beim Druck erscheint immer ein leerer Bereich in der Größe des Elements.

- AUSGEBLENDET – Das Objekt ist im Formular enthalten, aber nicht sichtbar und nimmt keinen Raum im Layout ein.

Gerade bei einem Teilformular kann es sinnvoll sein, dieses zunächst als unsichtbar oder ausgeblendet festzulegen.

> **Beispiel**
>
> In einem Formular ist ein Kontrollkästchen mit der Beschriftung VERHEIRATET. Selektiert der Benutzer dieses, wird ein zunächst unsichtbares Teilformular, beispielsweise mit dem Namen EHEGATTE zur Erfassung der Daten des Ehepartners eingeblendet. Das Skript zur Sichtbarmachung lautet dann:
>
> ```
> Xfa.#subform[0].Ehegatte.presence = "visible";
> ```
>
> Siehe Beispiel auf der Buch-CD: *Beispiele\Formdemos\Amtsformular.pdf*.

Sprache
Software wird heute oftmals international verwendet und die einzelnen Länder haben durchaus unterschiedliche Darstellungsschemata für Schrift, Zahlen und Währung. Unter dem Eintrag für SPRACHE legen Sie fest, welches Schema verwendet werden soll. Neben den dort aufgeführten Sprachen sind weitere Einstellungen verfügbar.

- STANDARDSPRACHE – Es sollen die Voreinstellungen des Formulars verwendet werden. Die Einstellung der Standardsprache führen Sie im Dialogfeld FORMULAREIGENSCHAFTEN durch.

- GEBIETSSCHEMA DES VIEWERS – Es werden die Ländereinstellungen des Benutzercomputers verwendet.

Registerkarte Paginierung

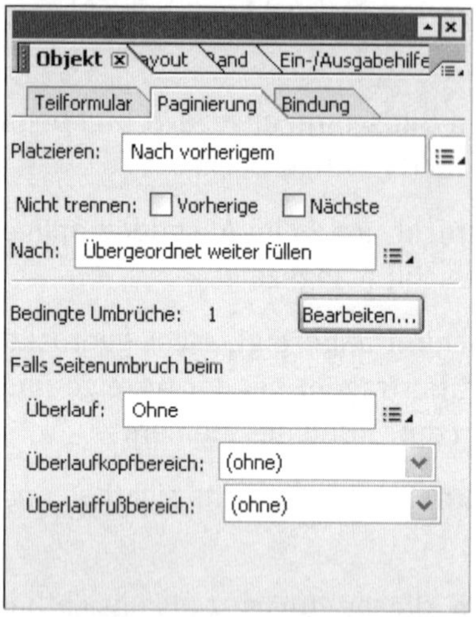

Abbildung 1.107 Die Palette PAGINIERUNG für Teilformulare

Mit den Einstellungen auf dieser Palettenseite steuern Sie das Umbruchverhalten von Teilformularen.

Platzieren

- NACH VORHERIGEM – platziert das Teilformular nach dem vorhergehenden Objekt im übergeordneten Teilformular.

- IN INHALTSBEREICH *NAME* – platziert das Teilformular an nächstmöglicher Position im unter NAME angegebenen Inhaltsbereich. Eine Auswahl dieser Option macht nur dann Sinn, wenn mehrere Inhaltsbereiche existieren. Diese stehen dann zur Auswahl.

- ANFANG DES NÄCHSTEN INHALTSBEREICHS – platziert das Teilformular am Anfang des nächsten Inhaltsbereichs. Ist nur ein Inhaltsbereich vorhanden, dann erfolgt ein Seitenumbruch vor dem Teilformular.

- ANFANG DES INHALTSBEREICHS *NAME* – platziert das Teilformular am Anfang des unter NAME angegebenen Inhaltsbereichs. Hierbei kann nur zwischen den Inhaltsbereichen gewählt werden, die bereits im Formularentwurf angelegt wurden. Ist nur ein Inhaltsbereich vorhanden, erfolgt ein Seitenumbruch vor dem Teilformular.

- AUF SEITE *NUMMER* – platziert das Teilformular an nächstmöglicher Position auf der unter NUMMER angegebenen Seite. Eine Auswahl dieser Option macht nur dann Sinn, wenn mehrere Seiten existieren. Diese stehen dann zur Auswahl.

- ANFANG DER NÄCHSTEN SEITE – platziert das Teilformular am Anfang der nächsten Seite. Ist keine Folgeseite vorhanden, erfolgt ein Seitenumbruch vor dem Teilformular auf eine automatisch generierte neue Seite.

- ANFANG DER SEITE *NUMMER* – platziert das Teilformular am Anfang der unter NUMMER angegebenen Seite. Hierbei kann nur zwischen den Seiten gewählt werden, die bereits im Formulardesign angelegt sind. Befindet sich das Teilformular bereits auf dieser Seite, erfolgt ein Seitenumbruch vor dem Teilformular auf eine automatisch generierte neue Seite.

Nicht trennen
- VORHERIGE – platziert das Teilformular im selben Inhaltsbereich wie das vorherige Teilformular.
- NÄCHSTE – platziert das Teilformular im selben Inhaltsbereich wie das nächste Teilformular.

> **Hinweis**
> Diese Optionen – egal, ob einzeln oder gemeinsam verwendet – können zu unerwarteten Ergebnissen, insbesondere Leerseiten, führen, wenn nicht alle Teilformulare auf einer einzigen Seite platziert werden können. Sie sollten deshalb nur dann eingestellt werden, wenn einige wenige Teilformulare zusammenhängend auf unbedingt einer Seite erscheinen müssen.

Nach
Hier legen Sie fest, welcher Bereich mit den folgenden Elementen gefüllt werden soll, nachdem das Teilformular platziert wurde. Sie können also das nachfolgende Formulardesign definieren.

- ÜBERGEORDNET WEITER FÜLLEN – setzt das Füllen des übergeordneten Teilformulars mit den nachfolgenden Elementen fort – vorausgesetzt natürlich, dass für keines dieser Elemente eine abweichende Vorgehensweise definiert ist.
- GEHE ZUM NÄCHSTEN INHALTSBEREICH – Vorausgesetzt, ein nachfolgender Inhaltsbereich ist vorhanden, wird das Füllen des Formulars mit den nachrangigen Elementen in diesem fortgesetzt. Ist kein weiterer Inhaltsbereich vorhanden, dann wird der aktuelle Inhaltsbereich weiter gefüllt.
- GEHE ZUM INHALTSBEREICH *NAME* – Das Füllen des Formulars mit den nachrangigen Elementen wird in dem Inhaltsbereich fortgesetzt, der durch den Namen angegeben ist. Hierbei kann nur zwischen den Inhaltsbereichen gewählt werden, die bereits im Formularentwurf angelegt wurden. Ist der benannte Inhaltsbereich bereits der aktuelle, wird dieser weiter gefüllt.
- GEHE ZUR NÄCHSTEN SEITE – Das Füllen des Formulars mit den nachrangigen Elementen wird auf der nächsten Seite fortgesetzt. Ist zur Laufzeit des Formulars keine Folgeseite vorhanden, wird eine solche automatisch erzeugt.

- GEHE ZUR SEITE *NUMMER* – Das Füllen des Formulars mit den nachrangigen Elementen wird auf der Seite mit der angegebenen Nummer fortgesetzt. Hierbei kann nur zwischen den Seiten gewählt werden, die bereits im Formulardesign angelegt sind. Ist die angegebene Seite bereits die aktuelle Seite, wird das Füllen unmittelbar auf dieser fortgesetzt.

Bedingte Umbrüche

Neu in Acrobat 8 ist dieses Feature hinzugekommen. Es können für ein Teilformular eine oder sogar mehrere Bedingungen angegeben werden, bei denen vor oder nach dem Formular ein Umbruch zu erfolgen hat. Auch den Umbruchtyp kann man hierbei festlegen.

Nach Betätigung des BEARBEITEN-Buttons öffnet sich das Dialogfenster, das Sie in Abbildung 1.108 sehen können.

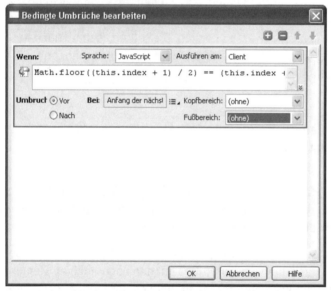

Abbildung 1.108 Das Dialogfenster BEDINGTE UMBRÜCHE BEARBEITEN bietet ein mächtiges Repertoire für die Formularflusssteuerung.

Bedeutung der Schaltflächen:

➕	Hinzufügen einer neuen Umbruch-Bedingung
➖	Löschen der aktuell markierten Umbruch-Bedingung
⬆	Verschieben der aktuell markierten Umbruch-Bedingung eine Zeile nach oben
⬇	Verschieben der aktuell markierten Umbruch-Bedingung eine Zeile nach unten

Bei mehreren erfassten Bedingungen werden diese in der eingestellten Reihenfolge abgearbeitet.

Sprache
Sie können die Umbruch-Bedingung wahlweise sowohl in JavaScript als auch in FormCalc definieren.

Ausführen am
Diese Option ist standardmäßig auf CLIENT eingestellt. Eine Änderung in serverseitige Verarbeitung ist allenfalls dann sinnvoll, wenn man für die Formulargenerierung über den Adobe LiveCycle Form Server verfügt, den aufgrund des hohen Preises nur wenige besitzen werden.

Wenn
Hier erfassen Sie die Bedingung, eine Formel, aufgrund der ein Seitenumbruch erfolgen soll. Wenn das Ergebnis der Berechnung true (= wahr) ergibt, wird der Umbruch durchgeführt.

Auf die Eigenschaften des aktuellen Teilformulars können Sie über den Accessor this zugreifen.

Bei der Berechnung können Sie auf alle unter FormCalc und JavaScript verfügbaren Rechen- und Logikfunktionen zurückgreifen. Unter JavaScript können Sie dabei auch auf die Funktionen des Math-Objekts zurückgreifen.

Umbruch: Vor/Nach
Wählen Sie unter diesen beiden Optionsfeldern aus, ob vor oder nach dem aktuell bearbeiteten Teilformular der Umbruch erzeugt werden soll.

> **Achtung**
> Wenn ein Teilformular in mehreren Instanzen vorliegt, wird für jedes Teilformular die Bedingung geprüft. Beachten Sie dies bei der Formelerstellung und der Formularplanung. Bei sehr vielen Instanzen eines Teilformulars kann es zu einem stark verlangsamten Ablauf kommen.

Umbruch: Bei
- KEIN UMBRUCH, NUR KOPF- UND FUSSBEREICH – Bei dieser Einstellung, dem voreingestellten Standard, wird nur der unter PAGINIERUNG ÜBERLAUFKOPFBEREICH, bzw. der ÜBERLAUFFUSSBEREICH überschrieben. Ein Umbruch wird jedoch nicht erzeugt.

> **Hinweis**
> In der vorliegenden Programmversion kann man, wenn eine Änderung dieser Einstellung erfolgte, später nicht mehr darauf zurücksetzen.

Die weiteren Auswahlmöglichkeiten...

- INHALTSBEREICH *NAME*
- ANFANG DES NÄCHSTEN INHALTSBEREICHS
- ANFANG DES INHALTSBEREICHS *NAME*
- SEITE *NUMMER*
- ANFANG DER NÄCHSTEN SEITE
- ANFANG DER SEITE *NUMMER*

entsprechen denen unter PAGINIERUNG|PLATZIEREN oben.

Kopfbereich
Hier können Sie einen Kopfbereich (Überlaufvorspann) festlegen, der bei einem bedingten Seitenumbruch auf der nachfolgenden Seite vor dem Teilformular platziert wird. Dieser Kopfbereich muss als Teilformular vorher angelegt worden sein.

Bei der Auswahl (OHNE) wird kein Kopfbereich in das Formular eingesetzt.

Fußbereich
Entsprechend kann hier ein so genannter Überlauftrailer (ein Teilformular) festgelegt werden, der auf der aktuellen Seite vor dem Seitenumbruch ausgegeben wird.

> **Hinweis**
>
> Der dem Teilformular zugewiesene Überlaufvorspann bzw. Überlauftrailer wird bei bedingten Umbrüchen nicht automatisch verwendet; es handelt sich dabei ja auch nicht um einen Überlauf.
>
> Siehe Beispiel auf der Buch-CD:
> `Beispiele\Formdemos\BedingterUmbruchAnzahl.pdf`

> **Beispiel**
>
> *Formular mit bedingtem Umbruch*
> **Aufgabenstellung:** Es sollen maximal zwei Instanzen eines Teilformulars auf einer Seite erscheinen, anschließend soll ein Seitenumbruch erfolgen.
>
> 1. Erstellen Sie ein neues Blanko-Formular, indem Sie auf die Schaltfläche in der Toolbar klicken.
> 2. Ziehen Sie ein Teilformular aus der Palette BIBLIOTHEK, Abschnitt STANDARD, auf die obere linke Ecke des vorhandenen Haupt-Teilformulars. (**Anmerkung:** Die Standard-Auswahl in der OBJEKT-Palettenseite TEILFORMULAR unter INHALT bleibt un-

verändert auf POSITION stehen.) Stellen Sie die Breite des Teilformulars so ein, dass diese etwas geringer ist als die des Haupt-Teilformulars.

3. Ziehen Sie ein Schaltflächen-Element aus der Palette BIBLIOTHEK in das neue Teilformular. Markieren Sie diese Schaltfläche und geben Sie die Beschriftung Neues Teilformular ein.

   Wählen Sie im Skripteditor unter ANZEIGEN das click-Ereignis aus und geben Sie folgendes Skript ein:

   ```
   var newSub = Formular1.Teilformular1.instanceManager.addInstance(1);
   ```

   Durch dieses Skript wird später jeweils eine neue Instanz des Teilformulars erzeugt. Sollte der Name des Hauptformulars in Ihrem Formular nicht Formular1 lauten oder der des Teilformulars nicht Teilformular1, so ändern Sie dies bitte entsprechend in Ihrem Skript ab.

4. Ziehen Sie beliebige weitere Formularelemente aus der Bibliothek in das neue Teilformular.

5. Selektieren Sie anschließend das Haupt-Teilformular und ändern Sie die Standard-Auswahl in der OBJEKT-Palettenseite TEILFORMULAR unter INHALT auf TEXTFLUSS und stellen Sie die FLIESSRICHTUNG auf VON OBEN NACH UNTEN ein.

6. Selektieren Sie in der Palette HIERARCHIE den Rootknoten namens Formular1 und wählen Sie im Skripteditor unter ANZEIGEN das Ereignis initialize aus sowie die Sprache JavaScript. Geben Sie dann als Skript ein:

   ```
   subfMaxVar = 2;
   ```

   Damit erzeugen Sie eine Zahlenvariable, die den Wert für die Anzahl Teilformulare enthält, nach der jeweils ein Seitenumbruch erfolgt. Sie können natürlich anstelle der 2 einen anderen Wert wählen.

7. Selektieren Sie das neue Teilformular (Teilformular1) und selektieren Sie auf der Objektpalette BINDUNG die Option TEILFORMULAR WIEDERHOLEN FÜR JEDES DATENELEMENT. Selektieren Sie ferner MIN-ZÄHLER und geben Sie dazu den Wert 1 ein.

8. Gehen Sie auf die Palette PAGINIERUNG und betätigen Sie den BEARBEITEN-Button neben BEDINGTE UMBRÜCHE. Im dann erscheinenden Dialogfenster selektieren Sie SPRACHE JavaScript, AUSFÜHREN Client, UMBRUCH Nach, BEI Anfang der nächsten Seite und geben Sie unter WENN folgendes Skript ein:

   ```
   Math.floor((this.index + 1) / subfMaxVar) == this.index + 1) / subfMaxVar
   ```

   Diese Bedingung bewirkt, dass dann ein Seitenumbruch erfolgt, wenn der Wert der Variablen subfMaxVar oder ein Vielfaches davon erreicht wird.

9. Speichern Sie das Formular unter einem beliebigen Namen; selektieren Sie hierbei im SPEICHERN-Dialogfenster als DATEITYP ACROBAT 8 (DYNAMISCH) XML-FORMULAR. In einem anderen Dialogfenster, das Sie über den Menüpunkt DATEI|FORMULAREIGENSCHAFTEN erreichen, wählen Sie unter der Palette STANDARD das XDP-VORSCHAUFORMAT ACROBAT 8 (DYNAMISCH) XML-FORMULAR aus.

10. Gehen Sie in den PDF-Vorschau-Modus und betätigen Sie mehrmals die Schaltfläche NEUES TEILFORMULAR.

Als Ergebnis sollte nun nach jeder Betätigung der Schaltfläche ein weiteres Teilformular erzeugt werden. Nach Erreichen der voreingestellten Anzahl (Variable subf-MaxVar) sollte jeweils ein Seitenumbruch erfolgen.

Siehe Beispiel auf der Buch-CD:

Beispiele\Formdemos\BedingterUmbruchAnzahl.pdf

Überlauf

Hier legen Sie das Formularverhalten für den Fall fest, dass eine Seite überläuft, also nicht mehr genug Platz für das nächste Element vorhanden ist. Beispielsweise haben Sie so viele neue Teilformulare erzeugt, dass diese nicht mehr auf die aktuelle Seite passen.

Für diesen Fall haben Sie folgende Steuerungsmöglichkeiten:

- OHNE – Standardverhalten – startet das Füllen der nächsten folgenden Seite. Falls eine solche Seite fehlt, wird automatisch eine neue erzeugt.

- GEHE ZU INHALTSBEREICH *NAME* – Es wird der durch NAME benannte Inhaltsbereich mit den Überlaufelementen gefüllt.

- GEHE ZU SEITE *NUMMER* – Es wird die durch Nummer festgelegte Seite mit den Überlaufelementen gefüllt.

Überlaufkopfbereich

Oftmals ist es erforderlich, dass sich auf jeder Seite bestimmte Angaben wiederholen.

Beispielsweise haben Sie einen Auftrag oder eine Rechnung. Auf der ersten Seite stehen im oberen Bereich allgemeine Kundendaten, wie Kundennummer und Anschrift, sowie Vorgangsdaten, wie das Datum und die Auftragsnummer. Anschließend folgen die Artikelpositionen mit Mengenangaben und Preisen. Über den Artikelpositionen ist ein Kopfbereich (Vorspann), der die Artikelpositionen durch Überschriften, wie ARTIKELNUMMER, BEZEICHNUNG, MENGE, EINZELPREIS und POSITIONSPREIS erläutert.

Läuft die Seite nun über, weil zu viele Artikelpositionen erzeugt wurden, ist es sinnvoll, einige der Kunden- und Vorgangsdaten sowie den Kopfbereich auf allen folgenden Seiten mit auszugeben.

Zu diesem Zweck können Sie ein anderes Teilformular verwenden oder unmittelbar ein neues anlegen. Ein solches Teilformular kann beliebige Elemente und übrigens auch weitere Teilformulare enthalten, ja sogar dynamisch sein, sich also den darin enthaltenen Elementen anpassen.

Sie können über eine Dropdown-Liste zwischen den bestehenden, infrage kommenden Teilformularen auswählen oder unmittelbar über Neu ein neues erstellen. Bei der Auswahl von (OHNE) erscheint kein Überlaufvorspann.

> **Tipp**
>
> Wenn Sie ein Teilformular für den Überlaufkopfbereich fertiggestellt haben, stört es eigentlich die weitere Arbeit im Designer. Auch kann es – je nach vorheriger Positionierung in der Hierarchie – später an Stellen im Formular erscheinen, wo man es gar nicht haben will. Ziehen Sie daher in der Palette HIERARCHIE dieses Teilformular per Drag&Drop auf den Eintrag (REFERENZIERTE OBJEKTE) und legen Sie es dort ab. Dann erscheint es nicht mehr im Designbereich und wird garantiert auch nicht versehentlich an falscher Stelle im Formular platziert.
>
> Möchten Sie es dann doch später ändern oder überarbeiten, ziehen Sie es wieder in den sichtbaren Bereich – am besten direkt unter das Haupt-Teilformular der Seite, so dass es ganz oben erscheint. Sind Sie fertig mit der Arbeit, lassen Sie es wieder unter (REFERENZIERTE OBJEKTE) verschwinden.

Überlauffußbereich
Ähnlich, wie Sie für den Kopfbereich der Folgeseite einen Vorspann festlegen können, können Sie dies auch für den Fußbereich der aktuell umzubrechenden Seite.

Hier könnten Sie – um beim Beispiel der Rechnung zu bleiben – in einem Teilformular beispielsweise einen Übertrag als Zwischensumme der bisherigen Artikelpositionen auswerfen und die aktuelle Seitennummer einfügen.

Ansonsten gilt dasselbe wie für den Überlaufkopfbereich.

Registerkarte Bindung
Unter dieser Registerkarte finden Sie alles, was für die Datenfeldeigenschaften von Bedeutung ist.

Kapitel 1 — DER FORMULAR DESIGNER

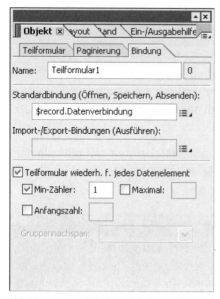

Abbildung 1.109 Die Datenbindungseigenschaften eines Teilformulars

Name

Ein Feld steht immer im Zusammenhang mit dem Teilformular, in dem es enthalten ist. Im Rahmen von SOM-Ausdrücken wird der Name eines Teilformulars immer vor dem Namen des Feldes gesetzt.

Beispiel

```
xfa.form.Formular1.Teilformular1.Textfeld1
```

Ein Teilformular muss nicht unbedingt einen Namen besitzen und für etliche automatisch erzeugte Teilformulare, z.B. das Haupt-Teilformular, vergibt der Designer keinen Namen. Damit Sie auch bei unbenannten Teilformularen auf die untergeordneten Elemente über SOM-Ausdrücke zugreifen können, erscheint ein solches Formular in Bezug auf den Namensraum transparent.

Nehmen wir ein Beispiel.

In Abbildung 1.110 befindet sich das Textfeld1 innerhalb eines unbenannten Teilformulars. Sie können auf dieses mit dem Ausdruck

```
xfa.form.Formular1.Textfeld1
```

zugreifen. Das Teilformular ist in diesem Ausdruck also nicht vorhanden.

1.4 Komponenten-Eigenschaften

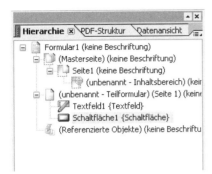

Abbildung 1.110 In Bezug auf SOM-Ausdrücke transparente Teilformulare sind mit "unbenannt - Teilformular" gekennzeichnet

Dennoch erscheint es mir persönlich sinnvoll, wenn Sie alle Teilformulare benennen. Geben Sie diesen dann kurze, aussagekräftige Namen – das erspart Schreibarbeit. Würden Sie dem obigen Teilformular den Namen TF1 geben, dann lautete der obige Ausdruck jetzt

```
xfa.form.Formular1.TF1.Textfeld1
```

Sie hätten zudem den Vorteil, dass Sie mit dem SOM-Ausdruck

```
xfa.form.Formular1.TF1
```

unmittelbar auch auf das Teilformular und dessen Eigenschaften, z.B. die X-Position, mit

```
xfa.form.Formular1.TF1.x
```

zugreifen könnten.

> **Hinweis**
>
> Natürlich besteht auch bei unbenannten Formularen die Möglichkeit, auf diese bzw. deren Eigenschaften zuzugreifen. Jedes Element besitzt einen so genannten Prototyp, eine Art allgemeinen Namen. Dieser Prototyp ist – als Unterscheidung zu echten Namen – durch ein voranstehendes #-Symbol gekennzeichnet. Diese Prototypen-Bezeichnungen muss man natürlich kennen – für ein Formular lautet er subform. Da es in einem Formular mehrere Elemente gleichen Typs geben kann, sind diese beginnend mit 0 durchnummeriert. Die Nummer wird dem Ausdruck in eckigen Klammern eingeschlossen nachgestellt. Das Haupt-Teilformular hat somit den Prototyp-Namen #subform[0].

Versuchen Sie nun allerdings, die X-Position in JavaScript mit dem Ausdruck

```
xfa.form.Formular1.#subform[0].x
```

herauszubekommen, dann wird dieser Versuch zunächst kläglich scheitern. Dazu muss man wissen, dass auf einzelne Elemente nach Prototypen mit der Methode `resolveNode()` zugegriffen werden muss. Der Zugriff auf die X-Koordinate des Teilformulars würde somit lauten

```
xfa.form.Formular1.resolveNode("#subform[0]").x
```

Das hört sich schon recht kompliziert an und wird noch komplizierter, wenn mehrere Teilformulare ineinander verschachtelt sind.

Darum besser für alle Teilformulare und sonstigen Elemente Namen vergeben.

Standardbindung (Öffnen, Speichern, Absenden)

Mit diesem Eintrag legen Sie fest, wie die eingegebenen Werte als Formulardaten verwendet werden.

- NORMAL – Beim Versand von XML-Daten wird für dieses Teilformular eine Untersektion dessen Namens gebildet. Heißt das Formular TF1, dann könnte dies beispielsweise so aussehen.

```xml
<?xml version="1.0" encoding="UTF-8" ?>
<Formular1>
    <TF1>
        <Textfeld1>Mein eingegebener Text</Textfeld1>
    </TF1>
</Formular1>
```

- OHNE – Beim Versand von XML-Daten bleibt dieses Teilformular unbeachtet. Dies würde dann so aussehen.

```xml
<?xml version="1.0" encoding="UTF-8" ?>
<Formular1>
    <Textfeld1>Mein eingegebener Text</Textfeld1>
</Formular1>
```

- DATENVERBINDUNG – Wenn Ihr Teilformular eine Zuordnung zu einer Datenquelle hat (Datenbank oder XML-Daten), stellt es den untergeordneten Elementen diese vereinfacht zur Verfügung. In dem untergeordneten Element genügt es dann, wenn lediglich noch der Name der Datenspalte hinterlegt wird.

Haben Sie noch keine unmittelbare Datenverbindung zu Ihrem Teilformular, dann können Sie die an dieser Stelle anlegen.

Nach der Zuordnung könnte zum Beispiel folgender Eintrag unter STANDARDBINDUNG zu finden sein:

```
$record.MyDataconnection
```

$record steht für xfa.record und ist das übergeordnete Objekt vom Typ data-Group, das sämtliche Datenverbindungen des Formulars beinhaltet,

MyDataconnection ist der Name der Datenverbindung.

> **Hinweis**
> Leider funktioniert in der aktuell vorliegenden Version die Übernahme der Datenbindung aus dem Auswahlmenü heraus nicht. Sie müssen daher den Wert – im Beispiel $record.MyDataconnection – manuell eintragen.

Import/Export-Bindungen
An dieser Stelle kann man noch eine Import- oder Exportverbindung – in der Regel zu einem SOAP-Webservice – einrichten. Dazu wird eine WSDL-Beschreibungsdatei benötigt, die entweder auf einem lokalen Rechner, einem Rechner im Netzwerk oder im Internet hinterlegt sein kann. Ist die Beschreibungsdatei lokal hinterlegt, kann sie mittels eines Datei-Dialogfensters ausgewählt werden; ansonsten muss die URL zu dieser manuell erfasst werden.

Teilformular wiederh. f. jedes Datenelement
Diese und die nachfolgenden Optionen sind nur verfügbar, wenn sich das Teilformular innerhalb des fließenden Layouts eines umgebenden Formulars befindet. Bei einer Datenbindung des Teilformulars kann man zwar grundsätzlich ebenfalls Einträge in diesen Feldern vornehmen, die Teilformulargenerierung richtet sich aber dennoch ausschließlich nach der Anzahl der Datensätze, die die Datenquelle zur Verfügung stellt.

Einträge sind also nur bei skriptgesteuerter Teilformulargenerierung sinnvoll.

Mit der Selektierung dieser Option können Sie grundsätzlich festlegen, ob ein Teilformular wiederholt werden darf.

Min-Zähler
Bei Selektion dieser Option und dem nachfolgend eingegebenen Zahlenwert legen Sie fest, wie viele Instanzen eines Teilformulars mindestens auf dem Formular erzeugt bzw. vorhanden sein müssen. Mindestens diese Zahl ist also schon vorhanden, wenn das Formular das erste Mal angezeigt wird. Auch verbleibt beim Löschen von Instanzen des Teilformulars mindestens diese Anzahl im Formular.

Max-Zähler
Wird diese Option selektiert, kann im nachfolgenden Feld die maximal erzeugbare Anzahl von Instanzen des Teilformulars festgelegt werden. Wenn die Maximalanzahl erreicht ist, können keine weiteren Instanzen des Teilformulars erzeugt werden.

Anfangszahl
Abweichend vom MIN-ZÄHLER kann hier eine höhere Zahl angegeben werden. Es wird dann bei der Instanzierung des Formulars diese Anzahl von Instanzen des Teilformulars erzeugt. Der – geringere – Wert von MIN-ZÄHLER kann jedoch weiterhin nicht unterschritten werden.

Teilformularsätze

Hauptsächlich sind Teilformularsätze für die Verwendung im Zusammenhang mit dem Adobe LiveCycle Form Server gedacht. Man erzielt mit ihnen eine etwas kontrolliertere Formularsteuerung, wenn mehrere Teilformulare in einem Formular vorkommen und das Formular datenbasiert erzeugt wird.

Aber auch in clientbasierten Formularen erweitern sie die Möglichkeiten von Teilformularen, wenn diese entweder stets im Zusammenhang auftreten oder als Alternativen zueinander.

Wie der Name eigentlich schon sagt, ist ein Teilformularsatz eine Zusammenfassung mehrerer Teilformulare. Es handelt sich dabei um eine nicht-visuelle Komponente. Teilformulare sehen Sie daher nicht im Formulardesign, sondern nur in der Hierarchie.

Dort legen Sie auch einen Teilformularsatz an. Klicken Sie dazu mit der rechten Maustaste auf den Eintrag für das Formular oder Teilformular, unter dem Sie ein Teilformular einfügen möchten. Es öffnet sich ein Popup-Menü, in dem Sie den Menüpunkt TEILFORMULARSATZ EINFÜGEN auswählen.

Ein Teilformularsatz hat erst dann eine Bedeutung, wenn Sie ihm Teilformulare zuordnen.

Bestehende Teilformulare ordnen Sie einem Teilformularsatz zu, indem Sie sie in der Palette HIERARCHIE per Drag&Drop auf den Teilformularsatz ziehen und dort ablegen.

Neue Teilformulare legen Sie im Hierarchiefenster an. Klicken Sie mit der rechten Maustaste auf den Eintrag eines Teilformularsatzes. Es öffnet sich wieder ein Popup-Menü. Treffen Sie die Auswahl TEILFORMULAR EINFÜGEN und es wird unmittelbar ein neues Teilformular unterhalb bereits vorhandener Teilformulare eingefügt.

Ein Beispiel zu einem Teilformularsatz finden Sie auf der Buch-CD unter: *Beispiele\Formdemos\Teilformularsatz1.pdf*.

1.5 Textformatierung

Sowohl für den Feldwert als auch die Beschriftung haben Sie verschiedene Möglichkeiten der Schrift- und Absatzformatierung. Der LiveCycle Designer bietet hierbei erweiterte Möglichkeiten im Sinne einer Rich-Text-Formatierung für die Beschriftung eines Feldes und bei Text- und Textfeld-Elementen auch für den Feldinhalt. Rich-Text-Format (Abkürzung: RTF) bedeutet, dass unterschiedliche Schrift- und Absatzattribute innerhalb eines einzigen Elements variiert werden können.

In Bezug auf die Schrift sind verschiedene Optionen einstellbar, die selbsterklärend sind.

Dies sind:

- Schriftfont
- Schriftgröße
- Schriftstil (fett, kursiv, unterstrichen, durchgestrichen, auch in Kombination); für den Unterstrich gibt es verschiedene Optionen
- Schriftfarbe
- Grundlinienverschiebung

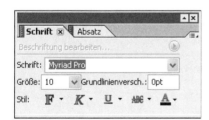

Abbildung 1.111 Über die SCHRIFT-Registerkarte können Sie unterschiedlichste Schriftattribute einstellen.

Für das Absatzformat können Sie einstellen:

- Horizontale Absatzausrichtung (linksbündig, zentriert, rechtsbündig und Blocksatz)

- Vertikale Absatzausrichtung (oben, zentriert, unten)
- Zeilenabstand
- Texteinzüge

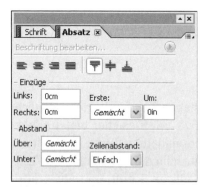

Abbildung 1.112 Die ABSATZ-Registerkarte gestattet Ihnen umfangreiche Formatierungsmöglichkeiten.

Auch diese Einstellungen können Sie miteinander kombinieren und für jeden Absatz separat einstellen.

> **Beispiel**
>
> Zwei Beispiele für verschiedene Absatzformate
>
> Linksbündig
>   Rechtsbündig
>   Zentriert
>
> Und dies ist ein so genannter Blocksatz, also passend in die volle Breite eingepasster Text.
>
>   Dies ist ebenfalls Blocksatz; die erste Zeile ist hier jedoch um 0,5 cm eingezogen, wie man unschwer erkennen kann.
>
> **Abbildung 1.113** Absatz-Formatierungsmöglichkeiten
>
> Schriftformatierung in Textfeldern während des Ausfüllens von Formularen
>
> In Textfeldern, für die RTF-Formatierung zugelassen ist, können Sie während des Ausfüllens in Acrobat 7 gar nicht und in Acrobat 8 – über ein Popup-Menü – nur ein-

1.5 Textformatierung

geschränkt die Schriftformatierung einstellen, obwohl grundsätzlich RTF-Text möglich ist. Adobe unterstützt diese unmittelbare Möglichkeit zurzeit leider noch nicht zufrieden stellend.

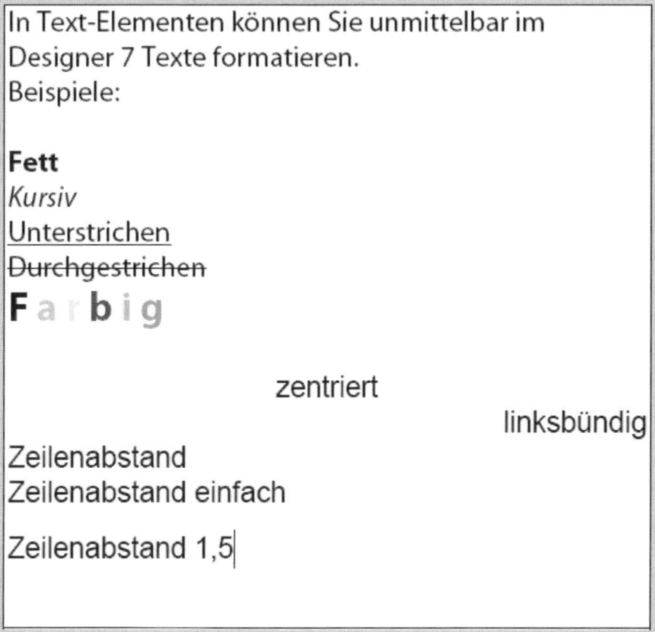

> In Text-Elementen können Sie unmittelbar im Designer 7 Texte formatieren.
> Beispiele:
>
> **Fett**
> *Kursiv*
> <u>Unterstrichen</u>
> ~~Durchgestrichen~~
> **F a r b i g**
>
>   zentriert
>   linksbündig
> Zeilenabstand
> Zeilenabstand einfach
>
> Zeilenabstand 1,5

Abbildung 1.114 Schrift- und Absatz-Formatierungsmöglichkeiten – mit WordPad erstellt und nach Acrobat kopiert

---

Tipp

Sie können formatierten Text über das Windows-Clipboard einsetzen. Erfassen Sie den Text in einem Programm, das RTF-Dateien erstellen kann, zum Beispiel mit Microsoft Word oder dem kostenlos zu Windows mitgelieferten Programm Wordpad. Markieren Sie dort den Text, den Sie übernehmen möchten, und kopieren Sie ihn auf das Windows-Clipboard (Menüpunkt BEARBEITEN|KOPIEREN oder Tastenkombination [Strg]+[C]). Wechseln Sie dann zu Ihrem Acrobat-Formular und setzen Sie den Cursor in das Textfeld. Über den Menüaufruf BEARBEITEN|EINFÜGEN können Sie den formatierten Text im Textfeld einsetzen.

Dies ist zwar keine benutzerfreundliche Methode, aber dennoch eine praktikable Möglichkeit. Der Text wird intern im XFA-Format, also im Grunde genommen in XML, gespeichert.

> **Beispiel**
>
> Der RTF-Text aus dem vorstehenden Beispiel entspricht beispielsweise dem nachstehenden XFA-Ausdruck:
>
> ```
> <body xmlns="http://www.w3.org/1999/xhtml" xmlns:xfa="http://
> www.xfa.org/schema/xfa-data/1.0/" xfa:APIVersion="2.2.4330.0"><p>In
> Text-Elementen können Sie unmittelbar im Designer 7 Texte formatie-
> ren.</p><p>Beispiele:</p><p><span style="xfa-spacerun:yes"> </span></
> p><p style="font-weight:bold">Fett</p><p style="font-style:italic">Kur-
> siv</p><p style="text-decoration:underline">Unterstrichen</p><p
> style="text-decoration:line-through">Durchgestrichen</p><p style="font-
> size:14pt;font-weight:bold">F<span style="xfa-spacerun:yes"> </
> span><span style="color:#c0c0c0">a</span><span style="color:#ffff00">
> r</span><span style="xfa-spacerun:yes"> </span><span
> style="color:#ff0000">b</span><span style="xfa-spacerun:yes"> </
> span><span style="color:#00ffff">i</span><span style="xfa-space-
> run:yes"> </span><span style="color:#00ff00">g</span></p><p
> style="font-family:Arial;text-decoration:none"><span style="xfa-space-
> run:yes"> </span></p><p style="text-align:center;font-
> family:Arial;text-decoration:none">zentriert</p><p style="text-
> align:right;font-family:Arial;text-decoration:none">linksbündig</p><p
> style="font-family:Arial;text-decoration:none">Zeilenabstand</p><p
> style="font-family:Arial;text-decoration:none">Zeilenabstand einfach</
> p><p style="line-height:18.75pt;font-family:Arial;text-decora-
> tion:none">Zeilenabstand 1,5</p></body>
> ```
>
> Derartige Formatierungsanweisungen dürften Entwicklern von HTML-Seiten bekannt vorkommen.

1.6 Dynamische Eigenschaften

Oftmals besteht auch die Anforderung, ein Formular dynamisch anzupassen. Dies kann beispielsweise sein, weil es mehrsprachig dargestellt werden soll. Dann sollen sowohl die Beschriftungen der Elemente in der Sprache des Benutzers dargestellt werden wie auch wichtige Hinweise und Fehlermeldungen.

Zur Aktivierung der dynamischen Eigenschaften selektieren Sie im Menü zu den Objekt-Paletten Dynamische Eigenschaften anzeigen. Die dynamisch veränderbaren Bereiche der Felder werden dann unterstrichen dargestellt.

Einige interessante Beispiele zu Formularen mit dynamischen Eigenschaften werden Sie in diesem Buch kennen lernen.

Kapitel 2

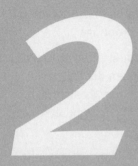

Skripting mit JavaScript & Co.

2.1	Warum Skripting?	166
2.2	Skripting-Möglichkeiten in Acrobat und Designer	166
2.3	Wo werden Skripte erfasst?	170
2.4	Wann werden Skripte ausgeführt?	171
2.5	Einstieg in das praktische Skripting	179
2.6	Variablen und Wertzuweisungen	180
2.7	Vergleichsoperatoren	185
2.8	Bedingte Anweisungen	186
2.9	Schleifen	189
2.10	Mit Feldern arbeiten	192
2.11	Ereignisse per Skript »feuern«	198
2.12	Eigene Funktionen definieren	199

2.1 Warum Skripting?

Bevor ich im nachfolgenden Kapitel intensiver auf die praktische Formularerstellung eingehe, sollten Sie sich vorab noch mit den Grundlagen des Skriptings befassen. Selbst ein einfaches Formular gewinnt oft durch den Einsatz von Skripten und beispielsweise die Formular-Komponenten DRUCKEN-SCHALTFLÄCHE und ZURÜCKSETZEN-SCHALTFLÄCHE unterscheiden sich von einer gewöhnlichen Schaltfläche nur dadurch, dass bei ihnen unter dem click-Ereignis ein kurzes Skript hinterlegt ist. Sobald Sie diese Elemente einsetzen, verwenden Sie also bereits Acrobat-Skripting.

Ein bloßes Erfassen von Formulardaten in elektronischen Formularen stellt sicherlich schon eine gewisse Arbeitserleichterung dar. Aber natürlich sollen die Daten auch weiterverarbeitet werden, und zwar sowohl unmittelbar im Formular als auch durch die elektronische Weitergabe, die ebenfalls gesteuert werden muss. Dann erst hat man intelligente Formulare.

Was nützt es beispielsweise, wenn ich mehrere Werte, deren Summe ich anschließend haben muss, in einem Formular erfasse, wenn ich diese Summe erst mit meinem Taschenrechner ermitteln und wiederum eintragen muss. Ändert sich ein Teilwert, dann muss ich die Summe komplett berechnen. Darum werden integrierte Möglichkeiten benötigt, die mir diese Arbeit abnehmen.

2.2 Skripting-Möglichkeiten in Acrobat und Designer

Schon sehr früh hat man bei Adobe erkannt, dass Möglichkeiten zur Weiterverarbeitung einfach ein Muss bei einer Formularsoftware sind. Neben einigen einfachen Berechnungsfunktionen wurde dann schließlich auch die von der Entwicklung dynamischer Webseiten her bekannte Skriptsprache JavaScript integriert.

Was ist Skriptprogrammierung?

Eine Skriptprogrammierung liegt in Textform vor und wird erst zur Laufzeit auf dem Computer interpretiert, also in Befehle umgesetzt, die der Computer, beziehungsweise dessen Betriebssystem und Prozessor, versteht. Das macht eine solche Sprache sehr flexibel, denn sie kann auf Computern mit unterschiedlichen Prozessoren und Betriebssystemen eingesetzt werden. Aber die Umsetzung zur Laufzeit ist auch sehr rechenintensiv und daher laufen Programme in Skriptsprachen langsamer als Programme in kompilierten Sprachen, also solche, die bereits in Befehle übersetzt sind, die der Computer unmittelbar umsetzen kann.

JavaScript – ursprünglich von der Firma Netscape entwickelt – wird mittlerweile von allen wichtigen Webbrowsern interpretiert. Hauptzweck war die Verbesserung der Interaktivität der ansonsten recht starren HTML-Webseiten. Mittlerweile wird diese Skriptsprache auch von anderen Programmen verwendet, beispielsweise von Adobe Flash unter dem Namen ActionScript und eben auch von Adobe Acrobat als Acrobat JavaScript.

Nun hat ein Webbrowser andere Aufgaben und Funktionen als Adobe Acrobat oder Macromedia Flash, die das ursprüngliche JavaScript überhaupt nicht kennt. Trotzdem kann JavaScript hier verwendet werden, denn es ist eine objektorientierte Sprache. Ein Objekt ist ein »programmiertechnisches Ding«, dessen inneren Aufbau man eigentlich gar nicht kennen muss. Es verfügt aber über gewisse Eigenschaften und Methoden, die ich kennen und aufrufen können muss, um die Funktionen der Objekte in Anspruch nehmen zu können.

> **Hinweis**
> Wenn Sie bereits mit objektorientierter Programmierung vertraut sind, dann überspringen Sie diesen Abschnitt

Was bedeutet Objektorientierung?

Wenn Sie in Ihrem Leben noch nichts mit objektorientierter Programmierung zu tun hatten, dann lassen Sie sich durch diesen komplizierten Namen nicht abschrecken. Wir nehmen mal ein anschauliches Beispiel aus dem Alltag für ein Objekt: ein Auto. Um ein Auto nach meinen Vorstellungen bewegen zu können, benötige ich unter anderem einen Motor und eine Bremse, die wiederum Objekte sind. Wie der Motor, die Bremse oder das Auto selbst aufgebaut sind, muss ich gar nicht wissen. Trotzdem kann ich diese Objekte benutzen, indem ich deren Methoden verwende.

Möchte ich das Auto in Bewegung setzen oder schneller fahren, muss ich einfach nur Gas geben, indem ich das Gaspedal – wiederum ein Objekt – drücke. Ich wende also diese Methode des Gaspedals an, das wiederum ein Bestandteil des Objekts Motor und damit des Autos ist. Dies so in Form eines Satzes zu formulieren, ist natürlich recht umständlich. Man könnte vielleicht auch schreiben:

Auto -> Motor -> Gaspedal -> drücken

oder vielleicht noch einfacher

Auto.Motor.Gaspedal.drücken

Möchte ich irgendwann langsamer fahren, dann muss ich Gas zurücknehmen, was man einfach schreiben könnte:

AUTO.MOTOR.GASPEDAL.ZURÜCKNEHMEN

und möchte ich das Auto schnell zum Stehen bringen, dann betätige ich die Bremse,

AUTO.BREMSE.BREMSPEDAL.DRÜCKEN.

Indem wir diese Punkte zur Trennung der Objekte und deren Eigenschaften verwenden, wären wir schon bei einer praktikablen Schreibweise zu deren Beschreibung.

Vielleicht möchten wir auch die Lüftung des Autos verwenden, die über fünf Schaltstufen (0 bis 4) des Einstellhebels verfügt. Dann müssen wir auch einen Wert für den gewünschten Lüftungsgrad einstellen, was sich wie folgt beschreiben ließe:

- Schwache Lüftung   AUTO.LÜFTUNG.HEBEL(1)
- Starke Lüftung   AUTO.LÜFTUNG.HEBEL(4)
- Lüftung aus   AUTO.LÜFTUNG.HEBEL(0)

Somit haben wir jetzt sogar eine Schreibweise, bei der wir Objekte ansprechen können und bei deren Methoden (oder auch bei den Eigenschaften) wir Werte einstellen können.

Auf diese und ähnliche Weise beschreiben viele Programmiersprachen den Zugriff auf Objekte und deren Methoden und Eigenschaften – eben auch JavaScript.

JavaScript in Acrobat

Einen Namen für die geschilderte Beschreibung des Objektzugriffs gibt es natürlich auch: *SOM* (Script Object Model). Das SOM-Konzept war bereits in früheren Acrobat-Versionen eingeführt worden. Seit Designer 7 wird ein noch durchgängigeres Modell verwendet. Zentraler Ausgangspunkt ist hier ein Basisobjekt – vergleichbar mit dem Auto aus unserem Beispiel – genannt XFA. Dieses Konzept nennt man daher *XFA-SOM*.

Der Aufbau der Objekte und deren Eigenschaften ist hierarchisch nach einem Baummodell aufgebaut. Im Designer steht Ihnen zur Veranschaulichung das Hierarchiefenster zur Verfügung. Dort können Sie mit der Maus bei gedrückter linker Taste Objekte innerhalb der Hierarchie verschieben oder ein markiertes Objekt nach Betätigung der F2 -Taste umbenennen. Bei einigen Objekten, zum Beispiel Schaltflächen, müssen Sie dies sogar im Hierarchiefenster tun, denn in der OBJEKT-Registerkarte steht Ihnen hier das Namensfeld nicht zur Verfügung.

Auch für diese Hierarchiestruktur gibt es einen Namen: *DOM* (Document Object Model) und SOM ist die Schreibweise, mit der Sie darauf zugreifen.

Möchten Sie die Schaltfläche1 im Formular unter Abbildung 2.1, die sich im Teilformular TF0 befindet, dann lautet die Schreibweise in Ihrem Skript dafür

2.2 Skripting-Möglichkeiten in Acrobat und Designer

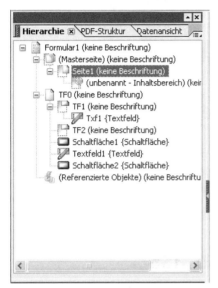

Abbildung 2.1 Das HIERARCHIE-Fenster gibt Ihnen Überblick über die Formularstruktur.

Wieso eigentlich kann man JavaScript in Adobe Acrobat verwenden, obwohl dies ein Programm ist, das sich in vielen Punkten von einem Webbrowser unterscheidet? Nun, hierzu musste man zusätzliche Objekte einführen, über die man dann auf die speziellen Elemente von Acrobat zugreifen kann.

Die sprachlichen Grundelemente und Funktionen von JavaScript verändern sich also nicht. Allerdings könnte ein Webbrowser nichts mit dem speziellen Acrobat JavaScript anfangen, da er die speziellen, neu eingeführten Objekte nicht kennt. Er würde hier Fehler melden.

Umgekehrt hat Acrobat JavaScript übrigens auch nicht alle Objekte, die ein Webbrowser verwendet (zum Beispiel das wichtige window-Objekt).

Dennoch hat die Verwendung einer einheitlichen Grundsprache Vorteile für die Programmierung. Der Entwickler hat keine großen Umstellungsprobleme, gleichgültig, ob er eine dynamische Webseite entwickelt oder ein intelligentes Dokument.

Gerade aktuell seit der 7er-Version von Acrobat hat sich mit der allgemeinen Einführung des LiveCycle Designer eine wesentliche Änderung im Objektmodell ergeben[1]. Die Notwendigkeit hierzu resultierte aus den umfangreichen Erweiterungen, insbesondere dynamische Formulare und Teilformulare (Subforms). In den früheren Acro-

---

1. Eigentlich wurde das neue XFA-Objektmodell schon mit Acrobat 6 eingeführt. Der Designer war hier jedoch noch ein eigenständiges Produkt.

bat-Formularen gab es einige andere Acrobat-Objekte, die jetzt für LiveCycle Forms nicht mehr verfügbar sind. Weitere Objekte sind nun in ihrer Funktionalität eingeschränkt.

> **Hinweis**
>
> Adobe Acrobat interpretiert aus Gründen der Abwärtskompatibilität in der aktuellen Version beide Objektmodelle. Die Formulare nach dem früheren Objektmodell können Sie unmittelbar in Acrobat erstellen und verändern. Formulare nach dem neuen XFA-Objektmodell können Sie nur mit dem Designer erstellen.
>
> Obwohl bislang nur wenig Literatur zu Acrobat-Formularen existiert, werde ich in diesem Buch ausschließlich das Skripting nach dem XFA-Objektmodell behandeln, denn es ist zu erwarten, dass das alte Objektmodell in zukünftigen Versionen nicht mehr unterstützt wird.

2.3 Wo werden Skripte erfasst?

Die Eingabe der Skripte erfolgt im Designer in dem Toolbarbereich für die Skriptbearbeitung. Dieser ist, wenn Sie das Programm erstmalig starten, gar nicht sichtbar oder zumindest viel zu klein eingestellt. Ist die Skripteingabe nicht sichtbar, so können Sie sie über den Menüaufruf FENSTER|SKRIPT-EDITOR einblenden.

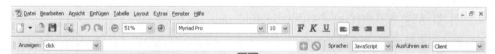

Abbildung 2.2 In der Grundeinstellung ist die Skripterstellungs-Toolbar zu klein. Sie können so überhaupt nicht vernünftig Skripte bearbeiten.

Bevor Sie also mit der Arbeit beginnen, sollten Sie zunächst den Arbeitsbereich vernünftig einstellen; mindestens drei Zeilen sollten sichtbar sein.

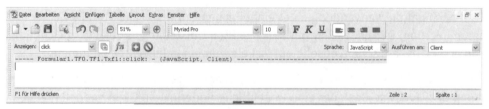

Abbildung 2.3 So lässt es sich schon besser arbeiten.

> **Tipp**
> Wenn Sie mit der Maus auf die blaue Markierung unterhalb der Skripting-Toolbar klicken, klappt diese zu und Sie haben einen größeren Bereich für das Formulardesign. Klicken Sie erneut darauf, klappt sie auf die ursprüngliche Größe zurück.

2.4 Wann werden Skripte ausgeführt?

Skripte sind durch Ereignisse gesteuert. Das Ereignis, bei dem das Skript ausgeführt werden soll, stellen Sie mit dem Kombinationsfeld AUSFÜHREN ein.

Ein Ereignis wird bei bestimmten Gegebenheiten ausgelöst, beispielsweise einem Mausklick oder dem Aktivieren eines Eingabefeldes. Manche Ereignisse werden für Felder und Teilformulare gleichermaßen ausgelöst.

> **Achtung**
> Die Reihenfolge, in der die Ereignisse hierbei ausgelöst werden, erscheint recht willkürlich und ist nicht unbedingt der Hierarchie folgend (siehe Demoformular `TestEreignisfolge.pdf` auf der beiliegenden CD beim Drucken). Am sinnvollsten wäre es sicherlich, wenn die Ereignisfolge so wäre, dass die Ereignisse gemäß der Anzeige im Hierarchiefenster zuerst für die Elemente der untersten Hierarchieebene ausgelöst würden und dann aufsteigend für alle weiteren Ebenen.

Die verfügbaren Ereignisse sind nachstehend aufgeführt, jedoch sind nicht alle Ereignisse von Acrobat für jeden Objekttyp verfügbar. Einige Objekte – die grafischen Elemente Linie, Kreis und Rechteck sowie Bilder – verfügen sogar über keinerlei Ereignisbehandlung. Einige weniger benutzte Ereignisse wiederum können nicht unmittelbar im Skripteditor bearbeitet werden, sondern nur unmittelbar in der XML-Quelle.

Ereignisse

- `initialize` Gültigkeit: Teilformulare, Ausschlussgruppen (Optionsfeldgruppen) und Felder

  Dieses Ereignis wird ausgelöst, sobald die Datenbindung abgeschlossen ist, also beim Start eines Formulars, dem Erzeugen einer neuen Instanz eines Teilformulars oder bei Wechsel von Datensätzen aus externen Datenquellen. Für jedes Element wird ein gesondertes Ereignis erzeugt.

- `enter` Gültigkeit: Teilformulare, Ausschlussgruppen und Felder

    Dieses Ereignis wird ausgelöst, wenn das Feld den Tastaturfokus erhält, und zwar unabhängig davon, ob dies durch eine Anwenderaktion verursacht wird (Wechsel in das Feld per Tabulatortaste oder Mausklick) oder durch ein Skript, das den Fokus programmgesteuert setzt.

- `exit` Ereignistypen: Teilformular-orientiert, Ausschlussgruppe und feldorientiert

    Dieses Ereignis wird ausgelöst, wenn das Feld den Tastaturfokus verliert, und zwar unabhängig davon, ob dies durch eine Anwenderaktion verursacht wird (Wechsel aus dem Feld heraus per Tabulatortaste oder Mausklick) oder durch ein Skript, das den Fokus programmgesteuert entfernt.

- `calculate` Ereignistyp: Berechnung

    Dieses Ereignis wird ausgelöst, wenn das Formulardesign und die Daten zu Ihrem fertigen Formular zusammengefügt werden. Das Ereignis wird auch ausgelöst, wenn sich einer der Werte ändert, von dem die Berechnung abhängig ist, z.B. der Wert eines bestimmten Feldes, sofern der berechnete Wert nicht manuell vom Anwender überschrieben wurde. Die Eigenschaften des manuell außer Kraft gesetzten Feldes befinden sich auf der Registerkarte WERT in der Palette OBJEKT.

- `validate` Ereignistyp: Überprüfung

    Dieses Ereignis wird einmal ausgelöst, wenn zur Erstellung Ihres Formulars das Formulardesign und die Daten zusammengefügt werden, und dann erneut, sobald sich der Wert eines Feldes ändert.

- `preOpen` Ereignistyp: feldorientiert

    Dieses Ereignis wird unmittelbar vor der Anzeige einer Dropdown-Liste ausgeführt. Der Inhalt der Liste kann dann noch geändert werden.

> **Hinweis**
>
> `preOpen` gibt es nur bei Dropdown-Listen.

- `mouseEnter` Ereignistyp: feldorientiert

    Dieses Ereignis wird ausgelöst, wenn der Anwender den Mauszeiger in den Eingabebereich eines Feldes bewegt; eine Maustaste muss dabei nicht gedrückt sein. Das Ereignis wird nur einmalig bei jedem Eintritt in den Bereich ausgelöst. Mauszeigerbewegungen im Bereich der Beschriftung (Caption) oder des Außenrandes werden jedoch ignoriert. Damit das Ereignis ausgelöst wird, muss das Feld sichtbar sein.

2.4 Wann werden Skripte ausgeführt?

- `mouseExit` Ereignistyp: feldorientiert

    Hier passiert genau das Gegenteil zum `mouseEnter`-Ereignis. Dieses Ereignis wird ausgelöst, wenn der Anwender den Mauszeiger aus dem Eingabebereich eines Feldes herausbewegt, unabhängig davon, ob eine Maustaste gedrückt ist oder nicht. Mauszeigerbewegungen im Bereich der Beschriftung (Caption) oder des Außenrandes werden jedoch ignoriert. Damit das Ereignis ausgelöst wird, muss das Feld sichtbar sein.

- `change` Ereignistyp: feldorientiert

    Dieses Ereignis wird ausgelöst, wenn ein Anwender den Inhalt eines Feldes ändert, das heißt, wenn der Anwender:

    - eine Taste betätigt, während das Feld den Eingabefokus besitzt;
    - den Wert eines Listenfeldes oder einer Dropdown-Liste ändert;
    - Daten in das Feld, z.B. per Drag&Drop, einfügt;
    - den Status eines Kontrollkästchens ändert;
    - die Einstellung für eine Gruppe von Optionsfeldern ändert.

    Ändert sich der Wert durch interne Berechnungen, also Vorkommnisse, die der Anwender nicht unmittelbar auslöst, dann wird das Ereignis nicht ausgelöst.

> **Achtung**
>
> Seien Sie bitte vorsichtig, wenn Sie dieses Ereignis in einem Text- oder Zahleneingabefeld verwenden. Jeder Tastenanschlag löst das Ereignis aus und das kann zu einer erheblichen Verlangsamung der gesamten Formularanwendung führen. Bei sehr rechenaufwendigen Skripten kann es dann sogar, wie die Praxis gezeigt hat, zum Programmabsturz kommen.

- `full`

    Für Eingabefelder können Sie bei den Objekteigenschaften durch Anwahl von LÄNGE BEGRENZEN und Eingabe einer maximalen Zeichenanzahl die Länge des Feldinhaltes begrenzen. Erreicht die Anwendereingabe die maximal zulässige Zeichenanzahl, dann wird dieses Ereignis ausgelöst.

- `mouseDown` Ereignistyp: feldorientiert

    Dieses Ereignis wird ausgelöst, wenn der Anwender eine Maustaste drückt, während sich der Mauszeiger innerhalb des Eingabebereichs eines Feldes befindet. Es wird aber nicht ausgelöst, wenn bei bereits gedrückter Maustaste die Maus in ein Eingabefeld bewegt wird.

- `mouseUp` Ereignistyp: feldorientiert

  Dieses Ereignis wird ausgelöst, wenn der Anwender die Maustaste loslässt und zuvor das `mouseDown`-Ereignis für das betreffende Eingabefeld ausgelöst wurde. Beim Loslassen der Maustaste muss sich der Mauszeiger dabei nicht mehr innerhalb des Feldbereichs befinden.

- `click` Ereignistyp: feldorientiert

  Wird ausgeführt, wenn innerhalb des Bereichs ein kompletter Mausklick erfolgt ist, also nach der Ereignisfolge `mouseDown/mouseUp`.

- `preSave` Ereignistyp: anwendungsorientiert

  Unmittelbar vor dem Speichern von Formulardaten, sowohl im PDF- als auch im XDP-Format, wird dieses Ereignis ausgeführt. Somit können hier zum Beispiel noch erforderliche Änderungen und Berechnungen durchgeführt werden oder ein Hinweis ausgegeben werden. Das Ereignis wird nicht ausgeführt, wenn lediglich ein Datenexport erfolgt.

- `postSave` Ereignistyp: anwendungsorientiert

  Ist die Speicherung des Formulars erledigt, dann wird dieses Ereignis ausgelöst. Es wird nicht ausgeführt, wenn lediglich ein Datenexport erfolgt ist.

- `prePrint` Ereignistyp: Teilformulare, Ausschlussgruppen (Optionsfeldgruppen) und Felder

  Dieses Ereignis wird vor dem Ausdruck eines Formulars erzeugt. Vor dem eigentlichen Druck lassen sich also noch skriptgesteuerte Änderungen durchführen. Das Ereignis wird sowohl für Felder als auch für Teilformulare ausgelöst.

- `postPrint` Ereignistyp: anwendungsorientiert

  Sobald das wiedergegebene Formular zum Drucker, Spooler oder Ausgabeziel gesendet wurde, wird dieses Ereignis erzeugt.

- `preSubmit`

  Dieses Ereignis wird ausgelöst, wenn ein Formular über das HTTP-Protokoll Daten an den Host übergibt. Zu diesem Zeitpunkt sind die Daten bereits in einem Datenbestand angeordnet, wurden aber noch nicht an den Host gesendet. Diesem Ereignis zugeordnete Skripte haben die Möglichkeit, die Daten vor der Übergabe des Formulars zu prüfen und zu verändern. Wenn das Skript für die Ausführung auf dem Server konfiguriert ist, sendet das Formular die Daten mit dem Hinweis zum Server, dass er das Skript ausführen soll, bevor eine weitere Verarbeitung der Daten erfolgt.

2.4 Wann werden Skripte ausgeführt?

Das Ereignis preSubmit gilt nur für das Form-DOM. Beachten Sie, dass das Ereignis preSubmit weder zwischen Übergaben unterscheidet, die durch unterschiedliche Schaltflächenbetätigungen ausgelöst wurden, noch zwischen Übergaben an verschiedene URLs. Wenn ein Skript Unterscheidungen dieser Art benötigt, muss es entsprechenden Code enthalten, um zu ermitteln, welche Schaltfläche betätigt wurde. Im Allgemeinen verhält sich preSubmit analog zu preSave und wird für ähnliche Zwecke verwendet.

preSubmit wird nicht für WSDL-Datenverbindungen ausgelöst.

- docReady **Ereignistyp: anwendungsorientiert**

  Wird vor der Wiedergabe des Dokuments, aber nach der Datenbindung der Daten ausgeführt.

- docClose **Ereignistyp: anwendungsorientiert**

  Wird ganz am Ende der Verarbeitung eines Formulars ausgeführt, und zwar dann (und nur dann), wenn alle Formularüberprüfungen ohne Fehler durchgeführt wurden. Dieses Ereignis erfolgt zu spät, um eine Änderung an einem gespeicherten Dokument zu bewirken. Es soll vielmehr die Möglichkeit bieten, einen Ende-Status oder eine Abschlussmeldung zu erzeugen.

- form:ready **Ereignistyp: DOM-orientiert**

  Dieses Ereignis wird ausgelöst, wenn das Zusammenfügen Ihres Formulardesigns mit den Daten abgeschlossen ist, das fertige Formular existiert und die Ereignisse initialize und calculate abgeschlossen sind.

- layout:ready **Ereignistyp: DOM-orientiert**

  Dieses Ereignis wird ausgelöst, sobald die Zusammenfügung des Formulardesigns mit den Daten abgeschlossen ist, das Formular vorhanden ist und das Layout auf das Formular angewandt wurde. An dieser Stelle ist noch keine Wiedergabe des fertigen Formulars erfolgt, so dass eine Berechnung oder ein Skript, das zur Ausführung an dieser Stelle vorgesehen ist, das Layout vor der Wiedergabe modifizieren könnte.

- indexChange **Ereignistypen: Teilformular-orientiert**

  Dieses Ereignis wird für Teilformulare ausgeführt, wenn neue Instanzen eines Teilformulars eingefügt werden oder bestehende gelöscht oder verschoben werden.

- preExecute **Ereignistypen: feldorientiert, Teilformular-orientiert**

  Dieses Ereignis wird ausgeführt, bevor eine SOAP-Anfrage an einen Server gesendet wird. Die zu übersendenden Daten können dann geprüft oder geändert werden.

Dieses Ereignis kann nicht im Skripteditor editiert werden, sondern nur unmittelbar in der XML-Quelle.

- `postExecute` Ereignistypen: feldorientiert, Teilformular-orientiert

    Dieses Ereignis wird ausgeführt, wenn Daten aufgrund einer SOAP-Anfrage von einem Server empfangen wurden. Die empfangenen Daten sind per Skript nur zu diesem Zeitpunkt im XFA-DOM abrufbar.

    Dieses Ereignis kann nicht im Skripteditor editiert werden, sondern nur unmittelbar in der XML-Quelle.

Seit Designer 7 können Sie mit zwei Skriptsprachen arbeiten: Adobe JavaScript und das weniger bekannte FormCalc – weniger bekannt deshalb, weil es früher in dem nur separat erhältlichen Designer verfügbar war.

Welche Skriptsprache soll man am besten verwenden?

Nun, zunächst einmal müssen Sie sich nicht entscheiden, welche der beiden Skriptsprachen Sie in Ihrem Formular verwenden möchten. Sie können beide nutzen, allerdings kann je Ereignis nur eine einzige Skriptsprache verwendet werden.

FormCalc verfügt gegenüber JavaScript über mächtige Funktionen aus den Bereichen Finanzmathematik, Datumsberechnung, Arithmetik und Stringbearbeitung. Haben Sie also ein Formular, in dem viele Berechnungen vorkommen, dann ist hier FormCalc die richtige Wahl. Die optimalen Ereignisse dafür sind `calculate` und `validate`. Eigene Funktionen können Sie mit FormCalc nicht definieren.

JavaScript dagegen ist die geeignete Skriptsprache, wenn es um dynamische Gestaltung Ihrer Formulare ist. Fügen Sie dynamisch Felder, Teilformulare oder Seiten ein, machen Sie Objekte unsichtbar oder sichtbar? JavaScript ist dafür die bessere Sprache. Auch wiederverwendbare Funktionen lassen sich mit JavaScript definieren.

Die Skriptsprache für die Ereignisse wird im Kopfbereich des Skripteditors unter SPRACHE eingestellt.

> **Tipp**
>
> Die bevorzugte Skriptsprache können Sie im Designer unter dem Menüpunkt DATEI|FORMULAREIGENSCHAFTEN im Register STANDARD des erscheinenden Dialogfensters einstellen. Diese wird nun im Skripteditor bei allen Ereignissen vorgeschlagen.

Wo sind die Dokumentationen zu den Skriptsprachen zu finden?

Die Dokumentation für FormCalc befindet sich einerseits in der Online-Hilfe zum Designer, andererseits ist im Acrobat-Verzeichnis unter

...\DESIGNER 8.0\DOCUMENTATION\DE

eine Dokumentation im PDF-Format mit dem Namen `FormCalc.pdf` zu finden.

Etwas schwieriger steht es mit der JavaScript-Dokumentation. Diese sollte man sich von `Adobe.com` downloaden.

Zum Zeitpunkt des Verfassens dieses Buches findet sich die Dokumentation unter

```
http://partners.adobe.com/public/developer/en/acrobat/sdk/pdf/java-
script/AcroJS.pdf
```

sowie der Adobe JavaScript Guide, eine Anleitung für Adobe JavaScript unter

```
http://partners.adobe.com/public/developer/en/acrobat/sdk/pdf/java-
script/AcroJSGuide.pdf.
```

> **Hinweis**
>
> Änderungen dieser Download-Links sind möglich. Darum sollten Sie gegebenenfalls die Suchfunktion unter `Adobe.com` durch Eingabe der Dateinamen `AcroJS.pdf` und `AcroJSGuide.pdf` nutzen.

Diese Dokumentationen setzen Grundkenntnisse in JavaScript voraus. Zahlreiche Informationen zu JavaScript finden Sie im Internet, unter anderem bei `Netscape.com`, `SelfHtml.org` und `SelfHtml.de`.

Leider haben Sie damit immer noch nicht alle Dokumentationen, um Skripting mit dem Adobe Designer betreiben zu können. Die Adobe-JavaScript-Dokumentationen beziehen sich nämlich auf das alte Objektmodell und dementsprechend können Sie diese in vollem Umfang nur für solche Formulare verwenden, die das neue DOM (Document Object Model) nicht nutzen und mit Adobe Acrobat erstellt werden.

Um mit dem Designer arbeiten zu können, benötigen Sie noch die Dokumentation über das Adobe-XML-Formular-Objektmodell. Diese finden Sie unter

```
http://partners.adobe.com/public/developer/en/xml/
Adobe_XML_Form_Object_Model_Reference.pdf.
```

Das Vertrackte ist nun, dass einerseits grundsätzlich das alte JavaScript-Objektmodell gilt, außer dort, wo das Adobe-XML-Form-Objektmodell die alten Objekte abgelöst hat. Dies ist zugegebenermaßen äußerst verwirrend. Es gibt also keine einzige durchgängige Dokumentation, sondern man muss mit mehreren gleichzeitig arbeiten und im Zweifelsfall selbst herausfinden, was denn nun gültig und verwendbar ist und was nicht.

In diesem Buch wird fast ausschließlich das neue Objektmodell verwendet. Trotzdem möchte ich an dieser Stelle einmal gegenüberstellen, auf welch unterschiedliche Weise man nach dem alten und neuen Objektmodell auf ein solches Objekt zugreift, oder fachmännisch ausgedrückt, es referenziert.

Die wichtigsten Elemente Ihrer Formulare sind sicherlich die Felder, die es mit Werten zu füllen gilt. Also ist eine entscheidende Funktion der Skriptprogrammierung die, wie Sie auf ein solches Feld zugreifen können.

Der Bezeichner »this«

Beim Auslösen eines Ereignisse wird dem Formularprogrammierer eine Variable namens this übergeben – dies ist sowohl nach dem alten Objektmodell wie auch nach dem neuen so. Allerdings hat dieses this nicht in beiden Fällen dieselbe Bedeutung.

Nach dem alten Objektmodell verweist dieses this üblicherweise auf das Doc-Objekt, also das Formulardokument. Von diesem Doc-Objekt aus kann ich dann durch spezielle Eigenschaften und Methoden auf dessen Inhalt und damit auf die Felder zugreifen. Der Ausdruck

> **Beispiel**
>
> ```
> this.getField("Textfeld1")
> ```
>
> liefert Ihnen – sofern vorhanden – beispielsweise die Referenz auf ein Feld mit dem Namen Textfeld1. Ist ein Feld mit diesem Namen nicht vorhanden, erhalten Sie als Rückgabe den Wert null, was im Grunde genommen »nichts« oder »undefiniert« bedeutet.

Nach dem neuen Objektmodell erhalten Sie jedoch nicht eine Referenz auf das Doc-Objekt, sondern eine Referenz unmittelbar auf den Verursacher des Ereignisses. Gehört das Ereignis nun zu dem Feld Textfeld1, dann enthält this eine Referenz auf eben dieses Textfeld. Bei jedem Ereignis steht allerdings ein event-Objekt zur Verfügung. Dieses hat mit der Eigenschaft target eine Referenz auf das Doc-Objekt. Erst durch den Ausdruck

```
event.target
```

also erhalten Sie das Doc-Objekt mit dessen Eigenschaften und Methoden. Nun haben Sie ja das Doc-Objekt und gemäß der Adobe-JavaScript-Referenz könnten Sie mit der Methode getField() auf andere Felder zugreifen. Enthält Ihr Formular also ein Feld mit dem Namen Textfeld2, müssten Sie eigentlich mit dem Ausdruck

```
event.target.getField("Textfeld2")
```

eine Referenz darauf erhalten. Dem ist jedoch nicht so und stattdessen erhalten Sie null zurück. In einem solchen Fall hat also das neue DOM den Vorrang.

Möchten Sie jedoch beispielsweise die Vergrößerung des Dokuments für die Anzeige auf 100% einstellen, dann hätten Sie dies nach dem alten Modell mit dem Ausdruck

```
this.zoom = 100
```

bewerkstelligt Wenn Sie nun nach dem neuen Objektmodell den Ausdruck

```
event.target.zoom = 100
```

verwenden, dann funktioniert dies tatsächlich.

Resümee zu Adobe-Dokumentationen

Aktuell sind Sie wohl darauf angewiesen, sich selbst anhand der verschiedenen vorhandenen Dokumentationen dahingehend schlau zu machen, welche Objekte mit welcher Methode Sie verwenden können. Wenn mehrere Möglichkeiten bestehen, sollte der Möglichkeit, die mit dem DOM arbeitet, Vorrang gegeben werden, da diese auf jeden Fall die zukunftsorientiertere ist.

2.5 Einstieg in das praktische Skripting

Im vorhergehenden Abschnitt habe ich ja so ganz nebenbei einen ersten Einstieg in das Skripting bekommen.

- Sie haben den Bezeichner this kennen gelernt, der beim Auslösen von Ereignissen eine Referenz auf das zugehörige Objekt zurückgibt.
- Weiterhin haben Sie erfahren, dass es ein Doc-Objekt gibt, unter dessen Eigenschaften man zum Beispiel eine Eigenschaft namens zoom findet, mit der man den Vergrößerungsfaktor für die Anzeige einstellen kann.

Also sollten wir doch mit diesem Thema weitermachen, denn bevor Sie Formulare in Angriff nehmen, sollten Sie zumindest ein wenig mehr von Skripting verstehen. Darum werden Sie einige grundlegende Objekte und deren Eigenschaften und Methoden kennen lernen.

Schreibweise

JavaScript ist eine Sprache, die zwischen Groß- und Kleinschreibung unterscheidet. Das ist nicht bei allen Programmier- und Skriptsprachen so.

Der Bezeichner `Textfeld1` ist also nicht dasselbe wie der Bezeichner `textfeld1`. Achten Sie darum sehr sorgfältig auf diese Problematik.

Eine Skriptzeile schließen Sie in der Regel mit einem Semikolon »;« ab.

Kommentierungen

Um ein Skript auch später nachvollziehbar zu machen, ist das Einfügen von Kommentaren zu empfehlen.

JavaScript

In JavaScript funktioniert dies ähnlich wie in der Programmiersprache C. Ein doppelter Schrägstrich »//« bedeutet, dass in der aktuellen Zeile ab hier ein Kommentar steht. Sie können damit also eine komplette Zeile als Kommentar ausweisen, wenn das Symbol am Zeilenanfang steht.

Bei mehrzeiligen Kommentare kennzeichnen Sie den Beginn mit »/*« und das Ende des Kommentarbereichs mit »*/«.

FormCalc

Auch FormCalc kennt den doppelten Schrägstrich »//« als Kommentarkennzeichnung. Mehrzeilige Kommentarbereiche sind hier jedoch nicht vorgesehen, so dass jede Zeile einzeln gekennzeichnet werden muss. Alternativ zu den doppelten Schrägstrichen können Sie auch ein Semikolon verwenden.

2.6 Variablen und Wertzuweisungen

Häufig muss man Werte, die man ermittelt hat, an anderer Stelle weiterverwenden. Diese Aufgabenstellung erledigt man mittels Variablen. Für eine Variable vergibt man einen Bezeichner und weist ihr dann einen Wert zu. Zur Deklaration (Erstellung) einer Variablen verwendet man das Schlüsselwort `var`, zur Zuweisung des Wertes ein Gleichheitszeichen.

2.6 Variablen und Wertzuweisungen

> **Beispiel**
> Es wird eine Variable namens `Wert1` erzeugt und gleichzeitig wird in dieser der Zahlenwert 100 gespeichert.
>
> ```
> var Wert1 = 100;
> ```

Neben Zahlenwerten können Sie auch Variablen für Textwerte, so genannte Strings erstellen:

```
var gruss = "Guten Morgen";
```

Aber nicht genug damit – man kann sogar eine Referenz auf ein beliebiges Objekt in einer Variablen speichern. Bleiben wir bei dem bereits bekannten Doc-Objekt. Mit dem Ausdruck

```
var myDoc = event.target;
```

haben Sie die Referenz auf das Doc-Objekt gespeichert. Ergänzen Sie den Ausdruck noch wie folgt

```
var myDoc = event.target;
myDoc.zoom = 75;
```

und schon haben Sie auf diese Weise die Anzeigevergrößerung für das aktuelle Dokument auf 75% eingestellt.

Lokale und globale Variablen

Mit Variablem können Sie also nahezu beliebige Werte speichern. Wenn Sie innerhalb einer Ereignisprozedur oder einer selbst erstellten Funktion – auf Funktionen werde ich später noch eingehen – mit dem Schlüsselwort `var` eine Variable deklarieren, dann gilt diese Variable nur innerhalb derselben. So etwas nennt man eine lokale Variable. Rufen Sie bei einem später auftretenden Ereignis den Variablennamen auf, führt dies zu einem Fehler. Aber häufiger müssen Sie doch an einer späteren Stelle des Programmablaufs auf zuvor gespeicherte Werte zurückgreifen. Dann benötigen Sie so genannte globale Variablen, die Bestand haben und ihre Gültigkeit nicht verlieren.

Eine solche Variable deklarieren Sie noch einfacher, nämlich indem Sie das Schlüsselwort `var` weglassen.

Also beispielsweise mit dem Ausdruck

```
myDoc = event.target;
```

erstellen Sie eine Variable, auf die Sie bei späteren Ereignissen innerhalb eines Dokuments zurückgreifen können.

Eine solche Variable muss man bei Bedarf auch wieder löschen können. Dies geschieht mit der `delete`-Anweisung.

```
delete myDoc
```

also löscht die oben erzeugte Variable wieder. Am Ende des Dokuments (docClose-Ereignis) also bitte alle solcherart erzeugten Variablen löschen.

Dies funktioniert nicht mit Variablen, die über `var` deklariert wurden.

Wie Sie sicher wissen, können Sie in Acrobat gleichzeitig mehrere Dokumente laden. Möchten Sie vielleicht Daten zwischen den Dokumenten austauschen, dann können Sie dies mithilfe des `global`-Objekts bewerkstelligen. Eine solche Variable deklarieren Sie zum Beispiel mit

```
global.myZoom = event.target.zoom;
```

Allerdings können zwischen *verschiedenen* Dokumenten nur Werte des Typs Boolean (wahr/falsch), Nummer oder Strings übergeben werden; mit Objekten ist dies nur innerhalb ein und desselben Dokuments möglich.

> **Achtung**
>
> Variablen, die Sie dem `global`-Objekt zuweisen, bleiben selbst dann erhalten, wenn alle Dokumente in Acrobat geschlossen worden sind. Möchten Sie diese Variablen wieder löschen, oder besser ausgedrückt, derefenzieren, dann müssen Sie dies auch hier mit dem `delete`-Befehl – zum Beispiel beim Schließen des Dokuments – tun.

> **Beispiel**
>
> ```
> delete global.myZoom;
> ```

Ansonsten würden diese bis zum Ende der aktuellen Acrobat-Sitzung bestehen bleiben.

Wenn Sie oder Ihre Anwender mit mehreren verschiedenen Formularen arbeiten, achten Sie auch bei der Namensvergabe der Variablen darauf, dass Sie nicht versehent-

2.6 Variablen und Wertzuweisungen

lich in zwei Formularen denselben Namen verwenden, wenn es nicht gewollt ist, dass Daten des einen Formulars die des anderen beeinflussen.

> **Tipp**
> Sie können auch unter dem Menüpunkt DATEI|FORMULAREIGENSCHAFTEN Variablen anlegen, die für das gesamte Dokument gültig sind. Allerdings können dies ausschließlich String-Variablen sein.

Das »global«-Objekt kennen lernen

1. Erstellen des Quellformulars für die Festlegung des Zoomfaktors.

- Erstellen Sie ein neues Dokument mit dem Menüaufruf DATEI|NEU.
- Wählen Sie im ASSISTENT FÜR NEUE FORMULARE folgende Einstellungen:
- NEUES LEERES FORMULAR und Klick auf WEITER
- SEITENGRÖSSE A4 und Klick auf WEITER
- AUSFÜLLEN UND DRUCKEN und Klick auf WEITER
- und anschließend noch Klick auf FERTIG STELLEN
- Ziehen Sie mit der Maus aus dem BIBLIOTHEK-Fenster eine Schaltfläche auf das Formular; beschriften Sie diese, indem Sie auf die Beschriftung klicken, den Standardtext löschen und dann Zoom einstellen eingeben.

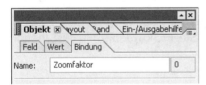

Abbildung 2.4 Änderung des Feldnamens auf Zoomfaktor

- Ziehen Sie mit der Maus ein numerisches Feld auf das Formular, ändern Sie die Beschriftung auf Zoomfaktor %. Benennen Sie das Feld auf der OBJEKT-Registerkarte, Palette BINDUNG, Feld BINDUNG um auf Zoomfaktor.
- Markieren Sie das Eingabefeld und nehmen Sie nun im Skripteditor nachstehende Einstellungen vor
- Anzeigen: exit
- Sprache: JavaScript
- Ausführen am: Client

- Geben Sie im Editorbereich nachstehendes Skript ein:

```
//Einstellen des minimalen Zoomfaktors
if (this.rawValue < 10)
   this.rawValue = 10;
//Einstellen des maximalen Zoomfaktors
if (this.rawValue > 800)
   this.rawValue = 800;
//Variable unter dem "global"-Objekt anlegen; der Feldwert wird übernommen
global.myZoom = this.rawValue;
```

Erläuterung

Mit dem Ausdruck `if (this.rawValue < 10)` prüfen Sie beim Verlassen (exit-Ereignis) des Eingabefeldes zunächst, ob dort ein Wert kleiner 10 eingegeben wurde; nur wenn diese Bedingung erfüllt (wahr) ist, dann wird der unmittelbar nachfolgende Skriptcode `this.rawValue = 10` ausgeführt, womit der Feldwert auf 10 heraufgesetzt wird.

`rawValue` ist die wohl wichtigste Eigenschaft eines Feldes, denn sie gibt den aktuellen Feldwert wieder beziehungsweise kann ihn auch setzen.

Entsprechend legen Sie anschließend einen Maximalwert von 800% für den Zoomfaktor fest.

Mit `global.myZoom = this.rawValue;` erstellen Sie eine dokumentenübergreifende Variable unter dem `global`-Objekt mit Namen `myZoom` und übernehmen den Feldwert in diese Variable.

- Markieren Sie nun die Schaltfläche und nehmen Sie im Skripteditor nachstehende Einstellungen vor
- **Anzeigen:** `click`
- **Sprache:** `JavaScript`
- **Ausführen am:** `Client`
- Geben Sie im Editorbereich nachstehendes Skript ein:

  `event.target.zoom = global.myZoom`

- Speichern Sie mit dem Menüpunkt DATEI|SPEICHERN UNTER das Formular unter dem Namen `GlobalSource.pdf`.
- Klicken Sie auf das Register PDF-VORSCHAU oberhalb des Dokuments.
- Geben Sie im Eingabefeld beliebige ganzzahlige Werte ein und klicken Sie anschließend auf die Schaltfläche. Die Anzeigegröße des Formulars sollte sich nun entsprechend einstellen lassen.

2. Erstellen des Zielformulars für die Festlegung des Zoomfaktors
- Erstellen Sie ein neues Formular wie unter Punkt 1 und platzieren Sie mit der Maus eine Schaltfläche auf diesem.
- Markieren Sie nun die Schaltfläche und nehmen Sie im Skripteditor nachstehende Einstellungen vor
- Anzeigen: `click`
- Sprache: `JavaScript`
- Ausführen am: `Client`
- Geben Sie im Editorbereich nachstehendes Skript ein:

  `event.target.zoom = global.myZoom`

- Speichern Sie mit dem Menüpunkt Datei|Speichern unter das Formular unter dem Namen `GlobalTarget.pdf`.

3. Test der Formulare
- Klicken Sie nun im PDF-Vorschaumodus auf die Schaltfläche. Als Ergebnis sollte sich die Anzeigevergrößerung entsprechend dem ersten Dokument einstellen. Wechseln Sie versuchsweise unter dem Menüpunkt Fenster|Formulare auf das erste Formular und geben Sie dort einen anderen Wert ein; testen Sie anschließend, ob dieser für das zweite Formular übernommen wurde.
- Schließen Sie beide Formulare, jedoch nicht die gesamte Anwendung; öffnen Sie anschließend nur das Formular `GlobalTarget.pdf` in Acrobat und klicken Sie auf die Schaltfläche. Auch jetzt sollte sich die Anzeigevergrößerung auf den zuletzt gewählten Wert einstellen. Erst wenn Sie Acrobat und den Designer beendet haben, wird die Variable `global.myZoom` gelöscht. Sie können diese – wie bereits oben erwähnt – selbstverständlich auch durch den Skriptbefehl

```
delete global.myZoom
```

löschen, den Sie beispielsweise unter dem `click`-Ereignis einer zweiten Schaltfläche hinterlegen.

2.7 Vergleichsoperatoren

Oftmals müssen Sie feststellen, ob der Wert zweier Variablen gleich ist oder ob eine Variable einem bestimmten Wert entspricht. Sie können zwei Variablen oder Werte mit bestimmten Operatoren vergleichen.

Um zu prüfen, ob zwei Werte gleich sind, verwenden Sie zwei Gleichheitszeichen == nebeneinander.

Um zu prüfen, ob zwei Werte unterschiedlich sind, verwenden Sie zwischen beiden Werten die Zeichen !=.

Um zu prüfen, ob ein Wert größer oder gleich ist als ein anderer, verwenden Sie die Zeichen >=.

Um zu prüfen, ob ein Wert in jedem Fall größer ist als ein anderer, verwenden Sie das Zeichen >.

Um zu prüfen, ob ein Wert kleiner oder gleich ist als ein anderer, verwenden Sie die Zeichen <=.

Um zu prüfen, ob ein Wert in jedem Fall kleiner ist als ein anderer, verwenden Sie das Zeichen <.

Als Ergebnis einer solchen Werteprüfung erhalten Sie entweder den Rückgabewert true (wahr) oder false (falsch). Die Ergebnisse einer solchen Werteprüfung verwenden Sie meist bei der bedingten Anweisung if.

2.8 Bedingte Anweisungen

if...else

Wie Sie zuvor schon an einem Beispiel gesehen haben, gibt es unter JavaScript auch bedingte Anweisungen. Ein bestimmter Skriptteil wird nur dann ausgeführt, wenn eine vorgegebene Bedingung erfüllt ist. Zum Einleiten eines solchen Skriptabschnittes verwenden Sie das Schlüsselwort if.

```
if (Bedingung)
    nachfolgender Befehl;
```

Wenn diese Bedingung wahr ist, wird der nachfolgende Skriptbefehl, endend mit einem Semikolon, ausgeführt. Die Bedingung wird immer in Klammern gesetzt und das Ergebnis muss entweder true (wahr) oder false (falsch) ergeben.

Sollen bei erfüllter Bedingung mehrere Skriptzeilen ausgeführt werden, ist auch dies möglich. Sie müssen diesen Block dann in geschweifte Klammen einschließen.

```
if (Bedingung)
{
    Befehl;
```

2.8 Bedingte Anweisungen

```
    Befehl2;
    Befehl3;
}
```

Möchten Sie für den Fall, dass die Bedingung nicht erfüllt ist, ebenfalls einen Skriptteil ausführen, können Sie dies mit dem Schlüsselwort else bewirken.

```
if (Bedingung)
{
    Befehl1;
    Befehl2;
    Befehl3;
}
else
{
    Befehl5;
    Befehl6;
}
```

Selbstverständlich können Sie auch bedingte Anweisungen ineinander verschachteln.

```
if (Bedingung1)
{
    if (Bedingung2)
        Befehl2
    else
        Befehl3;
}
else
{
    Befehl5;
    Befehl6;
}
```

Beispiel

Test von Vergleichsoperatoren
Erstellen Sie im Designer ein neues Formular mit einem numerischen Feld, einem Textfeld und einer Schaltfläche. Verändern Sie die Standardeinstellungen wie folgt:

- Benennen Sie das numerische Feld in der OBJEKT-Registerkarte BINDUNG, Eigenschaft NAME um in Num1 und stellen Sie das DATENFORMAT auf GANZZAHL ein.
- Benennen Sie entsprechend das Textfeld um in Text1 und stellen Sie in der OBJEKT-Registerkarte WERT die Eigenschaft TYP auf BERECHNET - SCHREIBGESCHÜTZT. Ändern Sie die Beschriftung des Feldes auf Ergebnis.
- Ändern Sie die Beschriftung der Schaltfläche auf Prüfen. Im Skripteditor stellen Sie ein für ANZEIGEN: click, SPRACHE: JavaScript, AUSFÜHREN AM: Client. Geben Sie dann folgendes Skript ein:

```
if (Num1.rawValue == "0")
   Text1.rawValue = "Der Wert ist gleich null"
else
   if (Num1.rawValue > 0)
      Text1.rawValue = "Der Wert ist größer als null"
   else
      Text1.rawValue = "Der Wert ist kleiner als null";
```

Geben Sie anschließend 0 sowie unterschiedliche Zahlenwerte, sowohl positive als auch negative, ein und klicken Sie anschließend auf die Schaltfläche.

Ergebnis:

Ist der Wert der Feldes 0, dann ist die erste if-Klausel if (Num1.rawValue == "0") erfüllt (wahr), ansonsten kommt die erste else-Klausel zum Tragen. In dieser ist wiederum die if..else-Klausel if (Num1.rawValue > 0) enthalten, die prüft, ob der Wert größer 0 ist. Entsprechend dem Ergebnis der Vergleichsprüfungen wird dann der Ergebnistext im Textfeld ausgegeben.

Auf der Buch-CD finden Sie das Formular unter dem Namen: Beispiele\Formdemos\IfElse.pdf.

switch

Manchmal reicht es nicht aus, wenn man zwischen nur zwei Werten unterscheiden kann. Das ist eigentlich schon im vorhergehenden Beispiel der Fall, wo zwischen gleich null, größer null und kleiner null unterschieden wird. So etwas lässt sich prinzipiell auch mit if..else lösen, aber das Skript wird dann sehr kompliziert und auch entsprechend langsam.

Mit switch lassen sich derartige Aufgabenstellungen viel einfacher lösen. Das sieht dann in etwa so aus:

```
switch(Variable oder Feldwert)
{
case Wert1: Befehl1;
break;
case Wert2: Befehl2;
break;
...
default: Standardbefehl;
}
```

Das Schlüsselwert `case` prüft dann den jeweiligen Wert ab. Stimmt dieser mit der zu `switch` gehörigen Variablen bzw. dem Feldwert überein, dann wird der dem Doppelpunkt nachfolgende Skriptcode ausgeführt.

Der Block der zur `switch`-Anweisung zugehörigen `case`-Anweisungen und gegebenenfalls die `default`-Anweisung sind in geschweifte Klammern eingeschlossen.

Das Schlüsselwort `break` bricht dann die Abarbeitung der weiteren `case`-Klauseln ab, sofern die vorherige `case`-Klausel eine gültige Übereinstimmung erbrachte. Zwischen dem Doppelpunkt und `break` können auch mehrere Skriptbefehle stehen.

Der Skriptcode nach dem `default`-Schlüsselwort wird nur dann abgearbeitet, wenn keine der vorherigen `case`-Klauseln zutreffend war. Dies entspricht in etwa der `else`-Klausel bei `if`-Vergleichen. Das `default` ist natürlich nur dann erforderlich, wenn eine alternative Standardverarbeitung erfolgen soll; ansonsten kann es weggelassen werden.

Auf der Buch-CD finden Sie ein Formular zu `switch` unter dem Namen: *Beispiele\Formdemos\Switch.pdf*.

2.9 Schleifen

Häufiger kommt es vor, dass ein Skriptteil mehrfach – in so genannten Schleifen – durchlaufen werden muss. Je nach Anforderungen kommen hierfür insbesondere zwei JavaScript-Befehle in Betracht.

for

Das Schlüsselwort `for` dient zur einfachen Erzeugung von Schleifen in Skripts, die eine – in der Regel vorbestimmte – Anzahl von Durchläufen haben. Hierbei gibt es zwei Varianten.

1. Sie verwenden eine Zählvariable, die nach jedem Durchlauf erhöht oder vermindert wird, bis ein bestimmter Zielwert erreicht wird; dann werden die Schleifendurchläufe beendet.

2. Sie verwenden ein Objekt, das eine gewisse Anzahl von Eigenschaften hat. Wenn alle vorkommenden Eigenschaften verarbeitet sind, werden die Schleifendurchläufe beendet.

Beispiel zu 1.

Legen Sie ein einseitiges Formular an und ziehen Sie mit der Maus beliebige Elemente darauf; darunter soll sich mindestens eine Schaltfläche befinden.
Im Skripteditor stellen Sie ein für ANZEIGEN: click, SPRACHE: JavaScript, AUSFÜHREN AM: CLIENT. Geben Sie dann folgendes Skript ein:

```
/* von der Subform der Schaltfläche (this.parent) werden alle untergeordneten Elemente (nodes) in der Variablen "oNodes" hinterlegt */
var oNodes = this.parent.nodes;
/* die Anzahl der Elemente ergibt sich aus der Eigenschaft length */
var nodesLength = oNodes.length;

for (var i = 0; i < nodesLength; i++)
{
xfa.host.messageBox(oNodes.item(i).name)
}
```

Ergebnis

Es werden die Namen aller Formularelemente angezeigt, die sich in der Subform befinden. Folgendermaßen ist der Ablauf:

Für die for-Klausel werden drei Parameter übergeben

- var i = 0: die Zählvariable mit ihrem Anfangswert, in diesem Fall 0

- i < nodesLength: die Bedingung, gemäß der die Schleifendurchläufe fortgeführt werden; ist dieser Ausdruck falsch (false), werden die Durchläufe beendet.

- i++: der Zählschrittmodus; ein ++ nach einer numerischen Variablen bedeutet, dass diese nach jedem Durchlauf um 1 erhöht wird; ein -- würde bedeuten, dass sie um 1 vermindert wird.

Der in der geschweiften Klammer stehende Ausdruck (dies können bei Bedarf auch mehrere Ausdrücke sein)

```
xfa.host.messageBox(oNodes.item(i).name)
```
erledigt die Anzeige der Namen in einer Dialogbox.

Mit `xfa.host.messageBox(Anzeigetext)` können Sie beliebige Anzeigen erzeugen. `oNodes.item(lfd.Nummer).name` gibt den Namen des jeweiligen Objekts wieder.

Auf der Buch-CD finden Sie das Formular unter dem Namen *Beispiele\Formdemos\ForDemo.pdf*.

while/do..while

Bei `for` wird für die Abbruchbedingung der Schleifendurchläufe meist ein Zähler verwendet. Möchte man andere Bedingungen nutzen, verwendet man lieber eine `while`-Schleife.

Der Unterschied zwischen `while` und `do..while` liegt darin, dass bei der ersten Variante die Abbruchbedingung vor dem ersten Durchlauf geprüft wird und bei der zweiten erst nach dem ersten Durchlauf.

1.)
```
while (Bedingung)
{
Skriptbefehle
}
```

2.)
```
do
{
Skriptbefehle
} while (Bedingung)
```

Beispiel

Im nachstehenden Beispiel wird der Benutzer nach dem Namen des ersten deutschen Bundeskanzlers gefragt.

Im Skripteditor stellen Sie ein für ANZEIGEN: `click`, SPRACHE: `JavaScript`, AUSFÜHREN AM: `Client`. Geben Sie dann folgendes Skript ein:

```
var counter = 0; //Zähler für Schleifendurchgänge
var answer = ""; //Antwort des Anwenders
do
{
```

```
    var answer = xfa.host.response("Wie hieß der erste deutsche Bundes-
kanzler mit Nachnamen?", "Frage", "");
    counter++;
    //zusätzliche Abbruchbedingung
    if (counter > 2)
        break;
} while ((answer != "") && (answer.toUpperCase() != "ADENAUER"));
if (answer.toUpperCase() == "ADENAUER")
    xfa.host.messageBox("Die Antwort ist richtig.");
```

Die Frage wird mithilfe der Dialogfensterfunktion xfa.host.response() gestellt, mit der Eingaben abgefragt werden können. Das Skript bricht die Ausführung ab, wenn die richtige Antwort oder nichts eingegeben wurde.

Auf der Buch-CD finden Sie das Formular unter dem Namen: *Beispiele\Formdemos\WhileDemo.pdf*.

Sie haben nebenbei folgende weitere JavaScript-Methoden bzw. -Funktionen kennen gelernt:

break

Es wird ein Zähler verwendet, der nach dem dritten Versuch mittels dieses Schlüsselwortes die Ausführung der Schleife abbricht. break kann auch bei for-Schleifen verwendet werden, um diese vorzeitig zu beenden.

toUpperCase

Diese Funktion konvertiert einen String in Großbuchstaben; mittels toLowerCase() funktioniert dies umgekehrt, also Konvertierung in Kleinbuchstaben. Verwendet man diese Funktionen, muss der Anwender bei der Eingabe nicht auf Groß- und Kleinschreibung achten.

2.10 Mit Feldern arbeiten

Die Felder Ihres Formulars enthalten Werte, die Sie gegebenenfalls nicht nur ausdrucken oder übermitteln wollen. Oftmals möchten Sie einen Feldwert über ein Skript ändern oder Feldwerte auslesen, um sie weiterzuverarbeiten, beispielsweise um Werte aufzusummieren.

Feldwerte abfragen

Auf den Wert eines Feldes greifen Sie mit der Eigenschaft rawValue zu.

2.10 Mit Feldern arbeiten

Beispiel

Sie platzieren auf einem neuen Formular ein Textfeld, ein numerisches Feld sowie drei Schaltflächen. Das Textfeld erhält gewöhnlich den Namen Textfeld1, das numerische Feld den Namen NumerischesFeld1. Sollten diese abweichende Namen haben, ändern Sie diese bitte entsprechend unter der OBJEKT-Registerkarte ab.

Die Beschriftung der ersten Schaltfläche ändern Sie auf Werte abfragen. Im Skripteditor stellen Sie ein für ANZEIGEN: click, SPRACHE: JavaScript, AUSFÜHREN AM: Client. Hinterlegen Sie dann nachstehendes Skript:

```
app.alert(Textfeld1.rawValue);
app.alert(NumerischesFeld1.rawValue);
xfa.host.messageBox(NumerischesFeld1.rawValue);
```
Schalten Sie anschließend auf den PDF-Vorschau-Modus um.

Ergebnis

Geben Sie im Textfeld einen beliebigen Text und im numerischen Feld eine Zahl ein und klicken Sie auf die Schaltfläche. Es müssten nun zwei Dialogfenster erscheinen. Im ersten steht der Wert des Textfeldes und im zweiten der des numerischen Feldes.

app.alert() ist eine Methode, die ein Dialogfenster anzeigt. Eigentlich müssten Sie noch ein drittes Dialogfenster sehen, denn Sie haben ja bereits gelernt, dass der Aufruf xfa.host.messageBox() ebenfalls ein solches Dialogfenster anzeigt. Allerdings erwartet diese Methode unter JavaScript zwingend einen String, also eine Zeichenkette, als Übergabewert. Der Wert von NumerischesFeld1.rawValue ist also somit wohl kein String.

Hieraus lässt sich vermuten, dass rawValue verschiedene Typen enthalten kann, und das ist tatsächlich der Fall. Ebenso wie Variablen kann rawValue also Strings, verschiedene Zahlentypen und die booleschen Werte wahr/unwahr enthalten. Auch der Wert null (nichts) ist möglich.

Modifikation

Ändern Sie nun die letzte Zeile um in

```
xfa.host.messageBox(NumerischesFeld1.rawValue.
   toString());
```

Ergebnis

Nunmehr erscheinen nacheinander alle drei Meldefenster – allerdings nur dann, wenn in dem numerischen Feld auch eine Zahl steht. Ist der Wert null, dann erscheinen wiederum nur zwei Meldungen.

Sie haben folgende weitere JavaScript-Methoden bzw. -Funktionen kennen gelernt:

toString()

Diese Funktion konvertiert Zahlenwerte in Strings (Zeichenketten), ebenso die booleschen Werte true und false. Um diese Funktion zu verwenden, ergänzen Sie eine Variablenbezeichnung oder den rawValue eines Feldes um .toString().

app.alert()

Dies ist eine Funktion, mit der ein Text in einem Dialogfenster ausgegeben werden kann. app ist das Application-Objekt, also die Acrobat-Anwendung, die über weitere Eigenschaften und Methoden verfügt. Zu app.alert() können weitere Parameter übergeben werden, die zusätzliche Möglichkeiten eröffnen. Insgesamt sind dies folgende:

- cMsg ein Textstring mit der auszugebenden Meldung.
- nIcon – (optional) Ein Symbol im Anzeigefenster mit folgender Symbolik:

    0: Fehler (Standard)

    1: Warnung

    2: Frage

    3: Statusmeldung

> **Macintosh**
> Das Macintosh OS unterscheidet nicht zwischen Warnung und Frage.

- nType – (optional) Typ der Schaltflächengruppe mit nachstehender Bedeutung:

    0: OK (Standard)

    1: OK, Abbruch

    2: Ja, Nein

    3: Ja, Nein, Abbruch

- cTitle – (optional, ab Version 6.0) Ein Dialogtitel (String). Ist dieser nicht festgelegt, wird Adobe Acrobat benutzt.

- oDoc – (optional, ab Version 6.0) Das Doc-Objekt, das mit der Meldung in Zusammenhang steht.

- oCheckbox – (optional, ab Version 6.0) Bei Übergabe dieses Parameters wird ein Kontrollkästchen in der unteren linken Ecke der Dialogbox angezeigt. oCheckbox ist ein JavaScript-Objekt mit drei Eigenschaften. Die ersten beiden Werte werden an die alert()-Methode übergeben, die dritte Eigenschaft gibt einen booleschen Wert (wahr/falsch) zurück.

- cMsg (optional): Ein Textstring, der neben dem Kontrollkästchen angezeigt wird. Falls nicht definiert, so wird der Defaultstring angezeigt Diese Meldung nicht mehr anzeigen.

- bInitialValue (optional): Falls true (wahr), ist das Kontrollkästchen selektiert. Standard ist false (falsch).

- bAfterValue: Wenn das Dialogfenster verlassen wird, enthält diese Eigenschaft den Status des Kontrollkästchens beim Schließen. Wenn true (wahr), war das Kontrollkästchen selektiert.

Rückgabewerte

Im Fenster können mehrere Schaltflächen angezeigt werden. Damit feststellbar ist, welche davon gedrückt wurde, gibt die Methode app.alert() folgenden Wert zurück:

nButton

der Typ der Schaltfläche, die vom Anwender gedrückt wurde:

1: OK

2: Abbruch (Cancel)

3: Nein (No)

4: Ja (Yes)

> **Beispiel**
>
> **Ein** app.alert()**-Aufruf**
>
> Die Beschriftung der zweiten Schaltfläche in unserem Formular ändern Sie bitte auf app.alert()-Demo.
>
> Im Skripteditor stellen Sie bei selektierter Schaltfläche Folgendes ein: für ANZEIGEN: click, SPRACHE: JavaScript, AUSFÜHREN AM: Client. Geben Sie dann folgendes Skript ein:

```
var meinMeldungsfenster = new Object;
meinMeldungsfenster.oMyCheckbox =
{
cMsg: "Diese Meldung/Frage nicht mehr anzeigen.",
bAfterValue: false
}
if (!meinMeldungsfenster.oMyCheckbox.bAfterValue)
{
var retCode = app.alert(
{
cMsg: "Dies ist meine Meldung/Frage.",
cTitle: "Dies ist der Dialogtitel",
nType: 3,
oCheckbox: meinMeldungsfenster.oMyCheckbox
});
}
var meinButton = "";
switch (retCode)
{
case 1: meinButton = "den OK";
break;
case 2: meinButton = "den Abbruch";
break;
case 3: meinButton = "den Nein";
break;
case 4: meinButton = "den Ja";
break;
default: meinButton = "keinen";
}
app.alert("Sie haben " + meinButton + " Button gedrückt.");
app.alert("Sie haben im Kontrollkästen '" + meinMeldungsfenster.oMy-
Checkbox.bAfterValue + "' selektiert.")
```
Schalten Sie anschließend auf den PDF-Vorschau-Modus um.

Ergebnis

Klicken Sie auf die Schaltfläche, erscheint zunächst eine Meldungsbox, in der die Meldung ausgegeben wird und die ein Kontrollkästchen sowie drei Schaltflächen (JA/NEIN/ABBRUCH) enthält. Nach Betätigung einer Schaltfläche erscheinen zwei weitere Meldungsfenster; das erste zeigt die Schaltfläche, die Sie gedrückt haben, und das zweite den Status des Kontrollkästchens an.

So wurden die Werte übergeben

Wenn Sie einer Funktion – hier der `app.alert()`-Methode – mehrere Parameter übergeben, dann können Sie dies tun, indem Sie die Werte jeweils durch ein Komma trennen:

```
meineFunktion("Wert1", Wert2, Wert3);
```

Bei zahlreichen Funktionen ist es so, dass für einige der Parameter Standardwerte vordefiniert sind und die Übergabe damit optional ist. Sollen einige der Standardwerte verwendet werden, dann wäre es sicherlich unnötig, diese zusätzlich noch mal zu übergeben.

Daher besteht auch die Möglichkeit, die Parameterbezeichnung zusammen mit dem Wert zu übergeben, wobei Bezeichnung und Wert durch einen Doppelpunkt getrennt sind. Im obigen Beispiel ist das beispielsweise bei der Skriptzeile

```
cTitle: "Dies ist der Dialogtitel",
```

der Fall. Auch bei dieser Schreibweise sind die einzelnen Parameter jeweils durch ein Komma zu trennen.

> **Tipp**
>
> Diese Schreibweise können Sie natürlich auch grundsätzlich verwenden, denn durch die Angabe des – meist aussagekräftigen – Parameternamens vor dem Wert erhalten Sie eine bessere Übersicht in Ihrem Skript.

Feldwerte ändern

Die Beschriftung der dritten Schaltfläche ändern Sie auf Werte ändern. Im Skripteditor stellen Sie bei selektierter Schaltfläche Folgendes ein: für ANZEIGEN: `click`, SPRACHE: `JavaScript`, AUSFÜHREN AM: `Client`. Geben Sie dann folgendes Skript ein:

```
Textfeld1.rawValue = Textfeld1.rawValue + 1;
NumerischesFeld1.rawValue = NumerischesFeld1.rawValue + 1;
```

Schalten Sie anschließend auf den PDF-Vorschau-Modus um.

Ergebnis

Klicken Sie auf die Schaltfläche, dann wird im Textfeld jeweils eine 1 an den Textstring angehängt, der Textstring wird also immer länger. Im numerischen Feld dagegen erhöht sich der Zahlenwert um 1.

JavaScript versucht also, Zahlen so zu verwenden, wie es mit dem aktuellen Feldinhalt am kompatibelsten erscheint.

Ändern Sie die letzte Zeile in

```
NumerischesFeld1.rawValue = NumerischesFeld1.rawValue + "1";
```

wird auch hier – ähnlich wie im Textfeld – jeweils eine 1 angehängt. Trotzdem wird der Feldwert nicht in einen String konvertiert. Wenn Sie dies lange genug wiederholen, dann erscheint schließlich eine Feldüberlaufsmeldung, weil die Zahl zu groß geworden ist.

> **Hinweis**
> Eine Umwandlung in einen String lässt sich auch mit der JavaScript-Funktion `String(Wert)` durchführen, umgekehrt lässt sich ein String, so weit er einen Zahlenwert enthält, mit `Number(Wert)` in eine Zahl umwandeln.

Schreiben Sie also die obige Zeile nochmals um in

```
NumerischesFeld1.rawValue = NumerischesFeld1.rawValue + Number("1");
```

dann funktioniert's wieder mit der Addition der Zahl.

2.11 Ereignisse per Skript »feuern«

Manchmal kann es nützlich sein, wenn man ein bestimmtes Ereignis auslöst, ohne dass das Ereignis tatsächlich eingetreten ist. Beispielsweise haben Sie zum `click`-Ereignis einer Schaltfläche ein Skript hinterlegt, das Sie ausführen möchten, ohne dass die Schaltfläche vom Benutzer betätigt wird.

Dabei hilft das `event`-Objekt weiter. Dieses beinhaltet alle Eigenschaften und Methoden, um ein Ereignis auszulösen.

Hier ein Beispielskript, mit dem wir bei einer Schaltfläche namens SF1 das `click`-Ereignis auslösen.

```
// das event-Objekt über eine Variable referenzieren und zur Sicherheit
zurücksetzen
var myEvent = xfa.event;
myEvent.reset;
// das Zielobjekt (target) für das Ereignis festlegen
myEvent.target = SF1;
```

```
// den Ereignistyp festlegen - hier das "click"-Ereignis
myEvent.name = "click";
// das Ereignis "abfeuern"
myEvent.emit()
```

Eine Beispieldatei, bei der das abzufeuernde Ereignis per Dropdown-Liste ausgewählt werden kann, finden Sie auf der Buch-CD unter *FireEvent1.pdf*.

Auch im Formular :
Beispiele/Formdemos/KundendatenOleDbDatagrid.pdf

von der Buch-CD finden Sie beim Skriptobjekt SO1, Funktion `displayRows()`, ein Beispiel für das Erzeugen eines Ereignisses.

2.12 Eigene Funktionen definieren

Sie haben also schon einige JavaScript-Funktionen kennen gelernt – zuletzt `String()` und `Number()`. Eine solche Funktion erledigt für Sie eine bestimmte Aufgabenstellung. Meist übergeben Sie Werte und erhalten auch einen Wert zurück. Ein Programmierer hat irgendwann einmal festgelegt, was die Funktion erledigt, und darum müssen Sie sich nicht mehr kümmern.

Es kann nun vorkommen, dass eine ganz bestimmte Berechnung oder andere bestimmte Funktionalitäten in Ihrem Formular wiederholt vorkommen. Da wäre es doch praktisch, wenn Sie an jeder Stelle Ihres Formulars diese Funktionen abrufen könnten. Sie müssten dann nicht jedes Mal diesen Skriptteil an den jeweiligen Stellen erneut einfügen.

Jede moderne Programmiersprache bietet daher die Möglichkeit, solche Funktionen selbst zu definieren. Das können Sie natürlich auch in JavaScript.

Wo werden solche Funktionen definiert?

Grundsätzlich können Sie Funktionen an jeder Stelle, also auch bei Ereignissen, definieren. Sinnvoller und übersichtlicher ist es aber, wenn Sie Funktionen an einer zentralen Stelle hinterlegen. In früheren Acrobat-Versionen, also nach dem bisherigen Standard, gab es dazu so genannte Dokument-JavaScripts, die diese Aufgabe erfüllten.

Seit Designer 7 besteht dagegen die Möglichkeit, mit Skriptobjekten zu arbeiten. Jedem Skriptobjekt können Sie einen Namen geben und über diesen können Sie die Skripte dann referenzieren.

So wird ein Skript-Objekt angelegt

Ein Skript-Objekt legen Sie an, indem Sie im Hierarchiefenster auf den Root-Knoten, also den obersten in der Hierarchie, einen Teilformular-Knoten oder den »Variablen«-Knoten mit der rechten Maustaste klicken. Im darauf erscheinenden Popup-Menü wählen Sie den Menüpunkt SKRIPTOBJEKT EINFÜGEN. Unmittelbar danach finden Sie das neue Skriptobjekt unter dem Hierarchieknoten Variablen beziehungsweise des Teilformulars.

Den Namen für das Skriptobjekt vergeben Sie, indem Sie es in der Hierarchie mit der Maus selektieren, dann die [F2]-Taste drücken und den Namen eingeben. Die Eingabe schließen Sie mit der [Enter]-Taste ab.

Weil Sie ja mehrere Skriptobjekte anlegen dürfen, können Sie Ihre Funktionsskripte organisieren. Beispielsweise könnten Sie das Hierarchieobjekt, in dem Sie allgemeine Funktionen hinterlegen, »AS« nennen, das Hierarchieobjekt für mathematische Funktionen »MS« und das Hierarchieobjekt für Datumsfunktionen »DS«.

Sie können im LiveCycle Designer auch eigene Komponenten erstellen. Wenn diese wiederverwendet werden sollen, nehmen Sie als Grundlage dafür stets ein Teilformular. Auf diesem Teilformular hinterlegen Sie alle Skripte, die die Komponente nutzt. Wenn Sie das Teilformular in die HIERARCHIE-Palette ziehen, werden alle darauf platzierten Elemente mit übernommen, aber auch das zugehörige Skript-Objekt.

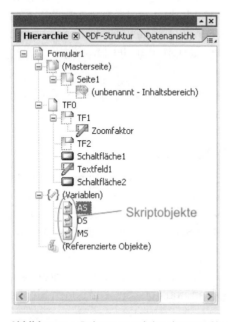

Abbildung 2.5 Dokumentenskripte können Sie über Skriptobjekte organisieren.

Wie gibt man Skripte in Skriptobjekten ein?

Genau wie bei den Ereignisskripten benutzen Sie den Skripteditor. Markieren Sie das Skriptobjekt im Hierarchiefenster und schon können Sie dort die Skripte eingeben.

> **Hinweis**
>
> Funktionen können in JavaScript, jedoch nicht in FormCalc erstellt werden. Dementsprechend ist bei den Skriptobjekten im Skripteditor die Sprache JavaScript voreingestellt und diese Einstellung kann nicht geändert werden.

Wie erstelle ich eine Funktion?

Eine Funktion beginnt mit dem Schlüsselwort `function`, gefolgt von einem Funktionsnamen, den Sie frei vergeben können. Sinnvoll ist es allerdings, dass der Bezeichner etwas über den Sinn und Zweck der Funktion aussagt. Namen von bereits existierenden JavaScript-Standardfunktionen (zum Beispiel `toString()`) dürfen Sie natürlich nicht verwenden.

Unmittelbar auf den Namen folgen eine öffnende und eine schließende Klammer; dort können – jeweils durch ein Komma getrennt – Bezeichner von Parametern angegeben werden, die an die Funktion übergeben werden. Viele Funktionen werden aber auch ohne Parameter aufgerufen.

Der zu der Funktion gehörende Skriptcode folgt dann unmittelbar in geschweifte Klammern eingeschlossen.

```
function meineFunktion()
{
Skriptzeile 1
Skriptzeile 2
...
Skriptzeile n
}
```

Oftmals geben Funktionen auch einen Wert zurück, der dann im Skript weiterverarbeitet werden kann. Um solch einen Wert zurückzugeben, müssen Sie die Funktion mit dem Schlüsselwort `return`, gefolgt von dem Wert, abschließen.

```
function meineFunktion()
{
Skriptzeile 1
Skriptzeile 2
```

```
...
Skriptzeile n
return Rückgabewert
}
```

Beispiel

Es soll eine Funktion erstellt werden, die das aktuelle Datum in Form eines Strings zurückgibt.

- Erstellen Sie im Designer ein neues Dokument und platzieren Sie darauf eine Schaltfläche.

- Klicken Sie im HIERARCHIE-Fenster mit der rechten Maustaste auf den »Variablen«-Knoten und wählen Sie im dann erscheinenden Popup-Menu den Eintrag SKRIPTOBJEKT EINFÜGEN. Anschließend markieren Sie den neu erscheinenden Eintrag des Skriptobjekts mit der Maus und drücken die [F2]-Taste; ändern Sie den Namen dann auf »DS« ab.

- Geben Sie bei markiertem Eintrag des Skriptobjekts nachfolgenden Skriptcode ein:

  ```
  function buildDateString()
  {
     var oD = new Date();
     var oDay = oD.getDate();
     var oMonth = oD.getMonth();
     var oYear = oD.getFullYear();
     return String(oDay + "." + oMonth + "." + oYear);
  }
  ```

- Selektieren Sie anschließend die Schaltfläche auf dem Formular. Die Beschriftung der Schaltfläche ändern Sie auf Datum anzeigen. Im Skripteditor stellen Sie bei selektierter Schaltfläche Folgendes ein: für ANZEIGEN: click, SPRACHE: JavaScript, AUSFÜHREN AM: ". Geben Sie dann folgendes Skript ein:

  ```
  xfa.host.messageBox("Das aktuelle Datum ist: " + DS.buildDateString());
  ```

Achtung

Vergessen Sie auf keinen Fall die Klammern hinter dem Funktionsaufruf, auch wenn diese keine Parameter enthalten. Hierdurch weiß JavaScript, dass Sie eine Funktion aufrufen.

Ergebnis

Wenn Sie auf die Schaltfläche klicken, öffnet sich ein Meldungsfenster, in dem Ihnen das aktuelle Datum angezeigt wird.

Beschreibung des Skript-Ablaufes

Durch Aufruf der Funktion DS.buildDateString() erhalten Sie den String mit dem Datum. Sie können den Funktionsaufruf dann genau so behandeln wie eine Variable. Wie Sie ja bereits erfahren haben, gibt der Aufruf xfa.host.messageBox() nur Werte aus, die als String übergeben werden.

Aufbau der Funktion

- Zuerst wird in einer Variablen oD durch den Aufruf var oD = new Date() ein Date-Objekt angelegt. Dieses Date-Objekt von JavaScript besitzt verschiedene Methoden der Datums- und Zeitberechnung, die Sie anschließend nutzen können.

- In der Variablen oDay speichern Sie über den Aufruf oD.getDate() den aktuellen Tag des Monats ab, in der Variablen oMonth mit oD.getMonth() den Monat und in der Variablen oYear mit oD.getFullYear die vierstellige Jahreszahl.

- Abschließend werden Tag, Monat und Jahr mit Trennzeichen (hier Punkte) zu einem lesbaren Datum zusammengesetzt und über das Schlüsselwort return als Funktionsrückgabe zurückgegeben. Der Ausdruck String() stellt sicher, dass eine Zeichenkette zurückgegeben wird.

Wie werden weitere Funktionen erstellt?

Nun, Sie können problemlos weitere Funktionen in dem Skriptmodul definieren. Schreiben Sie die Funktionen einfach untereinander – durch die Verwendung der geschweiften Klammern weiß JavaScript, wo eine Funktion aufhört, und durch das function-Schlüsselwort, wo die nächste beginnt.

Benutzen Sie sehr viele Funktionen in Ihrem Formularskript, dann sollten Sie diese im Skriptmodul in alphabetischer Reihenfolge der Funktionsnamen untereinander schreiben, um einen besseren Überblick zu behalten, und – wie bereits erwähnt – nach Funktionsarten auf mehrere Skriptobjekte verteilen.

Funktionen mit Parameterübergaben

Die an die Funktion zu übergebenden Parameter müssen zunächst in der Funktionsdefinition festgelegt werden. Der Variablentyp soll hierbei zunächst nicht von Bedeutung sein, da eine JavaScript-Variable verschiedene Typen beinhalten kann.

> **Beispiel**
>
> **Berechnung einer Skontofrist**
>
> Eine Skontofrist ist ein Datum, bis zu dem von einem Rechnungsbetrag ein vom Rechnungsgeber vorgegebener Rabattbetrag abgezogen werden kann. Üblich sind hierbei 14 Tage, aber auch ein Monat oder länger sind möglich. Auch andere Fristen können mit dieser Funktion berechnet werden.
>
> Für unser Beispiel wollen wir unser bestehendes Formular noch etwas erweitern. Platzieren Sie ein numerisches Feld und eine weitere Schaltfläche auf dem Formular. Beschriften Sie das numerische Feld mit Skontofrist/Tage und setzen Sie in der OBJEKT-Palettenseite WERT den STANDARDWERT auf 14. Benennen Sie das Feld auf der OBJEKT-Palettenseite BINDUNG unter NAME in Skontotage um.
>
> Beschriften Sie die Schaltfläche mit Skontodatum berechnen.
>
> Markieren Sie nun im HIERARCHIE-Fenster das Skriptobjekt DS. Dort geben Sie unterhalb der vorhandenen Funktion nachstehendes Skript zusätzlich ein.
>
> ```
> function skontoDatum(oDate, oDays)
> {
>    var skDate = new Date();
>    skDate.setTime(oDate.parse(skDate) + 86400000 * oDays);
>    return skDate.toLocaleDateString();
> }
> ```
>
> Wie Sie sehen, werden jetzt zwei Parameter an die Funktion übergeben – als Erstes ein Datum, das Startdatum für die Berechnung und als Zweites ein Integer-Wert, also eine Ganzzahl für die Dauer der Frist in Tagen.
>
> Um den Code für den Aufruf der Funktion einzugeben, selektieren Sie nun die Schaltfläche auf dem Formular. Im Skripteditor stellen Sie bei selektierter Schaltfläche Folgendes ein: für ANZEIGEN: click, SPRACHE: JavaScript, AUSFÜHREN AM: Client. Geben Sie dann folgendes Skript ein:
>
> ```
> app.alert("Skontodatum: " + DS.skontoDatum(Date, Skontotage.rawValue));
> ```
>
> **Ergebnis**
>
> Wenn Sie in den PDF-Vorschau-Modus gehen, einen Eintrag im Feld SKONTOFRIST/TAGE eingeben und auf die Schaltfläche klicken, erscheint ein Meldungsfenster, in dem das Fristende-Datum angezeigt wird.

2.12 Eigene Funktionen definieren

Beschreibung des Skript-Ablaufes

Durch Aufruf der Funktion DS.skontoDatum() erhalten Sie den String mit dem Datum, der über die Methode app.alert() angezeigt wird. Bei Funktionsaufruf übergeben Sie den Parameter Date, der nichts anderes als das aktuelle Datum beinhaltet, und mit Skontotage.rawValue den Wert der Feldes Skontotage und damit die Dauer der Frist.

Die Funktion DS.skontoDatum() selbst hat folgenden Ablauf.

- Zunächst wird mit var skDate = new Date() ein neues Datumsobjekt angelegt, das über die Variable skDate referenziert ist.

- Mit dem Aufruf oDate.parse(skDate) wird das der Funktion übergebene Datum (in diesem Fall das aktuelle Datum) in Millisekunden umgerechnet. Zu diesem Wert wird das Produkt aus 86.400.000, der Anzahl Millisekunden eines Tages und oDays, der übergebenen Anzahl von Tagen, addiert.

- skDate.setTime() rechnet die Millisekunden wieder in ein Datum (eigentlich eine Datums-/Zeitkombination) um.

- skDate.toLocaleDateString() generiert aus dem in dem skDate gespeicherten Datumsobjekt einen lesbaren String mit dem Datum.

Anmerkung: Dieser String wird im zur Zeit der Buchschreibung vorliegenden Programm-Release in englischer Sprache und Formatierung wiedergegeben, obwohl die Methode toLocalDateString() eigentlich einen in deutscher Sprache und Formatierung liefern müsste. Aber in diesem Kapitel haben Sie ja ebenfalls gelernt, wie Sie einen Datumsstring selbst erzeugen können, so dass dies kein Problem für Sie darstellt.

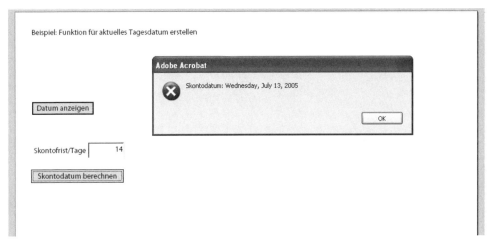

Abbildung 2.6 So in etwa sollte Ihr fertiges Formular aussehen.

Auf der Buch-CD finden Sie das Formular mit den beiden Funktionen unter *Beispiele\Formdemos\FunctionBuildDateString.pdf*.

Dies war nur eine sehr kurze Einführung in JavaScript, die für erste Skripte ausreichen sollte. JavaScript ist auch nicht das Hauptthema des Buches. Im folgenden Kapitel wollen wir unmittelbar mit der praktischen Entwicklung von Formularen beginnen. Weitere JavaScripts und FormCalc-Skripte werden Sie dort natürlich noch kennen lernen.

Kapitel 3

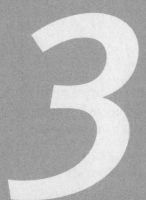

Formulare erstellen

3.1	Formular-Grundtypen	208
3.2	Statische Formulare	209
3.3	Projekt: Ein statisches Mailformular erstellen	209
3.4	Ein statisches Formular mit verschiedenen Seitengrößen erstellen	226
3.5	Ein erstes dynamisches Formular erstellen	244
3.6	Ein dynamisches Formular mit sich wiederholenden Teilformularen erstellen	250
3.7	Ein dynamisches Formular erstellen, das automatisch die erforderliche Anzahl Teilformulare erzeugt	259
3.8	Formulare mit Barcodes erstellen	270
3.9	Tabellen in Formularen	279

Im vorherigen Kapitel haben Sie die Grundlagen von Acrobat JavaScript kennen gelernt. Sie können selbstverständlich auch Formulare ohne jedes Skripting erstellen, aber diese Formulare besitzen dementsprechend auch keine intelligenten Funktionen, können also nur wenig mehr als Papierformulare. Moderne dynamische Formulare sind ohne Skripting gar nicht denkbar.

Weil ich mit diesem Buch aber vor allem die erweiterten Möglichkeiten und Vorteile elektronischer Formulare vermitteln möchte, werde ich selbst in einfachen Formularen Skripte verwenden.

3.1 Formular-Grundtypen

Sie können mit dem Designer 8 zwei Grundtypen erstellen: statische und dynamische Formulare. Statische Formulare besitzen ein starres Design und verändern ihr Layout nicht. Aber auch statische Formulare benötigen Skripte, vor allem dann, wenn sie automatisierte Berechnungen enthalten.

Dynamische Formulare dagegen können sich an vielen Stellen verändern und je nach den Eingaben des Anwenders passen sie ihr Layout den individuellen Anforderungen an. Dies kann beispielsweise so aussehen, dass sich ein Textfeld gemäß dem Umfang des eingegebenen Textes vergrößert, dass Felder und ganze Feldblöcke erscheinen oder verschwinden, wenn dies benötigt wird, oder so, dass bestimmte Abschnitte so oft wiederholt werden wie erforderlich. Und die nachfolgenden Eingabefelder rücken entsprechend den Veränderungen automatisch nach unten oder auf nachfolgende Seiten.

Im Zusammenhang mit Datenbanken oder XML-Quellen können sogar viele Seiten lange Reporte automatisch oder skriptgesteuert erstellt werden. Spezielle Reporting-Tools, die heutzutage übrigens oftmals auch das Adobe-PDF-Format ausgeben, werden in zahlreichen Fällen sogar überflüssig werden.

Als weiteres Unterscheidungsmerkmal sei noch die Interaktivität von Formularen aufgeführt. Dies bedeutet, dass ein Formular am Bildschirm ausgefüllt werden kann. In einigen Fällen kann es sein, dass ein Formular komplett von Hand ausgefüllt werden soll. Die PDF-Formulardatei dient dann lediglich als Druckvorlage, die auf dem Drucker des Anwenders ausgegeben wird.

3.2 Statische Formulare

Diese Formularart ist von der Funktionalität her das, was wir von früheren Acrobat-Versionen her kennen. Viele statische Formulare sind kompatibel zu Acrobat 6, vorausgesetzt, man speichert sie in diesem Format.

Das Speicherformat können Sie im SPEICHERN-Dialogfenster einstellen.

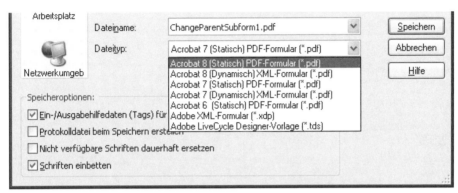

Abbildung 3.1 Im SPEICHERN-Dialogfenster stellen Sie den Formulartyp ein.

Der Formulartyp besitzt ein starres Layout, was wir ja auch von Papierformularen her kennen. Solche Formulare haben natürlich – trotz der Möglichkeiten dynamischer Formulare – auch ihre Daseinsberechtigung.

3.3 Projekt: Ein statisches Mailformular erstellen

Als Einstieg in die Formularprogrammierung eignet sich ein statisches Formular sehr gut. In unserem Beispiel erstellen wir ein Formular, das Namen und Adresse des Absenders übermittelt, sowie eine Nachricht mit einer Betreff-Zeile. Es wird als Anlage zu einer E-Mail übertragen.

Hierbei soll das Formular an die E-Mail-Adresse der gewählten Abteilung, die über eine Dropdown-Liste ausgewählt wird, gesandt werden. Der Betreff aus unserem Formular soll gleichzeitig als Betreff der E-Mail erscheinen.

Das Formular enthält also eigentlich nicht mehr Informationen als eine E-Mail. Es dient allerdings nur der Demonstration und Sie können natürlich wesentlich umfangreichere erstellen, die selbstverständlich auch über mehrere Seiten verfügen können.

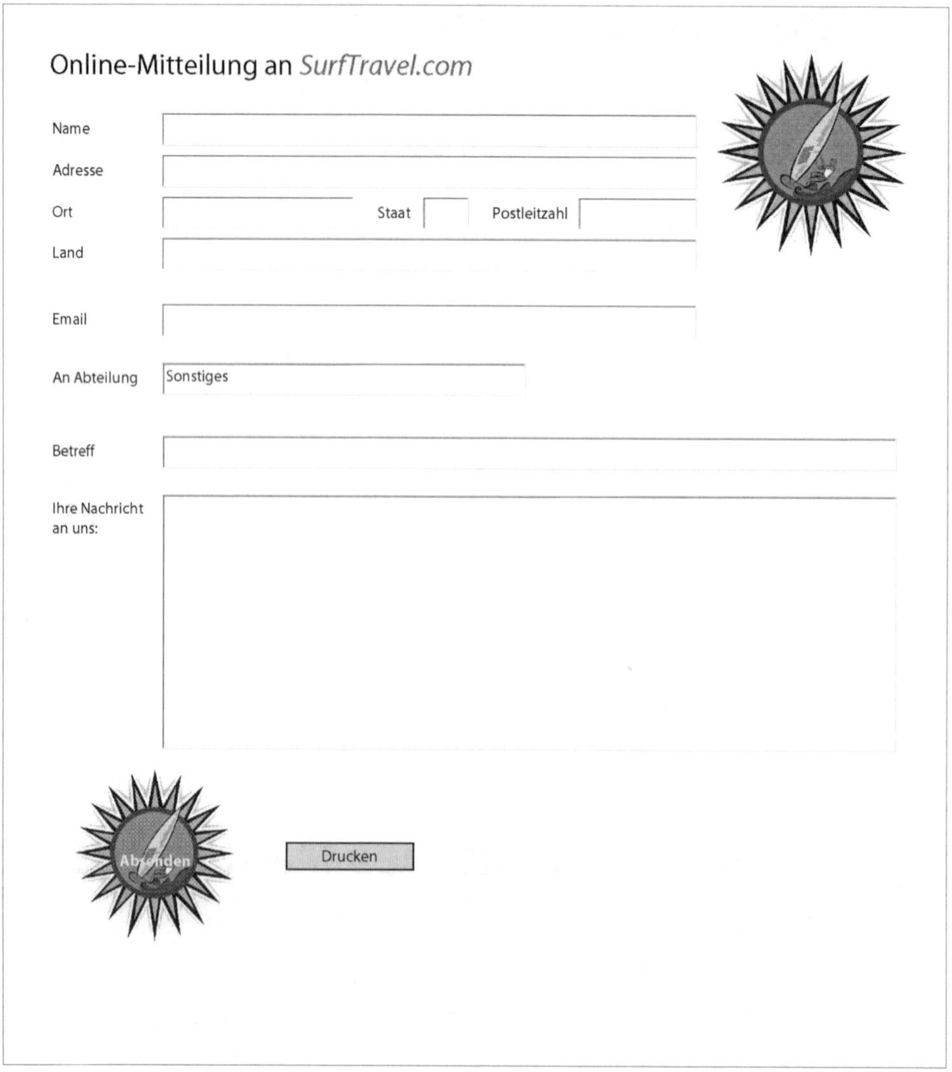

Kapitel 3 — FORMULARE ERSTELLEN

Abbildung 3.2 Das fertige Formular sollte in etwa so aussehen

Erstellung des Formulars

- Starten Sie über den Menüpunkt Datei|Neu den Assistent für neue Formulare.

    - Wählen Sie im Dialogfenster Erste Schritte den Punkt Neues leeres Formular und klicken Sie auf weiter.

    - Stellen Sie unter Einrichten: Neues leeres Formular die Seitengrösse auf A4 ein, Ausrichtung Hochformat und Anzahl der Seiten auf 1; klicken Sie anschließend auf weiter.

3.3 Projekt: Ein statisches Mailformular erstellen

- Im Dialogfenster FORMULARRÜCKLIEFERUNG EINRICHTEN (Designer 7: RÜCKLIEFERUNGS-METHODE) wählen Sie E-MAIL-SCHALTFLÄCHE HINZUFÜGEN und DRUCKEN-SCHALTFLÄCHE HINZUFÜGEN (Designer 7: AUSFÜLLEN UND DRUCKEN); dies, obwohl das Formular später per E-Mail versandt wird. Klicken Sie wiederum auf WEITER.

- Im darauf folgenden Dialogfenster klicken Sie auf die Schaltfläche FERTIG STELLEN.

- Nun müssten Sie ein Formular vorliegen haben, das lediglich eine DRUCKEN-Schaltfläche besitzt.

- Im Toolfenster BIBLIOTHEK ziehen Sie von der Registerkarte STANDARD einen statischen Text (Bezeichnung: TEXT) ganz oben auf das Formular. Geben Sie dort den Text `Online-Mitteilung an SurfTravel.com` ein. Formatieren Sie diesen Text gegebenenfalls mit der Schrift-Toolbar. Im Beispiel auf der CD ist die Schriftart »Myriad Pro« in der Größe 18 Punkt eingestellt; für das Wort `SurfTravel.com` ist die Schrift auf KURSIV und die Farbe auf BLAU eingestellt.

- Wechseln Sie zur Registerkarte EIGENE und ziehen von dort einen Adressblock auf das Formular; platzieren Sie diesen unter dem statischen Text. Der von Adobe mitgelieferte Adressblock ist leider unsauber formatiert, so dass Sie die Breite der Felder und der Feldbeschriftungen entsprechend anpassen sollten.

- Ziehen Sie von der Registerkarte EIGENE ein Feld E-MAIL-ADRESSE auf das Formular und platzieren Sie diese unter dem Adressblock. Stellen Sie die Feldbreite so ein, dass sie mit dem Adressblock harmoniert.

- Wechseln Sie nun wieder in der BIBLIOTHEK-Toolbar zur Registerkarte STANDARD. Ziehen Sie von dort eine DROPDOWN-LISTE auf das Formular und platzieren Sie diese unterhalb des E-Mail-Feldes. Diese soll dazu dienen, eine Abteilung des Unternehmens als E-Mail-Empfänger festzulegen.

- Geben Sie auf der OBJEKT-Palette, Registerkarte FELD folgende Listenelemente ein:
  - Support
  - Vertrieb
  - Einkauf
  - Buchhaltung
  - Geschäftsleitung
  - Sonstiges

- Unter OBJEKT|BINDUNG geben Sie als NAME `Abteilung` ein. Selektieren Sie ferner das Kontrollkästchen ELEMENTWERTE. Erfassen Sie dann dort folgende Werte:

Wert	Text
support	Support
vertrieb	Vertrieb
einkauf	Einkauf
Bf	Buchhaltung
Gf	Geschäftsleitung
info	Sonstiges

- Auf der OBJEKT-Palettenseite WERT stellen Sie unter STANDARD den Wert info ein; somit wird bei Formularstart der Text SONSTIGES angezeigt.

- Platzieren Sie unter der Dropdown-Liste ein weiteres Textfeld, dessen Breite Sie etwas größer einstellen sollten. Vergeben Sie für dieses auf der OBJEKT-Palettenseite BINDUNG den NAMEN Betreff und stellen Sie auf der OBJEKT-Palettenseite WERT den TYP auf BENUTZEREINGABE - ERFORDERLICH: Geben Sie unter MELDUNG BEI LEEREM FELD Sie müssen das Feld 'Betreff' ausfüllen. ein.

- Ziehen Sie ein weiteres Textfeld auf das Formular unterhalb des BETREFF-Feldes. Stellen Sie die Breite anlog des BETREFF-Feldes ein, jedoch eine wesentlich größere Höhe, denn dieses Feld soll mehrzeiligen Text aufnehmen. Nehmen Sie folgende Einstellungen vor:

    OBJEKT-**Palettenseite** BINDUNG

    - NAME: Nachricht
    - DATENFORMAT: XHTML

    OBJEKT-**Palettenseite** WERT

    - TYP: BENUTZEREINGABE - ERFORDERLICH
    - MELDUNG BEI LEEREM FELD: Sie müssen das Feld 'Ihre Nachricht an uns' ausfüllen.

    OBJEKT-**Palettenseite** FELD

    - MEHRERE ZEILEN ZULASSEN: selektiert (TRUE)
    - FELDFORMAT: RICH TEXT

> **Hinweis**
>
> Die obigen Einträge FELDFORMAT und DATENFORMAT sind stets in passender Kombination zu verwenden. Ist RICH TEXT selektiert und ist gleichzeitig das Datenformat XHTML eingestellt, dann können Sie in dieses Feld auch formatierten Text einfügen.

3.3 Projekt: Ein statisches Mailformular erstellen

– in der Programmversion 7 allerdings nur mittels Kopieren über die Zwischenablage und in der Version 8 zusätzlich über ein Popup-Menü mit eingeschränkter Funktionalität. Dennoch ist dies ein Vorteil gegenüber HTML-Formularen.

- Stellen Sie in der Registerkarte ABSATZ die VERTIKALE AUSRICHTUNG auf OBEN AUSRICHTEN.

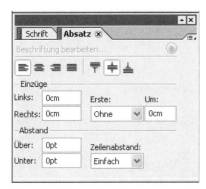

Abbildung 3.3 Die Ausrichtung des Textes in Textfeldern stellen Sie auf der ABSATZ-Registerkarte ein.

- Als Nächstes fügen wir eine Grafik als Firmenlogo auf dem Formular ein. Ziehen Sie hierzu aus dem BIBLIOTHEK-Toolfenster, Palette STANDARD, ein »Bild« (kein Bildfeld) auf das Formular und platzieren Sie dieses oben rechts neben dem Adressblock. Auf der OBJEKT-Registerkarte ZEICHNEN selektieren Sie den Eintrag BILDDATEN EINBETTEN; die Bilddaten werden hierdurch zum Bestandteil der Formulardatei.

- Machen Sie einen Doppelklick auf das Bild; es öffnet sich dann das Dateiauswahldialogfenster für das anzuzeigende Bild. Wählen Sie das Bild Surftravel2.bmp von der Buch-CD aus dem Verzeichnis BilderForms. Die Bildgröße können Sie über die Anfassecken bei selektiertem Bild beliebig einstellen.

Nun kommen wir zu einem etwas schwierigen Punkt – dem Anlegen einer transparenten Schaltfläche über einer Grafik. Dazu benötigen Sie zunächst wieder ein Bild, über dem dann später die Schaltfläche platziert wird. Das Bild erstellen Sie in diesem Fall einfach durch Kopieren unseres Logos.

- Dazu markieren Sie das Logo mit der Maus und wählen den Menüpunkt BEARBEITEN|DUPLIZIEREN. Sie haben nun ein zweites Bild, das Sie unterhalb der anderen Formularelemente platzieren. Die Abmessungen des Bildes stellen Sie etwas kleiner ein als beim Original.

- Ziehen Sie nun eine E-MAIL-SENDEN-SCHALTFLÄCHE auf die Grafik und stellen Sie die Größe so ein, dass diese einerseits einen möglichst großen Bereich des sichtbaren Bildes abdeckt, andererseits jedoch nicht darüber hinausragt.

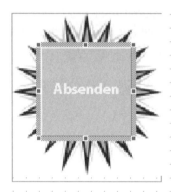

Abbildung 3.4 Etwa diesen Bereich der Grafik sollte die Schaltfläche abdecken.

- Beschriften Sie die Schaltfläche mit Absenden und stellen Sie in der SCHRIFT-Registerkarte eine helle Farbe ein.

- Auf der OBJEKT-Registerkarte FELD geben Sie unter E-MAIL-ADRESSE info@surftravel.com ein. Diesen Eintrag werden Sie zwar später durch ein Skript abändern, aber ein vorhandener Eintrag bewahrt uns vor unerwünschten Warn- und Fehlermeldungen. Den Eintrag für BETREFF können Sie frei lassen; auch diesen werden wir durch ein Skript erstellen.

Die Transparenz von Schaltflächen lässt sich grundsätzlich einfach einstellen. Sollte in der PDF-Vorschau beziehungsweise in Acrobat die Schaltfläche nicht so angezeigt werden, wie Sie sie im Designer definiert haben, dann liegt dies an einem Fehler im Designer. Acrobat kann Schaltflächen transparent darstellen. In der Programmversion 7 ließen sich diese sogar mit abgerundeten Ecken und mit Farbverläufen anzeigen, allerdings erfolgte die automatische Umsetzung der Einstellungen fehlerhaft.

> **Tipp**
>
> Um den Mangel **in der Version 7** zu beheben, müssen Sie unmittelbar die XML[1]-Quelle des Formulars bearbeiten. Dazu gehen Sie wie folgt vor.
>
> - Speichern Sie zunächst Ihr Formular, und zwar unter dem Namen:
>
>   *EMail-Formular.pdf.*
>
>   Adobe warnt ausdrücklich vor manuellen Änderungen an der XML-Quelle, da unter Umständen das gesamte Formular zerstört werden kann.

---

1. XML ist eine Abkürzung für Extended Markup Language, einer universellen Beschreibungssprache für Daten.

3.3 Projekt: Ein statisches Mailformular erstellen

- Markieren Sie die Schaltfläche im Fenster DESIGNANSICHT (Designer 7: TEXTSEITEN) der Registerkarte und wechseln Sie dann zur Registerkarte XML-QUELLE. Dort müsste nun die einleitende XML-Zeile für die Schaltfläche markiert sein. Dies sieht in etwa so aus wie in Abbildung 3.5.

```xml
<field name="Schaltfläche2" y="85.46mm" x="21.17mm" w="28.575mm" h="6mm">
    <ui>
        <button/>
    </ui>
    <font typeface="Myriad Pro"/>
    <caption>
        <value>
            <text>Schaltfläche</text>
        </value>
        <para vAlign="middle" hAlign="center"/>
        <font typeface="Myriad Pro"/>
    </caption>
    <border hand="right">
        <edge/>
        <fill>
            <color value="212,208,200"/>
        </fill>
        <edge/>
        <edge/>
        <edge/>
        <corner thickness="0.18mm" join="round" radius="2mm" xmlns="http://www.xfa.or
        <corner thickness="0.18mm" join="round" radius="2mm" xmlns="http://www.xfa.or
        <corner thickness="0.18mm" join="round" radius="2mm" xmlns="http://www.xfa.or
        <corner thickness="0.18mm" join="round" radius="2mm" xmlns="http://www.xfa.or
    </border>
    <bind match="none"/>
</field>
```

Abbildung 3.5 XML-Ansicht

- Das nächste XML-Tag, das mit border beginnt, also mit dem Eintrag

  `<border hand="right">`

  ändern Sie nun ab in

  `<border xmlns="http://www.xfa.org/schema/xfa-template/2.2/">`

- Anschließend wechseln Sie wieder zur ANSICHT-Registerkarte DESIGNANSICHT (Designer 7: TEXTSEITEN).

- Markieren Sie die Schaltfläche und nehmen Sie die folgenden Einstellungen für Rand und Füllung auf der Rand-Registerkarte vor:

  - UMRANDUNGEN|KANTEN: ZUSAMMEN BEARBEITEN
  - UMRANDUNGEN|RÄNDER: OHNE
  - HINTERGRUNDFÜLLUNG|STIL: OHNE

Im Entwurfsmodus sollte die Schaltfläche nun so aussehen wie in Abbildung 3.6.

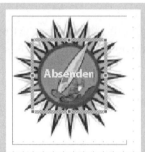

Abbildung 3.6 Im Entwurfmodus sollte die Schaltfläche so über der Grafik dargestellt werden.

- Gehen Sie jetzt zur PDF-VORSCHAU. Dort und auch in Acrobat sollte die Transparenz korrekt dargestellt werden.

Zuletzt sollten Sie noch die DRUCKEN-Schaltfläche neben unserer soeben erzeugten Grafik-Schaltfläche platzieren.

So, nun sind alle benötigten Elemente auf unserem Formular angelegt. Damit bleibt uns nur noch die Aufgabe, die erforderlichen Skripte für die Generierung der E-Mail-Adresse und des E-Mail-Betreffeintrages zu erzeugen.

Die Formulardaten an ein E-Mail-Programm übergeben

Eine individuelle Betreff-Zeile erzeugen
Die Betreff-Zeile soll wie folgt aussehen:

An *Abteilung – Betreff-Feld aus Formular*

Zunächst benötigen wir den Namen der Abteilung. Die Dropdown-Liste in unserem Formular hat ja den Namen Abteilung und den Wert dieses Feldes erhalten wir über den Ausdruck

```
Abteilung.rawValue;
```

Dieser Wert liefert uns allerdings nur den Wert für Abteilung wieder, der dem Adressbestandteil vor dem @-Zeichen der E-Mail-Adresse entspricht. Damit können wir also die E-Mail-Adresse problemlos erstellen, indem wir den Ausdruck. @SurfTravel.com daran anhängen. Das Ergebnis speichern wir in einer Variablen, wie folgt

```
var vReceipient = Abteilung.rawValue + "@SurfTravel.com";
```

Leider stimmt der Wert des Feldes mit dem Namen der Abteilung nicht in allen Fällen überein, zum Beispiel hat die Abteilung »Buchhaltung« das Kürzel »Bf« in der E-Mail-Adresse. Darum müssen wir den Namen über die Beschriftung der Listenelemente ermitteln. Dies geht über den Skriptaufruf

```
this.boundItem(event.target.newText);
```

Leider funktioniert dies erst in der Programmversion 8 korrekt. Damit das Formular auch in der Version 7 läuft, wird es etwas komplizierter. Zum Zweck der Ermittlung des Elementwertes schreiben wir zunächst eine Funktion, die uns den Index des selektierten Elements zurückgibt.

Eine Funktion zur Ermittlung des Indexwertes der gewählten Abteilung

> **Tipp**
> Die nachfolgend beschriebene Funktion können Sie natürlich auch für andere Dropdown-Listen verwenden, um den Listenindex des selektierten Elements, also die laufende Nummer mit 0 beginnend, zu ermitteln.

Die Funktion soll auf einem Skriptobjekt angelegt werden, so dass sie problemlos überall im Formular verfügbar ist. Dazu klicken Sie im HIERARCHIE-Toolfenster mit der rechten Taste auf den Eintrag VARIABLEN oder den Rootknoten. Im dann erscheinenden Popup-Menü wählen Sie den Eintrag SKRIPTOBJEKT EINFÜGEN. Das neue Skriptobjekt markieren Sie mit der Maus und benennen es nach Drücken von [F2] in OS um.

Geben Sie dann im Skripteditor nachstehenden Skriptcode ein

```
function getDropdownIndex(oDropdown){    //angezeigte Texte
var displayItems = oDropdown.resolveNode("#items[0]").nodes;   //Werte
var valueItems = oDropdown.resolveNode("#items[1]").nodes;
for (var i = 0; i < valueItems.length; i++)    {
   if (oDropdown.rawValue == valueItems.item(i).value)   { break;   } }
      return i;}
```

Die Funktion hat also den Namen `getDropdownIndex` und an sie wird bei Aufruf ein Parameter `oDropDown` übergeben. Dieser Parameter beinhaltet ein Objekt, nämlich die Dropdown-Liste, deren aktuellerIndex ermittelt werden soll.

Der Ausdruck

```
var valueItems = oDropdown.resolveNode("#items[1]").nodes
```

speichert die Liste, ein so genanntes Array, mit allen Werten der Dropdown-Liste in der Variablen `valueItems`. Ein Array enthält Werte oder Objekte eines – in aller Regel – gleichen Typs, auf die dann über eine laufende Nummer zugegriffen werden kann.

Genau das wollen wir nun tun, um den Index zu ermitteln.

Die laufende Nummer zählen wir in einer `for`-Schleife mit der Variablen `i`, beginnend mit 0, hoch, bis alle Elemente geprüft wurden. Die Anzahl der Elemente ermitteln wir über den Ausdruck `valueItems.length`.

Für den Wert jedes Elementes `valueItems.item(i).value` prüfen wir, ob dieser mit dem aktuellen Wert der übergebenen Dropdown-Liste `oDropdown.rawValue` übereinstimmt. Ist dies der Fall, dann beenden wir die `for`-Schleife mittels `break`, so dass `i` nicht mehr weiter hochgezählt wird und somit den Index des letzten Listenwertes enthält.

Mit `return i` geben wir diesen Index an den aufrufenden Skriptteil zurück.

Den Abteilungsnamen aus dem Index ermitteln

Zunächst einmal müssen wir festlegen, wann die Daten für die Übergabe an das E-Mail-Programm aufbereitet werden. Hier bietet sich das `preSubmit`-Ereignis an, denn dieses wird unmittelbar vor einer Datenübergabe aufgerufen.

- Selektieren Sie die ABSENDEN-Schaltfläche und nehmen Sie folgende Einstellungen am Skripteditor vor:

    - ANZEIGEN: `preSubmit`
    - SPRACHE: `JavaScript`
    - AUSFÜHREN am: `Client`

- Geben Sie anschließend im Skripteditor nachstehenden Skriptcode ein:

```
var dIndex = OS.getDropdownIndex(Abteilung);
var vAbteilung = Abteilung.resolveNode("#items[0]").nodes.item(dIndex).value;
var vSubject = "An " + vAbteilung + " - " + Betreff.rawValue;
var vRecipient = Abteilung.rawValue + "@SurfTravel.com";

EMailSendenSchaltfläche1.resolveNode("#event.#submit").target = "mailto:" +
   Recipient + "?subject=" + vSubject;
```

In der ersten Skriptzeile rufen wir unsere zuvor erstellte Funktion `getDropdownIndex` auf. Hierbei übergeben wir als Objekt die Dropdown-Liste mit dem Namen `Abteilung` aus unserem Formular. Das Ergebnis, einen Integer-Wert (Ganzzahl) speichern wir in der Variablen `dIndex`.

In unserer Funktion `getDropdownIndex` hatten wir über

```
var valueItems = oDropdown.resolveNode("#items[1]").nodes;
```

3.3 Projekt: Ein statisches Mailformular erstellen

ein Array mit den Wertelementen der Dropdown-Liste erhalten. Dementsprechend liefert uns der Ausdruck

```
var vAbteilung = Abteilung.resolveNode("#items[0]").nodes.item(dIndex).value;
```

jetzt den zu dem Wert gehörenden Abteilungsnamen in der Variablen vAbteilung. Auf diesen können wir unmittelbar im Array der Abteilungsnamen zugreifen, weil uns dessen Index ja bekannt ist. Damit können wir nun die Betreffzeile so erzeugen, wie wir sie benötigen. Der Ausdruck

```
var vSubject = "An " + vAbteilung + " - " + Betreff.rawValue;
```

erstellt uns diese.

Den Übergabeparameter für das E-Mail-Programm festlegen

Obwohl Sie bei E-Mail-Schaltflächenkomponenten zwei Parameter, E-Mail-Adresse und E-Mail-Betreff, eingeben können, wird letztendlich ein zusammengesetzter Wert in URL-Schreibweise an das Mailprogramm übergeben:[2]

```
mailto:E-Mail-Adresse?Subject=E-Mail-Betreff
```

Den automatisch erzeugten URL-Parameter erhalten wir über

```
EMailSendenSchaltfläche1.resolveNode("#event.#submit").target
```

Hierbei lassen wir über die Methode resolveNode() das mit dem submit-Ereignis in Zusammenhang stehende Objekt ermitteln. Die Eigenschaft target dieses Objekts enthält dann den Parameter. Diesen ersetzen wir so, dass einerseits die vorhandene E-Mail-Adresse, die der E-Mail-Schaltfläche zugewiesen wurde, durch die E-Mail-Adresse der Abteilung ersetzt wird, andererseits die von uns festgelegte Betreff-Zeile übermittelt wird; also

```
EMailSendenSchaltfläche1.resolveNode("#event.#submit").target =
"mailto:" + vReceipient + "?subject=" + vSubject;
```

Test des E-Mail-Formulars/Inhalt der Datendatei

Für den Test wird davon ausgegangen, dass ein E-Mail-Programm, wie Microsoft Outlook, Outlook Express oder Eudora Mail, auf dem Testrechner installiert und auch als Standard-Mailprogramm registriert ist.

---

2. Anmerkung: Eigentlich wird der URL anschließend intern noch ein weiterer Teil angefügt, der den Text der E-Mail enthält, aber dieser ist für uns ohne Belang, weil nicht beeinflussbar.

Öffnen Sie das Formular in Acrobat und füllen Sie die erforderlichen Felder aus. Wählen Sie dabei auch eine Abteilung aus.

Klicken Sie nun auf die ABSENDEN-Schaltfläche und es erscheint das Dialogfenster aus Abbildung 3.7.

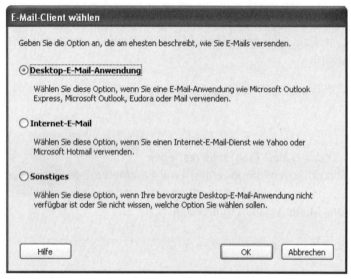

Abbildung 3.7 Das Dialogfenster zur Auswahl der E-Mail-Versandart

Lassen Sie hier die voreingestellte Auswahl – DESKTOP-E-MAIL-ANWENDUNG – bestehen und klicken Sie auf OK. Daraufhin erscheint das Dialogfenster aus Abbildung 3.8.

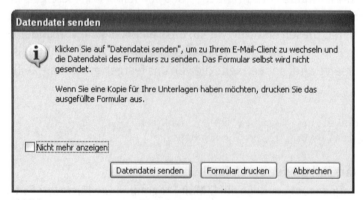

Abbildung 3.8 Bestätigung-Dialog vor dem Senden einer Datendatei

In diesem Fenster können Sie manuell nochmals das Senden der Datendatei bestätigen und gegebenenfalls das Formular ausdrucken. Ist dieses Dialogfenster störend,

3.3 Projekt: Ein statisches Mailformular erstellen

können Sie seine Anzeige für die Zukunft durch Selektieren des Kontrollkästchens NICHT MEHR ANZEIGEN unterbinden.

Klicken Sie auf die Schaltfläche DATENDATEI SENDEN. Anschließen sollte Ihr Mailprogramm automatisch starten. Im Adressfeld sollte die zu dem Abteilungseintrag passende E-Mail-Adresse stehen und im Betreffeld der von Ihnen erzeugte Eintrag.

Weiterhin sollte eine Datei mit der Endung .xml in den Anlagen zur E-Mail aufgeführt sein. Wenn Sie diese Datei öffnen, müsste automatisch das Programm gestartet werden, das für die Anzeige von XML-Dateien auf Ihrem Rechner registriert ist. In den meisten Fällen wird dies ein Webbrowser sein, aber auch andere Programme sind möglich, wie beispielsweise XML-Editoren (zum Beispiel XMLSpy, XML Notepad). Die angezeigte Datei könnte so aussehen wie die nachstehend abgebildete.

```
<?xml version="1.0" encoding="UTF-8" ?>

<form1>

<!--
**********************************************************************

Wenn Sie ein Formular ausgefüllt haben:

    Diese Datei enthält die in ein Formular eingegebenen Daten.
    Es handelt sich nicht um das Formular selbst.

**********************************************************************

Wenn Sie diese Datendatei erhalten haben:

    Befolgen Sie die nachstehenden Anweisungen zum Verarbeiten dieser
Datendatei mit
    Adobe Acrobat Professional 8

**Ausgefülltes Formular anzeigen:
    1) Speichern Sie diese Datendatei auf Ihrem Computer.
    2) Öffnen Sie eine leere Kopie des ursprünglichen PDF-Formulars, das
       zur Erzeugung dieser Datendatei ausgefüllt wurde.
    3) Wählen Sie in Acrobat "Erweitert" > "Formulare" > "Daten in Formular importieren",
       und navigieren Sie zu dieser Datendatei.
```

Kapitel 3 — FORMULARE ERSTELLEN

   4) Das Formular wird mit den Daten angezeigt.

   5) Um eine Kopie des Formulars mit den Daten zu speichern, wählen Sie "Datei" > "Speichern unter",

      und speichern Sie die Datei.

**Eine Tabellenkalkulation aus einer oder mehreren empfangenen Datendateien erstellen:

   1) Speichern Sie die Datendateien auf Ihrem Computer. Weisen Sie jeder Datei

      einen eindeutigen Namen zu und löschen Sie die Dateinamenerweiterung ".xml" nicht.

   2) Wählen Sie in Acrobat "Datei" > "Formulardaten" > "Tabelle aus Datendateien erstellen".

   3) Klicken Sie auf die Schaltfläche "Dateien hinzufügen", um die Datendateien auszuwählen.

   4) Klicken Sie nach dem Hinzufügen der Datendateien auf die Schaltfläche "Exportieren",

      um eine Tabelle mit den Daten der ausgewählten Datendateien zu erstellen.

****

```
  -->
 <email>Heinz@Mustermann.de</email>

 <Betreff>Katalogzusendung</Betreff>

 <Abteilung>Gf</Abteilung>

 <Nachricht>

<body xmlns:xfa="http://www.xfa.org/schema/xfa-data/1.0/"
xmlns="http://www.w3.org/1999/xhtml" xfa:APIVersion="Acro-
form:2.2.5028.0" xfa:spec="2.1">

  <p style="margin-top:0pt;margin-bottom:0pt;font-family:'Myriad
Pro';font-size:10pt;font-weight:normal;font-style:normal">Bitte senden
Sie mir Ihren aktuellen Katalog über Surfreisen.
  </p>

  <p style="margin-top:0pt;margin-bottom:0pt;font-family:'Myriad
Pro';font-size:10pt;font-weight:normal;font-style:normal">
    <span style="xfa-spacerun:yes"> </span>
```

```
    </p>

    <p style="margin-top:0pt;margin-bottom:0pt;font-family:'Myriad
Pro';font-size:10pt;font-weight:normal;font-style:normal">Vielen Dank.
    </p>
    <p style="margin-top:0pt;margin-bottom:0pt;font-family:'Myriad
Pro';font-size:10pt;font-weight:normal;font-style:normal">
        <span style="xfa-spacerun:yes"> </span>
    </p>
    <p style="margin-top:0pt;margin-bottom:0pt;font-family:'Myriad
Pro';font-size:10pt;font-weight:normal;font-style:normal">Mit freundli-
chem Gruß
    </p>

    <p style="margin-top:0pt;margin-bottom:0pt;font-family:'Myriad
Pro';font-size:10pt;font-weight:normal;font-style:normal">
        <span style="xfa-spacerun:yes"> </span>
    </p>

    <p style="margin-top:0pt;margin-bottom:0pt;font-family:'Myriad
Pro';font-size:10pt;font-weight:normal;font-style:normal">Heinz Muster-
mann
    </p>

   </body>

</Nachricht>

<Name>Heinz Mustermann</Name>

<Adresse>Haupstraße 11</Adresse>

<Ort>Musterstadt</Ort>

<Staat>NRW</Staat>

<Postleitzahl>44444</Postleitzahl>

<Land>Deutschland</Land>

</form1>
```

Die übermittelten Daten ansehen

Eine solche XML-Datei können nun viele Programme öffnen und weiterverarbeiten, wie beispielsweise Microsoft Word, Excel und Access, aber auch viele Datenbankprogramme können mittlerweile XML-Daten verarbeiten.

Vielleicht möchten Sie jedoch, dass der Empfänger – möglicherweise Sie selbst – die Formulardaten im zugehörigen Formular ansehen kann. Dies erreichen Sie wie folgt:

- Speichern Sie zunächst die XML-Datei auf der Festplatte des Empfängercomputers.

- Öffnen Sie dann ein leeres Formular in Adobe Acrobat.

- Nach dem Menüaufruf FORMULARE|FORMULARDATEN VERWALTEN|DATEN IMPORTIEREN (in Acrobat 7: DATEI|FORMULARDATEN|DATEN IN FORMULAR IMPORTIEREN) wählen Sie die gespeicherte XML-Datei im Dateiauswahldialogfenster aus und bestätigen Sie die Auswahl mit OK.

Anschließend ist das Formular mit den übermittelten Daten ausgefüllt.

> **Hinweis**
>
> Im kostenlosen Adobe Reader existiert diese Möglichkeit des Formulardatenimports aus Dateien von der Festplatte leider nicht.

Andere Übermittlungsformate

Abschließend betrachten wir noch die alternativen Möglichkeiten des Übertragungsformats.

Sicherlich wäre es oftmals am schönsten, wenn Sie die Daten komplett mit dem Formular versenden beziehungsweise empfangen könnten. Diese Möglichkeit besteht grundsätzlich in Adobe Acrobat, aber – wie sollte es anders sein – funktioniert dies mit dem Adobe Reader nicht. Komplette Formulare können Sie also nur von denjenigen erhalten, die zumindest Acrobat Standard erworben haben.

Die Einstellung des Ausgabeformats erfolgt ebenfalls skriptgesteuert, und zwar über die Eigenschaft `format` des `Submit`-Objekts. Hierbei gibt es fünf Format-Optionen:

- `xdp`

  Die Formulardaten sind im XDP-Format verpackt. Das Formular selbst ist in diesen Formulardaten enthalten.

- `formdata`

  Die Daten sind verpackt als URL-encoded (Uniform Resource Locator). Dies entspricht dem Übertragungsformat, das auch in Webbrowsern verwendet wird.

3.3 Projekt: Ein statisches Mailformular erstellen

- pdf

  Die Daten sind im PDF-Format gemäß PDF-Spezifikation verpackt. Neben den reinen Formulardaten ist in der Regel das Formular selbst in den Daten eingebettet oder es ist ein Verweis auf ein extern abrufbares Formular enthalten.

- xfd

  Die Daten sind im XFD-Format gepackt. Dies ist ein XML-Format, das aber neben den reinen Daten noch einige zusätzliche formularspezifische Informationen enthält.

- xml (Standard)

  Die Daten sind im Standard-XML-Format gepackt.

> **Hinweis**
>
> Anders als in den Acrobat-Dokumentationen angegeben ist das xml die Standardeinstellung und nicht xdp. Adobe Reader unterstützt weder xdp noch pdf, denn bei diesen Übertragungsformaten wird neben den Daten auch das Formular mit übermittelt.

Nachstehend ein JavaScript-Beispiel, mit dem das Übertragungsformat – hier xfd – eingestellt werden kann. Das Skript wird am besten beim preSubmit-Ereignis eingegeben.

```
var vSubmit = this.resolveNode("#event.#submit");
if (vSubmit != null)
{
   vSubmit.format = "xfd";
}
```

Dieses Skript können Sie bei unserem Mailformular auch vor dem bereits bestehenden Skript eingeben.

> **Übung**
>
> Testen Sie das Mailformular mit den Einstellungen xdp/formdata/pdf/xfd und xml in Acrobat 8 und sehen Sie sich die erzeugten Dateianlagen an. Testen Sie das Formular anschließend im Adobe Reader 8.

3.4 Ein statisches Formular mit verschiedenen Seitengrößen erstellen

Adobe Acrobat ist eine recht universelle Software. Sie können damit PDF-Dokumente erstellen, die aus mehreren Seiten mit unschiedlichen Seitengrößen bestehen. Aber selbstverständlich können Sie auch bei mehrseitigen Formularen unterschiedliche Seitengrößen verwenden.

Masterseiten verwenden

Bei der Formularerstellung im Designer hatten wir bisher nur Formulardesigns mit einem einzigen Seitenformat. Möchten Sie unterschiedliche Seitenformate verwenden, dann müssen Sie sich näher mit dem Thema Masterseiten befassen.

Wozu dient eine Masterseite?

Eine Masterseite muss man sich derart vorstellen, dass sie die Basis und den Hintergrund der Formularseite darstellt. Die eigentliche Textseite liegt dann über der Masterseite, gleichsam wie eine transparente Folie. Wo allerdings auf der Textseite Formularelemente platziert sind, überdecken diese die Masterseite.

Auch auf einer Masterseite kann man Formularelemente platzieren. Dies macht jedoch nur dann Sinn, wenn diese auf allen Seiten wiederholt werden sollen. Denkbar wäre hier Kopf- und Fußzeilen sowie Seitennummern. Alle Formularseiten, die dann diese Masterseite verwenden, beinhalten auch die Elemente der Masterseite.

Für ein Formular müssen Sie die Seitengröße festlegen. Die Masterseite und die so genannte Textseite haben stets dieselbe Größe.

Hat Ihr Formular mehr als eine Seite, dann bestimmen Sie über die Masterseiten das Layout dieser Seiten. Dies ist vor allem bei dynamischen Formularen von Bedeutung, wo sich je nach Umfang des Formulars unterschiedliche Seitenzahlen ergeben können.

Inhaltsbereiche

Ein Element aus der Designer-Bibliothek für Standard-Formularelemente haben Sie noch nicht verwendet: den Inhaltsbereich. Das hat auch seinen Grund, denn ein Inhaltsbereich kann nur auf Masterseiten platziert werden.

Über den Inhaltsbereich einer Masterseite legen Sie fest, in welchem Bereich Teilformulare und deren Unterelemente erstellt werden dürfen. Versuchen Sie außerhalb eines solchen Bereiches, Formularelemente zu erstellen, verwandelt sich der Cursor in ein Verbotssymbol.

Praktischer Einsatz von Masterseiten und Inhaltsbereichen

Am besten lassen sich die Funktionen von Masterseiten sicherlich anhand eines praktischen Beispiels verstehen. Wir wollen ein Formular-Dokument entwickeln, bei dem auf einem Erfassungsformular die Daten eines Mitarbeiters eingegeben und daraus eine Visitenkarte, ein Briefbogen und ein Briefumschlag erstellt werden. Diese drei resultierenden Dokumentenseiten könnten dann an eine Druckerei geschickt werden, um sie für einen Druckauftrag zu verwenden.

> **Hinweis**
>
> Dieses Formular verwendet die Schriften Bradley Hand ITC (normal und kursiv) sowie Brush Script (normal und kursiv). Die genannten Schriften wurden in der auf der Buch-CD gespeicherten Formulardatei eingebettet. Nur Acrobat allerdings liest diese eingebetteten Schriften – der Designer kann dies nicht. Durch Verwendung anderer Schriften im Designer verändert sich das Layout.

Das Erfassungsformular

Kernpunkt ist ein Formular, das möglichst benutzerfreundlich gestaltet sein soll und das alle erforderlichen Daten erfassen kann.

Hierzu legen Sie zunächst ein neues Formular mit Hilfe des Assistenten für neue Formulare an.

- Wählen Sie dort unter ERSTE SCHRITTE den Punkt NEUES LEERES FORMULAR.

- Unter EINRICHTEN wählen Sie dann als Seitengröße ENVELOPE14 und als Ausrichtung QUERFORMAT.

- Für die FORMULARRÜCKLIEFERUNG wählen Sie E-MAIL-SCHALTFLÄCHE HINZUFÜGEN und DRUCKEN-SCHALTFLÄCHE HINZUFÜGEN (Designer 7: AUSFÜLLEN UND DRUCKEN).

- Nach FERTIG STELLEN sollte das Formular in der gewünschten Größe zur Verfügung stehen. Markieren Sie die automatisch generierte Schaltfläche FORMULAR DRUCKEN und drücken Sie die `Entf`-Taste, um diese zu löschen, da sie hier nicht benötigt wird.

Führen Sie anschließend die nachfolgenden Schritte zur Formularerstellung durch.

- Wechseln Sie auf das Register MASTERSEITEN und markieren Sie den dort vorhandenen Inhaltsbereich. Nehmen Sie auf der Registerkarte LAYOUT die Einstellungen vor, die Sie in Abbildung 3.9 sehen.

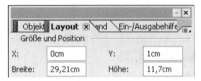

Abbildung 3.9 Größen- und Positions-Einstellung

Hierdurch wird die Größe des Inhaltsbereiches identisch mit der Seitengröße. Dieses Formular soll ja nicht gedruckt werden; Ränder sind daher überflüssig und der gesamte Seitenbereich kann genutzt werden.

- Selektieren Sie den Eintrag für die Masterseite auf der Registerkarte HIERACHIE und vergeben Sie nach Betätigung der [F2]-Taste dafür den Namen M_User-Interface. Da diese Formularseite nur einmal angezeigt werden soll, legen Sie dies über die Einträge auf der OBJEKT-Palettenseite MASTERSEITEN (Designer 7: SEITENPOSITIONIERER) fest.

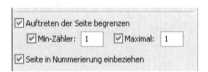

Abbildung 3.10 Über die Einträge unter AUFTRETEN DER SEITE BEGRENZEN legen Sie die minimale und/oder maximale Anzahl des Auftretens der Seite fest.

Sowohl das Kontrollkästchen MIN-ZÄHLER als auch MAXIMAL müssen selektiert sein und als Zahl in den zugehörigen Felder muss jeweils 1 eingetragen sein.

- Ziehen Sie nun im oberen Bereich der Masterseite ein Rechteck über die volle Seitenbreite auf und stellen Sie dessen Höhe auf der Registerkarte LAYOUT auf 1 CM ein sowie die X-Position und die Y-Position auf 0 CM. Auf der Registerkarte OBJEKT nehmen Sie folgende Einstellungen vor:

    - FÜLLFARBE: RADIAL – ZU KANTE, 1. FÜLLFARBE: Schwarz, 2. FÜLLFARBE: Weiß. Damit haben Sie einen Farbverlauf für das Rechteck festgelegt.

- Ziehen Sie ein weiteres Rechteck direkt unter dem ersten, ebenfalls über die gesamte Seitenbreite, auf. Stellen Sie dessen Höhe auf der Registerkarte LAYOUT auf 11,7 CM ein sowie die X-POSITION auf 0 CM und die Y-POSITION auf 1 CM. Auf der Registerkarte OBJEKT nehmen Sie folgende Einstellungen vor:

    - FÜLLFARBE: Durchgehend und als Farbe ein helles Grau aus der Farbpalette. Damit haben Sie ein einfarbiges Rechteck festgelegt. Auf dessen Bereich sollen später die anderen Formularelemente platziert werden.

3.4 Ein statisches Formular mit verschiedenen Seitengrößen erstellen

- Platzieren Sie auf dem oberen Rechteck links ein Text-Element aus der KOMPONEN-TEN-Bibliothek und geben Sie dort den Text `Visitenkarten und Korrespondenzformulare erstellen` ein. Markieren Sie den gesamten Text und wählen Sie auf der SCHRIFT-Registerkarte die Schrift MYRIAD PRO aus, sowie die Schriftgröße 18 PUNKT und den Stil FETT. Wählen Sie weiterhin eine Schriftfarbe aus, die sowohl auf den hellen als auch den dunklen Bereichen des Rechtecks sichtbar ist (zum Beispiel ein mittleres Blau).

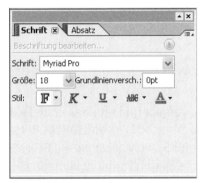

Abbildung 3.11 Die Schrifteinstellungen für den Formulartitel geben Sie so auf der SCHRIFT-Registerkarte ein.

- Platzieren Sie ebenfalls auf dem oberen Rechteck, diesmal jedoch links, ein weiteres Textelement. Erfassen Sie darin den Text `SurfTravel.com`. Dies ist der Name unserer virtuellen Firma. Markieren Sie den gesamten Text und wählen Sie auf der SCHRIFT-Registerkarte die Schrift BRUSH SCRIPT aus (sofern auf Ihrem Computer installiert) sowie die Schriftgröße 24 PUNKT. Wählen Sie weiterhin als Schriftfarbe ein HELLES BLAU aus. Als Absatzformatierung wählen Sie die Einstellung RECHTBÜNDIG.

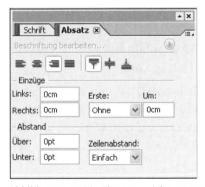

Abbildung 3.12 Die Absatzausrichtung RECHTBÜNDIG stellen Sie auf der Registerkarte ABSATZ ein.

- Ziehen Sie im Bereich der oberen rechten Ecke des grauen Rechtecks ein Bild auf. Selektieren Sie auf der OBJEKT-Palettenseite ZEICHNEN das Kontrollkästchen BILDDATEN EINBETTEN. Machen Sie einen Doppelklick auf das Bild und wählen Sie im sich dann öffnenden Dialogfenster im Verzeichnis BilderForms der Buch-CD die Bilddatei mit dem Namen SurfTravel2.bmp aus.

- Wechseln Sie nun auf die ANSICHT-Palette DESIGNANSICHT (Designer7: TEXTSEITEN). Benennen Sie die Textseite auf der OBJEKT-Palettenseite BINDUNG unter NAME in UserInterface um. Platzieren Sie weiterhin dort drei Textfelder untereinander auf dem unteren Formularbereich und nehmen Sie für diese folgende Einstellungen vor:

  - Beschriften Sie das erste Feld mit Name, das zweite mit Berufstitel und das dritte mit Telefon.

  - Auf der OBJEKT-Registerkarte, Palette BINDUNG vergeben Sie für das erste Feld den Namen Mitarbeitername, für das zweite Berufstitel und für das dritte Phone. Setzen Sie für alle drei Felder den Wert für STANDARDBINDUNG auf GLOBAL; hierdurch sind die Feldnamen bzw. -werte im gesamten Formular verfügbar.

  - Erfassen Sie auf der OBJEKT-Registerkarte, Palette WERT für das dritte Feld den Eintrag »+49 (0)231 555 - «; dies soll die Telefonnummer unseres virtuellen Unternehmens sein ohne den Durchwahlteil. Für alle drei Textfelder setzen Sie dann dort den TYP auf BENUTZEREINGABE - ERFORDERLICH.

- Platzieren Sie unter den drei Textfeldern ein Kombinationsfeld und nehmen Sie dafür folgende Einstellungen vor:

  - Beschriften Sie das Kombinationsfeld mit Telefax.

  - Unser virtuelles Unternehmen verfügt über drei Telefax-Anschlüsse. Erfassen Sie auf der OBJEKT-Palettenseite FELD die Listenelemente Zentrale, Verkauf und Einkauf. Die Eigenschaft BENUTZEREINGABE ZULASSEN soll deselektiert sein, weil nur die drei vorgegebenen Einträge verwendet werden sollen.

  - Auf der Palettenseite WERT stellen Sie den TYP ebenfalls auf BENUTZEREINGABE ERFORDERLICH. Unter STANDARD wählen Sie den Eintrag <OHNE>.

  - Auf der Palettenseite BINDUNG vergeben Sie als Namen Fax; den Wert für STANDARDBINDUNG belassen Sie auf NORMAL. Selektieren Sie das Kontrollkästchen ELEMENTWERTE und erfassen Sie zu dem Eintrag ZENTRALE den Wert +49 (0)231 555 - 2457, zu VERKAUF den Wert +49 (0)231 555 - 2458 und zu EINKAUF den Wert +49 (0)231 555 - 2459.

- Platzieren Sie unter dem Kombinationsfeld ein weiteres Textfeld mit folgenden Einstellungen:

  - Beschriftung mit E-Mail.

3.4 Ein statisches Formular mit verschiedenen Seitengrößen erstellen

- Unter der OBJEKT-Palettenseite WERT erfassen Sie als Standardwert den Eintrag `@surftravel.com`.
- Auf der OBJEKT-Palettenseite BINDUNG vergeben Sie den Name `Email`.
- Unser Formular soll auch ein Bild für die Visitenkarte erfassen können. Darum platzieren Sie noch ein Bildfeld rechts neben den Eingabefeldern. Für dieses nehmen Sie folgende Einstellungen vor:
    - Beschriften Sie das Bild mit `Bild für Visitenkarte`.
    - Auf der OBJEKT-Palettenseite FELD selektieren Sie das Kontrollkästchen BILDDATEN EINBETTEN. Die Daten des Bildes werden dann mit dem Formular abgespeichert.
    - Auf der OBJEKT-Palettenseite BINDUNG vergeben Sie den Namen `VisiImage` und setzen den Wert für STANDARDBINDUNG auf GLOBAL.
- Leider können Sie bei Bildfeldern keine Benutzerhilfe erfassen. Damit der Benutzer weiß, was er zu tun hat, platzieren Sie noch im mittleren Bereich des Bildfelds ein Text-Element. Dort geben Sie den Text `Hier klicken für die Bildauswahl` ein. Selektieren Sie den gesamten Text mit der Maus und wählen Sie auf der Registerkarte SCHRIFT einen Orange-Farbton für die Schrift aus. Selektieren Sie anschließend nur den Text BILDAUSWAHL und stellen Sie für den Stil FETT ein. Da der Text das Bild nicht abdecken soll, muss dieser noch hinter dem Bildfeld platziert werden. Dies erledigen Sie über den Menüaufruf LAYOUT|NACH HINTEN STELLEN.

Grundsätzlich haben Sie nun alle benötigten Eingabefelder erstellt. Einige der Werte werden – wie Sie später noch sehen werden – durch ein Skript generiert. Damit dieses Skript auch ausgeführt wird, werden Sie dazu an späterer Stelle noch eine Schaltfläche unter den vorhandenen Formularelementen platzieren sowie drei weitere Schaltflächen für die Seitennavigation.

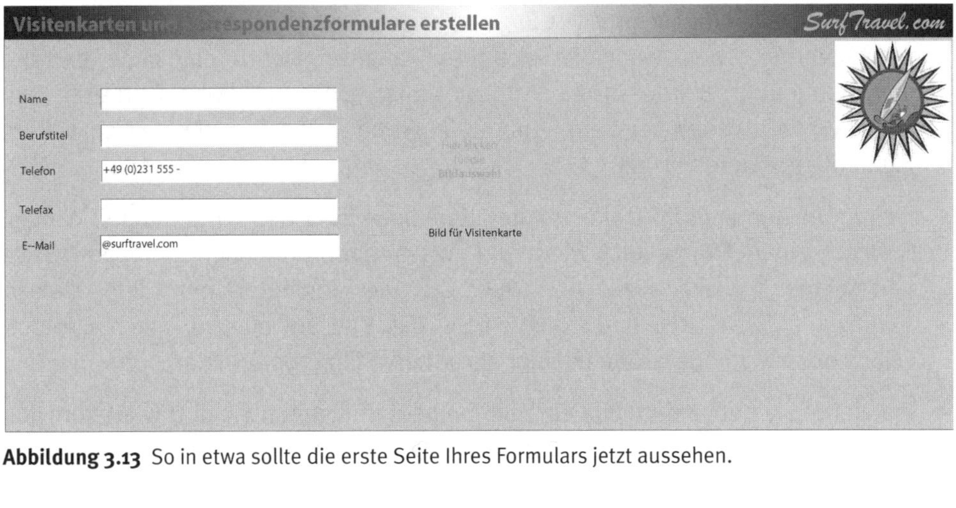

Abbildung 3.13 So in etwa sollte die erste Seite Ihres Formulars jetzt aussehen.

Die Briefumschlag-Formularseite

Der Briefumschlag hat ein anderes Seitenformat als das Eingabeformular. Darum müssen Sie zunächst eine neue Masterseite erstellen. Hierzu wechseln Sie zunächst auf die ANSICHT-Registerkarte MASTERSEITEN und rufen dann den Menüpunkt EINFÜGEN|NEUE MASTERSEITE auf.

Die neue Masterseite hat zunächst dasselbe Format wie die erste Seite. Auf der OBJEKT-Palettenseite MASTERSEITEN (Designer 7: SEITENPOSITIONIERER) nehmen Sie daher folgende Einstellungen vor:

- NAME: M_Umschlag

- Selektieren Sie unter AUSRICHTUNG QUERFORMAT

- Wählen Sie für GRÖSSE den Eintrag EIGENE und tragen Sie anschließend unter HÖHE 11cm und BREITE 22cm ein.

- Selektieren Sie die Kontrollkästchen AUFTRETEN DER SEITE BEGRENZEN, MIN-ZÄHLER und MAXIMAL und tragen Sie für die Zählerwerte jeweils den Wert 1 ein. Hierdurch wird auch diese Masterseite nur für eine einzige Textseite verwendet.

- Das Umschlag-Formular soll – anders als das Eingabeformular – über Ränder verfügen. An allen Seiten soll der Rand jeweils ein cm betragen. Zur Randeinstellung selektieren Sie den Inhaltsbereich der Masterseite und geben unter der Registerkarte LAYOUT folgende Werte ein:

  - X: 1cm
  - Y: 1cm
  - BREITE: 20cm
  - HÖHE: 9cm

- Wechseln Sie nun auf die ANSICHT-Registerkarte DESIGNANSICHT (Designer 7: TEXTSEITEN). Fügen Sie – auch wenn die Seite bereits angezeigt wird – eine neue Textseite ein (Menüpunkt: EINFÜGEN|NEUE SEITE, Designer 7: EINFÜGEN|NEUE TEXTSEITE). Nun sollte auf der zweiten Seite ein Teilformular vorhanden sein, auf dem sich weitere Elemente platzieren lassen.

- Ziehen Sie nun ein Bild-Objekt in die obere linke Ecke des Teilformulars. Wählen Sie nach einem Doppelklick wiederum im sich dann öffnenden Dialogfenster im Verzeichnis BilderForms der Buch-CD die Bilddatei mit dem Namen SurfTravel2.bmp aus und skalieren Sie das Bild auf eine für einen Briefumschlag ansprechende Größe (kleiner als auf dem Eingabeformular).

- Platzieren Sie neben dem Bild ein Text-Element und geben Sie dort wiederum den Text SurfTravel.com ein (Schrift BRUSH SCRIPT, Schriftgröße 16 PUNKT, Schriftfarbe HELLES BLAU, Absatzformatierung LINKSBÜNDIG).

3.4 Ein statisches Formular mit verschiedenen Seitengrößen erstellen

- Nun ziehen Sie unter dem Text-Element ein Textfeld auf. Nehmen Sie dazu folgende Einstellungen vor:
  - Registerkarte RAND: KANTEN auf ZUSAMMEN BEARBEITEN und OHNE für den RAND und den STIL der Hintergrundfüllung; das Textfeld soll also ohne Umrandung und mit transparentem Hintergrund dargestellt werden.
  - Registerkarte LAYOUT: Kontrollkästchen für PASSEND ERWEITERN unter X selektieren, damit der gesamte Textinhalt auch bei unterschiedlichen Längen angezeigt beziehungsweise gedruckt wird. Weiterhin POSITION für die Beschriftung auf OHNE setzen, damit nur der erfasste Text angezeigt wird.
  - OBJEKT-Palettenseite WERT: TYP auf BENUTZEREINGABE - OPTIONAL setzen.
  - OBJEKT-Palettenseite BINDUNG: Unter NAME tragen Sie ein `Mitarbeitername`, unter STANDARDBINDUNG wählen Sie GLOBAL aus.
- Das Textfeld MITARBEITERNAME kopieren Sie nun mit dem Menüaufruf BEARBEITEN|DUPLIZIEREN und positionieren das neue Feld direkt unter dem vorhergehenden. Ändern Sie dann auf der OBJEKT-Palettenseite BINDUNG den Eintrag unter NAME auf `Berufstitel` ab.

Damit ist der Briefumschlag bereits fertiggestellt.

> **Tipp**
>
> Das Duplizieren von Formular-Elementen kann viel Zeit sparen, wenn man identische Eingabefelder mehrfach benötigt oder ähnliche Formular-Elemente von bestehenden ableiten möchte. Dies geht auch über die Funktion BEARBEITEN|KOPIEREN und anschließendem BEARBEITEN|EINFÜGEN, was Vorteile hat, wenn man Formularelemente von einer Seite auf eine andere kopieren möchte. Letztere Funktionen sind auch über das Kontextmenü verfügbar (rechte Maustaste auf selektiertem Formularelement drücken).

Die Visitenkarten-Formularseite

Eine Visitenkarte hat wiederum ein völlig anderes Seitenformat als ein Briefumschlag. Deshalb heißt es also zunächst, wiederum eine neue Masterseite zu erstellen. Hierzu wechseln Sie wieder auf die ANSICHT-Registerkarte MASTERSEITEN und rufen dann den Menüpunkt EINFÜGEN|NEUE MASTERSEITE auf.

Die neue Masterseite hat zunächst dasselbe Format wie die letzte Masterseite. Auf der OBJEKT-Palettenseite MASTERSEITEN (Designer 7: SEITENPOSITIONIERER) nehmen Sie daher folgende Einstellungen vor:

- NAME: `M_Visitenkarte`
- Selektieren Sie unter AUSRICHTUNG QUERFORMAT.

- Wählen Sie für GRÖSSE den Eintrag EIGENE und tragen Sie anschließend unter HÖHE 5cm und BREITE 8,9cm ein.

- Selektieren Sie die Kontrollkästchen AUFTRETEN DER SEITE BEGRENZEN, MIN-ZÄHLER und MAXIMAL und tragen Sie für die Zählerwerte jeweils den Wert 1 ein. Hierdurch wird auch diese Masterseite nur für eine einzige Textseite verwendet.

- Das Visitenkarten-Formular soll über relativ schmale Ränder verfügen. An allen Seiten soll der Rand jeweils 0,635 cm betragen. Zur Randeinstellung selektieren Sie den Inhaltsbereich der Masterseite und geben unter der Registerkarte LAYOUT folgende Werte ein:

  - X: 0,635cm
  - Y: 0,635cm
  - BREITE: 7,63cm (berechnet aus 8,9 cm – 2 * 0,635 cm)
  - HÖHE: 3,73cm (berechnet aus 5 cm – 2 * 0,635 cm)

- Wechseln Sie nun auf die ANSICHT-Registerkarte DESIGNANSICHT (Designer 7: TEXTSEITEN). Fügen Sie – auch wenn die Seite bereits angezeigt wird – eine neue Textseite ein (Menüpunkt: EINFÜGEN|NEUE SEITE, Designer 7: EINFÜGEN|NEUE TEXTSEITE). Nun sollte auf der zweiten Seite ein Teilformular vorhanden sein, auf dem sich weitere Elemente platzieren lassen.

> **Hinweis**
>
> Falls nun mehr als eine Seite angezeigt werden sollte, ist das generierte Teilformular größer als der Inhaltsbereich der Textseite; auf der ersten der neuen Seiten befindet sich überhaupt kein Inhaltsbereich.

- Selektieren Sie den Inhaltsbereich auf der zweiten neuen Seite und geben Sie auf der Registerkarte LAYOUT ebenfalls eine BREITE von 7,63cm und eine HÖHE von 3,73cm ein. Anschließend sollte die zweite neue Seite wieder verschwinden und der Inhaltsbereich sich korrekt auf der ersten Seite befinden.

- Benennen Sie die Textseite auf der OBJEKT-Palettenseite BINDUNG unter NAME in Visitenkarte um.

- Ziehen Sie ein Bild-Objekt in die obere rechte Ecke des Teilformulars. Wählen Sie nach einem Doppelklick wiederum im sich dann öffnenden Dialogfenster im Verzeichnis BilderForms der Buch-CD die Bilddatei mit dem Namen SurfTravel2.bmp aus und skalieren Sie das Bild auf eine für eine Visitenkarte ansprechende Größe (kleiner als auf dem Eingabeformular). Alternativ können Sie das Bild erzeugen, indem Sie mit Kopieren und anschließendem Einfügen arbeiten.

3.4 Ein statisches Formular mit verschiedenen Seitengrößen erstellen

- Platzieren Sie links neben dem Bild ein Text-Element und geben Sie dort wiederum den Text `SurfTravel.com` ein (Schrift BRUSH SCRIPT, Schriftgröße 16 PUNKT, Schriftfarbe HELLES BLAU, Absatzformatierung ZENTRIERT). Gehen Sie nun mit dem Cursor zum Ende des Textes und drücken Sie [Enter], um einen Zeilenumbruch einzufügen. Falls dies nicht möglich ist, vergrößern Sie das Feld entsprechend in der Höhe. Geben Sie nun den Text `We'll show you the best places` ein, markieren Sie diesen Textteil und stellen Sie die Schriftgröße auf 10 PUNKT sowie eine andere Schriftfarbe, zum Beispiel einen Braunton, ein.

- Nun ziehen Sie unter dem Text-Element ein Textfeld auf. Nehmen Sie dazu folgende Einstellungen vor:
    - Registerkarte SCHRIFT: SCHRIFT auf ARIAL und GRÖSSE auf 8 einstellen
    - Registerkarte ABSATZ: Ausrichtung auf RECHTSBÜNDIG festlegen
    - Registerkarte RAND: KANTEN auf ZUSAMMEN BEARBEITEN und OHNE für den RAND und den STIL der Hintergrundfüllung; das Textfeld soll ohne Umrandung und mit transparentem Hintergrund dargestellt werden.
    - Registerkarte LAYOUT: Kontrollkästchen für PASSEND ERWEITERN unter X selektieren, damit der gesamte Textinhalt auch bei unterschiedlichen Längen angezeigt beziehungsweise gedruckt wird. Weiterhin POSITION für die Beschriftung auf OHNE setzen, damit nur der erfasste Text angezeigt wird.
    - OBJEKT-Palettenseite WERT: TYP auf BERECHNET - SCHREIBGESCHÜTZT setzen
    - OBJEKT-Palettenseite BINDUNG: Unter NAME tragen Sie ein `Mitarbeitername`, unter STANDARDBINDUNG wählen Sie GLOBAL aus.

- Das Textfeld MITARBEITERNAME kopieren Sie nun mit dem Menüaufruf BEARBEITEN|DUPLIZIEREN und positionieren das neue Feld direkt unter das vorhergehende. Ändern Sie dann auf der OBJEKT-Palettenseite BINDUNG den Eintrag unter NAME auf `Berufstitel` ab.

- Erzeugen Sie ein weiteres Textfeld unter dem Berufstitel-Feld.
    - Auf der OBJEKT-Palettenseite BINDUNG tragen Sie unter NAME `EmailVisi` ein, unter STANDARDBINDUNG wählen Sie GLOBAL aus.
    - Registerkarte SCHRIFT: SCHRIFT auf ARIAL und GRÖSSE auf 6 einstellen
    - Registerkarte ABSATZ: Ausrichtung auf RECHTSBÜNDIG festlegen
    - Registerkarte RAND: KANTEN auf ZUSAMMEN BEARBEITEN und OHNE für den RAND und den STIL der Hintergrundfüllung; das Textfeld soll ohne Umrandung und mit transparentem Hintergrund dargestellt werden.
    - Registerkarte LAYOUT: Kontrollkästchen für PASSEND ERWEITERN unter X selektieren
    - OBJEKT-Palettenseite WERT: TYP auf BERECHNET - SCHREIBGESCHÜTZT setzen

- Das Textfeld EMAILVISI kopieren Sie nun mit dem Menüaufruf BEARBEITEN|DUPLIZIEREN und positionieren das neue Feld direkt unter das vorhergehende. Ändern Sie dann auf der OBJEKT-Palettenseite BINDUNG den Eintrag unter NAME auf PhoneVisi ab. Vergrößern Sie dieses Feld in die linke Richtung, weil es mehr Text enthält als das vorhergehende.

- Die Visitenkarte soll auch ein Bild des Mitarbeiters enthalten. Ziehen Sie darum in der linken oberen Ecke ein Bildfeld auf und stellen Sie dafür folgende Eigenschaften ein:

  - Auf der OBJEKT-Palettenseite BINDUNG tragen Sie unter NAME VisiImage ein, unter STANDARDBINDUNG wählen Sie GLOBAL aus.

  - Auf der OBJEKT-Palettenseite FELD wählen Sie unter GRÖSSE den Eintrag BILD PASSEND SKALIEREN aus.

Damit ist die Visitenkarte im Grunde genommen fertiggestellt. Vergessen Sie nicht, das Dokument zwischenzuspeichern.

Die Briefbogen-Formularseite

Für die Größe des Briefbogens wollen wir das A4-Format wählen. Hierzu wechseln Sie wieder auf die ANSICHT-Registerkarte MASTERSEITEN und rufen dann den Menüpunkt EINFÜGEN|NEUE MASTERSEITE auf.

Die neue Masterseite hat zunächst dasselbe Format wie die letzte Masterseite. Auf der OBJEKT-Palettenseite MASTERSEITEN (Designer 7: SEITENPOSITIONIERER) nehmen Sie daher folgende Einstellungen vor:

- NAME: M_Briefbogen

- Selektieren Sie unter AUSRICHTUNG HOCHFORMAT.

- Wählen Sie für GRÖSSE den Eintrag A4.

- Selektieren Sie die Kontrollkästchen AUFTRETEN DER SEITE BEGRENZEN, MIN-ZÄHLER und MAXIMAL und tragen Sie für die Zählerwerte jeweils den Wert 1 ein. Hierdurch wird auch diese Masterseite nur für eine einzige Textseite verwendet.

- Die Ränder beim Briefbogen dürfen wieder etwas breiter ausfallen. Zur Randeinstellung selektieren Sie den Inhaltsbereich der Masterseite und geben unter der Registerkarte LAYOUT folgende Werte ein:

  - X: 1cm
  - Y: 1cm
  - BREITE: 19cm (berechnet aus 21cm – 2 * 1cm)
  - HÖHE: 27,7cm (berechnet aus 29,7cm – 2 * 1cm)

3.4 Ein statisches Formular mit verschiedenen Seitengrößen erstellen

- Wechseln Sie nun auf die ANSICHT-Registerkarte DESIGNANSICHT (Designer 7: TEXTSEITEN). Fügen Sie – auch wenn die Seite bereits angezeigt wird – eine neue Textseite ein (Menüpunkt: EINFÜGEN|NEUE SEITE, Designer 7: EINFÜGEN|NEUE TEXTSEITE). Nun sollte auf der zweiten Seite ein Teilformular vorhanden sein, auf dem sich weitere Elemente platzieren lassen.

> **Hinweis**
>
> Falls jetzt mehr als eine Seite angezeigt werden sollte, ist das generierte Teilformular größer als der Inhaltsbereich der Textseite; auf der ersten der neuen Seiten befindet sich dann überhaupt kein Inhaltsbereich. Selektieren Sie den Inhaltsbereich auf der zweiten neuen Seite und geben Sie auf der Registerkarte LAYOUT ebenfalls eine BREITE von 7,63cm und eine HÖHE von 3,73cm ein. Anschließend sollte die zweite neue Seite wieder verschwinden und der Inhaltsbereich sich korrekt auf der ersten Seite befinden.

Leider neigt der Designer im aktuellen Release bei der Neuanlage von Masterseiten dazu, unter Umständen auch Teilformulare auf Seiten, die mit den neu angelegten Masterseiten nicht im Zusammenhang stehen, in der Größe zu verändern. Hierdurch kann es passieren, dass Teilformulare sogar von mehreren vorhergehenden Seiten auf nachfolgende Seiten verschoben werden. In einem solchen Fall bleibt Ihnen nichts anderes übrig, als beginnend mit der niedrigsten betroffenen Seitenzahl die Größe aller Teilformulare erneut einzustellen. Das kann bei mehreren unterschiedlichen Masterseiten sehr lästig werden.

- Ziehen Sie nun ein Bild-Objekt in der oberen linken Ecke des Teilformulars auf. Wählen Sie nach einem Doppelklick wiederum im sich dann öffnenden Dialogfenster im Verzeichnis `BilderForms` der Buch-CD die Bilddatei mit dem Namen `SurfTravel2.bmp` aus und skalieren Sie das Bild auf eine für einen Briefbogen ansprechende Größe (größer als auf Umschlag und Visitenkarte). Alternativ können Sie das Bild erzeugen, indem Sie mit Kopieren und anschließendem Einfügen arbeiten.

- Platzieren Sie rechts neben dem Bild ein Text-Element und geben Sie dort wiederum den Text `SurfTravel.com` ein (Schrift BRUSH SCRIPT, Schriftgröße 24 PUNKT, Schriftfarbe HELLES BLAU, Absatzformatierung ZENTRIERT). Gehen Sie nun mit dem Cursor zum Ende des Textes und drücken Sie `Enter`, um einen Zeilenumbruch einzufügen. Falls dies nicht möglich ist, vergrößern Sie das Feld entsprechend in der Höhe. Geben Sie nun den Text `We'll show you the best places` ein, markieren Sie diesen Textteil und stellen Sie die Schriftgröße auf 14 PUNKT sowie eine andere Schriftfarbe, zum Beispiel einen Braunton, ein.

- Anschließend ziehen Sie ein Text-Element in der oberen rechten Ecke des Inhaltsbereiches auf. Geben Sie dort den Text aus Abbildung 3.14 ein und formatieren Sie ihn entsprechend.

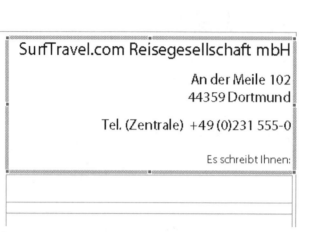

Abbildung 3.14 Firmendaten auf dem Briefpapier

Die Schrift ist MYRIAD PRO, Schriftgröße der ersten Zeile 12, der folgenden drei Zeilen 10 und der letzten 8.

- Nun ziehen Sie unter dem Text-Element ein Textfeld auf. Nehmen Sie dazu folgende Einstellungen vor:

  - Registerkarte SCHRIFT: SCHRIFT auf ARIAL und GRÖSSE auf 11 einstellen
  - Registerkarte ABSATZ: Ausrichtung auf RECHTSBÜNDIG festlegen
  - Registerkarte RAND: KANTEN auf ZUSAMMEN BEARBEITEN und OHNE für den RAND und den STIL der Hintergrundfüllung; das Textfeld soll ohne Umrandung und mit transparentem Hintergrund dargestellt werden.
  - Registerkarte LAYOUT: Kontrollkästchen für PASSEND ERWEITERN unter X selektieren, damit der gesamte Textinhalt auch bei unterschiedlichen Längen angezeigt beziehungsweise gedruckt wird. Weiterhin POSITION für die Beschriftung auf OHNE setzen, damit nur der erfasste Text angezeigt wird.
  - OBJEKT-Palettenseite WERT: TYP auf BERECHNET - SCHREIBGESCHÜTZT setzen
  - OBJEKT-Palettenseite BINDUNG: Unter NAME tragen Sie ein Mitarbeitername, unter STANDARDBINDUNG wählen Sie GLOBAL aus.

3.4 Ein statisches Formular mit verschiedenen Seitengrößen erstellen

- Das Textfeld MITARBEITERNAME kopieren Sie nun mit dem Menüaufruf BEARBEITEN|DUPLIZIEREN und positionieren das neue Feld direkt unter dem vorhergehenden. Ändern Sie dann auf der OBJEKT-Palettenseite BINDUNG den Eintrag unter NAME auf `Berufstitel` ab.

- Duplizieren Sie das Feld erneut und positionieren Sie das neue Feld wieder direkt unter dem vorhergehenden. Ändern Sie dann auf der OBJEKT-Palettenseite BINDUNG den Eintrag unter NAME auf `EmailVisi` ab.

- Erzeugen Sie ein weiteres Textfeld unter dem `EmailVisi`-Feld.

- Auf der OBJEKT-Palettenseite BINDUNG tragen Sie unter NAME `PhoneVisi` ein, unter STANDARDBINDUNG wählen Sie GLOBAL aus.

- Registerkarte SCHRIFT: SCHRIFT auf ARIAL und GRÖSSE auf 8 einstellen

- Registerkarte ABSATZ: Ausrichtung auf RECHTSBÜNDIG festlegen

- Registerkarte RAND: KANTEN auf ZUSAMMEN BEARBEITEN und OHNE für den RAND und den STIL der Hintergrundfüllung; das Textfeld soll ohne Umrandung und mit transparentem Hintergrund dargestellt werden.

- Registerkarte LAYOUT: Kontrollkästchen für PASSEND ERWEITERN unter X selektieren

- Das Feld etwas breiter einstellen als das vorhergehende `EmailVisi`-Feld, und zwar an der linken Seite.

- OBJEKT-Palettenseite WERT: TYP auf BERECHNET - SCHREIBGESCHÜTZT setzen

- Als Weiteres soll für den Briefbogen eine Absenderadresse passend für einen Fensterumschlag eingesetzt werden. Hierzu platzieren Sie ein Text-Element im oberen Drittel des Formulars. Für dieses nehmen Sie nachstehende Einstellungen vor:

- Registerkarte LAYOUT: X-POSITION 1,1cm, Y-POSITION 4,75cm, BREITE 9,6cm, HÖHE 0,6cm

  - SCHRIFT-Registerkarte als Schrift MYRIAD PRO, GRÖSSE 8, STIL U (unterstrichen)

  - Geben Sie den Text
    `.     SurfTravel.com GmbH          Postfach 180676          44359 Dortmund     .`
    ein. Beachten Sie hierbei den Punkt am Anfang und Ende des Textes, der dazu dient, den Unterstrich neben dem eigentlichen Text zu verlängern. Nach beziehungsweise vor dem Punkt geben Sie jeweils fünf Leerzeichen ein, zwischen Firmenname, Postfach und PLZ/Ort jeweils zehn Leerzeichen.

Damit ist auch der Briefbogen und damit das gesamte Formular von den Grundfunktionen her fertiggestellt. Vergessen Sie nicht, das Dokument wieder zu speichern.

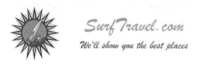

Abbildung 3.15 So in etwa sollte der fertige Briefkopf aussehen.

Skriptfunktionen

Das Formular enthält die Felder `EmailVisi` und `PhoneVisi`, deren Inhalt nicht manuell eingegeben wird. Der Feldinhalt soll durch ein Skript erstellt werden.

Das Feld `EmailVisi` soll den Text `Email:` sowie die auf der Erfassungsseite eingegebene E-Mail-Adresse enthalten, das Feld `PhoneVisi` den Text `Phone:` mit der Durchwahl des Mitarbeiters sowie den Text `Fax:` mit der zugehörigen Abteilungstelefaxnummer.

Platzieren Sie auf der Seite `UserInterface` einen Button unterhalb der Eingabefelder. Beschriften Sie diesen mit `Formularseiten aktualisieren`. Wählen Sie bei selektiertem Button im Skript-Editor unter ANZEIGEN das Ereignis CLICK, weiterhin als SPRACHE JAVASCRIPT und AUSFÜHREN AM CLIENT.

Geben Sie anschließend nachstehenden JavaScript-Code ein:

```
Visitenkarte.PhoneVisi.rawValue = "Phone " + UserInterface.Phone.raw-
Value + "    Fax " + UserInterface.Fax.rawValue;
Visitenkarte.EmailVisi.rawValue = "E-Mail: " + UserInter-
face.Email.rawValue;
```

Damit ist auch der Briefbogen und damit das gesamte Formular von den Grundfunktionen her fertiggestellt. Sie können es nun bereits testen. Vergessen Sie bitte nicht, das Dokument wieder zu speichern.

Hinweis

Sie haben das `click`-Ereignis für die Aktualisierung der Inhalte der beiden Felder verwendet. Grundsätzlich ließe sich zum Beispiel auch das `change`-Ereignis aller Felder

3.4 Ein statisches Formular mit verschiedenen Seitengrößen erstellen

> verwenden, das dann eine Funktion aufruft, die die Aktualisierung durchführt. Solche kontinuierlichen Funktionsaufrufe sollte man mit Bedacht einsetzen. Hierdurch würde das Formular zwar vollautomatisch ohne manuelle Betätigung des Buttons ablaufen, die Funktion würde aber laufend aufgerufen, so dass es hierdurch zu Performance-Einbußen käme. Testen Sie's einfach mal.

Verbesserung des Bedienungskomforts

Die Formularseiten haben verschiedene Formate und wenn Sie eine Vorschau im Ganzseitenmodus durchführen möchten, müssen Sie in Acrobat zunächst zu der betreffenden Seite scrollen und anschließend die Vergrößerung unter ANZEIGE auf FENSTERGRÖSSE einstellen. Möchten Sie dann noch etwas ändern, müssen Sie wieder zum Eingabeformular zurückscrollen und dieses ebenfalls neu skalieren. Das ist sicherlich recht unkomfortabel.

Darum wollen wir auf allen Formularseiten eine Dropdown-Liste einsetzen, über die eine Navigation zu jeder Formularseite ermöglicht werden soll. Gleichzeitig soll das jeweils angezeigte Formular im Ganzseitenmodus angezeigt werden. Diese Aufgabenstellung lösen Sie wie folgt:

- Platzieren Sie eine Dropdown-Liste im unteren Bereich des Erfassungsbereiches. Nehmen Sie für diese folgende Einstellungen vor:

    - BESCHRIFTUNG mit `Ansicht`
    - Auf der Registerkarte SCHRIFT stellen Sie die Schrift MYRIAD PRO mit der Schriftgröße 10 ein sowohl für die BESCHRIFTUNG als auch für den WERT.
    - Auf der OBJEKT-Palettenseite FELD erfassen Sie folgende LISTENELEMENTE:

        `Erfassungformular`

        `Vorschau Umschlag`

        `Vorschau Visitenkarte`

        `Vorschau Briefbogen`

    Stellen Sie dort ferner die PRÄSENZ auf SICHTBAR (NUR BILDSCHIRM), denn die Dropdown-Liste soll nicht mitgedruckt werden.

    - Auf der OBJEKT-Palettenseite BINDUNG erfassen Sie unter NAME `Navigator` und setzen die STANDARDBINDUNG auf GLOBAL. Die Dropdown-Liste soll später auf alle Formularseiten kopiert werden und einheitliche Werte enthalten. Weiterhin selektieren Sie das Kontrollkästchen ELEMENTWERTE und ordnen den Listenelementen folgende Einträge zu:

        0 für das `Erfassungsformular`

        1 für `Vorschau Umschlag`

2 für Vorschau Visitenkarte

3 für Vorschau Briefbogen

- Als Standardwert tragen Sie auf der OBJEKT-Palettenseite unter WERT 0 ein. Der Typ wird auf BENUTZEREINGABE - OPTIONAL eingestellt.

- Nun muss noch das Skript für das change-Ereignis erstellt werden. Leider liefert uns hier die Eigenschaft rawValue nicht den aktuell geänderten Wert, sondern den vorherigen Wert. Gemäß Acrobat-Dokumentation erhalten wir hier den aktuellen Wert über den Ausdruck:

```
var myVar = xfa.event.newText
```

Leider ist für Dropdown-Listen diese Aussage nicht ganz korrekt. Anstelle des aktuellen Wertes erhalten Sie den aktuell ausgewählten Listeneintrag. So etwas Ähnliches hatten wir bereits beim Beispiel des E-Mail-Formulars, wobei wir eine Funktion namens getDropdownIndex erstellt hatten, um den Index der aktuellen Selektion einer Dropdown-Liste zu erhalten. In abgewandelter Form wollen wir uns hier eine ähnliche Funktion erstellen, um den Wert aufgrund des Listeneintrages zu ermitteln.

Legen Sie also zunächst in der Registerkarte HIERARCHIE ein neues Skriptobjekt an. Selektieren Sie hierzu mit der linken Maustaste den Rootknoten, also den obersten Eintrag im Hierarchiebaum. Nach Klick mit der rechten Maustaste öffnet sich ein Popup-Menü; wählen Sie dort den Menüpunkt SKRIPTOBJEKT EINFÜGEN. Das neu erstellte Skriptobjekt finden Sie anschließend unter dem Hierarchieeintrag VARIABLEN. Selektieren Sie diesen Eintrag und benennen Sie ihn nach Drücken von F2 in OS um. Tragen Sie anschließend nachstehendes Skript im Skripteditor ein, um die neue Funktion getDropdownIndexByChange zu erzeugen.

```
//ermittelt den Wert des selektierten Eintrags einer Dropdown-Liste
beim change-Ereignis

function getDropdownIndexByChange(oDropdown, newText)
{
    //hinterlegte Werte zu den Listeneinträgen
    var valueItems =
        Dropdown.resolveNode("#items[1]").nodes;

    //angezeigte Texte
    var displayItems =
        Dropdown.resolveNode("#items[0]").nodes;
```

3.4 Ein statisches Formular mit verschiedenen Seitengrößen erstellen

```
    for (var i = 0; i < displayItems.length; i++)
    {
        if (newText == displayItems.item(i).value)
        {
            break;
        }
    }
    return i;
}
```

An die Funktion werden zwei Parameter übergeben. Der erste enthält das Dropdown-Listen-Objekt und der zweite den neu ausgewählten Listeneintrag. Zunächst wird das Array der Listenwerte an die Variable valueItems und das Array der Listeneinträge (angezeigte Texte) an die Variable displayItems übergeben. Anschließend wird mittels einer for-Schleife jedes Element des Arrays mit dem neu gewählten Listeneintrag verglichen. Stimmen beide Werte überein, dann wird die for-Schleife mittels break beendet, wobei i den Index des ausgewählten Listenelements enthält. Der Ausdruck

```
valueItems.item(i).value
```

liefert dann den zum Listeneintrag hinterlegten Wert, der mittels return von der Funktion zurückgegeben wird.

- Nun selektieren Sie die Dropdown-Liste und wählen im Skripteditor unter ANZEIGEN das Ereignis CHANGE aus. Weiterhin wählen Sie als SPRACHE JAVASCRIPT aus und unter AUSFÜHREN AM CLIENT. Geben Sie nun im Skripteditor nachstehendes Skript ein:

```
var pageNumber = OS.getDropdownIndexByChange(this,
xfa.event.newText);
xfa.host.currentPage = pageNumber;
app.execMenuItem("FitPage");
```

Erläuterung

Im Skript wird nun zunächst über die soeben erstellte Funktion die Seitennummer an die Variable pageNumber übergeben. Diese Seitennummer wird in der folgenden Zeile als aktuelle Seitennummer (xfa.host.currentPage) eingestellt. Als Letztes wird in Acrobat der Menübefehl ANZEIGE|FENSTERGRÖSSE ausgeführt, so dass die jeweilige Seite im Ganzseitenmodus dargestellt wird.

Testen Sie anschließend, ob sich nun über die Dropdown-Liste die einzelnen Seiten aufrufen lassen.

- Die Dropdown-Liste befindet sich bislang nur auf dem Erfassungsformular und wenn Sie zu einer anderen Seite gewechselt haben, müssen Sie manuell zur Erfassungsseite zurückscrollen. Besser wäre es, wenn sich auf jeder Formularseite eine solche Dropdown-Liste befinden würde.

Kopieren Sie dazu auf der Erfassungsseite über den Menüaufruf BEARBEITEN|KOPIEREN die selektierte Dropdown-Liste, wechseln Sie anschließend zu den anderen Formularseiten und fügen Sie sie über BEARBEITEN|EINFÜGEN dort jeweils wieder ein. Platzieren Sie sie an einer Stelle der Formularseite, wo sie am wenigstens störend wirkt. Auf der Visitenkarten-Formularseite sollten Sie die Schriftgröße auf 6 einstellen und die Abmessungen der Dropdown-Liste entsprechend kleiner skalieren, damit sie auf diesem recht kleinen Formular nicht störend wirkt.

Damit ist das Formular komplett fertiggestellt. Testen Sie, ob Sie von jeder Seite zu allen anderen navigieren können.

3.5 Ein erstes dynamisches Formular erstellen

In diesem Abschnitt wollen wir uns erstmals einem neuen Acrobat-Formulartyp widmen – dem dynamischen Formular. Ein solches Formular erlaubt es, das sichtbare Formulardesign zur Laufzeit zu verändern.

Das Beispielformular soll einen Ausschnitt aus einem typischen Behördenformular darstellen. Bei der Frage nach dem Zusammenleben mit einem Lebenspartner soll ein zusätzlicher Bereich nach Bedarf ein- oder ausgeblendet werden, in dem dann dessen Name und Anschrift erfasst werden kann.

Erstellung des Formulars

- Starten Sie über den Menüpunkt DATEI|NEU den ASSISTENT FÜR NEUE FORMULARE.
  - Wählen Sie im Dialogfenster ERSTE SCHRITTE den Punkt NEUES LEERES FORMULAR und klicken Sie auf WEITER.
  - Stellen Sie unter EINRICHTEN: NEUES LEERES FORMULAR die SEITENGRÖSSE auf A4 ein, AUSRICHTUNG HOCHFORMAT und ANZAHL DER SEITEN auf 1; klicken Sie anschließend auf WEITER.
  - Im Dialogfenster FORMULARRÜCKLIEFERUNG EINRICHTEN (Acrobat 7: RÜCKLIEFERUNGSMETHODE) wählen Sie DRUCKEN-SCHALTFLÄCHE HINZUFÜGEN (Designer 7: DRUCKEN).
  - Im darauf folgenden Dialogfenster klicken Sie auf die Schaltfläche FERTIG STELLEN.

3.5 Ein erstes dynamisches Formular erstellen

- Nun müssten Sie ein Formular vorliegen haben, das lediglich eine DRUCKEN-Schaltfläche besitzt.

- Speichern Sie das Formular nun unter dem Namen Amtsformular1.pdf. Wählen Sie als Dateityp DYNAMISCHE PDF-FORMULARDATEI [*.PDF].

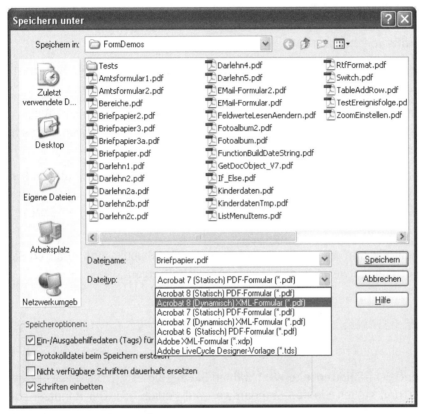

Abbildung 3.16 Speichern-Dialog

Hinweis

Erst wenn Sie eine dynamische Formulardatei als solche gespeichert haben, können Sie das Formular auch testen.

- Im Toolfenster BIBLIOTHEK ziehen Sie von der Registerkarte STANDARD einen statischen Text (Bezeichnung: TEXT) nach ganz oben links auf das Formular. Geben Sie dort den Text Antrag auf Mietzuschuss ein. Formatieren Sie diesen Text gegebenenfalls mit der SCHRIFT-Toolbar. Im Beispiel auf der CD ist die Schriftart Myriad Pro in der Größe 16 Punkt, unterstrichen, eingestellt.

- Platzieren Sie darunter ein weiteres Text-Element und geben Sie darin den Text Antragsteller ein, Schrift MYRIAD PRO in der Größe 10 PUNKT, FETT.

- Ziehen Sie anschließend von der BIBLIOTHEK-Registerkarte EIGENE einen Adressblock auf das Formular, und zwar unter das vorher erstellte Text-Element.

- Platzieren Sie nun ein E-Mail-Feld von der BIBLIOTHEK-Registerkarte STANDARD unterhalb des Adressblocks.

- Als Nächstes wird wieder ein Text-Element auf dem Formular platziert. Geben Sie darin den Text Persönliche Verhältnisse ein und stellen Sie die Schrift auf MYRIAD, Größe 10 PUNKT, FETT.

- Unter diesen Schriftzug ziehen Sie nun drei Optionsfelder aus der BIBLIOTHEK-Registerkarte STANDARD. Nehmen Sie dazu folgende Einstellungen vor:

  - Für alle drei Optionsfelder vergeben Sie unter der OBJEKT-Palettenseite BINDUNG für die Eigenschaft NAME LebenspartnerFrage, unter STANDARDBINDUNG wählen Sie NORMAL aus.

  - Auf der OBJEKT-Palettenseite FELD unter ELEMENT oder unmittelbar auf dem Formular vergeben Sie für das erste Optionsfeld die Beschriftung allein lebend, für das zweite verheiratet und für das dritte in eheähnlicher Gemeinschaft lebend.

  - Wechseln Sie nun wieder zur OBJEKT-Palettenseite BINDUNG und erfassen Sie folgende Elementwerte zu den einzelnen Beschriftungen

    1 für allein lebend

    2 für verheiratet

    3 für in eheähnlicher Gemeinschaft lebend

  - Auf der OBJEKT-Palettenseite WERT wählen Sie als Typ BENUTZEREINGABE - ERFORDERLICH, und stellen Sie den Standardwert auf <OHNE> ein. Der Benutzer soll hier auf jeden Fall eine Auswahl treffen. Als MELDUNG BEI LEEREM FELD geben Sie ein Bitte geben Sie Ihre persönlichen Lebensverhältnisse an.

  - Richten Sie anschließend die drei Optionsfelder nebeneinander aus, so dass trotz der unterschiedlichen Länge der Beschriftungen ein harmonisches Bild entsteht.

  - Markieren Sie nun alle drei Optionsfelder gleichzeitig, indem Sie sie bei gedrückter linker Maustaste nacheinander anklicken.

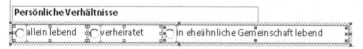

Abbildung 3.17 Wenn mehrere Felder gleichzeitig selektiert sind, sind ihre Rahmen und die Anfassecken sichtbar.

3.5 Ein erstes dynamisches Formular erstellen

Über den Menüaufruf LAYOUT|AUSRICHTEN|UNTEN werden die Felder nun so ausgerichtet, dass sie unten bündig stehen.

- Auf der Registerkarte HIERARCHIE sehen Sie für die Optionsfeldgruppe nicht nur einen Eintrag für jedes Teil-Optionsfeld, sondern auch einen zusätzlichen für die gesamte Gruppe.

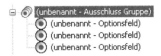

Abbildung 3.18 Eine Optionsfeldgruppe hat einen übergeordneten Eintrag und je einen pro Unterelement.

Selektieren Sie den übergeordneten Gruppeneintrag in der Hierarchie und vergeben Sie für ihn nach Drücken von [F2] den Namen LebenspartnerFrage. Anschließend geben Sie im Skripteditor für das change-Ereignis, SPRACHE JAVA-SCRIPT nachstehendes Skript ein:

```
//Teilformular Lebenspartner ein- und ausblendenif (this.rawValue > 1){
Formular1.DynFormPart.Lebenspartner.presence = "visible";}else{
Formular1.DynFormPart.Lebenspartner.presence = "hidden";}
```

Unmittelbar unterhalb der drei Optionsfelder ziehen Sie nun aus der BIBLIOTHEK-Registerkarte oSTANDARD ein Teilformular auf. Dessen Breite sollte vom rechten bis zum linken Rand des übergeordneten Teilformulars gehen und die Höhe sollte die 1,5-fache Höhe eines Adressblocks haben. Vergeben Sie für dieses Formular auf der OBJEKT-Palettenseite BINDUNG als Namen DynFormPart. Stellen Sie auf der OBJEKT-Palettenseite zunächst den TYP auf INHALT POSITIONIEREN, was der Standardeinstellung entspricht.

> **Tipp**
>
> In dynamischen Formularen werden Sie für Teilformulare, die dynamisch das Layout beeinflussen, in der Regel den TYP INHALT FLIESSEN verwenden. Zu Beginn des Design-Prozesses sollten Sie jedoch stets die Einstellung INHALT POSITIONIEREN wählen, weil Sie so wesentlich einfacher arbeiten können. Erst wenn die Elemente Ihren Vorstellungen entsprechend positioniert sind, sollten Sie sie auf den Fließmodus umstellen.

- Innerhalb dieses Teilformulars DynFormPart ziehen Sie von dessen linker oberer Ecke ausgehend ein weiteres Formular in einer Größe auf, dass es etwas mehr als einen Adressblock aufnehmen kann. Vergeben Sie für dieses Teilformular den

Namen Lebenspartner und stellen Sie auf der OBJEKT-Palettenseite den Typ auf INHALT POSITIONIEREN.

- Platzieren Sie in der oberen linken Ecke des Teilformulars ein Text-Element. Setzen Sie dort den Text Angaben zum Lebenspartner ein. Wählen Sie für die Schrift den TYP MYRIAD PRO mit einer Größe von 10 PUNKT und dem Stil FETT.

- Direkt darunter setzen Sie einen Adressblock ein. Um Verwechslungen mit dem oben auf der Seite stehenden Adressblock zu vermeiden, benennen Sie die einzelnen Felder des Textblocks unter der OBJEKT-Palettenseite BINDUNG um wie folgt:

  Name in NamePartner

  Adresse in AdressePartner

  Ort in OrtPartner

  Staat in StaatPartner

  Postleitzahl in PostleitzahlPartner

  Land in LandPartner.

  Skalieren Sie anschließend die Höhe des Teilformulars Lebenspartner so, dass es nicht viel höher ist als der enthaltene Text und der Adressblock zusammen.

- Unterhalb des Teilformulars Lebenspartner setzen Sie nun wiederum ein Text-Element ein und erfassen dort den Text LEBEN KINDER IN IHREM HAUSHALT?.

- Darunter platzieren Sie nebeneinander zwei Optionsfelder, die Sie mit ja und nein beschriften. Auf der OBJEKT-Palettenseite vergeben Sie für ja den Wert 1 und für nein den Wert 2. Richten Sie die Optionsfelder exakt auf gleicher Höhe aus mit dem Menüaufruf LAYOUT|AUSRICHTEN|UNTEN.

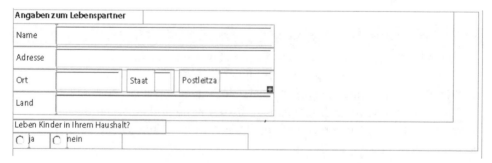

Abbildung 3.19 So in etwa sollte nun der dynamische Bereich des Formulars aussehen.

- Für das Teilformular DynFormPart stellen Sie nun auf der OBJEKT-Palettenseite TEILFORMULAR den TYP auf INHALT FLIESSEN und FLIESSRICHTUNG auf VON OBEN NACH UNTEN.

3.5 Ein erstes dynamisches Formular erstellen

- Abschließend selektieren Sie das Teilformular Lebenspartner und wählen auf der Objekt-Palettenseite den Eintrag Ausgeblendet (Aus Layout ausschliessen). Damit sollte das Teilformular auf dem Formular unsichtbar werden.

Damit ist dann auch dieses Formular fertiggestellt. Testen Sie es nun – nach vorherigem Speichern – in Acrobat. Wenn Sie unter Persönliche Verhältnisse die Option Allein lebend wählen, sollte das Teilformular ausgeblendet sein, wählen Sie eine der anderen beiden Optionen, dann sollte es wieder erscheinen. Die darunter liegenden Optionsfelder sollten ihre Position auf der Formularseite entsprechend verändern.

> **Tipp**
>
> **So machen Sie ein ausgeblendetes Teilformular wieder sichtbar.**
>
> Ein ausgeblendetes Teilformular können Sie auch im Entwurfsmodus nicht mehr sehen und dementsprechend auch nicht auf dem Formular selektieren. Trotzdem kann es natürlich passieren, dass Sie daran noch Änderungen vornehmen müssen. Hier hilft Ihnen dann nur noch die Hierarchie weiter. Wenn Sie dessen Eintrag dort selektieren und zur Objekt-Palettenseite Teilformular wechseln, können Sie unter Präsenz die Option Sichtbar einstellen und schon erscheint das Teilformular wieder am voreingestellten Platz.

> **Tipp**
>
> Diese Möglichkeit funktioniert in der Version 7 des Designers problemlos. Leider kann es in der Version 8 passieren, dass sich dort in der Hierarchie das ausgeblendete Teilformular ebenfalls nicht selektieren lässt. Hier hilft dann nur noch die XML-Ansicht weiter.
>
> - Wählen Sie im Designbereich die Ansichtsoption XML-Quelle.
> - Selektieren Sie das Teilformular in der Palette Hierarchie.
> - Nunmehr sollte in der XML-Ansicht die Zeile mit dem einleitenden Tag des Teilformulars markiert sein. Suchen Sie in dieser Zeile den Eintrag
>
>   `presence = "hidden"`
>
>   und löschen Sie diesen, aber wirklich nur dieses Teil des Textes.
> - Wechseln Sie anschließend wieder zur Designansicht (Designer 7: Textansicht), wobei Sie die Frage nach der Übernahme der Änderungen bestätigen. Nunmehr sollte das Teilformular wieder sichtbar sein.

3.6 Ein dynamisches Formular mit sich wiederholenden Teilformularen erstellen

Im vorhergehenden Beispiel haben Sie ein dynamisches Formular erstellt, bei dem ein einzelner Bereich ein- und ausgeblendet werden konnte.

In der EDV-Welt existieren allerdings auch Anwendungen, bei dem ein Teilbereich sich mehrfach wiederholt. Ein klassisches Beispiel dafür ist eine Bestellung oder eine Rechnung; wo gleichartige Artikelpositionen mehrfach vorkommen. Auch Reports aus Datenbanken stellen ähnliche Lösungsanforderungen. Derartige Aufgabenstellungen waren in früheren Acrobat-Versionen nicht oder zumindest nur äußerst kompliziert realisierbar.

Das ist jetzt anders geworden und so lassen sich beispielsweise Bestellformulare für das Internet mit beliebig vielen Bestellpositionen realisieren; manche HTML-basierte Webshop-Anwendung wird hierdurch vielleicht überflüssig werden.

In dem nachfolgenden Beispiel möchte ich zunächst nicht ganz so weit gehen. Stattdessen werde ich unser letztes Beispiel etwas abwandeln. Hier hatten wir ja die Frage, ob Kinder im Haushalt leben. Eigentlich müsste man aber auch die Namen der Kinder und deren Geburtsdaten kennen. Da bei unterschiedlichen Familien auch eine unterschiedliche Anzahl von Kindern existiert, ist es schwierig, auf einem starren Formular eine passende Anzahl von Eintragsmöglichkeiten vorzusehen. Das wäre also eine ideale Einsatzmöglichkeit für ein dynamisches Formular.

Erstellung des Formulars

Den Kopfbereich erstellen wir zunächst sehr ähnlich wie auf dem vorhergehenden Formular. Bei diesem Formular soll allerdings bei Bedarf auch ein automatischer Seitenumbruch möglich sein. Darum erfolgt der Seitenaufbau für die Teilformulare in anderer Weise als im vorhergehenden Formular. Vor allem gibt es nicht nur einen Hauptrahmen auf der Formularseite, in dem sich alle untergeordneten Formulare befinden.

Gehen Sie darum jetzt bei der Formularerstellung wie folgt vor:

- Starten Sie über den Menüpunkt DATEI|NEU den ASSISTENT FÜR NEUE FORMULARE.

    - Wählen Sie im Dialogfenster ERSTE SCHRITTE den Punkt NEUES LEERES FORMULAR und klicken Sie auf WEITER.

    - Stellen Sie unter EINRICHTEN: NEUES LEERES FORMULAR die SEITENGRÖSSE auf A4 ein, AUSRICHTUNG HOCHFORMAT und ANZAHL DER SEITEN auf 1; klicken Sie anschließend auf WEITER.

Dynamisches Formular mit sich wiederholenden Teilformularen

- Im Dialogfenster FORMULARRÜCKLIEFERUNG EINRICHTEN (Designer 7: RÜCKLIEFERUNGSMETHODE) wählen Sie DRUCKEN-SCHALTFLÄCHE HINZUFÜGEN (Designer 7: DRUCKEN).
    - Im darauf folgenden Dialogfenster klicken Sie auf die Schaltfläche FERTIG STELLEN.
- Danach müssten Sie ein Formular vorliegen haben, das lediglich eine DRUCKEN-Schaltfläche besitzt.
- Speichern Sie das Formular unter dem Namen Kinderdaten.pdf. Wählen Sie als Dateityp DYNAMISCHE PDF-FORMULARDATEI [*.PDF].
- Ziehen Sie ein Text-Element in die obere linke Ecke des auf der Seite vorhandenen Teilformulars. Als Text tragen Sie Antrag auf Wohnkostenbeihilfe ein und als Schrift wählen Sie wieder MYRIAD PRO in der Größe 16 und mit dem Stil FETT; für die Textfarbe nehmen Sie vielleicht ein mittleres Blau.
- Verkleinern Sie nun das Teilformular in der Höhe so, dass unterhalb des Text-Elements noch ein schmaler Rand verbleibt. Benennen Sie das Teilformular in Header1 um.
- Ziehen Sie direkt unterhalb von Header1 ein weiteres Teilformular mit identischer Breite auf, das in etwa doppelt so hoch ist wie ein Adressblock, und geben Sie diesem den Namen MainFrame.
- In MainFrame ziehen Sie zwei weitere Teilformulare untereinander auf, die breiter sind als die halbe Breite von MainFrame. Das obere der beiden Teilformulare soll dabei höher sein als ein Adressblock; vergeben Sie für diesen den Namen Kopfdaten. Eine dementsprechend geringere Höhe muss das untere Teilformular besitzen, das Sie mit Kinderfrage benennen.
- Ziehen Sie dann von der Registerkarte BIBLIOTHEK, Palette EIGENE einen Adressblock in das obere Teilformular (Kopfdaten) sowie ein Kontrollkästchen in das untere Teilformular (Kinderfrage). Für das Kontrollkästchen vergeben Sie auf der OBJEKT-Palettenseite den Name CheckKinder und den AN-WERT 1 sowie den AUS-WERT 0. Auf der OBJEKT-Palettenseite WERT wählen Sie als STANDARDWERT AUS. Als Beschriftung tragen Sie ein Kinder im Haushalt.
- Platzieren Sie neben dem Kontrollkästchen ein numerisches Feld und beschriften Sie es mit Anzahl Kinder und vergeben Sie dafür den Namen AnzahlKinder. Dieses Feld soll später die Anzahl der Zeilen für die Erfassung der Kinder anzeigen. Auf der OBJEKT-Palettenseite FELD stellen Sie die PRÄSENZ auf UNSICHTBAR.
- Stellen Sie nun auf der OBJEKT-Palettenseite TEILFORMULAR den TYP auf INHALT FLIESSEN und die FLIESSRICHTUNG auf VON OBEN NACH UNTEN.

Kapitel 3 — FORMULARE ERSTELLEN

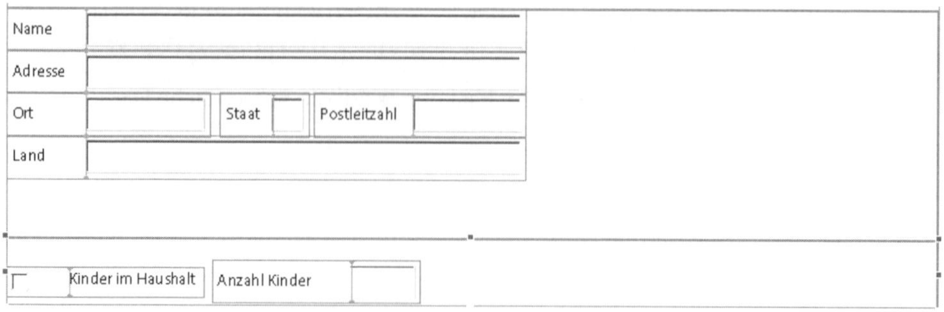

Abbildung 3.20 So in etwa soll das fertige Teilformular MainFrame aussehen.

- Direkt unter MainFrame ziehen Sie ein weiteres Teilformular über die volle Breite auf. Dieses ist für die Aufnahme der Kinderdaten bestimmt. Vergeben Sie für das Teilformular den Namen Kinderelemente.

- Auch in diesem Teilformular ziehen Sie zwei weitere untereinander über die volle mögliche Breite auf. Für das obere vergeben Sie den Namen Kinderschalter und für das untere den Namen Kinderzeile.

- In Kinderschalter setzen Sie eine Schaltfläche ein. Beschriften Sie diese mit weiteres Kind hinzufügen.

- Im Teilformular Kinderzeile setzen Sie zunächst links eine Schaltfläche und skalieren Sie diese auf 0,7 cm Breite und 0,7 cm Höhe. Als Beschriftung tragen Sie ein X ein. Wählen Sie ferner die Schriftart MYRIAD PRO in der Größe 12 PUNKT sowie die horizontale Absatzausrichtung ZENTRIERT und die vertikale Absatzausrichtung UNTEN. Benennen Sie die Schaltfläche mit LoeschenKinderZeile.

- Rechts neben der Schaltfläche platzieren Sie ein Textfeld und beschriften dieses mit Vorname. Vergeben Sie für dieses auf der OBJEKT-Palettenseite BINDUNG den Namen NameKind und stellen Sie auf der OBJEKT-Palettenseite WERT den TYP auf BENUTZEREINGABE - ERFORDERLICH.

- Rechts neben dem Textfeld wiederum platzieren Sie auf gleicher Höhe ein Datums-/Zeitfeld und beschriften dieses mit geboren. Vergeben Sie dafür auf der OBJEKT-Palettenseite BINDUNG den Namen GebDatumKind und stellen Sie ebenfalls auf der OBJEKT-Palettenseite WERT den TYP auf BENUTZEREINGABE - ERFORDERLICH.

- Selektieren Sie – gegebenenfalls im HIERARCHIE-Fenster – das Teilformular Kinderzeile und nehmen Sie dafür auf der OBJEKT-Palettenseite BINDUNG folgende Einstellungen vor:
  - Selektieren Sie das Kontrollkästchen TEILFORMULAR WIEDERHOLEN FÜR JEDES DATENELEMENT; hierdurch kann das Teilformular mehrfach im Formular verwendet werden – skriptgesteuert oder auch automatisch bei Datenbankanwendungen.

- Selektieren Sie das Kontrollkästchen Min-Zähler und stellen Sie den Wert dafür auf 1 ein. Hierdurch erscheint das Teilformular mindestens einmal im Formular (Anmerkung: Tatsächlich erscheint es später nur dann, wenn das Kontrollkästchen mit der Beschriftung weiteres Kind einfügen selektiert ist). Das Kontrollkästchen Maximal belassen Sie deselektiert, weil eine Begrenzung der Anzahl von Kinderfeldern nicht erforderlich ist.

- Als Überlaufkopfbereich auf der Palette Paginierung (Designer 7: Überlaufvorspann auf der Palette Bindung) wählen Sie den Eintrag Kinderschalter. Dies bewirkt, dass bei einem automatischen Seitenumbruch dieses Teilformular vor dem ersten Teilformular Kinderzeile auf der neuen Seite platziert wird. Der Anwender kann dann auch auf der Folgeseite den Button für weitere Kinderzeilen anklicken.

- Selektieren Sie nun das Teilformular Kinderelemente und stellen Sie auf dessen Objekt-Palettenseite Teilformular den Typ auf Inhalt fliessen sowie die Fliessrichtung auf Von oben nach unten. Auf der Objekt-Palettenseite Bindung selektieren Sie das Kontrollkästchen Teilformular wiederholen für jedes Datenelement, deselektieren Sie jedoch das Kontrollkästchen Min-Zähler und selektieren Sie Maximal und geben Sie im zugehörigen Feld den Wert 1 ein.

Durch diese Einstellung erreichen Sie, dass beim Start des Formulars zunächst gar kein Teilformular Kinderelemente existiert und die nachfolgenden Elemente entsprechend weiter nach oben rücken. Das Teilformular Kinderelemente soll erst dann durch ein noch zu erstellendes Skript erzeugt werden, wenn das Kontrollkästchen Checkkinder selektiert wird.

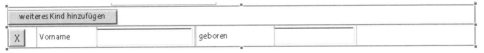

Abbildung 3.21 Das fertige Teilformular Kinderelemente

- Als letztes Teilformular ziehen Sie nun unterhalb von Kinderelemente eines auf, das für die Erfassung der Wohnkosten dienen soll. Benennen Sie es daher auch mit dem Namen Wohnkosten.

- Oben links platzieren Sie zunächst ein Text-Element. Geben Sie dort den Text Wohnkosten ein. Als Schrift wählen Sie Myriad Pro in der Größe 10 Punkt sowie den Stil Fett und Unterstrichen.

- Darunter setzen Sie – jeweils unmittelbar untereinander – vier numerische Felder ein. Für das erste vergeben Sie den Namen Grundmiete, für das zweite den Namen Nebenkosten, für das dritte den Namen Heizkosten und für das vierte den Namen SummeWohnkosten. Für alle vier Felder tragen Sie auf der Objekt-Palet-

FORMULARE ERSTELLEN

tenseite FELD als ANZEIGEMUSTER Z,ZZ9.99 $ ein. Auf der OBJEKT-Palettenseite WERT geben Sie unter Standardwert ebenfalls für alle vier Felder 0 ein. Unter TYP wählen Sie für die oberen beiden Felder BENUTZEREINGABE - ERFORDERLICH, für das dritte BENUTZEREINGABE - OPTIONAL und für das vierte BERECHNET - SCHREIBGESCHÜTZT. Das Datenformat auf der OBJEKT-Palettenseite BINDUNG stellen Sie für alle vier Felder auf DEZIMAL.

Vom Aussehen her ist das Formular bereits fertiggestellt. Was noch fehlt, ist die Ablauflogik, also die Skripte, die nachfolgend beschrieben sind.

Die Skripte für das Kinderdaten-Formular

- Wir wollen mit dem Summenfeld für die Wohnkosten, dessen Wert automatisch berechnet werden soll, beginnen. Das spart manuelle Rechenarbeit und verhindert Rechenfehler. Selektieren Sie nun das Feld SummeWohnkosten, das die Summe der Werte der drei oberen Felder enthalten soll. Die Berechnung des Feldinhaltes soll beim calculate-Ereignis erfolgen, das Sie im Skript-Editor unter ANZEIGEN einstellen. Das Skript dazu – diesmal in der Sprache FormCalc, die Sie im Skripteditor dazu auswählen – verwendet die Summen-Funktion von FormCalc. Dieses ist ein Einzeiler und lautet wie folgt:

```
$ = Sum(Grundmiete, Nebenkosten, Heizkosten)
```

Erläuterung

$ ist unter FormCalc der Akzessor für den Wert des Feldes, dessen Ereignis behandelt wird, also entsprechend this.rawValue unter JavaScript. Sum() ist die FormCalc-Summenfunktion. Tragen Sie beliebig viele Werte, jeweils durch ein Komma getrennt, ein. Die Feldnamen unter FormCalc beinhalten unmittelbar den Feldwert. Grundmiete ist hier also analog dem JavaScript-Begriff Grundmiete.rawValue.

- Wenn mehrere Kinderzeilen angezeigt werden, dann sollte auf dem Formular auch die Anzahl der Kinder ausgewiesen werden. Diese Anzahl wollen wir durch eine Funktion ermitteln lassen, da sie sich sowohl beim erstmaligen Anzeigen des Teilformulars Kinderelemente wie auch bei Löschen und Einfügen von Kinderzeilen ändert.

Die Funktion, die wir countChildren nennen wollen, wird daher in einem Skriptmodul erstellt. Das Skriptmodul erstellen Sie, indem Sie auf (VARIABLEN) im Hierarchiebaum mit der rechten Maustaste klicken und im dann erscheinenden Popup-Menü SKRIPTOBJEKT EINFÜGEN auswählen. Anschließend benennen Sie das Skriptobjekt nach

Dynamisches Formular mit sich wiederholenden Teilformularen

Selektion in der Hierarchie und Betätigung von F2 mit dem Namen OS. Geben Sie dann im Skripteditor nachstehenden Skriptcode ein:

```
//ermittelt die Anzahl der Kinderzeilen
//und trägt sie im Feld 'AnzahlKinder' ein
function countChildren()
{
var oFields = Kinderelemente.resolveNodes("Kinderzeile[*]");
MainFrame.Kinderfrage.AnzahlKinder.rawValue = oFields.length;
}
```

Erläuterung

Die Funktion, an die keinerlei Parameter übergeben werden, ermittelt über den Aufruf Kinderelemente.resolveNode("Kinderzeile[*]") alle im Teilformular Kinderelemente vorhandenen untergeordneten Teilformulare namens Kinderzeile und stellt diese in ein so genanntes Array, das wir hier mit oFields benannt haben. Die Anzahl der im Array befindlichen Elemente wird über die Eigenschaft oField.length ermittelt. Weil diese Funktion ausschließlich für die Anzeige des Wertes im Feld AnzahlKinder dient, bietet es sich an, diesen Wert unmittelbar dort zuzuweisen.

- Bei Selektion des Kontrollfeldes Kinder im Haushalt soll der Formularteil eingeblendet werden, in dem die Kinderdaten eingetragen werden; dieser ist nach dem Start des Formulars zunächst ausgeblendet. Weiterhin soll das Feld mit der Kinderanzahl neben dem Kontrollkästchen eingeblendet werden. Erfassen Sie beim Ereignis change des Kontrollfeldes nachstehendes Skript, wobei Sie im Skripteditor die Sprache JavaScript einstellen.

```
if (CheckKinder.rawValue == 1)
{
   _Kinderelemente.addInstance(1);
   OS.countChildren();
   AnzahlKinder.presence = "visible";
}
else
{
   _Kinderelemente.removeInstance(0);
   AnzahlKinder.presence = "invisible";
}
```

Erläuterung

In der ersten Zeile wird über den Ausdruck if (CheckKinder.rawValue == 1) abgeprüft, ob das Kontrollkästchen selektiert ist. Ist dies der Fall, wird der Skriptcode zwischen der if-Zeile und else ausgeführt.

_Kinderelemente.addInstance(1) erzeugt ein neues Teilformular des Typs Kinderelemente. Grundsätzlich könnten mit mehrmaligem Aufruf dieses Ausdruckes oder mit einem Zahlenwert größer 1 auch mehrere gleichartige Teilformulare erzeugt werden. Da Sie auf der Objekt-Palettenseite Bindung aber den Maximalwert auf 1 festgelegt haben, ist die Erzeugung des Teilformulars auf eine Instanz begrenzt.

Der Ausdruck _Kinderelemente, also mit dem voranstehenden Unterstrich, ist übrigens eine abgekürzte Schreibweise, die für den Ausdruck Kinderelemente.instanceManager steht. Der instanceManager ist das Objekt, das Instanzen des Teilformulars erzeugt oder löscht. Die Methode addInstance des Instanzmanagers erzeugt das neue Teilformular.

Der Programmcode nach dem else-Schlüsselwort wird dagegen ausgeführt, wenn der Wert des Kontrollkästchens ungleich 1 ist. _Kinderelemente.removeInstance(0) löscht dann eine Instanz des Teilformulars. Die 0 in Klammern hinter dem Ausdruck bestimmt die Instanznummer des Teilformulars, was für den Fall von Bedeutung ist, dass mehrere Instanzen davon existieren. Die Instanznummer wird beginnend mit 0 für das erste Teilformular hochgezählt. Weil wir hier nur ein Teilformular haben, muss diese stets 0 sein.

Der Ausdruck AnzahlKinder.presence = "visible" macht das Feld auf dem Formular sichtbar, das die Anzahl der Teilformulare Kinderelemente anzeigt. Entsprechend wird dieses Feld durch AnzahlKinder.presence = "invisible" wieder unsichtbar gemacht. Durch den Aufruf unserer zuvor erstellten Funktion OS.countChildren wird das Feld automatisch mit dem Wert für die Anzahl der Kinderzeilen gefüllt.

- Das Teilformular Kinderelemente hat bei seiner Erzeugung nur eine Zeile für den Eintrag von Kinderdaten. Für weitere Kinder muss der Anwender jeweils die Schaltfläche mit der Beschriftung Weiteres Kind hinzufügen anklicken. Für die Erzeugung weiterer Kinderzeilen tragen Sie beim click-Ereignis dieser Schaltfläche, Sprache JavaScript, nachstehendes Skript ein:

```
_Kinderzeile.addInstance(1);
OS.countChildren();
```

Erläuterung

Der Ausdruck _Kinderzeile.addInstance(1) fügt jeweils eine neue Zeile ein, wobei hier – anders als beim Teilformular Kinderelemente – beliebig viele solcher

Dynamisches Formular mit sich wiederholenden Teilformularen

Zeilen eingefügt werden können, da eine Maximalanzahl nicht vorgegeben wurde. Über den Aufruf der selbst erstellten Funktion OS.countChildren wird die Anzeige der Zeilenanzahl im Feld AnzahlKinder anschließend aktualisiert.

- Um eine Zeile zu löschen, soll vom Anwender jeweils die mit »X« beschriftete Schaltfläche links in der Zeile angeklickt werden. Anschließend soll natürlich wieder das Feld AnzahlKinder aktualisiert werden.

    Hier stellt sich jedoch ein besonderes Problem. Ist nämlich der Löschbefehl für die Zeile ausgeführt, dann existiert die Schaltfläche, bei der das Skript hinterlegt wurde, nicht mehr und weitere Befehle würden nicht mehr ausgeführt. Hier hilft uns wiederum eine Funktion weiter, die in einem Skriptobjekt hinterlegt wird. Das Skriptobjekt existiert ja auch dann weiter, wenn die Kinderzeile bereits gelöscht ist.

Die Funktion soll den Namen removeKinderzeile tragen. Da die Funktion von sich aus die Zeile, die gelöscht werden soll, nicht kennt, muss ihr zur Identifizierung ein eindeutiger Parameter übergeben werden. Hierfür nehmen wir das Schaltflächen-Objekt, das das Ereignis ausgelöst hat.

- Selektieren Sie also das Skriptobjekt OS in der HIERARCHIE-Registerkarte und tragen Sie unterhalb der bereits zuvor erfassten Funktion nachstehenden Skriptcode ein:

```
//entfernt eine Kinderzeile
function removeKinderzeile(zeile)
{
Kinderelemente._Kinderzeile.removeInstance(zeile.parent.index);
countChildren();
}
```

Erläuterung

Eine Referenz auf die das Ereignis auslösende Schaltfläche wird an die Variable zeile übergeben. Das Objekt, in dem diese Schaltfläche enthalten ist, ist die Kinderzeile. Allgemein ermittelt man ein übergeordnetes Objekt über die Eigenschaft parent des Elements, in diesem Fall also mit zeile.parent.

Jedes Formularelement besitzt nun bekanntlich einen Index und mehrere Elemente derselben Art unterscheiden sich durch eine Indexnummer, die mit 0 beginnend hochgezählt wird. Diese Indexnummer ist in der Eigenschaft index des jeweiligen Elements gespeichert. Eine eindeutige Referenznummer für die Kinderzeile, die gelöscht werden soll, erhalten Sie über den Ausdruck zeile.parent.index. Nach dem Löschen durch Kinderelemente._Kinderzeile.removeInstance(zeile.parent.index) folgt dann noch die erforderliche Aktualisierung des Feldes AnzahlKinder über den Aufruf der Funktion countChildren(), die sich im selben Skriptobjekt findet.

Damit ist das Formular fertiggestellt.

Test des Formulars

Nach Öffnen des Formulars sollte zunächst das Teilformular Kinderelemente ausgeblendet sein und die nachfolgenden Felder sollten entsprechend rücken. Klicken Sie auf das Kontrollkästchen KINDER IM HAUSHALT, so sollten die Kinderdatenelemente eingeblendet werden und die nachfolgenden Felder entsprechend tiefer rücken.

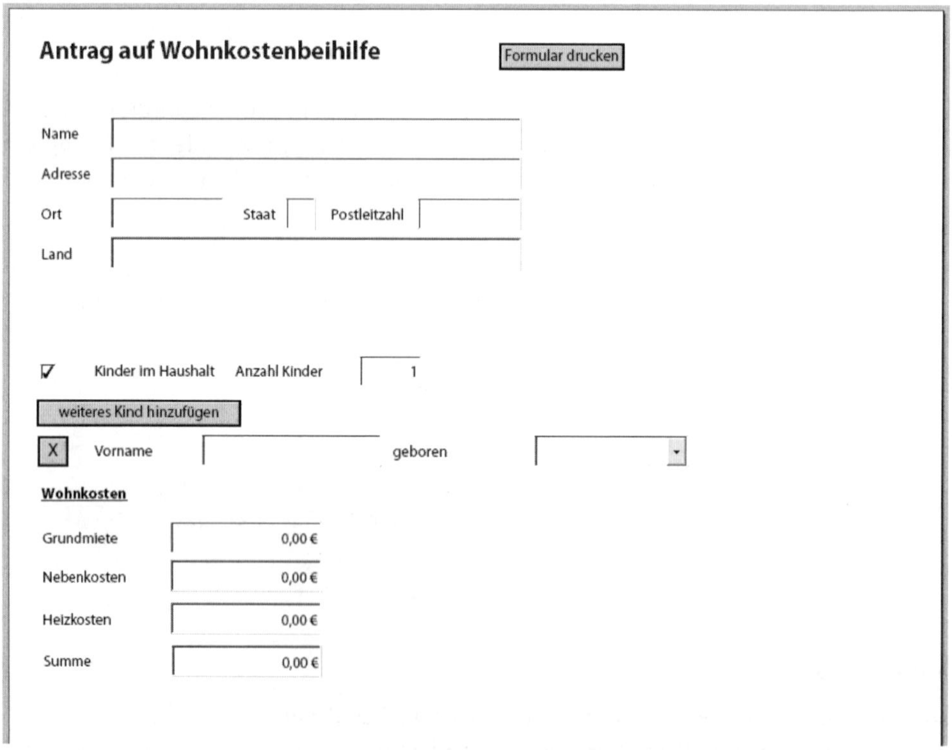

Abbildung 3.22 So sollte das fertige Formular Kinderdaten nach Einblenden der Datenfelder für die Erfassung der Kinder aussehen.

Jeweils nach Klick auf die Schaltfläche WEITERES KIND HINZUFÜGEN sollte eine weitere Kinderzeile erscheinen.

Fügen Sie so viele Kinderzeilen ein, dass die nachfolgenden Elemente nicht mehr auf die erste Seite passen. Es wird dann automatisch eine zusätzliche Seite erzeugt, auf die diese »wandern«. Wenn Sie noch mehr Kinderzeilen einfügen, sollten diese schließlich bei Erreichen des Seitenendes ebenfalls auf der zweiten Seite erscheinen. Vorab sollte dann dort jedoch die Schaltfläche WEITERES KIND HINZUFÜGEN erscheinen, so dass unmittelbar auf dieser Seite neue Zeilen generiert werden können.

Verbesserungsmöglichkeiten

Weitere Kinderzeilen sollten erst dann erzeugt werden können, wenn in den vorhergehenden Zeilen alle Felder ausgefüllt sind. So werden Leerzeilen verhindert.

Vor dem Deselektieren des Kontrollkästchens KINDER IM HAUSHALT sollte ein Warnhinweis mit OK-Abfrage erfolgen, da alle Kinderdaten anschließend verloren gehen. Diese Abfrage sollte am besten nur dann erscheinen, wenn wirklich Daten in den Feldern erfasst sind.

> **Übung**
> Versuchen Sie selbst, die erforderlichen Skripte zu erstellen.

3.7 Ein dynamisches Formular erstellen, das automatisch die erforderliche Anzahl Teilformulare erzeugt

Im vorhergehenden Beispiel wurden bestimmte Teilformulare nur auf manuellen Befehl hin erstellt. Es kann jedoch auch vorkommen, dass eine erforderliche Anzahl von Teilformularen automatisch erstellt werden muss. Das nachfolgende Beispiel für die Ermittlung des Tilgungsplans für ein Darlehn soll diese Funktionalität demonstrieren. Gemäß diesem Beispiel lassen sich sicherlich viele ähnliche Aufgabenstellungen lösen, für die Sie bisher Tabellenkalkulationen (zum Beispiel Microsoft Excel) verwendet haben, wobei hier jedoch der Endbenutzer eine kostenlose Software, den Adobe Reader, nutzen kann. Auch eine benutzerfreundlichere Gestaltung des Formulars ist so sicherlich möglich.

Erstellung des Formulars

Gehen Sie bei der Formularerstellung wie folgt vor:

- Starten Sie über den Menüpunkt DATEI|NEU den ASSISTENT FÜR NEUE FORMULARE.
  - Wählen Sie im Dialogfenster ERSTE SCHRITTE den Punkt NEUES LEERES FORMULAR und klicken Sie auf WEITER.

- Stellen Sie unter EINRICHTEN: NEUES LEERES FORMULAR die SEITENGRÖSSE auf A4 ein, AUSRICHTUNG HOCHFORMAT und ANZAHL DER SEITEN auf 1; klicken Sie anschließend auf WEITER.

- Im Dialogfenster FORMULARRÜCKLIEFERUNG EINRICHTEN (Acrobat: RÜCKLIEFERUNGSMETHODE) wählen Sie DRUCKEN-SCHALTFLÄCHE HINZUFÜGEN (Designer 7: DRUCKEN).

- Im darauf folgenden Dialogfenster klicken Sie auf die Schaltfläche FERTIG STELLEN.

• Nun müssen Sie wieder ein Formular vorliegen haben, das lediglich eine DRUCKEN-Schaltfläche besitzt.

• Speichern Sie das Formular nun unter dem Namen Darlehn.pdf. Wählen Sie als Dateityp DYNAMISCHE PDF-FORMULARDATEI [*.PDF].

• Verkleinern Sie die Höhe des auf der Seite vorhandenen Teilformulars auf 9,5 cm.

• Ziehen Sie ein Text-Element in die obere linke Ecke des Teilformulars. Als Text tragen Sie Ermittlung eines Tilgungsplans für ein Darlehn ein und als Schrift wählen Sie wieder MYRIAD PRO in der Größe 20 PUNKT; für die Textfarbe nehmen Sie ein SCHWARZ.

• Für die Erfassung der Darlehnsgrundlagen setzen Sie drei numerische Felder untereinander in das Teilformular ein.

  - Beschriften Sie das erste der Felder mit Kapitalbetrag, das zweite mit Zinssatz und das dritte mit Zahlungsmonate und stellen Sie in der Registerkarte SCHRIFT die Ausrichtung der Beschriftung auf RECHTSBÜNDIG.

  - Auf der OBJEKT-Palettenseite FELD stellen Sie für alle drei Felder das ERSCHEINUNGSBILD auf UNTERSTRICHEN. Als Anzeigemuster für das erste Feld erfassen Sie z,zzz,zzz,zz9.99 und für das zweite z9.99; für das dritte Feld geben Sie kein Anzeigemuster ein.

  - Im Feld NAME auf der OBJEKT-Palettenseite BINDUNG geben Sie für das erste numerische Feld Kapital, für das zweite Zinssatz und für das dritte Perioden ein. Als Datenformat wählen Sie für die ersten beiden Felder FLIESSKOMMA und für das dritte GANZZAHL.

  - Als TYP auf der OBJEKT-Palettenseite WERT stellen Sie BENUTZEREINGABE - ERFORDERLICH ein und geben als Standardwert für das Feld Kapital den Wert 1000, für Zinssatz den Wert 5 und für Perioden den Wert 12 ein.

• Unterhalb der drei numerischen Felder platzieren Sie eine Schaltfläche und beschriften diese mit Tilgungsplan berechnen.

• Unmittelbar unter dem oberen Teilformular ziehen Sie ein zweites über die gesamte Breite des Inhaltsbereiches auf. Vergeben Sie für dieses den Namen

VorspannRaten. Dieses Teilformular soll dann die Seitenzahl und die Spaltenüberschriften enthalten.

- In der oberen linken Ecke von VorspannRaten platzieren Sie ein Textfeld. Beschriften Sie dieses mit Seite und vergeben Sie dafür den Namen Seitenzahl. Auf der OBJEKT-Palettenseite WERT stellen Sie dessen Typ auf BERECHNET - SCHREIBGESCHÜTZT.

- Als Nächstes erstellen Sie die Überschriften für die einzelnen Spalten der Tilgungsrechnung. Dies machen Sie am besten so, dass Sie zunächst ein Text-Feld erstellen und dieses dann mehrmals kopieren.

- Platzieren Sie also ein Textelement am rechten Rand des Inhaltsbereiches unterhalb des Seitenzahlen-Feldes. In der Beispieldatei auf der CD beträgt die Breite des Feldes 3,837 cm und die Höhe 0,688 cm; die Werte können Sie auf der Registerkarte LAYOUT eingeben.

- Die Spaltenüberschrift soll ein schaltflächenartiges Design aufweisen. Dazu stellen Sie auf der Registerkarte RAND für die Eigenschaft KANTEN das obere Kombinationsfeld auf ZUSAMMEN BEARBEITEN und das darunter auf ANGEHOBEN - 3D. Tragen Sie für das erste Element den Text Monat ein und wählen Sie dafür die Schrift MYRIAD PRO in der Größe 10 PUNKT, Stil FETT. Auf der Registerkarte ABSATZ stellen Sie die horizontale Ausrichtung auf ZENTRIERT und die vertikale auf UNTEN.

- Über den viermaligen Menüaufruf BEARBEITEN|DUPLIZIEREN erzeugen Sie vier Kopien des Text-Elements, die Sie jeweils unmittelbar neben dem vorherigen platzieren. Beschriften Sie die vier Text-Elemente mit

    - Rate
    - Zins
    - Tilgung
    - Restdarlehn

Damit ist das Teilformular VorspannRaten bereits fertiggestellt.

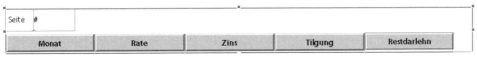

Abbildung 3.23 Das fertige Teilformular VorspannRaten

- Unter VorspannRaten ziehen Sie ein weiteres Teilformular über die volle Breites des Inhaltsbereiches auf, das zwei weitere Teilformulare aufnehmen muss. Benennen Sie das neue Teilformular mit dem Namen Ratenformular.

- Die weiteren beiden Teilrahmen ziehen Sie dann in Ratenformular untereinander in annähernd der gesamten Breite auf. Benennen Sie das obere Teilformular mit Ratenzeile und das untere mit Summenzeile.

- In Ratenzeile erstellen Sie fünf numerische Felder, die dieselben Abmessungen haben wie die Textelemente in VorspannRaten und deren horizontale Position diesen ebenfalls entspricht. Bevor Sie die Größe einstellen, setzen Sie auf der Registerkarte LAYOUT die Position der Beschriftung auf OHNE. In der Reihenfolge von links nach rechts vergeben Sie für diese die Namen Monat, Monatsrate, Zinsen, Tilgung und Rest. Nehmen Sie für die Felder folgende Einstellungen vor:

  - Auf der OBJEKT-Palettenseite WERT stellen Sie den Typ für alle fünf Felder auf BERECHNET - SCHREIBGESCHÜTZT ein.

  - Für die Felder Monatsrate, Zinsen, Tilgung und Rest geben Sie auf der OBJEKT-Palettenseite FELD das ANZEIGEMUSTER z,zzz,zzz,zz9.99 ein; die Zahlenanzeige soll hier mit zwei Nachkommastellen und mindestens einer Vorkommastelle sowie den erforderlichen Trennzeichen erfolgen. Für das Feld Monat lassen Sie das Eingabefeld ANZEIGEMUSTER frei. Das ERSCHEINUNGSBILD legen Sie für alle fünf Felder identisch fest. Wählen Sie hier den Eintrag BENUTZERDEFINIERT und im danach erscheinenden Dialogfenster ANGEPASSTES ERSCHEINUNGSBILD unter KANTEN den Eintrag ZUSAMMEN BEARBEITEN sowie für die Linienbreite 0,018cm und als Farbe Schwarz. Unter HINTERGRUNDFÜLLUNG wählen Sie ebenfalls den STIL DURCHGEHEND, als Farbe jedoch Weiß. Bestätigen Sie Ihre Eingaben mit OK.

  - Auf der OBJEKT-Palettenseite BINDUNG wählen Sie für das DATENMUSTER des Feldes Monat den Eintrag GANZZAHL aus, für die anderen vier Felder jedoch DEZIMAL.

  - Als Schrift wählen Sie MYRIAD PRO in der Größe 10 Punkt und im Stil FETT.

- Im Teilformular Summenzeile sollen die Spaltensummen von Rate, Zins und Tilgung angezeigt werden. Platzieren Sie unter diesen drei Spalten jeweils ein numerisches Feld in identischer Größe der Felder im Teilformular Ratenzeile. Auch die anderen Einstellungen nehmen Sie entsprechend der darüber liegenden Felder vor. Lediglich für den Hintergrund wählen Sie einen hellen Grauton, damit sich die Felder von den Ratenzeilen optisch absetzen. Benennen Sie das Feld unter der Ratenspalte mit SummeMonatsraten und die weiteren beiden mit SummeZinsen und SummeTilgung.

- Vor diesen drei Feldern, also in etwa unterhalb der Spalte Monat ziehen Sie ein Text-Element auf. Geben Sie dort den Text Summen ein und wählen Sie die Schriftart MYRIAD PRO in der Größe 12 PUNKT und dem Stil FETT.

Dynamisches Formular, das die erforderliche Anzahl Teilformulare erzeugt

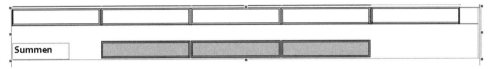

Abbildung 3.24 Das fertige Teilformular Ratenzeile

- Wenn das Design des gesamten Teilformulars Ratenformular so in Ordnung ist, selektieren Sie dieses – gegebenenfalls im HIERARCHIE-Fenster – und stellen Sie auf der OBJEKT-Palettenseite TEILFORMULAR den TYP 264

- auf TEXTFLUSS (Designer 7: INHALT FLIESSEN) um sowie die FLIESSRICHTUNG auf VON OBEN NACH UNTEN. Auf der OBJEKT-Palettenseite BINDUNG selektieren Sie das Kontrollkästchen TEILFORMULAR WIEDERHOLEN FÜR JEDES DATENELEMENT sowie ebenfalls MIN-ZÄHLER und setzen Sie dafür den Wert 1 ein; das Kontrollkästchen MAXIMAL bleibt deselektiert.

- Selektieren Sie nun das Teilformular RATENZEILE und selektieren Sie auf der OBJEKT-Palettenseite BINDUNG ebenfalls TEILFORMULAR WIEDERHOLEN FÜR JEDES DATENELEMENT, deselektieren Sie jedoch die Kontrollkästchen MIN-ZÄHLER und MAXIMAL beide. Unter ÜBERLAUFKOPFBEREICH auf der OBJEKT-Palettenseite PAGINIERUNG (Designer 7: ÜBERLAUFVORSPANN auf der Palette BINDUNG) wählen Sie VORSPANNRATEN aus, denn bei jedem Seitenwechsel sollen die Spaltenüberschriften über den berechneten Feldern erscheinen.

- Für das Teilformular Summenzeile wählen Sie wiederum TEILFORMULAR WIEDERHOLEN FÜR JEDES DATENELEMENT aus, hier bleibt das Kontrollkästchen MIN-ZÄHLER deselektiert, MAXIMAL wird jedoch selektiert; geben Sie hier als Wert 1 ein.

Das Formulardesign ist damit fertiggestellt. Sie können das Formular jetzt grob in der PDF-VORSCHAU testen. Allerdings fehlt hier noch das Teilformular Ratenformular, das erst durch Skripte erzeugt werden muss.

Die Skripte für das Tilgungsplan-Formular

Weil man die drei Werte der Berechnungsgrundlagen für das Formular ändern, sowie die Berechnung manuell über die Schaltfläche auslösen kann, muss zunächst ein eventuell bereits vorhandener Tilgungsplan gelöscht werden. Diese Löschung kann durch verschiedene Anlässe erforderlich werden, so dass es sich anbietet, dafür eine zentrale Funktion zu erstellen.

Dazu erstellen Sie zuerst in der HIERARCHIE-Registerkarte ein Skriptobjekt und benennen dieses mit S01. Bei selektierten S01 geben Sie im Skripteditor nachstehendes Skript ein:

```
function removeRows()
{
```

```
        while (Ratenformular.resolveNode("Ratenzeile") != null)
            Ratenformular._Ratenzeile.removeInstance(0);
        while (Ratenformular.resolveNode("Summenzeile") != null)
            Ratenformular._Summenzeile.removeInstance(0);
}
```

Erläuterung

Über den Ausdruck `Ratenformular.resolveNode("Ratenzeile")` ermitteln Sie, ob ein Teilformular namens `Ratenzeile` existiert. Ist dies der Fall, also wenn der Aufruf nicht `null` zurückgibt, löschen Sie das erste vorkommende Formular dieses Namens, das stets den Index 0 besitzt, mittels `Ratenformular._Ratenzeile.removeInstance(0)`. Über die `while`-Schleife wird diese Löschung so lange wiederholt, bis `null` zurückgegeben wird und die `while`-Bedingung damit nicht mehr erfüllt ist.

Entsprechend gehen Sie für das Teilformular `Summenzeile` vor, obwohl dieses jeweils nur maximal einmal vorkommen kann; hier wäre eine Löschung also statt mit einer `while`-Schleife auch mit einer `if`-Abfrage möglich.

- Selektieren Sie nun das Eingabefeld `Kapital`. Unter dem Ereignis `exit` geben Sie dort folgendes Skript, Sprache JavaScript, ein

```
if (this.rawValue < 0.01)
    this.rawValue = 0.01;
S01.removeRows();
```

Erläuterung

Beim Verlassen des Eingabefeldes wird das `exit`-Ereignis ausgelöst. Über die `if`-Abfrage wird geprüft, ob der Wert kleiner als 0,01 eingegeben wurde. Ist dies der Fall, dann wird dieser durch den Wert 0,01 ersetzt; also steht mindestens dieser Wert in dem Feld.

Über den Aufruf `S01.removeRows()` wird unsere Funktion zur Löschung eventuell vorhandener Berechnungen aufgerufen. Hierdurch wird sichergestellt, dass keine Berechnung angezeigt wird, die nicht zu den erfassten Werten passt.

- Ein ähnliches Skript geben Sie beim `exit`-Ereignis des Eingabefeldes `Zinssatz` ein.

```
if (this.rawValue < 0.01)
    this.rawValue = 0.01;
if (this.rawValue > 99.99)
    this.rawValue = 99.99;
S01.removeRows();
```

Dynamisches Formular, das die erforderliche Anzahl Teilformulare erzeugt

Erläuterung

Auch hier wird als Mindestwert 0,01 festgelegt; ein Zinssatz von 0 wäre sicherlich auch nicht sinnvoll. Zusätzlich soll auch kein höherer Wert als 99,99 eingetragen werden, weil Zinssätze in dieser Höhe nicht mehr wahrscheinlich sein dürften. Dies wird über die zweite if-Abfrage sichergestellt.

Auch hier wird durch den Aufruf von S01.removeRows() eine Löschung einer eventuell bereits vorhandenen Tilgungsrechnung veranlasst.

- Beim Eingabefeld Perioden soll ein Mindestwert vorgeschrieben werden. Da es sich hierbei um ein Ganzzahl-Feld handelt, soll mindestens der Wert 1 darin stehen. Geben Sie dazu beim exit-Ereignis des Feldes folgendes Skript, Sprache JavaScript, ein:

```
if (this.rawValue < 1)
    this.rawValue = 1;
S01.removeRows();
```

- Die eigentliche Berechnung wird durch die Betätigung der Schaltfläche angestoßen. Geben Sie dazu bei deren click-Ereignis nachstehendes Skript, Sprache JavaScript, ein:

```
xfa.host.calculationsEnabled = 0;
S01.removeRows();
for (var i = 0; i < Perioden.rawValue; i++)
{
    var NeueZeile = Ratenformular._Ratenzeile.addInstance(1);
}
Ratenformular._Summenzeile.addInstance(1);
xfa.host.calculationsEnabled = 1;
Formular1.execCalculate();
xfa.host.calculationsEnabled = 0;
```

Erläuterung

Zunächst wird über den Ausdruck xfa.host.calculationsEnabled = 0 die automatische Berechnung des Formulars abgeschaltet. Grund dafür ist, dass ansonsten eine starke Verlangsamung der Tilgungsberechnung eintreten würde, aber auch Fehler möglich wären. Somit wird das calculate-Ereignis aller Felder nicht mehr ausgeführt.

Anschließend wird zunächst unsere Funktion S01.removeRows() aufgerufen zwecks Löschung eventuell vorhandener Berechnungszeilen.

Die dann folgende for-Klausel legt gemäß der Anzahl der Perioden aus dem gleichnamigen Feld Teilformulare der Klasse Ratenzeile mittels des Ausdrucks Ratenformular._Ratenzeile.addInstance(1) an. Sind alle Ratenzeilen angelegt, erfolgt mittels Ratenformular._Summenzeile.addInstance(1) die Anlage der Summenzeile.

Über xfa.host.calculationsEnabled = 1 wird die Ausführung des Ereignisses calculate für alle Felder wieder aktiviert und Formular1.execCalculate() ruft die Abarbeitung des calculate-Ereignisses für alle Felder auf und stellt sicher, dass alle erforderlichen Berechnungen ausgeführt werden. xfa.host.calculationsEnabled = 0 beendet anschließend wieder den automatischen Rechenmodus.

> **Tipp**
> Durch die Methode setInstances() des Instancemanagers kann eventuell noch eine Beschleunigung des Formulars erzielt werden. Dabei werden nicht einzelne Zeilen angelegt oder gelöscht, sondern es wird eine an die Methode gegebene Anzahl einfach festgelegt. Das Einfügen der Anzahl Teilformulare beziehungsweise das Löschen der überzähligen erfolgt automatisch. Das Demo-Formular *Darlehn.pdf* auf der Buch-CD arbeitet damit.

Zwischentest

Nun haben wir eine Möglichkeit geschaffen, um die erforderlichen Berechnungszeilen zu erzeugen und Berechnungen auszulösen – Skripte für die Berechnungen selbst haben wir aber bislang nicht erfasst. Trotzdem sollten Sie an dieser Stelle das Formular einmal testen, auch wenn es noch keine berechneten Werte enthalten wird.

- Speichern Sie hierzu das Formular und wählen Sie im Designer die ANSICHT-Registerkarte PDF-VORSCHAU. Tragen Sie einen beliebigen ganzzahligen Wert im Feld PERIODEN (Feldbeschriftung ZAHLENWERTE) ein und klicken Sie auf die Schaltfläche. Danach sollten eine Ihren Angaben entsprechende Anzahl Ratenzeilen erzeugt werden und anschließend eine Summenzeile. Sollte dies nicht der Fall sein, prüfen Sie, ob Sie korrekt nach der vorstehenden Beschreibung vorgegangen sind.

- War Ihr Test erfolgreich, dann fahren Sie mit der Erfassung der Berechnungsskripte für die Felder der Ratenzeilen fort. Diese werden jeweils beim calculate-Ereignis durchgeführt.

- Für das Feld Monat erfassen Sie hier im Skripteditor folgendes Skript, diesmal jedoch nicht in der Sprache JavaScript, sondern in FormCalc:

```
$.parent.index + 1;
```

Ein dynamisches Formular erstellen, das automatisch die erforderliche

Erläuterung

Der Parameter $ entspricht dem Begriff this in JavaScript, ist also ein Platzhalter für das Feldobjekt. $.parent ist dementsprechend das übergeordnete Objekt, hier also die Zeile oder Instanz des Teilformulars Ratenzeile, in der sich das Feld befindet. Jede Instanz des Teilformulars hat einen Indexwert, der mit 0 beginnend hochgezählt wird. Das erste Teilformular mit dem Namen Ratenzeile hat also den Index 0, das zweite mit dem Namen Ratenzeile den Index 1, das dritte den Index 2 usw.

Die Zählung der durch die jeweilige Ratenzeile dargestellten Periode beginnt mit 1 (für die erste Periode). Also müssen Sie lediglich 1 zu dem Index der Ratenzeile hinzuzählen, um die Nummer der Periode zu ermitteln. Das war ja recht einfach.

- Komplizierter wird es nun, wenn es darum geht, die Rate zu errechnen, die in jeder Periode zurückzuzahlen ist. Erfassen Sie dazu im Skripteditor nachstehendes Skript unter dem Ereignis calculate. Dazu stellen Sie wieder die SPRACHE auf FORMCALC, weil wir finanzmathematische Funktionen dieser Skriptsprache verwenden wollen.

```
var tmpRate = Round(Pmt(Kapital, Zinssatz / 100 / 12, Perioden), 2);
if (($.parent.index > 0) & ($.parent.index == (Perioden - 1))) then
    var tmpZinsbetrag = Round(IPmt(Kapital, Zinssatz / 100, tmpRate,
        $.parent.index + 1, 1), 2);
    Ratenzeile[parent.index - 1].Rest + tmpZinsbetrag;
else
    tmpRate
endif
```

Erläuterung

In der ersten Skriptzeile wird über die FormCalc-Funktion Pmt der reguläre Tilgungsbetrag für einen Monat ermittelt. Diese Funktion benötigt drei Parameter, um die Berechnung durchzuführen.

1. Den **Kapitalbetrag** des Darlehns;
   dieser entspricht dem Wert des Feldes Kapital.

2. Den **Zinssatz** bezogen auf die Periode;
   diesen ermitteln wir aus dem Wert des Feldes Zinssatz. Dies ist jedoch der Jahreszinssatz und um auf den monatlichen Zinssatz zu kommen, müssen wir diesen durch 12 dividieren. Weil es sich weiterhin um einen Prozentsatz handelt, ist noch eine weitere Division durch 100 erforderlich.

3. Die **Anzahl** der **Perioden**;
   diesen Wert können wir unverändert dem Feld Perioden entnehmen.

Der Ergebnis der Berechnung, mittels Round-Funktion auf zwei Nachkommastellen gerundet, wird an die Variable tmpRate übergeben. Damit könnten wir ja, weil es sich um gleich bleibende Raten handelt, diesen Wert eigentlich für alle Zeilen übernehmen. Leider ergeben sich jedoch unvermeidbare Rundungsfehler und darum ist es im Bankbereich üblich, diese Rundungsfehler mit der letzten Ratenforderung zu korrigieren. Dies macht unsere Berechnung erheblich komplizierter.

Es gibt eine FormCalc-Funktion namens IPmt, mit der sich der exakte Zinsbetrag für eine Periode ermitteln lässt. Der Zinsbetrag wird in unserem Skript an die Variable tmpZinsbetrag übergeben. Die weitere Erläuterung für die Verwendung dieser Funktion ergibt sich aus der Beschreibung des Kalkulationsskripts für das Feld Zinsen. Aus dem Zinsbetrag für die letzte Periode und dem Restdarlehn aus der vorletzten Periode lässt sich über den Ausdruck

```
Ratenzeile[parent.index - 1].Rest + tmpZinsbetrag
```

der Betrag für die letzte Rate ermitteln.

Diese Berechnung soll – wie erwähnt – nur für die letzte Ratenzeile angewandt werden. Dies wird über eine if-Bedingung sichergestellt. Nur dann, wenn die letzte Ratenzeile über den Ausdruck $.parent.index == (Perioden - 1) festgestellt ist, wird die abweichende Ermittlung der Ratenhöhe ausgeführt. Da in der Rechenformel der Restwert der vorhergehenden Zeile verwendet wird, muss mehr als eine Ratenzeile, also $.parent.index > 0, vorhanden sein. Wenn es nur eine einzige Ratenperiode gibt, tritt der Rundungsfehler allerdings auch nicht auf, so dass hier keine gesonderte Berechnung erfolgen muss.

Für die weiteren Felder erfassen Sie die Skripte wie folgt, ebenfalls unter dem calculate-Ereignis:

Feld Zinsen

```
// monatliche Zinsen
var PeriodenX = 0 + xfa.form.Formular1.Perioden.rawValue;
var tmpRate = Round(Pmt(Kapital.value.#float, Zinssatz.value.#float /
100 / 12,
  PeriodenX), 2) ;
Round(IPmt(Kapital, Zinssatz / 100, tmpRate, $.parent.index + 1, 1), 2);
```

Erläuterung

Über die FormCalc-Funktion IPmt() lässt sich der Zinsbetrag errechnen. Hierzu benötigt man als Übergabewerte das Kapital, den Zinssatz und die monatlichen Zahlungsbeträge. Letztere werden hier wieder über die Funktion Pmt() ermittelt.

Weiterhin muss die Periode angegeben werden, für die der Zinsbetrag ermittelt werden soll, sowie die Anzahl der Perioden – in unserem Fall stets nur für einen Monat. Der sich ergebende Wert wird wieder mit der Round()-Funktion auf zwei Nachkommastellen gerundet.

Feld Tilgung

Die Berechnung dieses Feldes ist denkbar einfach und selbsterklärend. Erfassen Sie das nachstehende Skript:

```
// Tilgungsanteil berechnen
Monatsrate - Zinsen
```

Feld Rest (Restdarlehn)

Auch diese Berechnung ist nicht wesentlich schwieriger. Das Skript lautet:

```
// Restkapital = Restkapital Vormonat - Tilgung
If (parent.index == 0) then
   Kapital - Tilgung
else
   Ratenzeile[parent.index - 1].Rest - Tilgung
endif
```

Erläuterung

Im ersten Tilgungsmonat, also wenn parent.index == 0 ist, ist der Rest das Ausgangskapital abzüglich der Tilgung, in den Folgemonaten das Restkapital aus dem Vormonat vermindert um die Tilgung.

Skripte für die Summenzeile

Die Berechnungen für die drei Felder der Summenzeile sind in FormCalc ebenfalls schnell zu erledigen. Die FormCalc-Sum()-Funktion macht dies ganz einfach.

Der Sum()-Funktion können Sie eine beliebige Anzahl von Zahlenwerten, übergeben; diese werden automatisch aufsummiert. Grundsätzlich werden die Werte durch ein Komma getrennt.

FormCalc kann aber auch Werte aus Arrays auflösen. Über den Ausdruck Ratenzeile[*] wird ein Array erzeugt, das alle vorkommenden Instanzen des Teilformulars Ratenzeile referenziert. Zum Aufsummieren genügt es, wenn der entsprechende Feldname angefügt wird. Also erfassen Sie folgende FormCalc-Skripte unter dem calculate-Ereignis.

Feld SummeMonatsraten

```
Sum(Ratenzeile[*].Monatsrate)
```

Feld SummeZinsen

```
Sum(Ratenzeile[*].Zinsen)
```

Feld SummeTilgung

```
Sum(Ratenzeile[*].Tilgung)
```

Damit ist das Formular fertiggestellt. Testen Sie es eingehend, nachdem Sie es gespeichert haben. Sie werden erstaunt sein, wie einfach und unkompliziert es funktioniert.

Eine Bank oder ein Finanzdienstleister kann so seinen Kunden im Internet eine einfach zu bedienende Lösung zur Erstellung eines Tilgungsplans mit dem Adobe Reader anbieten ... und ausdrucken lässt sich das Ganze auch noch.

3.8 Formulare mit Barcodes erstellen

Barcodes in LiveCycle-Formularen zu verwenden ist eigentlich eine recht einfache Angelegenheit.

Formulare mit Standard-Barcodes

Platzieren Sie auf einem neu erstellten Testformular ein Textfeld und ein Barcode-Element des Typs Code128; dieser kann alphanumerische Zeichen darstellen. Das Formular sollte etwa so aussehen:

Abbildung 3.25 Ein Formular mit einem eindimensionalen Barcode

Der Barcode soll nun den Inhalt des Textfeldes wiedergeben. Um dies zu erreichen, gibt es verschiedene Möglichkeiten.

Barcodes per Skript aktualisieren

Beim `exit`-Ereignis des Textfeldes geben Sie nachstehendes Skript ein:

```
Barcode.rawValue = this.rawValue;
```

`Barcode` ist hierbei der Name des Barcodefeldes.

Sie können natürlich auch die Daten mehrerer Felder in einem Barcode hinterlegen. Hierbei sollten Sie ein eindeutiges Trennzeichen, zum Beispiel ein Rautensymbol oder ein Semikolon, zwischen den einzelnen Felddaten eingeben.

```
Barcode.rawValue = Vorname.rawvalue + "#" + Nachname.rawValue;
```

Möchten Sie, dass die Daten beim Einlesen des Barcodes untereinander dargestellt werden, verwenden Sie Zeilenumbrüche als Trennzeichen.

```
Barcode.rawValue = Vorname.rawvalue + "\n" + Nachname.rawValue;
```

Um einen lesbaren Text zu erzeugen, können Sie auch die Feldnamen mit übergeben.

```
Barcode = Vorname.name + ": " + Vorname.rawValue + "\n" + Nachname.name
+ ": " + Nachname.rawValue;
```

Wenn Sie FormCalc als Skriptsprache verwenden, steht Ihnen die `Concat( )`[3]-Funktion zur Verfügung, mit der das Verketten von Werten ganz einfach geht.

```
Barcode = Concat(Vorname.name,": ",Vorname,"\n",Nachname.name,": ",Nachname)
```

Hier erspart man sich auch Schreibarbeit, denn bei FormCalc kann man sich bei Wertzuweisungen die Angabe von `rawValue` ersparen.

---

[3]. Die `Concat( )`-Funktion von FormCalc gestattet die Verkettung einer beliebigen Anzahl von Strings in einem einzigen Ausdruck. Eine `concat( )`-Funktion gibt es auch beim String-Objekt von JavaScript. Hier kann man allerdings nur zwei Werte miteinander verketten.

> **Hinweis**
>
> Eine Verwendung des change-Ereignisses für die Aktualisierung von Barcodes empfiehlt sich normalerweise nicht. Bei jeder Zeichenänderung müsste das Formular aktualisiert werden, was vor allem bei langsamen Rechnern zu einer Verlangsamung der Eingaben führt, und der Benutzer könnte auch durch die ständigen Grafikänderungen verwirrt werden.

Barcodes ohne Skript aktualisieren

Wenn der in einem Barcode dargestellte Wert genau dem eines einzigen Feldes entspricht, können Sie auch völlig ohne Skripting eine Aktualisierung erreichen. Benennen Sie das Barcodefeld identisch mit dem darzustellenden Feld (zum Beispiel Textfeld1) und stellen Sie die STANDARDBINDUNG auf der OBJEKT-Palettenseite BINDING auf GLOBAL ein. Beide Felder haben dann immer denselben Wert.

Das macht natürlich nur dann Sinn, wenn das Feld keine anderweitige Datenbindung, zum Beispiel zu einer OLE DB – Datenbank, besitzt. In einem solchen Fall geben Sie dem Wertefeld, wie auch dem Barcodefeld eine identische Datenbindung zu der Datenquelle.

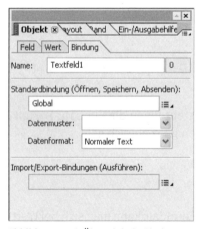

Abbildung 3.26 Über globale Bindungen erreicht man automatische Aktualisierungen von Barcodes.

Formulare mit Papierformular-Barcodes

Paperformular-Barcodes können eine Vielzahl von Daten – bis zu mehreren tausend Bytes – speichern. Sie können damit also komplette Formularinhalte hinterlegen.

Sollte der Speicherplatz eines einzigen Barcodes nicht ausreichen, können Sie auch mehrere verwenden, müssen dann natürlich beim Entwurf festlegen, welcher Barcode welche Daten speichert. In der Grundeinstellung speichert ein Papierformular-Barcode sämtliche Formulardaten automatisch.

3.8 Formulare mit Barcodes erstellen

Für alle Formularfelder sollten maximale Eingabewertlängen festgelegt werden. Nur so können Sie exakt die Barcodegröße kalkulieren.

Ein einfaches Beispielformular erstellen

Erstellen Sie ein neues, leeres Formular, ziehen Sie einen Adressblock aus der BIBLIOTHEK-Palette EIGENE auf das Formular und richten Sie diesen ordentlich aus. Selektieren Sie auf der OBJEKT-Palettenseite FELD LÄNGE BEGRENZEN und stellen Sie den Wert für Name, Adresse, Ort und Land auf 50 ein, den für Staat auf 3 und den für Postleitzahl auf 5.

Platzieren Sie unter dem Adressblock ein Textfeld. Selektieren Sie auf der OBJEKT-Palettenseite FELD MEHRERE ZEILEN ZULASSEN, geben Sie jedoch keine Längenbegrenzung ein. Beschriften Sie das Feld mit Sonstige Hinweise und vergeben Sie auf der OBJEKT-Palettenseite BINDUNG den Namen Anmerkungen. Auf der Palette LAYOUT stellen Sie unter BESCHRIFTUNG die POSITION auf OBEN.

Unterhalb dieses Feldes platzieren Sie einen Papierformular-Barcode.

Auf der OBJEKT-Palettenseite FELD des Barcodes stellen Sie unter SYMBOLE den Barcodetyp ein. In unserem Beispielformular verwenden wir den Typ PDF417. Als SCANMETHODE wählen Sie HAND-SCANNER.

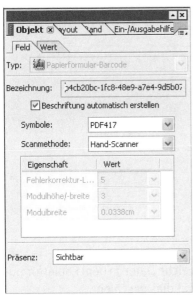

Abbildung 3.27 Objektpalette FELD für Papierformular-Barcodes

Falls Sie bereits über eine Scanmöglichkeit für 2D-Barcodes verfügen, stellen Sie den Barcodetyp und die Scanmethode gemäß Ihren Anforderungen ein.

> **Hinweis**
>
> Ein 2D-Hand-Scanner ist ein portables Barcode-Lesegerät, das ähnlich aussieht wie die Geräte, die Sie aus Supermärkten kennen. Allerdings hat dieses nicht nur einen einzeiligen Bildsensor, sondern einen CCD-Sensor mit rechteckigem Lesefeld, wie man ihn auch von Digitalkameras her kennt (es gibt sogar Hand-Scanner, die tatsächlich als Zweitfunktion Fotos aufnehmen können). Der Barcode wird also zunächst fotografiert, anschließend intern decodiert und dann werden die Daten an den PC weitergeleitet.

Bei der Einstellung FAXSERVER UND DOKUMENT-SCANNER geht man davon aus, dass das gesamte Formular von einem Scanner eingelesen wird und automatisch die vorkommenden Barcodes von einer Computer-Software erkannt und dekodiert werden. Ein Faxserver arbeitet mit einer geringeren Auflösung und hier ist auch noch die Faxübertragung ein zusätzlicher Schritt. Entsprechend ändern sich die Anforderungen an die Fehlerkorrektur gegenüber dem Dokument-Scanner.

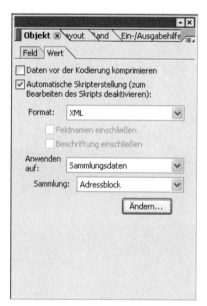

Abbildung 3.28 Die OBJEKT-Palettenseite WERT für Papierformular-Barcodes

Über die OBJEKT-Palettenseite WERT stellen Sie ein, welche Daten in dem Papierformular-Barcode hinterlegt werden und in welchem Format dies geschieht.

Deselektieren Sie dort DATEN VOR DER KODIERUNG KOMPRIMIEREN. Diese Option sollte nur dann aktiviert werden, wenn die Decodierungs-Hardware bzw. -Software eine Dekomprimierung beherrscht.

3.8 Formulare mit Barcodes erstellen

Aktivieren Sie AUTOMATISCHE SKRIPTERSTELLUNG. Der LiveCycle Designer erstellt Skripte, die in aller Regel gute Ergebnisse liefern. Nur in besonderen Fällen, falls zusätzliche errechnete Daten eingefügt werden oder die Zahl der übertragenen Felder variiert, sollten Sie ein eigenes Skript erstellen. Das Skript wird unter dem `calculate`-Ereignis hinterlegt.

Als Format wählen Sie XML. Alternativ können Sie noch Tabulatortrennung der Daten auswählen, wobei hier noch zusätzlich festgelegt werden kann, ob die Feldnamen und/oder die Beschriftung mit gespeichert werden sollen. Diese Optionen sind vor allem für ältere Softwareprodukte erforderlich, die keine XML-Datenverarbeitung beherrschen.

Unter ANWENDEN AUF stellen Sie ein, ob die gesamten Formulardaten oder mit der Option SAMMLUNGSDATEN nur ein Teil davon im Barcode hinterlegt werden. Wählen Sie für unser Formular SAMMLUNGSDATEN und anschließend unter SAMMLUNG den Punkt SAMMLUNG – NEU/VERWALTEN.

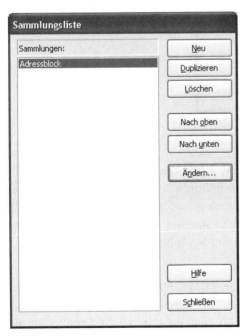

Abbildung 3.29

Im dann erscheinenden Dialogfenster für die Verwaltung von Sammlungslisten wählen Sie zunächst den Punkt NEU und geben anschließend den Namen `Adressblock` ein. Wenn Sie nun den ÄNDERN-Button anklicken, erscheint das SAMMLUNGSEDITOR-Dialogfenster.

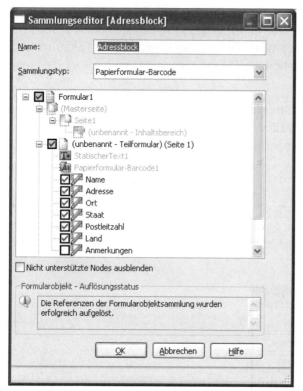

Abbildung 3.30 Im SAMMLUNGSEDITOR legen Sie fest, welche Felddaten in einem Barcode gespeichert werden.

Dort können Sie durch Markieren festlegen, welche Felddaten in den Barcode übernommen werden sollen. Wenn Sie hierbei ein Teilformular markieren oder demarkieren, wird diese Aktion automatisch auf alle untergeordneten Elemente übertragen. Möchten Sie, dass bestimmte Elemente, insbesondere Teilformulare, nicht in den XML-Daten erscheinen, dann müssen Sie deren Standardbindung auf OHNE einstellen.

Für unser Formular markieren Sie bitte lediglich NAME, ADRESSE, ORT, STAAT, POSTLEITZAHL und LAND. Das Textfeld ANMERKUNGEN, das eine unbeschränkte Textlänge zulässt, soll nicht markiert werden. Bestätigen Sie Ihre Eingaben mit OK und schließen Sie anschließend die Sammlungsliste.

Speichern Sie nun Ihr Formular. Auf der Buch-CD-finden Sie dieses unter: *Beispiele/FormDemos/BarcodePaperform1.pdf*.

Testen Sie anschließend das Formular im Vorschaumodus, beziehungsweise in Acrobat und beobachten Sie, wie sich der Barcode verändert, wenn Sie ein Eingabefeld

3.8 Formulare mit Barcodes erstellen

verlassen. Wenn Sie Eingaben in dem Feld mit der Beschriftung Sonstige Hinweise gemacht haben, ändert sich jedoch nichts.

Drucken Sie Ihr Formular anschließend aus.

Strategie zum Einlesen von Barcodedaten

Möglicherweise möchten Sie ja die Daten, die im Barcode verschlüsselt sind, über einen Barcode-Scanner wieder in ein identisches Formular einlesen, um sie unmittelbar weiter zu bearbeiten.

Barcodes direkt in Acrobat einlesen

Ideal wäre hier ein Barcode-Scanner, der über die serielle Schnittstelle Daten ausgibt; hier könnte man die Daten an eine Variable übergeben und dann mit dem Formular verbinden. Leider lassen sich über die serielle Schnittstelle in Acrobat keine Daten einlesen, so dass diese Lösung nicht zum Tragen kommt.

Zum unmittelbaren Einlesen kommt somit nur ein Barcode-Scanner in Betracht, der über eine Tastatur-Emulation verfügt, also die Daten so übergibt, als wären sie über die Computer-Tastatur eingegeben worden. Um eine solche Datenübernahme zu realisieren, ist folgendes Szenario denkbar:

- Sie haben auf dem Formular ein mehrzeiliges Textfeld, das über keine Datenbindung verfügt – geben wir diesem den Namen XML-Data. Dieses sollte möglichst nur dann eingeblendet werden, wenn auch Daten eingelesen werden (Feldeigenschaft presence).

- Sie haben zwei Schaltflächen, die das Einlesen der Daten vorbereiten und durchführen.

    - Die erste Schaltfläche deaktiviert alle Formularfelder mit Ausnahme des Eingabefeldes XML-Data und der beiden Schaltflächen (Eigenschaft: access = "readOnly"). Ein Beispiel hierzu finden Sie unter den Beispielen in der Adobe-Dokumentation

    ```
    Adobe_XML_Form_Object_Model_Reference.pdf
    ```

    das Sie bei Adobe.com herunterladen können.

    Weiterhin wird der Eingabefokus auf das Feld XML-Data gesetzt

    ```
    xfa.host.setFocus("xfa.form....... .XML-Data")
    ```

- Die zweite Schaltfläche übernimmt die Daten nach dem Einlesen mit dem Skript

```
xfa.datasets.data.loadXML(XML-Data.rawvalue, 0, 1).
```

und aktiviert zusätzlich wieder alle Formularfelder.

Ablauf

Sie klicken auf die erste Schaltfläche, lesen dann über den Barcode-Scanner die Daten ein und klicken dann nach Überprüfung auf die zweite Schaltfläche. Jetzt können Sie unmittelbar das Formular weiter bearbeiten.

Barcodes extern einlesen

Wenn Sie in einem größeren Unternehmen oder eine Behörde arbeiten, gibt es dort in aller Regel eine Poststelle. Eingehende Dokumente können dort auf einem Dokumenten-Scanner eingelesen, die Barcodes dekodiert und in eine Datenbank eingelesen werden. Hierbei kann der komplette XML-Datensatz gespeichert werden, aber er kann auch schon in einzelne Felder aufgelöst werden, die dann in den entsprechenden Datenbankspalten gespeichert werden.

Am Arbeitsplatz kann das vorgegebene Formular, das an anderer Stelle zentral im Netzwerk gespeichert ist, abgerufen, mit den XML-Daten gefüllt und weiterbearbeitet werden.

Eine schnelle und effiziente Lösung.

Aber auch an einem lokalen Arbeitsplatz kann man natürlich eine Datenbank betreiben, über eine relativ einfach zu erstellende Softwarelösung die Daten einlesen, in einer lokalen Datenbank speichern und unmittelbar anschließend bearbeiten.

Resümee

Die Lösung zum Einlesen von Papierformular-Barcodes kann stets nur eine individuelle sein. Sie ist abhängig von der Anzahl der verwendeten Formulartypen, der Anzahl der bearbeitenden Personen, der Höhe des Formularaufkommens und natürlich dem verfügbaren Budget. Ordentliche 2D-Barcode-Scanner sind mittlerweile ab etwa 350 € erhältlich und das dürfte die unterste Grenze für kleinere Anwendungen sein. Dokumenten-Scansysteme mit Barcodeerkennung kosten bereits viele tausend Euro bis zig tausende Euro und die Programmierung von individuellen Auswertungen und automatisierter Datenübernahme dürfte auch wohl mindestens im fünfstelligen Bereich liegen, wobei die Grenzen nach oben offen sind.

3.9 Tabellen in Formularen

Mit Tabellen lassen sich unendlich viele Möglichkeiten in LiveCycle-Formularen realisieren. Hier kann ich Ihnen nur empfehlen, auszuprobieren und zu entdecken. Auch lassen sich innerhalb einer Tabelle weitere Tabellen erstellen – ähnlich, wie Sie das vielleicht von HTML her bereits kennen.

Tabellen sind seit der Designer-Version 7.1 verfügbar, aber trotzdem können Sie Formulare mit Tabellen in die Vorversionen 7.0.x laden. Tabellen und deren Zeilen erscheinen dort dann als Teilformulare. Eigentlich können Sie fast alle Tabellen-Aufgabenstellungen auch mit Teilformularen lösen, aber einfacher geht's eben mit den Tabellen, insbesondere wegen deren praktischen Funktionalitäten im Designer.

> **Hinweis**
>
> Ein Problem gibt es allerdings bei Tabellen – zumindest im vorliegenden Programmstand 8.0.1291. Tabellen können in getrennte Abschnitte unterteilt werden, die identisch aufgebaut sein können, es aber nicht sein müssen. Es wird dann in der Hierarchie ein Abschnittelement eingefügt und einen solchen Abschnitt kann man – wie Teilformulare – zur Laufzeit des Formulars duplizieren. Die Abschnitte sind intern mit 0 beginnend durchnummeriert, unterscheiden sich also durch die Eigenschaft instanceIndex.
>
> Haben Sie also mehrere Instanzen eines Abschnitts erzeugt, zum Beispiel mit
>
> ```
> xfa.form.Formular1.Tabelle1.Abschnitt1.
>   instanceManager.addInstance(1);
> ```
>
> dann müssten Sie mit dem JavaScript
>
> ```
> var myArray = xfa.form.Formular1.Tabelle1.resolveNodes
>   ("Abschnitt[0]").resolveNode("Zeile1[*]").Zelle1;
> ```
>
> in einem Array alle Elemente mit dem Namen Zelle1 bekommen, die sich im Abschnitt mit dem instanceIndex 0 befinden. Tatsächlich bekommen Sie jedoch alle Elemente Zelle1, die sich in **sämtlichen** Abschnitten befinden. Das macht Berechnungen und skriptgesteuerte Aktualisierungen sehr aufwändig.
>
> Entsprechendes gilt auch für FormCalc.
>
> Beispielsweise müsste der Ausdruck
>
> ```
> Sum(Formular1.Tabelle1.Abschnitt[0]."Zeile1[*].
>   Zelle1)
> ```
>
> die Summe aller Werte der Elemente mit dem Name Zelle1 aus dem Abschnitt 0 wiedergeben, aber auch hier erhält man die Summe der Zellen aus sämtlichen Abschnitten des Namens.

Obwohl ich geschrieben habe, dass sich mit Tabellen einfacher arbeiten lässt als mit einzelnen Teilformularen, wollen wir nur ein relativ einfaches Beispiel behandeln. Einfacher heißt eben nicht einfach und die Erstellung umfangreicherer Tabellen zu beschreiben würde den Rahmen dieses Buches sprengen.

Das Stundenzettel-Formular

Das Ziel des Demo-Formulars soll die Erstellung eines Stundenzettels sein mit beliebig erweiterbarer Zeilenzahl, automatischer Aufsummierung und einigen weiteren netten Funktionalitäten. Solch eine variable Datenerfassung mit entsprechendem Bedienungskomfort wäre sowohl als Datenbank-Anwendung als auch in einer Tabellenkalkulation nur mit hohem Entwicklungsaufwand zu realisieren.

Beginnen wir also. Erstellen Sie zunächst ein neues leeres Standard-Formular.

Den Kopfbereich erstellen

Fügen Sie im oberen Teil ein Teilformular ein, das annähernd über die volle Breite des Haupt-Inhaltsbereiches geht. Die Höhe soll ca. 5 cm betragen.

Platzieren Sie in dem neu erstellten Teilformular ein Text-Element und geben Sie den Text `Stundenzettel` ein. In der Palette SCHRIFT wählen Sie die Schrift MYRIAD PRO und stellen die Größe auf 18 PUNKT ein.

Darunter fügen Sie ein Textfeld ein, das Sie mit `Name` beschriften, ferner ein numerisches Feld beschriftet mit `Startjahr`. Für Letzteres geben Sie auf der OBJEKT-Palettenseite BINDUNG unter NAME ebenfalls `Startjahr` ein und wählen das DATENFORMAT GANZZAHL. Auf der OBJEKT-Palettenseite WERT erfassen Sie die ÜBERPRÜFUNGSSKRIPT-MELDUNG `Bitte geben Sie eine Jahreszahl größer als 2006 ein`.

Wenn wir im Fehlerfall eine solche Meldung erreichen wollen, dann sollten wir auch ein Überprüfungsskript erfassen. Das machen wir nun im Skripteditor. Wählen Sie unter ANZEIGEN das Ereignis VALIDATE und die SPRACHE FORMCALC und erfassen Sie das Skript

```
$ > 2006.
```

Erläuterung

$ ist eine Referenz für das Objekt, das das Ereignis auslöst, aber unter FormCalc stellt es gleichzeitig dessen Wert dar. Der Wert soll also größer als 2006 sein; mindestens muss also Jahr 2007 erfasst sein – ansonsten wird die Fehlermeldung ausgegeben.

3.9 Tabellen in Formularen

Unter dem Startjahr-Feld platzieren Sie noch eine Schaltfläche und beschriften diese mit Neuer Monat.

Der Kopfbereich des Formulars sollte nun in etwa so aussehen wie in Abbildung 3.31.

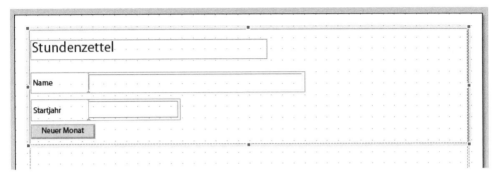

Abbildung 3.31

Die Tabelle einfügen

Nun kommen wir bereits zur Erstellung der Tabelle. Hierzu wollen wir den Tabellen-Assistenten verwenden.

Wählen Sie im Programm-Menü den Punkt TABELLE|TABELLE EINFÜGEN. Zunächst erscheint das Dialogfenster TABELLE EINFÜGEN.

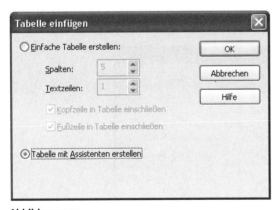

Abbildung 3.32

Dort wählen Sie den Punkt TABELLE MIT ASSISTENTEN ERSTELLEN und bestätigen anschließend mit OK, woraufhin der TABELLENASSISTENT startet.

FORMULARE ERSTELLEN

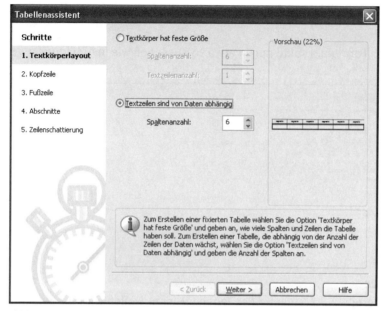

Abbildung 3.33 Auf der ersten Seite des Dialogfensters TABELLENASSISTENT legen Sie bei feststehenden Formaten Zeilen- und Spaltenanzahl fest oder bei dynamischen Formaten nur die Spaltenanzahl.

Auf dessen ersten Seite TEXTKÖRPERLAYOUT selektieren Sie TEXTZEILEN SIND VON DATEN ABHÄNGIG und geben die Spaltenanzahl 6 ein. Bestätigen Sie Ihre Eingaben mit dem WEITER-Button.

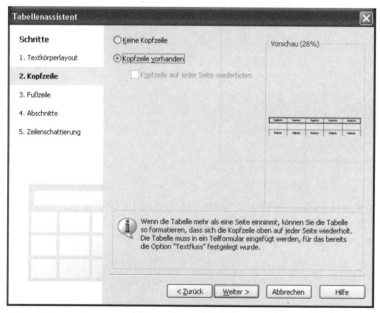

Abbildung 3.34 Die zweite Seite des Assistenten dient lediglich der Festlegung, ob eine Kopfzeile erstellt werden soll und ggf., ob diese auf allen Seiten wiederholt werden soll.

3.9 Tabellen in Formularen

Selektieren Sie auf der zweiten Seite des Assistenten KOPFZEILE VORHANDEN und klicken Sie wiederum auf den WEITER-Button.

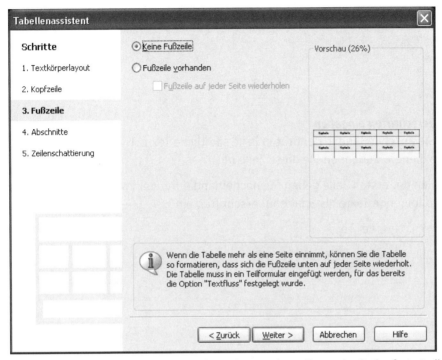

Abbildung 3.35 Auch auf der dritten Seite des Assistenten legen Sie nur eine Option fest, nämlich die, ob die Tabelle einen Fußbereich haben soll.

Eine Fußzeile soll nicht vorhanden sein. Selektieren Sie also hier bitte die entsprechende Option und klicken Sie anschließend auf WEITER.

Sollte die Tabelle nicht im Haupt-Teilformular, sondern in dem zuvor erstellten Kopf-Teilformular erstellt worden sein, ziehen Sie sie in den Bereich unterhalb des Kopf-Teilformulars. Das Teilformular skalieren Sie dann so, dass es kurz unterhalb der Schaltfläche NEUER MONAT endet.

Nach Erstellung der Tabelle hat diese auch noch nicht die gewünschten Abmessungen. Sie soll in etwa linksbündig beginnen und über die gesamte Breite des Teilformulars gehen. Wenn Sie die Tabelle selektiert haben, können Sie an den acht Anfassecken die Größe der Gesamt-Tabelle bei gedrückter linker Maustaste einstellen.

Allerdings wollen wir die Spaltenbreiten ganz exakt einstellen. Wählen Sie dazu von links beginnend jeweils eine Zelle in der Kopfzeile der Tabelle aus und geben Sie auf der Palette LAYOUT folgende Werte für die BREITE ein:

1. Zelle 1,6cm
2. Zelle 3,0cm
3. Zelle 8,8cm
4. Zelle 3,2cm
5. Zelle 1,5cm
6. Zelle 1,5cm

Spaltenüberschriften eingeben

Löschen Sie anschließend in der dritten Zeile sämtliche Texte. Diese Zeile soll nur als Trennlinie dienen. Benennen Sie diese Zeile mit Trennzeile.

In den Zellen der ersten Zeile geben Sie nacheinander mit der zweiten Zelle von links beginnend folgende Texte als Spaltenüberschriften ein:

2. Zelle   Kostenstelle
3. Zelle   Durchgeführte Arbeiten
4. Zelle   Datum
5. Zelle   HH
6. Zelle   MM

Benennen Sie anschließend die Kopfzeile in Kopfzeile um, falls sie diesen Namen nicht bereits trägt. Einen genau definierten Namen benötigen wir für die spätere Referenzierung.

> **Tipp**
>
> *Die gesamte Tabelle oder Spalten und Zeilen markieren*
> Wenn Sie den Mauszeiger außerhalb der Tabelle im Bereich des Randes bewegen, verändert sich dieser in Pfeil-Symbole. Wenn Sie den Pfeil in den Bereich der oberen linken Ecke bewegen und dieser schräg nach unten rechts zeigt, lässt sich mit einem Mausklick die gesamte Tabelle markieren.
>
> Ist der Pfeil oberhalb der Tabelle und zeigt er nach unten, können Sie mit einem Mausklick eine Spalte der Tabelle selektieren oder bei gedrückt gehaltener Maustaste und Horizontalbewegung nacheinander sogar mehrere. Ebenfalls können Sie mehrere, auch nicht benachbarte Spalten markieren, wenn Sie bei gedrückter `Strg`-Taste nacheinander oberhalb der Spalten klicken. Bei gedrückter `Shift`-Taste können Sie durch zwei Mausklicks mehrere benachbarte Zellen von der Spalte des ersten Mausklicks bis einschließlich der des zweiten markieren.

3.9 Tabellen in Formularen

> Entsprechendes gilt für die Zeilen der Tabelle, wenn Sie den Mauszeiger entlang des linken Tabellenrandes bewegen.

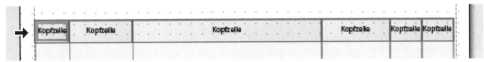

Abbildung 3.36 So markieren Sie eine komplette Tabellenspalte.

Markieren Sie nun nacheinander von oben beginnend die einzelnen Zeilen der Tabellen und geben Sie auf der Palette LAYOUT folgende Werte für die HÖHE ein:

1. Zeile 0,6 cm
2. Zeile 1,0 cm
3. Zeile 0,4 cm
4. Zeile 1,2 cm

Markieren Sie anschließend nochmals die erste und die dritte Zeile, stellen Sie auf der Palette RAND den Stil der Hintergrundfüllung auf DURCHGEHEND ein und wählen Sie einen neuen Farbton, zum Beispiel PASTELL-GRÜN. Verfahren Sie entsprechend mit den ersten vier Spalten der vierten Zeile, vergeben Sie jedoch eine abweichende Farbe, zum Beispiel PASTELL-BLAU.

> **Tipp**
>
> ***Zellen verbinden oder teilen***
> Wenn Sie bereits in HTML Tabellen erstellt haben, kennen Sie sicherlich die Möglichkeit, Zellen zu verbinden, also aus mehreren benachbarten Zellen eine einzige zu machen. Das funktioniert auch in Acrobat-Tabellen – allerdings nur mit **nebeneinander** liegenden Zellen. Markieren Sie hierzu mehrere Zellen innerhalb einer Zeile und wählen Sie anschließend den Menüpunkt TABELLE|ZELLEN ZUSAMMENFÜHREN. Entsprechend können Sie für eine bereits verbundene Zelle durch den Menübefehl TABELLE|ZELLE HORIZONTAL TEILEN den ursprünglichen Zustand wiederherstellen.

In der von Ihnen erstellten Tabelle markieren Sie alle Zellen der dritten Zeile und verbinden Sie diese wie beschrieben. Markieren Sie in der vierten Zeile die vier linken Zellen und verbinden Sie auch diese.

Die Absatzausrichtung einstellen

Markieren Sie in der ersten Zeile von links beginnend nacheinander alle Zellen und legen Sie auf der Palette ABSATZ folgende Ausrichtungen fest:

Vertikal	alle Zellen	ZENTRIERT
Horizontal	Zellen 1, 5 und 6	ZENTRIERT
Horizontal	Zelle 2	RECHTSBÜNDIG
Horizontal	Zellen 3 und 4	LINKSBÜNDIG

Für die zweite Zeile stellen Sie die vertikale Ausrichtung auf OBEN ein; die horizontale der Zellen ist jeweils identisch mit der von Zeile 1.

Die Tabelle mit einem Teilformular umschließen

Für jeden Monat soll ein neuer, identisch aufgebauter Tabellenabschnitt dynamisch erzeugt werden. Grundsätzlich könnte unsere Tabelle auch ohne ein zusätzliches Teilformular auskommen, denn man kann Tabellenabschnitte definieren und diese duplizieren. In der Tabelle sollen jedoch Werte berechnet werden und aufgrund bereits geschilderter Probleme des aktuellen Programmstandes 8.0.1291 bei der Zeilen- und Zellenreferenzierung in gleichartigen Abschnitten wird anstelle von Tabellenabschnitten ein dynamisches Teilformular gewählt.

Klicken Sie in der HIERARCHIE-Palette mit der rechten Maustaste auf den Eintrag der Tabelle (den Root-Eintrag). Im daraufhin erscheinenden Popup-Menü wählen Sie den Menüpunkt UMSCHLIESSEN MIT TEILFORMULAR. Anschließend benennen Sie das Teilformular auf dessen OBJEKT-Palettenseite BINDUNG mit TF1.

Tabellenfelder und -funktionalitäten einrichten

Eine variable Spaltenüberschrift erstellen

In der ersten linken Zelle der ersten Zeile soll der Monat angezeigt werden, zu dem die nachfolgenden Tabellenzeilen gehören. Dies realisieren wir über eine Dropdown-Liste.

Markieren Sie die Zelle und stellen Sie anschließend in der OBJEKT-Palettenseite ZELLE den TYP auf DROPDOWN-LISTE. Geben Sie die zwölf Monatsnamen von Januar bis Dezember nacheinander als Listenelemente ein. Die Option BENUTZEREINGABE ZULASSEN bleibt deselektiert.

Auf der OBJEKT-Palettenseite WERT wählen Sie unter TYP BERECHNET - SCHREIBGESCHÜTZT und stellen das ERSCHEINUNGSBILD auf OHNE ein. Anschließend geben Sie auf der OBJEKT-Palettenseite BINDUNG unter NAME DD_Monat ein, die STANDARDBINDUNG bleibt auf NORMAL. Selektieren Sie das Kontrollkästchen ELEMENTWERTE FESTLEGEN und geben Sie mit 1 für den Januar beginnend aufsteigend die Monatwerte bis 12 für Dezember ein.

Da Sie das Feld auf BERECHNET eingestellt haben, müssen Sie auch ein entsprechendes Berechnungsskript erfassen. Dies wird im Skripteditor unter dem initialize-Ereignis, Sprache FormCalc, erfasst und lautet:

```
$ = parent.parent.parent.instanceIndex + 1 -
    Floor(parent.parent.parent.instanceIndex / 12) * 12
```

Erläuterung

$ ist das Feld, dem das Ereignis zugeordnet ist, und gleichzeitig auch dessen Wert. parent.parent.parent nun referenziert das Teilformular TF1, das sich drei Hierarchie-Ebenen unterhalb des Feldes befindet. instanceIndex gibt uns die Nummer der aktuellen Instanz von TF1 mit 0 beginnend an. Da unsere Monatszählung mit 1 beginnt, wird 1 addiert, um so den laufenden Monat darzustellen. Jedes neue Duplikat von TF1 erhält einen um 1 erhöhten instanceIndex und somit verschiebt sich entsprechend der Monatsname.

Nun soll unser Formular vom Datum her nach oben offen sein und wenn wir mehr als zwölf Instanzen von TF1 haben, fehlen uns weitere Einträge in der Monatsliste. Tatsächlich beginnt dann ja auch ein neues Jahr und die Monatszählung startet wieder mit dem Januar. Der zweite Teil der Berechnung benutzt wiederum den instanceIndex, dividiert diesen durch 12 und schneidet mittels der Funktion Floor() die Nachkommastellen ab. Bis zum Erreichen des instanceIndex 12, was dem Januar des Folgejahres entspricht, ist das Ergebnis der Division kleiner als 1 und durch das Abschneiden der Nachkommastellen ergibt sich 0. Erst dann ergibt sich der Wert 1. Durch die Multiplikation mit 12 erhalten wir im Januar des Folgejahres

12 + 1 − 1 * 12 = 1

und im Februar

13 + 1 − 1 * 12 = 2

und im Januar des darauf folgenden Jahres

24 + 1 − 2 * 12 = 1.

Somit kann immer der korrekte Monatsname angezeigt werden.

Die Duplizierfunktion für den Tabellenabschnitt einrichten

Ein neuer Monatstabellenabschnitt soll manuell durch Klick auf die Schaltfläche NEUER MONAT erstellt werden. Tatsächlich handelt es sich ja nicht um einen echten Tabellenabschnitt, sondern um einen Klon des Teilformulars, das die Tabelle enthält.

Zum click-Ereignis der Schaltfläche geben Sie folgendes Skript, Sprache JavaScript, ein:

```
xfa.form.Formular1.TF1.instanceManager.
  addInstance(1);
```

Ein erster Zwischentest des Formulars

Stellen Sie nun für das Haupt-Teilformular der Seite auf der OBJEKT-Palettenseite TEIL-FORMULAR den INHALT auf TEXTFLUSS ein und die FLUSSRICHTUNG auf VON OBEN NACH UNTEN.

Für das Teilformular TF1 selektieren Sie auf der OBJEKT-Palettenseite BINDUNG TEILFOR-MULAR WIEDERH. FÜR JEDES DATENELEMENT und MIN-ZÄHLER; geben Sie für MIN-ZÄHLER den Wert 1 ein.

Speichern Sie dann das Formular unter dem Namen

StundenzettelMonate.pdf

mit dem DATEITYP ACROBAT 8 (DYNAMISCH).

Gehen Sie in den Vorschaumodus und klicken Sie mehrmals auf die Schaltfläche NEUER MONAT. Wenn anschließend neue Instanzen des Teilformulars mit der Tabelle erzeugt werden und in der oberen linken Zelle der Monatsname korrekt angezeigt wird, dürfte das Formular soweit in Ordnung sein.

Die Datenerfassungszeile erstellen

Funktionalitäten zum Einfügen und Löschen von Zeilen

In der ersten Spalte sollen zwei Schaltflächen installiert werden, eine zum Einfügen neuer Zeilen und eine zum Löschen der aktuellen Zeile. Zieht man allerdings nun eine Schaltfläche in diese Zelle, dann wird diese automatisch so skaliert, dass die gesamte Zelle damit ausgefüllt ist. Eine Änderung der Dimensionen ist – auch über die Palette LAYOUT – nicht möglich.

Hier hilft uns wiederum ein Teilformular weiter. Ein solches ziehen wir auf das Formular, und zwar zunächst in den Bereich unterhalb der Tabelle. Über die Palette LAYOUT stellen wir die Größe entsprechend der ersten Zelle ein, also BREITE 1,6cm und HÖHE 1cm.

Nun ziehen Sie eine Schaltfläche auf das Formular und zwar zunächst unterhalb des neuen Teilformulars. Deren Breite und Höhe stellen Sie auf jeweils 0,6cm ein und beschriften sie mit +. Über den Menüpunkt BEARBEITEN|DUPLIZIEREN erstellen Sie eine Kopie der Schaltfläche; diese beschriften Sie mit –.

Die beiden Schaltflächen ziehen Sie nun in das Teilformular und richten sie so aus, dass sie mittig nebeneinander platziert sind.

Nun ziehen Sie das Teilformular in die erste linke Zelle der Datenerfassungszeile.

Zu dem »+«-Button erfassen Sie nachstehendes Skript, Sprache JavaScript:

```
this.parent.parent.instanceManager.addInstance(1);
```

Erläuterung

Über `this.parent.parent` wird die übergeordnete Zeile referenziert und über die Methode `addInstance(1)` des Instancemanagers wird eine neue Instanz der Zeile erstellt und am Ende der vorhandenen Zeilen angefügt.

Der »−«-Button erhält folgendes Skript, ebenfalls in JavaScript:

```
this.parent.parent.instanceManager.removeInstance
   (this.parent.parent.instanceIndex);
```

Erläuterung

Mit dem »−«-Button soll die aktuelle Zeile gelöscht werden. Hierzu wird die Methode `removeInstance()` verwendet. Der `instanceIndex` der zu löschenden Zeile muss dieser Methode übergeben werden, was über die Referenz `this.parent.parent.instanceIndex` geschieht.

Die Eingabefelder definieren

2. Spalte (Kostenstelle)

Ändern Sie auf der OBJEKT-Palettenseite ZELLE den TYP in DROPDOWN-LISTE. Erfassen Sie unter LISTENELEMENTE beispielhaft die Werte 10001, 10002, 10003, 10004 und 10005. Selektieren Sie ferner BENUTZEREINGABE ZULASSEN.

3. Spalte (Durchgeführte Arbeiten)

Den TYP auf der OBJEKT-Palettenseite ZELLE stellen Sie hier auf TEXTFELD. Selektieren Sie hier ferner MEHRERE ZEILEN ZULASSEN. Auf der Palette LAYOUT selektieren Sie unter Y das Kontrollkästchen PASSEND ERWEITERN, denn der Benutzer soll beliebig lange Texte erfassen können, die komplett ausgedruckt werden können.

4. Spalte (Datum)

Hier wandeln Sie den TYP in DATUMS-/UHRZEITFELD um.

Das Feld soll, falls leer, mit dem aktuellen Tagesdatum belegt werden. Hierzu erfassen Sie nachstehendes Skript beim `initialize`-Ereignis, Sprache FormCalc:

```
if ($ == null) then
    $ = Num2Date(Date(), "YYYY-MM-DD");
endif
```

Erläuterung

Die Funktion `Date()` liefert das aktuelle Tagesdatum in Form eines numerischen Ganzzahlwertes. Dieser wird durch die Funktion `Num2Date()` in ein Datumsformat, das vorgegeben werden kann, umgewandelt.

$ ist das aktuelle Feld und gleichzeitig dessen Wert. Das Ergebnis der Funktionsaufrufe wird als Feldwert übergeben.

5. Spalte (HH)
Dies wird unsere Spalte zum Erfassen der Arbeitsstunden. Wandeln Sie den bestehenden TYP in NUMERISCHES FELD um und vergeben Sie das Anzeigemuster zz9. Auf der OBJEKT-Palettenseite BINDUNG stellen Sie das DATENFORMAT auf GANZZAHL ein. Der Name des Feldes soll Zelle5 lauten. Sollte dieser anders sein, ändern Sie den Namen auf der OBJEKT-Palettenseite BINDUNG oder in der Palette HIERARCHIE.

6. Spalte (MM)
Dies wird unsere Spalte zum Erfassen der Minutenwerte zu Arbeitszeiten. Wandeln Sie den bestehenden TYP ebenfalls in NUMERISCHES FELD um und vergeben Sie das Anzeigemuster 99. Auf der OBJEKT-Palettenseite BINDUNG stellen Sie das DATENFORMAT auch auf GANZZAHL ein. Der Name dieses Feldes soll auf Zelle6 lauten.

Die Summenzeile definieren und berechnen
Die dritte Zeile soll uns nur als Trennung dienen und in der vierten sollen die Arbeitszeit-Summen des jeweiligen Monats ausgewiesen werden. Benennen Sie die Tabellenzeile im HIERARCHIE-Fenster mit SummenZeile.

Zunächst wollen wir die beiden Summenfelder für Stunden und Minuten erstellen.

2. Spalte
Dies wird unsere Spalte zur Anzeige der Summe der Monatsarbeitsstunden. Wandeln Sie den bestehenden TYP in NUMERISCHES FELD um und vergeben Sie das Anzeigemuster zzz9. Auf der OBJEKT-Palettenseite BINDUNG stellen Sie das DATENFORMAT auf GANZZAHL ein und unter NAME tragen Sie SummeStundenMonat ein. Auf der OBJEKT-Palettenseite WERT stellen Sie den TYP auf BERECHNET - SCHREIBGESCHÜTZT ein.

Die Berechnung dazu wollen wir auch sofort in Form eines FormCalc-Skripts eingeben:

```
Sum(Tabelle1.Zeile1[*].Zelle5) +
  Floor(Sum(Tabelle1.Zeile1[*].Zelle6) / 60)
```

Erläuterung

Die `Sum()`-Funktion von FormCalc kann eine beliebig lange Liste von Werten aufsummieren. Diese werden in der nachfolgenden Klammer, durch Kommata getrennt, eingegeben. Der Ausdruck `Tabelle1.Zeile1[*].Zelle5` liefert ein Array der Felder, die dem Ausdruck entsprechen. In diesem Fall enthält das Array alle Feldwerte des Feldes `Zelle5`, die in beliebigen Instanzen der `Zeile1` in der Tabelle namens `Tabelle1` vorkommen. Auch solche Arrays kann die `Sum()`-Funktion auflösen.

Im zweiten Teil der Formel werden noch die Stunden aufaddiert, die sich durch Aufsummieren der Minuten `Sum(Tabelle1.Zeile1[*].Zelle6)` ergeben, soweit die Summe einen Wert größer als 60 ergibt. Die Minuten-Summe wird durch 60 geteilt; abschließend werden durch die `Floor()`-Funktion die Nachkommastellen abgeschnitten.

3. Spalte

Diese Spalte dient zum Ausweisen der Minutenwerte zur Summe der Arbeitszeiten. Wandeln Sie den bestehenden TYP ebenfalls in NUMERISCHES FELD um und vergeben Sie das Anzeigemuster 99. Auf der OBJEKT-Palettenseite BINDUNG stellen Sie das DATENFORMAT auch auf GANZZAHL ein und vergeben den Namen `SummeMinutenMonat`. Auch dieses Feld soll BERECHNET - SCHREIBGESCHÜTZT sein.

Zur Berechnung des Feldes erfassen Sie nachstehendes Skript, Spracheinstellung FormCalc:

```
Sum(Tabelle1.Zeile1[*].Zelle6) -
  Floor(Sum(Tabelle1.Zeile1[*].Zelle6) / 60) * 60
```

Erläuterung

Auch hier wird mehrfach die `Sum()`-Funktion von FormCalc eingesetzt. Der Ausdruck `Tabelle1.Zeile1[*].Zelle5` liefert – wie bereits unter der 2. Spalte beschrieben – die Summe der Minuten. Davon müssen noch die Minuten abgezogen werden, die in der 2. Spalte in volle Stunden umgerechnet wurden. Diese liefert uns der zweite Teil der Formel `Floor(Sum(Tabelle1.Zeile1[*].Zelle6) / 60) * 60`.

1. Spalte

Hier soll nun eine Beschriftung stehen, die die Bedeutung der Summenspalte erläutert. Im Grunde würde es reichen, wenn beispielsweise `Summe Monatsarbeitszeiten` dort stehen würde. Wir möchten unser Formular aber noch etwas übersichtlicher haben, denn es könnte zwischen Beginn des Monats und der Summe ja ein Seitenumbruch sein. Darum soll im Beschriftungstext sowohl der zugehörige Monat als auch das Jahr ausgewiesen werden.

Geben Sie also zunächst den Text Monatsarbeitszeit gefolgt von einem Leerzeichen ein. Wählen Sie anschließend den Menüpunkt EINFÜGEN|FELD IN FLIESSTEXT. Anschließend haben Sie ein fließendes Feld, das in den Text eingebettet ist. Wenn Sie auf den Feldnamen, der in geschweiften Klammern steht, klicken, ist dieser komplett grau hinterlegt und damit selektiert. Dann können Sie die erforderlichen Einstellungen für das Feld vornehmen.

Geben Sie auf der OBJEKT-Palettenseite BINDUNG unter NAME Monatsname ein. Erfassen Sie dann im Skript-Editor zum Ereignis initialize folgendes Skript, Sprache FormCalc:

```
$ = parent.parent.parent.Kopfzeile.DD_Monat.
    formattedValue
```

Erläuterung

Der Ausdruck parent.parent.parent.Kopfzeile.DD_Monat gibt uns eine Referenz auf das Monatsfeld in der Kopfzeile. Hierbei handelt es sich um eine Dropdown-Liste, bei der sowohl Listenelemente als auch deren Elementwerte erfasst wurden. Die Eigenschaft rawValue würde uns hier den Elementwert (bei Januar wäre dies 1) wiedergeben. formattedValue liefert uns dagegen den angezeigten Wert, also den Monatsnamen.

Fügen Sie anschließend eine Leerzeile ein und dann ein weiteres Fließtext-Feld. Benennen Sie dieses auf der OBJEKT-Palettenseite BINDUNG mit dem Namen aktJahr. Erfassen Sie anschließend im Skript-Editor zum Ereignis initialize folgendes Skript, Sprache FormCalc:

```
$ = $form.Formular1.Startjahr +
    Floor(parent.parent.parent.parent.instanceIndex / 12)
```

Erläuterung

Der Ausdruck $form.Formular1.Startjahr ($form ist eine abgekürzte Schreibweise von xfa.form) gibt uns den Wert des numerischen Feldes Startjahr zurück. Da unser Formular über mehrere Jahre gehen kann und jedes Jahr zwölf Monatstabellen in jeweils einem Teilformular hat, muss beim 13., 25., 37. usw. Auftreten dieses Teilformulars der Jahreszähler um 1 erhöht werden. Dies erledigt der Ausdruck + Floor(parent.parent.parent.parent.instanceIndex / 12).

Damit ist unser Formular eigentlich fertig. Speichern Sie es erneut ab und testen Sie es eingehend.

3.9 Tabellen in Formularen

Eine kleine Formularerweiterung

Schön wäre es natürlich noch, wenn das Formular eine Gesamtsumme aller Arbeitszeiten auswerfen würde. Wegen der Referenzierungsprobleme der aktuellen Version in Tabellenabschnitten erstellen wir hierzu keinen neuen Tabellenabschnitt, sondern fügen eine neue Tabelle ein.

- Selektieren Sie hierzu zunächst das Haupt-Teilformular und stellen Sie auf der OBJEKT-Palettenseite TEILFORMULAR den INHALT auf POSITION. Vergrößern Sie anschließend das Teilformular nach unten hin, so dass hier ein freier Raum entsteht. Ziehen Sie dann aus der Palette BIBLIOTHEK, Abschnitt STANDARD ein freies Tabellen-Element in den freien Bereich.

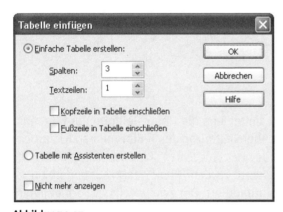

Abbildung 3.37

- Im dann erscheinenden TABELLE EINFÜGEN-Dialogfenster wählen Sie 3 Spalten, 1 Textzeile, keine Kopf- und Fußzeilen und bestätigen mit OK.
- Die Abmessungen stellen Sie identisch zu denen der letzten Zeile der vorhergehenden Tabelle ein, damit sich ein einheitliches Erscheinungsbild ergibt. Anschließend stellen Sie den Inhaltstyp des Haupt-Teilformulars wieder auf TEXTFLUSS. Die neue, einzeilige Tabelle müsst sich nun an die vorhergehende Tabelle anschmiegen.
- Für das Teilformular TF1 müssen Sie jetzt auf der OBJEKT-Palettenseite BINDUNG die Teilformularwiederholung reaktivieren, weil diese wahrscheinlich durch die Umstellung des Haupt-Teilformulars zurückgesetzt wurde.

Die Gesamt-Summenzeile definieren

1. Zelle (Beschriftung)
Die Zelle 1 der neuen einzeiligen Tabelle bleibt ein Text-Element. Ändern Sie deren Namen, falls dieser ein Leerzeichen enthalten sollte. Geben Sie dort den Text

Gesamt-Arbeitszeit ein, stellen Sie auf der Palette RAND den STIL der HINTERGRUND-FÜLLUNG auf DURCHGEHEND und wählen Sie eine Farbe aus – wie wär's mit einem schönen MITTEL-BLAU?

2. Zelle (Gesamtsumme Stunden)
Ändern Sie den Typ auf der OBJEKT-Palettenseite ZELLE auf NUMERISCHES FELD und geben Sie als ANZEIGEMUSTER zzz9 ein. Auf der OBJEKT-Palettenseite BINDUNG tragen Sie unter NAME GesamtSummeStunden ein und ändern das DATENFORMAT auf GANZZAHL.

Unter dem calculate-Ereignis erfassen Sie folgendes Skript in der Sprache FormCalc:

```
Sum(parent.parent.parent.parent.TF1[*].Tabelle1.
  Summenzeile.SummeStundenMonat) +
Floor(Sum(parent.parent.parent.parent.TF1[*].
  Tabelle1.SummenZeile.SummeMinutenMonat) / 60)
```

Erläuterung

Der Ausdruck parent.parent.parent liefert uns die Haupt-Teilformular-Referenz. Dort werden mit TF1[*] alle vorkommenden Instanzen des Teilformulars TF1 zurückgegeben und darauf wiederum mit Tabelle1.Summenzeile.SummeStundenMonat sämtliche Felder beziehungsweise Feldwerte zu dem Namen SummeStundenMonat. Über die Sum()-Funktion werden diese aufaddiert. Der zweite Teil der Formel liefert entsprechend alle Werte aus vorkommenden Instanzen des Feldes SummeMinutenMonat. Diese werden durch 60 dividiert und anschließend abgerundet, so dass im Ergebnis alle Stunden zugerechnet werden, die sich aus der Summe der Minuten ergeben.

3. Zelle (Gesamtsumme Minuten)
Ändern Sie auch hier den Typ auf der OBJEKT-Palettenseite ZELLE auf NUMERISCHES FELD und geben Sie als ANZEIGEMUSTER 99 ein. Auf der OBJEKT-Palettenseite BINDUNG tragen Sie unter NAME GesamtSummeMinuten ein und ändern das DATENFORMAT auf GANZZAHL.

Unter dem calculate-Ereignis erfassen Sie folgendes Skript in der Sprache FormCalc:

```
Sum(parent.parent.parent.TF1[*].Tabelle1.
  Summenzeile.SummeMinutenMonat) -
Floor(Sum(parent.parent.parent.TF1[*].Tabelle1.
  SummenZeile.SummeMinutenMonat) / 60) * 60
```

3.9 Tabellen in Formularen

Erläuterung

Der Ausdruck `parent.parent.parent` liefert uns wieder das Haupt-Teilformular und `TF1[*]` alle vorkommenden Instanzen des Teilformulars TF1. Alle Werte aus vorkommenden Instanzen des Feldes `SummeMinutenMonat` werden wiederum aufaddiert. Davon abgezogen werden im zweiten Teil der Formel die Minuten, die in volle Stunden umgerechnet werden konnten.

Das Formular ist fertig!

So, unser Beispiel-Formular soll nun wirklich fertig sein. Speichern Sie es ab und testen Sie es eingehend in Acrobat. Es ist schon beeindruckend, dass alles ohne externe Datenbank funktioniert. Wenn Sie das Formular von Acrobat aus speichern, werden alle aktuell enthaltenen Daten mit gespeichert und beim nächsten Aufruf des Formulars wieder angezeigt.

Sie können es natürlich auch noch erweitern – zum Beispiel durch einen E-Mail-Button, mit dem Sie die enthaltenen Daten versenden können. Auch wäre es denkbar, alle Formulardaten mit der Funktion `saveXML()` auszulesen und in einem einzigen Memofeld einer Datenbank zu speichern und wieder abzurufen. Dann können alle Mitarbeiter mit einem Formular arbeiten und die Daten sind zentral abrufbar.

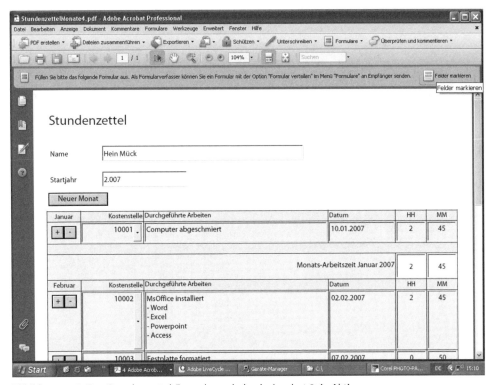

Abbildung 3.38 Das Stundenzettel-Formular, geladen in Acrobat 8, in Aktion

FORMULARE ERSTELLEN

Wenn Sie nicht möchten, dass die Schaltflächen mitgedruckt werden, dann stellen Sie deren PRÄSENZ auf SICHTBAR - NUR BILDSCHIRM.

Vielleicht möchten Sie auch noch eine Zeile, in der die Jahres-Arbeitszeit ausgewiesen ist. Diese zu erstellen, sollte für Sie eigentlich kein Problem mehr darstellen.

Stundenzettel

Name: Hein Mück
Startjahr: 2.007

Januar	Kostenstelle	Durchgeführte Arbeiten	Datum	HH	MM
	10001	Computer abgeschmiert	10.01.2007	2	45
			Monats-Arbeitszeit Januar 2007	2	45

Februar	Kostenstelle	Durchgeführte Arbeiten	Datum	HH	MM
	10002	MsOffice installiert - Word - Excel - Powerpoint - Access	02.02.2007	2	45
	10003	Festplatte formatiert	07.02.2007	0	50
	10003	PC innen gesäubert Monitor ausgewechselt Drucker getestet	02.03.2007	0	00
			Monats-Arbeitszeit Februar 2007	3	35

März	Kostenstelle	Durchgeführte Arbeiten	Datum	HH	MM
	10004	Windows Vista installiert Computer getestet	02.03.2007	2	55
	10005	Besprechung Chef	02.03.2007	0	30
			Monats-Arbeitszeit März 2007	3	25
			Gesamt-Arbeitszeit	9	45

Abbildung 3.39 Und so könnte ein Ausdruck des Stundenzettels aussehen – ein stimmiges Layout. Es wurden Daten für mehrere Monate erfasst sowie mehrzeilige Texte. Die Schaltflächen sind bei Ausdrucken ausgeblendet.

Kapitel 4

Datenverbindungen

4.1 Überblick 298
4.2 OLEDB-Datenverbindungen 299
4.3 XML-Datenverbindungen 369
4.4 SOAP-Datenverbindungen (WSDL) 425
4.5 Resümee zu Datenverbindungen 455

4.1 Überblick

Besonders interessant wird es, wenn man ein Formular mit externen Daten verbinden kann. Hierdurch erhält man weitere Möglichkeiten für Formularanwendungen sowie ein höheres Maß an Dynamik und Funktionalität.

Beispiele für Datenverbindungen in Formularen:

- Interaktion mit Datenbanken, zum Lesen, aber auch Ändern von Daten sowie zur Eingabe neuer Datensätze
- Teilweises Vorausfüllen von Formularfeldern, beispielsweise die Kundenadresse bei wiederholten Bestellungen
- Variables Belegen von Auswahlfeldern, wie Listboxen, Dropdown-Listen; sogar Optionsfelder können datengesteuert generiert werden
- Berichte (Reports), die unmittelbar auf Formularseiten ausgegeben werden, als WYSIWYG
- Automatisches Aktualisieren von Feldern auf Basis von Online-Daten, beispielsweise von Aktien- und Wechselkursen

Adobe Acrobat bietet verschiedene Möglichkeiten zum Realisieren von Datenbindungen und erweist sich in diesem Punkt als sehr flexibel.

- OLEDB-Datenverbindungen für den Live-Datenzugriff auf Datenbanken
- XML-Datendateien für den Zugriff auf lokale Daten und fest im Formular integrierte Daten
- WSDL-Datenverbindungen für interaktiven Online-Datenaustausch

Bei nicht-XML-basierten Datenverbindungen, also OLEDB, werden die Daten im Record-Mode bereitgestellt, das heißt, es sind einzelne Datensätze abrufbar und nicht alle Datensätze sind im Speicher. Dagegen werden bei XML-basierten Datenverbindungen alle Datensätze gleichzeitig geladen.

Das record-Objekt referenziert den Daten-Record. Bei OLEDB ist dies also der aktuelle Datensatz aus einer Tabelle oder einer Abfrage zu einer externen Datenbank, bei XML-Daten ist dies quasi die Datenbanktabelle.

Ein Acrobat-xfa-Dokument kann mehrere OLEDB- und WSDL-Datenquellen haben, jedoch nur eine einzige XML-Datenquelle. Wenn man eine XML-Datenquelle als Entsprechung einer Datenbank ansieht, dann kann diese sehr wohl mehrere Tabellen enthalten, also verschiedene Arten von Datensätzen zur Verfügung stellen.

Bevor wir Formulare mit Datenverbindungen erstellen, lernen Sie aber zunächst nachfolgend die einzelnen Datenverbindungstypen näher kennen.

4.2 OLEDB-Datenverbindungen

Allgemeines

OLEDB ist eine Datenschnittstelle, die von Microsoft für Windows-Betriebssysteme entwickelt wurde. Der Begriff OLEDB steht für »**O**bject **L**inking and **E**mbedding **D**ata**B**ase«.

Voraussetzung für die Arbeit mit OLEDB ist, dass auf dem betreffendem Computer ADO (**A**ctiveX **D**ata **O**bjects) installiert ist, was bei allen neueren Windows-Betriebssystemen der Fall ist. OLEDB ist auch die bevorzugte Datenschnittstelle für die neuere .NET-(DotNet-)Programmierung unter Windows.

Auch auf anderen Betriebssystemen, insbesondere Linux, laufen Bestrebungen, die OLEDB-Datenschnittstellen zu etablieren. Dies gilt insbesondere im Rahmen des Mono-Projektes, bei dem die .NET-Programmiertechnologie für Linux umgesetzt werden soll.

> **Hinweis**
>
> In diesem Buch werden wir ausschließlich OLEDB unter Windows betrachten, da ansonsten dessen geplanter Rahmen gesprengt würde.

Für den Datenzugriff benötigt man neben ADO so genannte Provider, also spezielle Treiber, über die man recht direkt (nativ) und damit schnell auf die Datenbanken zugreifen kann. Obwohl OLEDB schon etliche Jahre existiert, sind bislang nur für wenige Datenbanken OLEDB-Treiber verfügbar.

Der noch existierende Vorgänger von OLEDB ist ODBC (**O**pen **D**ata**B**ase **C**onnectivity), das schon unter Windows 3.x in ersten Versionen verfügbar war. ODBC-Treiber lassen sich einfacher entwickeln und sind für eine wesentlich größere Anzahl von Datenbanken verfügbar.

Nachteilig bei ODBC ist, dass man zunächst auf Betriebssystemebene eine so genannte Datenquelle definieren muss. Dies ist letztendlich eine Verbindung des ODBC-Treibers mit der entsprechenden Datenbank. Möchte man mit einem Programm auf verschiedene Datenbanken zugreifen, dann muss man für jede Datenbank eine solche Datenverbindung außerhalb des Programms definieren.

Bei OLEDB kann man die Datenverbindung – sofern vom Entwickler zugelassen – innerhalb des Programms definieren, indem man einen so genannten Connection-String erzeugt, der in Textform die Beschreibung der Datenverbindung enthält. Dies ist bei Acrobat aus Sicherheitsgründen ausdrücklich nicht erlaubt.

OLEDB bietet grundsätzlich auch die Möglichkeit, einen solchen Connection-String außerhalb des Programms in einer Datei mit der Endung .udl zu speichern, was Änderungen erleichtert. Der Zugriff auf solche UDL-Dateien ist allerdings in Acrobat ebenfalls nicht vorgesehen.

Um OLEDB etablieren zu können, stellt Microsoft auch einen ODBC-Provider für OLEDB zur Verfügung, mit dem man nahezu alle ODBC-Datenbanken über OLEDB nutzen kann. Einziger Nachteil hierbei ist, dass eine solche kombinierte Verbindung langsamer ist als jede der beiden einzelnen. Das macht sich allerdings nur bei großen Datenmengen bemerkbar.

Jetzt noch ein ganz wichtiger Punkt für die Entscheidung für eine bestimmte Datenverbindungsart. Aus sicherheitspolitischen Aspekten hat man bei Acrobat den Zugriff auf reine OLEDB-Datenverbindungen, die kein ODBC verwenden, erschwert. Laut Adobe-Dokumentation muss dann das Formular in Acrobat zertifiziert sein.

Wie dieser Zertifizierungsprozess konkret durchgeführt werden soll, darüber lässt man sich an keiner Stelle aus. Meine Versuche, diese Zertifizierung in Acrobat mit Hilfe einer Self-Signed-Signatur in mehreren Varianten durchzuführen, schlugen allesamt fehl. Aber selbst, wenn dies funktionieren sollte, ist ein solches Verfahren für den Formularentwickler katastrophal. Man kann das Formular nicht unmittelbar im Designer testen, sondern muss es nach jeder noch so unbedeutenden Änderung vor dem Test in Acrobat laden, dort zunächst zertifizieren, dann speichern und kann es erst nach erneutem Laden testen.

Vermutlich benötigt man eine spezielle Art der Zertifizierung, wie sie mit den CDS (Certified Document Service) von der Firma GeoTrust angeboten wird – eine leider nicht ganz billige Lösung, die aus diesem Grunde auch nicht getestet wurde.

Wenn Acrobat eine OLEDB-Datenverbindung nicht zulässt, dann erscheint in aller Regel ein entsprechender Fehlerhinweis und aus der Datenverbindung wird nur der erste Datensatz angezeigt, ohne dass man die Daten ändern kann.

Erfreulich, wenngleich unverständlich, ist es allerdings, dass Adobe es zulässt, auf ODBC-Datenquellen ohne Formular-Zertifizierung zuzugreifen. Sicherer als über reines OLEDB ist dieses Verfahren keinesfalls, denn die ODBC-Datenquellen kann man recht einfach manipulieren, quasi dem Formularanwender eine andere Datenbank über Manipulation der Datenquelle unterschieben, ohne dass er es bemerkt. Man kann dies nur unter dem historischen Hintergrund sehen, dass es unter Acrobat 6 bereits eine ODBC-Implementierung für Acrobat, genannt ADBC, gab.

Auch für ODBC gibt es Implementierungen unter Linux und Unix, die ich hier nicht weiter behandle.

4.2 OLEDB-Datenverbindungen

> **Hinweis**
> Wenn Sie sich mit der Erstellung von ODBC-Datenquellen bereits auskennen, dann überspringen Sie den nachfolgenden Abschnitt

Eine ODBC-Datenquelle erstellen

Bei neueren Windows-Versionen finden Sie in der SYSTEMSTEUERUNG unter VERWALTUNG den Punkt DATENQUELLEN (ODBC). Für jeden Computer, auf dem Sie die Datenbank mit Acrobat nutzen möchten, müssen Sie eine solche Datenquelle einrichten.

Wenn Sie das Programm starten, sehen Sie das Dialogfenster aus Abbildung 4.1.

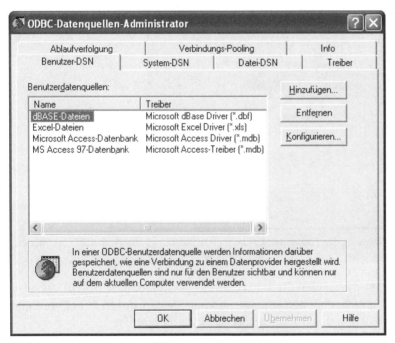

Abbildung 4.1 Der Windows ODBC-Datenquellen-Administrator

> **Beispiel**
> **Erstellung einer ODBC-Datenquelle für eine Access-Datenbank**
>
> Kopieren Sie zunächst die auf der Buch-CD im Verzeichnis für Testdaten befindliche Datei
>
> \Beispiele\Daten\customers.mdb

auf Ihren Computer. Wenn Sie eine System-Datenquelle erstellen, sollten Sie diese nicht nach EIGENE DATEIEN kopieren.

Starten Sie nun den ODBC-DATENQUELLEN-ADMINISTRATOR und wählen Sie zunächst über die Registerkarten aus, ob Sie eine Benutzer-DSN, also eine Datenquelle ausschließlich für den aktuellen Computerbenutzer, oder eine System-DSN für alle Benutzer einrichten möchten. Wählen Sie in unserem Fall SYSTEM-DSN.

Nach Klick auf die Schaltfläche HINZUFÜGEN erscheint das Treiberauswahl-Dialogfenster (siehe Abbildung 4.2).

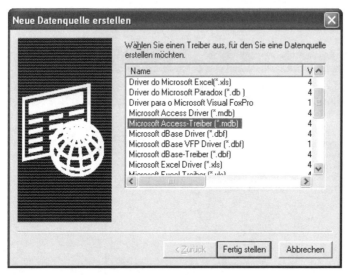

Abbildung 4.2 Hier wählen Sie den passenden Treiber für Ihre Datenbank aus. Auch auf Excel-Dateien können Sie übrigens zugreifen.

Wählen Sie hier den passenden Treiber zu Ihrer Datenbank aus. Sofern dieser in unterschiedlichen Sprachversionen vorliegt, nehmen Sie den, der zu Ihrer Datenbank passt, in unserem Fall den `Microsoft Access Treiber (*.mdb)`.

Klicken Sie dann auf die Schaltfläche FERTIG STELLEN. Anschließend erscheint das Dialogfenster ODBC MICROSOFT ACCESS SETUP (siehe Abbildung 4.3).

Vergeben Sie unter DATENQUELLENNAME einen prägnanten Namen für die Datenquelle, unter der Sie diese auch später gut identifizieren können – in diesem Fall AcroKunden. Unter BESCHREIBUNG können Sie noch eine erklärende Beschreibung hinzufügen.

Nach Klick auf die AUSWÄHLEN-Schaltfläche können Sie über ein Datei-Dialogfenster die zuvor kopierte Datenbank `customers.mdb` als Datenbank einstellen; der Pfad wird dann neben DATENBANK angezeigt.

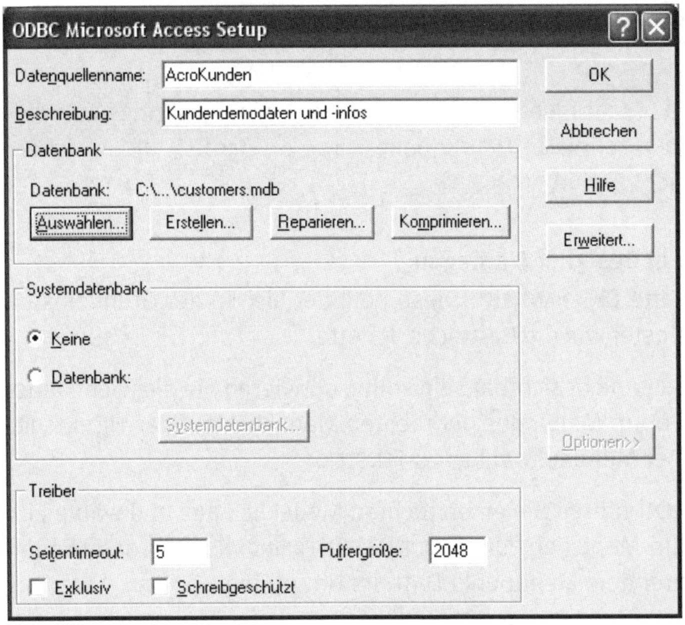

4.2 OLEDB-Datenverbindungen

Abbildung 4.3

Weitere Einstellungen können nach Klick auf die Schaltfläche ERWEITERT vorgenommen werden, was hier aber nicht erforderlich ist. Beispielsweise können Sie dort den Benutzernamen und das Kennwort für eine geschützte Access-Datenbank mit Benutzermanagement hinterlegen oder die Datenbank auf Readonly einstellen, so dass die Daten zwar gelesen, aber nicht geändert werden können.

Nach abschließendem Betätigen der OK-Schaltfläche ist die ODBC-Datenquelle angelegt.

Die OLEDB-Datenverbindung herstellen

Grundsätzlich stellt Windows Möglichkeiten zur Verfügung, um OLEDB-Datenquellen anlegen zu können. Diese werden programmiertechnisch – in diesem Fall vom Designer 8 – aktiviert.

> **Hinweis**
>
> Grundsätzlich ist es auch zulässig, OLEDB-Verbindungen über UDL-Dateien (Endung .udl) zu definieren. Diese enthalten dann den Connection-String. Die Referenz zu der UDL-Datei kann wiederum mit einem Connection-String innerhalb des Programms hergestellt werden.

> **Beispiel**
>
> FILE NAME=C:\AcroKunden.udl
>
> Allerdings führt schon das Einfügen eines derartigen Connection-Strings zu Problemen und auch eine so definierte Datenquelle wird von Acrobat als unsicher angesehen und somit nicht akzeptiert.

Einen Connection-String in Designer 8 anlegen

Wechseln Sie auf die Palette DATENANSICHT. Diese befindet sich in der Grundeinstellung im selben Palettenfenster wie die HIERARCHIE-Palette.

Falls die Palette DATENANSICHT nicht sichtbar sein sollte, aktivieren Sie diese entweder mittels Auswahl in dem Popup-Menü, das per rechten Mausklick auf das HIERARCHIE-Register erscheint, oder per Menüauswahl unter FENSTER.

Auf der Palette DATENANSICHT führen Sie einen rechten Mausklick aus und wählen im dann erscheinenden Popup-Menü den Punkt NEUE DATENVERBINDUNG. Alternativ finden Sie diesen Punkt auch unter dem Menüpunkt DATEI im Hauptmenü.

Es erscheint das Dialogfenster mit dem Assistenten zum Anlegen einer neuen Datenverbindung (siehe Abbildung 4.4).

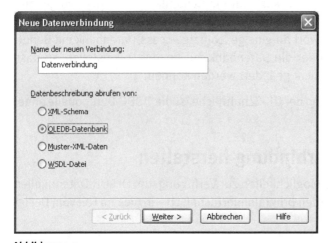

Abbildung 4.4

Auf der ersten Seite können Sie einen Namen für die Datenverbindung eingeben oder den vorgeschlagenen übernehmen. Dieser Name wird dann auch in SOM-Ausdrücken verwendet.

Unter DATENBESCHREIBUNG ABRUFEN VON wählen Sie die Option OLEDB-DATENBANK und klicken dann auf WEITER, worauf die zweite Seite des Assistenten erscheint (siehe Abbildung 4.5).

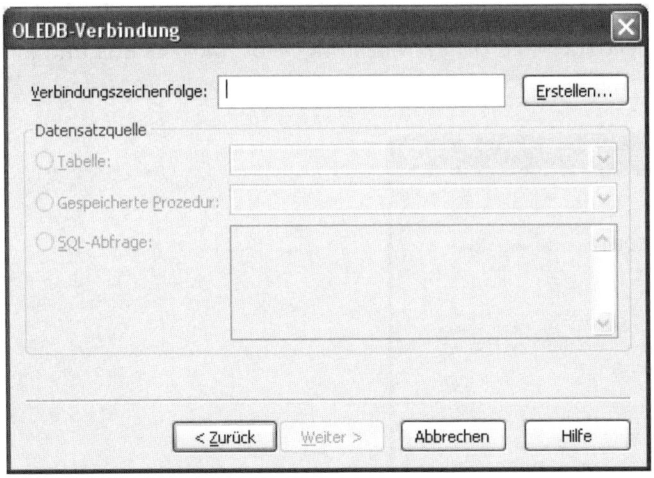

4.2 OLEDB-Datenverbindungen

Abbildung 4.5 Die OLEDB-Verbindungszeichenfolge geben Sie auf der zweiten Dialogseite ein

Wenn Ihre Kenntnisse dazu ausreichen, können Sie unmittelbar eine VERBINDUNGS-ZEICHENFOLGE (Connection-String) eingeben. Da dies meist nicht der Fall und auch sehr umständlich ist, klicken Sie auf die Schaltfläche ERSTELLEN, woraufhin das Windows-Systemdialogfenster DATENVERKNÜPFUNGSEIGENSCHAFTEN (siehe Abbildung 4.6) erscheint, das die Anlage einer Verbindungszeichenfolge doch sehr erleichtert.

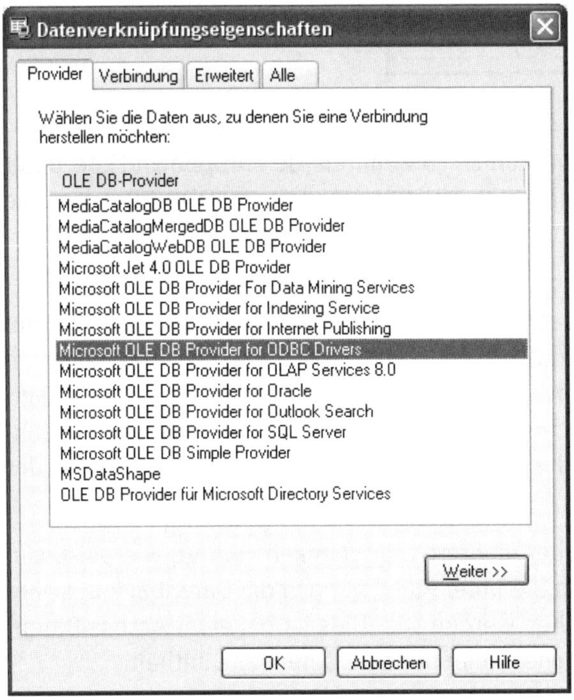

Abbildung 4.6 Auswahl des OLEDB-Provider

Da – wie bereits erwähnt – alle Datenprovider außer ODBC unter Acrobat Probleme bereiten, wählen Sie den MICROSOFT OLE DB PROVIDER FOR ODBC DRIVERS aus und klicken auf WEITER.

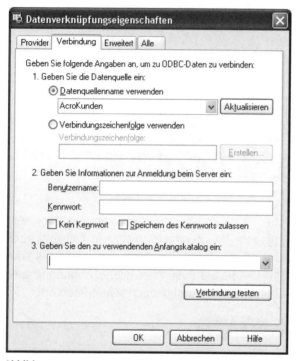

Abbildung 4.7

Unter der Registerkarte VERBINDUNG können Sie mittels der Dropdown-Liste unter DATENQUELLENNAME VERWENDEN unmittelbar die zuvor angelegte ODBC-Datenquelle anlegen. Weitere Einstellungen sind bei unserer Access-Datenbank nicht erforderlich.

Bei Kennwort-geschützten Datenbanken mit Benutzermanagement können Sie auf dieser Registerkarte noch den Benutzernamen und das Kennwort hinterlegen. Ein eingegebenes Kennwort wird – unverschlüsselt – im Connection-String hinterlegt, wenn Sie SPEICHERN DES KENNWORTS ZULASSEN selektieren. Wenn andererseits ein Kennwort erforderlich ist, aber keines hinterlegt wurde, dann wird es beim Öffnen der Datenquelle abgefragt.

Haben Sie eine Datenquelle, die über mehrere Datenbanken verfügt, wie beispielsweise ein SQL-Server, dann können Sie unter Punkt 3. noch die Datenbank auswählen, die standardmäßig angesprochen werden soll. Dies ist bei einer Access-Datenbank nicht erforderlich, da eine solche immer nur eine Datenbank enthält.

4.2 OLEDB-Datenverbindungen

Wenn Sie abschließend auf die Schaltfläche VERBINDUNG TESTEN klicken, sollte eine Meldung erscheinen, dass der Test erfolgreich war – ansonsten müssen Sie Ihre Einstellungen noch einmal überprüfen.

Unter der Registerkarte ERWEITERT können Sie noch Zugriffsbeschränkungen festlegen; unter der Registerkarte ALLE werden die Werte, die in den Connection-String übernommen werden, nochmals aufgeführt und können einzeln editiert werden. Beide Registerkarten benötigen wir hier ebenfalls nicht, so dass Sie mittels der OK-Schaltfläche die Erstellung der Verbindungszeichenfolge abschließen. Diese sollte nun im Fenster OLEDB-VERBINDUNG erscheinen (siehe Abbildung 4.8).

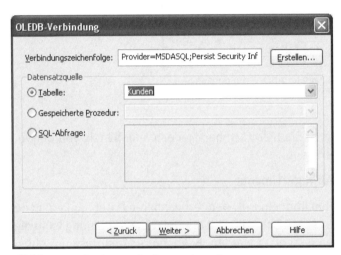

Abbildung 4.8 Festlegung der Datensatzquelle

Wählen Sie dort anschließend nach Selektion der Option TABELLE in der daneben stehenden Dropdown-Liste die Tabelle KUNDEN aus.

Alternativ zu einer Tabelle können Sie den Namen einer auf Ihrer Datenbank gespeicherten Prozedur hinterlegen, die die gewünschten Daten liefert oder unmittelbar eine SQL-Abfrage. Auf Letzteres werde ich später noch zurückkommen.

Nach Klick auf WEITER gelangen Sie zum dritten und letzten Dialogfenster des ASSISTENT FÜR DATENVERBINDUNGEN (siehe ABBILDUNG 4.9).

Dort können Sie weitere Einstellungen festlegen, die – je nach verwendeter Datenbank – optional erforderlich sein können. Die möglichen Einstellungen werden zwar nachstehend erklärt; für unsere Access-Datenbank belassen wir es jedoch bei den Standard-Einstellungen und klicken unmittelbar auf die Schaltfläche FERTIG STELLEN.

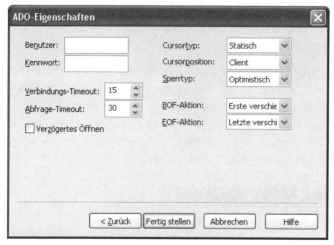

Abbildung 4.9 Erweiterte Einstellungen für ADO-Verbindungen

Benutzer und Kennwort

BENUTZER und KENNWORT können Sie hier nochmals, jedoch unabhängig von der Verbindungszeichenfolge, hinterlegen.

Verbindungs-Timeout und Abfrage-Timeout

Ein VERBINDUNGS-TIMEOUT ist bei über ein Netzwerk erreichbaren Datenbanken, in der Regel SQL-Servern, sinnvoll. Je nach Schnelligkeit der Netzwerkverbindung kann dieses in Angabe von Sekunden festgelegt werden. Bekommt Acrobat bis zum Ablauf des Timeouts keine Verbindung zu der Datenbank, dann wird ein entsprechender Fehler signalisiert. Entsprechendes gilt für den ABFRAGE-TIMEOUT, der die Zeit angibt, die eine Datenbankabfrage maximal benötigen darf. Bei sehr großen Tabellen oder sehr umfangreichen, verschachtelten Abfragen (z.B. Views), insbesondere bei CURSORTYP SCHLÜSSELSET und DYNAMISCH, können Abfragen durchaus länger dauern, so dass dieser Wert dann heraufgesetzt werden sollte.

Cursortyp

SQL-Datenbanken, die über ein Netzwerk Daten liefern, besitzen meist mehrere Methoden, um die aktuelle Position innerhalb einer Vielzahl von gelieferten Datensätzen zu verwalten. Die abzurufenden Datensätze werden auf dem Server komplett zusammengestellt, aber anschließend oftmals nur portionsweise abgerufen, wobei die Datenbank sich die aktuelle Position merken muss. Die Schnelligkeit, aber auch die Möglichkeit, Datensätze nur lesen oder ändern zu können, hängt von diesen Einstellungen ab. So ist ein VORWÄRTS-Cursor die schnellste Methode der Datenlieferung. Er eignet sich dann, wenn eine Anzahl von Daten aufeinanderfolgend geliefert wird, ohne dass diese geändert werden müssen. Beim Cursortyp STATISCH können Datensätze ebenfalls nicht geändert werden, man kann jedoch in den gelieferten Datensätzen sowohl vor- als auch beliebig zurückscrollen. Ein SCHLÜSSELSET-Cursor merkt sich die Position jedes einzelnen gelieferten Datensatzes, so dass Änderungen zurückgeschrieben werden können. Die Aufbereitung eines solchen Schlüsselsatzes kann bei großen Datenmengen auf dem Server einige Zeit in Anspruch nehmen. Allerdings bemerkt der Server bei einem Schlüsselsatz-Cursor nicht, ob ein anderer Benutzer in der Zwischenzeit etwas an den Daten geändert hat. Bei einem Cursortyp DYNAMISCH bemerkt er sogar dies, aber dieser Cursortyp ist daher auch der langsamste von allen Varianten.

Nicht alle Netzwerk-Datenbanken stellen übrigens auch alle Cursortypen zur Verfügung. Deshalb müssen Sie als Formularanwendungsentwickler sich selbst kundig machen oder gegebenenfalls beim Datenbankadministrator darüber informieren, welche Möglichkeiten das einzusetzende Datenbanksystem liefert.

Wählen Sie die Einstellung NICHT ANGEGEBEN, dann wird die Standardeinstellung der Datenbank verwendet.

Cursorposition

Diese Einstellung kann nur im Zusammenhang mit dem Cursortyp gesehen werden. Bei unserer Access-Datenbank handelt es sich um eine Datei-Datenbank. Einen Datenbankserver gibt es hier nicht. Darum lautet die Einstellung in jedem Fall CLIENT.

Bei Datenbankservern haben Sie hier sehr wohl eine Auswahlmöglichkeit. Oben war bereits beschrieben worden, dass ein Datenbankserver Daten portionsweise liefern kann. Das funktioniert allerdings nur bei der CURSORPOSITION SERVER. Bei der Auswahl CLIENT dagegen werden alle Daten zunächst auf den Client-Rechner heruntergeladen, bevor sie angesehen oder bearbeitet werden können. Letzteres macht durchaus Sinn, wenn es sich nur um wenige hundert Datensätze handelt, denn es entsteht beim Abholen der Daten nur ein einmaliger, etwas größerer Netzwerkverkehr und der Server wird nicht durch immer wiederkehrende Teilabfragen belastet. Handelt es sich dagegen um Tausende, Zehntausende oder gar Hunderttausende zu erwartende Datensätze, dann erzeugt dies eine längerfristige hohe Netzwerk- und Serverbelastung und der Client-Rechner, der ja sämtliche Datensätze vorhalten muss, verbraucht Unmengen an Arbeitsspeicher und es dauert eine kleine Ewigkeit, bis alle Datensätze zwischengespeichert sind und der Benutzer mit der Arbeit beginnen kann.

Je nach Anwendungsfall müssen Sie also entscheiden, was hier die richtige Lösung ist.

Sperrtyp

Auch diese Einstellung muss im Zusammenhang mit den beiden zuvor beschriebenen gesehen werden. Da an einer Datenbank mehrere Benutzer arbeiten können, muss ein Datensatz gesperrt werden, damit nur ein Benutzer ihn jeweils ändern kann.

Mit Auswahl der Option SCHREIBGESCHÜTZT sind keine Änderungen an Datensätzen möglich. Bei SPERRTYP PESSIMISTISCH wird versucht, eine höchstmögliche Sicherheit zu erlangen. Eventuell wird der Datensatz schon beim Editieren für Änderungen durch andere Benutzer gesperrt. Dagegen wird der Datensatz in der Einstellung OPTIMISTISCH erst mit dem Update-Befehl, also unmittelbar beim Absenden des Datensatzes, gesperrt.

Wenn mehrere Datensätze geändert wurden und diese dann gemeinsam in einer Aktion, dem Batch (= Stapel) eben, auf der Datenbank aktualisiert werden sollen, dann kommt nur dieser Sperrtyp in Frage. OPTIMISTISCH bedeutet auch hier, dass eine Sperre erst beim Absenden der Datensätze erfolgt (Methode `updateBatch`).

Verzögertes Öffnen

Normalerweise, also wenn diese Einstellung nicht aktiviert ist, öffnet Acrobat Datenquellen automatisch beim Laden beziehungsweise Initialisieren des Formulars. Ist sie dagegen aktiviert, dann muss die Datenquelle durch separaten Aufruf der Methode `open()` geöffnet werden. Letzteres kann dann sinnvoll sein, wenn auf dem Formular Felder für den Benutzernamen und das Passwort vorhanden sind und nach deren Eingabe erst die Datenverbindung geöffnet werden soll oder auch wenn eine SQL-Abfrage aufgrund zuvor eingegebener Felddaten erzeugt werden soll.

BOF-Aktion

BOF steht für **B**egin **o**f **F**ile und repräsentiert den ersten gültigen Datensatz des Recordsets, der Liste der von der Datenbank gelieferten Datensätze. Die Aktion, die beim Unterschreiten dieses Datensatzes durchgeführt werden soll, wird hier festgelegt. Soll die niedrigere, ungültige Datensatznummer beibehalten werden, dann wählen Sie die Option ERSTE VERSCHIEBEN, soll dagegen der BOF-Datensatz nicht unterschritten, also beibehalten werden, dann wählen Sie BOF BLEIBEN.

EOF-Aktion

EOF steht für **E**nd **o**f **F**ile und repräsentiert den letzten gültigen Datensatz des Recordsets, der Liste der von der Datenbank gelieferten Datensätze. Die Aktion, die beim Überschreiten dieses Datensatzes durchgeführt werden soll, wird hier festgelegt. Soll die höhere, ungültige Datensatznummer beibehalten werden, dann wählen Sie die Option ERSTE VERSCHIEBEN, soll dagegen der EOF-Datensatz nicht überschritten, also beibehalten werden, dann wählen Sie EOF BLEIBEN. Auch kann es sinnvoll sein, in diesem Fall automatisch einen neuen Datensatz einzufügen. In diesem Fall wählen Sie NEUE HINZUFÜGEN.

Datengebundene Felder erstellen

Wenn Sie Ihr Formular mit einer OLEDB-Datenbank verbunden haben, besteht diese Bindung nicht automatisch auch für dessen Felder. Diese Verbindung müssen Sie als Nächstes definieren. Hierzu gibt es verschiedene Möglichkeiten.

Wenn sich auf Ihrem Formular noch nicht die Felder befinden, zu denen eine Datenbindung hergestellt werden soll, dann können Sie dies einfach per Drag&Drop-Funktionalität erledigen.

1. Variante – alle Felder einfügen

Klicken Sie mit der linken Maustaste in der Palette DATENBINDUNG auf den Namen der Datenverbindung, in Abbildung 4.10 lautet dieser auch Datenverbindung, und ziehen Sie bei gedrückter Maustaste den Cursor auf das Formular und beenden die Bewegung durch Loslassen der Maustaste im Bereich des linken Randes des Inhaltsbereiches. Am linken Rand deshalb, weil der Designer 8 die Platzierung der Felder aufgrund der Breite des Inhaltsbereiches ermittelt und ansonsten Felder auch außerhalb davon erscheinen könnten.

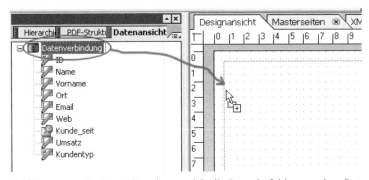

Abbildung 4.10 Per Drag&Drop lassen sich alle Formularfelder aus einer Datenverbindung erstellen.

Passend zu den Spalten der Datenquelle sollten sich jetzt auch die zugehörigen Felder auf dem Formular befinden (siehe Abbildung 4.11).

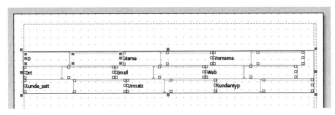

Abbildung 4.11

Und in der PDF-Vorschau sollte das Formular jetzt so aussehen wie in Abbildung 4.12.

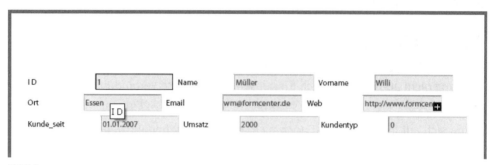

Abbildung 4.12

Allerdings ist das Formularlayout in diesem Fall nicht besonders gut gelungen. Der Designer 8 arbeitet hier recht eigenwillig – manchmal sind die Felder recht passend platziert und manchmal weniger gut.

Das Formular in diesem Zustand finden Sie auf der Buch-CD unter dem Namen:

Beispiele/FormDemos/KundendatenOleDbNachDragDrop.pdf.

Damit sind Sie gezwungen, die Positionierung selbst in die Hand zu nehmen und etwas gleichmäßiger zu gestalten.

Ausrichten der Felder

Die drei rechten Felder sollen an das Aussehen des Feldes Ort angepasst werden. Selektieren Sie also zunächst dieses Feld und notieren Sie die auf der Palette LAYOUT angezeigten Werte für BREITE und ABSTAND der Beschriftung. Selektieren Sie bei gedrückter Taste [Strg] die zwei weiteren Felder ID und Kunde und geben Sie die notierten Werte in den entsprechenden Feldern ein.

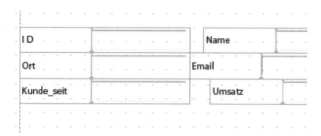

Abbildung 4.13

So sehen diese schon etwas passender aus.
Selektieren Sie als Nächstes wiederum gemeinsam die Felder Name, Email und Umsatz und richten Sie diese dann über den Menüpunkt EXTRAS|AUSRICHTEN|LINKS so

aus, dass der linke Rand übereinstimmt, und verfahren Sie anschließend entsprechend mit den Feldern Vorname, Web und Kundentyp.

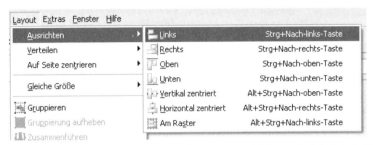

Abbildung 4.14 Das Menü unter EXTRAS|AUSRICHTEN erleichtert die Arbeit beim Positionieren von Elementen enorm.

Geben Sie anschließend auf der Palette LAYOUT die zuvor notierten Werte für BREITE und ABSTAND der Beschriftung ein.

Das sollte nun so schon etwas geordneter aussehen.

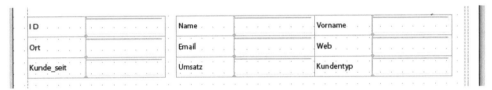

Abbildung 4.15

Was nun noch etwas stört, ist der ungleiche Abstand zwischen Block 1 und 2 und Block 2 und 3. Hier könnten Sie nun den passenden Abstand ausrechnen und manuell eintragen oder wiederum automatische Positionierungsfunktionen nutzen. Hierzu markieren Sie gemeinsam die drei Felder der ersten Zeile und wählen anschließend den Menüpunkt LAYOUT|VERTEILEN|QUER.

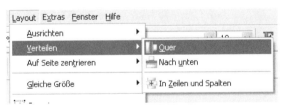

Abbildung 4.16 Auch über die VERTEILEN-Funktionen lässt sich die Designarbeit stark vereinfachen.

Wiederholen Sie dies für die beiden weiteren Zeilen und dann sollte das Layout so aussehen wie in Abbildung 4.17.

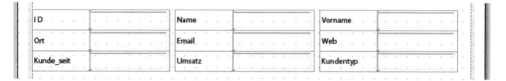

Abbildung 4.17 Ordentlich ausgerichtete Felder in der Designansicht ...

Auch in der Vorschau mit Daten sieht das Ganze schon etwas ansprechender aus (siehe Abbildung 4.18).

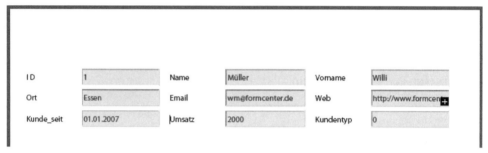

Abbildung 4.18 ... und im Vorschau-Modus

Was nun noch etwas stört, ist, dass der Wert im Umsatz-Feld linksbündig ausgerichtet ist, denn Zahlen formatiert man gewöhnlich rechtsbündig. Außerdem würden eine Wertformatierung und eine Währungsangabe die Zahl aussagekräftiger machen.

Mit dem Zahlenwert unter Kundentyp lässt sich auch nicht viel anfangen. Offensichtlich ist dieser als Zahlenwert verschlüsselt und es wäre wichtig, dessen Bedeutung im Klartext zu kennen.

Den Wert im Umsatzfeld ausrichten

Zur Ausrichtung der Zahl verwenden Sie die Palette ABSATZ.

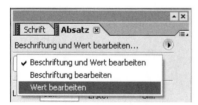

Abbildung 4.19 Die Beschriftung und der Wert eines Feldes lassen sich sowohl getrennt als auch gemeinsam formatieren.

4.2 OLEDB-Datenverbindungen

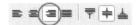

Abbildung 4.20 Auswahl der Absatzausrichtung

Wählen Sie unter BESCHRIFTUNG UND WERT BEARBEITEN zunächst den Modus WERT BEARBEITEN, denn die Beschriftung soll ja nicht verändert werden.

Anschließend selektieren Sie das RECHTSBÜNDIG-Symbol.

Die Wertformatierung erledigen Sie auf der OBJEKT-Palettenseite FELD. Da wir auch Umsätze im einstelligen Millionenbereich ordentlich anzeigen wollen, wählen wir folgenden Formatierungsstring:

```
z,zzz,zz9.99 $
```

Also werden bis zu sieben Vorkommastellen mit Tausenderformatierung und zwei Nachkommastellen sowie dem Währungssymbol angezeigt. Auch Nullwerte bei der ersten Vorkomma- und den beiden Nachkommastellen werden ausgeworfen.

Das Kundentyp-Feld im Klartext darstellen

In unserer Access-Datenbank befindet sich eine Tabelle des Namens Kundentypen und darin ist zu jedem möglichen numerischen Schlüsselwert die Bedeutung im Klartext hinterlegt. Um diese darzustellen, gehen Sie wie folgt vor:

- Legen Sie, wie bereits zuvor beschrieben, eine weitere OLEDB-Datenverbindung an.

Verbindungsname	Kundentyp
Datenbeschreibung abrufen von	OLEDB-Datenbank
Verbindungszeichenfolge	wie bereits beschrieben zu unserer Access-Datenbank bzw. ODBC-Datenquelle AcroKunden
Datensatzquelle	Tabelle: Kundentypen
Cursortyp	VORWÄRTS

- Wandeln Sie auf der OBJEKT-Palettenseite FELD unter TYP den Feldtyp in DROPDOWN-LISTE um. Im Palettenmenü muss ferner DYNAMISCHE EIGENSCHAFTEN ANZEIGEN markiert sein. Sie erkennen dies auch daran, dass BESCHRIFTUNG und LISTENELEMENTE in grüner Schrift und unterstrichen dargestellt werden.

- Klicken Sie auf BESCHRIFTUNG und wählen Sie im Dialogfenster DYNAMISCHE EIGENSCHAFTEN die Einstellungen aus, die Sie in Abbildung 4.21 sehen.

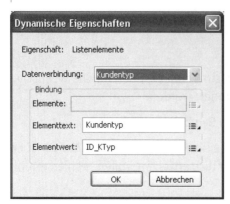

Abbildung 4.21 Dynamische Eigenschaften für Listenelemente definieren

Durch die Verknüpfung ist Acrobat in der Lage, den Elementwert, also den numerischen Wert aus der Datenbanktabelle Kunden in einen Textwert umzusetzen.

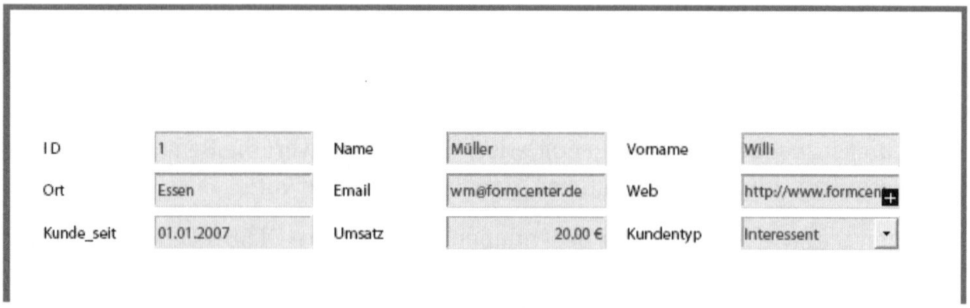

Abbildung 4.22 In der Vorschau sieht das Formular dann bereits so aus.

Der Datensatz wird schon in sehr ansprechender und aussagekräftiger Form dargestellt. Allerdings nur ein Datensatz.

Eine Datenbank hat den Sinn, dass in ihr mehrere oder gar eine Vielzahl von Datensätzen gespeichert werden. Wie können wir uns die weiteren Datensätze anzeigen lassen?

Aus zahlreichen Programmen kennen wir Datenbanknavigatoren, mit denen man zwischen Datensätzen hin- und herblättern kann. Einen solchen in fertiger Form liefert Adobe leider beim Designer 8 nicht mit. Sie sind also gezwungen, sich einen eigenen zu entwerfen.

Einen einfachen Datenbanknavigator für OLEDB entwickeln

Das ist keine besonders schwierige Arbeit, denn es existieren Funktionen – sowohl in JavaScript als auch in FormCalc –, die eine Navigation ermöglichen. Diese Funktionen müssen wir also nur Buttons, genauer deren click-Ereignis, zuordnen.

4.2 OLEDB-Datenverbindungen

Es wäre nun schön, wenn wir diesen Datenbanknavigator auch für andere Formularanwendungen weiterverwenden könnten. Das würde uns zukünftig viel Arbeit ersparen. Dies wollen wir auch tun. Damit wir später eine einzige Komponente und nicht eine Vielzahl einzelner Buttons haben, erstellen wir zunächst ein neues Teilformular auf unserer Formularseite, und zwar unterhalb der Datenbankfelder.

Dann muss natürlich festgelegt werden, auf welche Datenverbindung der Datenbanknavigator wirken soll. Damit man nicht bei jedem neuen Verwenden des Datenbanknavigators jedem einzelnen Button die Datenverbindung zuweisen muss, wollen wir deren Namen zentral speichern.

- Dazu verwenden wir ein Textfeld, das Sie zunächst innerhalb des neuen Teilformulars platzieren. Nehmen Sie zu dem Textfeld folgende Einstellungen vor.

OBJEKT-Palettenseite FELD	
PRÄSENZ:	AUSGEBLENDET (AUS LAYOUT AUSSCHLIESSEN)
OBJEKT-Palettenseite BINDUNG	
NAME	DBind
Palette LAYOUT	
BESCHRIFTUNG	Ohne

- Im Skript-Editor erfassen Sie zum Ereignis initialize, Sprache JavaScript, folgendes Skript:

```
this.rawValue = "Datenbindung"
```

wobei Datenbindung der Name der Datenverbindung ist und gegebenenfalls dem von Ihnen verwendeten Namen angepasst werden muss.

Nun setzen wir die erste Schaltfläche innerhalb des Teilformulars ein und nehmen dafür folgende Einstellungen vor:

OBJEKT-Palettenseite FELD	
KONTROLLTYP:	NORMAL
Name (in HIERARCHIE-Palette)	
NAME	DbNext
Beschriftung (direkt auf der Schaltfläche)	
Beschriftung	>
Palette LAYOUT	
BREITE	0,6cm
HÖHE	0,6cm

- Im Skript-Editor erfassen Sie zum Ereignis `click`, Sprache JavaScript, folgendes Skript:

```
xfa.sourceSet.resolveNode(DBind.rawValue).next();
```

Hier lernen Sie ein neues Objekt namens `sourceSet` kennen. Dieses ist verfügbar, sobald eine OLEDB-Datenverbindung angelegt wurde. Es beinhaltet zahlreiche Funktionalitäten, also Eigenschaften und Methoden, über diese Art von Datenverbindungen sowie zu deren Steuerung.

In `DBind.rawValue` hatten wir ja den Namen der Datenverbindung hinterlegt. Die Methode `resolveNode()` löst diesen Namen zu dem entsprechenden Objekt auf, liefert also den Zugriff auf das Datenverbindungsobjekt dieses Namens.

Die Methode `next()` navigiert dieses dann zum nächsten folgenden Datensatz.

Fertig ist der erste Navigations-Button, den Sie in der PDF-Vorschau sofort testen sollten. Funktioniert die Vorwärts-Navigation einwandfrei, dann können Sie die weiteren Schaltflächen durch Duplizieren erzeugen. Markieren Sie dazu die Schaltfläche und wählen Sie im Designer-Menü den Eintrag BEARBEITEN|DUPLIZIEREN oder verwenden Sie dazu die Tastenkombination ⌜Strg⌝+⌜D⌝.

Anstelle des Einzelduplizierens können Sie über den Menüpunkt BEARBEITEN|MEHRERE KOPIEREN gleich drei weitere Buttons erzeugen.

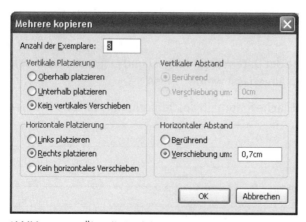

Abbildung 4.23 Über die Funktion MEHRERE KOPIEREN erzielen Sie oftmals eine Arbeitserleichterung.

Auch die Ausrichtung der neuen Schaltflächen ist bei richtiger Planung gleich damit erledigt. Ändern Sie drei der Schaltflächen ab, wie folgt (die dritte in der Reihe bleibt unverändert):

1. Schaltfläche

Name (in Hierarchie-Palette)	
NAME	DbFirst
Beschriftung (direkt auf der Schaltfläche)	
Beschriftung	|<
Skript (click-Ereignis)	
xfa.sourceSet.resolveNode(DBind.rawValue).first();	

2. Schaltfläche

Name (in Hierarchie-Palette)	
NAME	DbPrev
Beschriftung (direkt auf der Schaltfläche)	
Beschriftung	<
Skript (click-Ereignis)	
xfa.sourceSet.resolveNode(DBind.rawValue).previous();	

4. Schaltfläche

Name (in Hierarchie-Palette)	
NAME	DbLast
Beschriftung (direkt auf der Schaltfläche)	
Beschriftung	>|
Skript (click-Ereignis)	
xfa.sourceSet.resolveNode(DBind.rawValue).last();	

Somit haben Sie soeben die vier wichtigsten Navigationsfunktionen für OLEDB-Datenverbindungen, first(), previous(), next() und last(), kennen gelernt, die durch die Wahl der Bezeichnung selbsterklärend sein dürften. Testen Sie in Ihrem Formular, ob alle Navigationsschaltflächen funktionieren.

Den Navigator als wiederverwendbare Komponente speichern

Dieser Navigator sollte für viele Anwendungen ausreichend sein und darum wollen wir ihn in der Komponenten-Bibliothek installieren. Markieren Sie hierzu das die Schaltflächen umgebende Teilformular und ziehen Sie es auf die Palette BIBLIOTHEK. Alternativ können Sie per rechten Mausklick das Popup-Menü aktivieren, das den Punkt ZU BIBLIOTHEK HINZUFÜGEN enthält.

Es erscheint dann das Dialogfenster, das Sie in Abbildung 4.24 sehen.

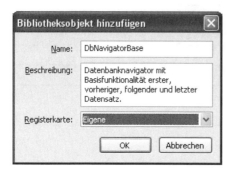

Abbildung 4.24 Dialogfenster zur Definition neuer Komponenten für die Bibliothek

Geben Sie dort die angezeigten Daten ein. Die Beschreibung wird dann später als Benutzerhinweis ausgegeben, wenn man den Mauscursor auf den Bibliothekseintrag hält.

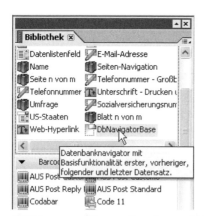

Abbildung 4.25 Die neue Komponente DbNavigatorBase in der Bibliothek

Wenn Sie Ihre neue Komponente DbNavigatorBase nun auf ein neues Formular ziehen, müssen Sie lediglich den Skriptteil unter dem initialize-Ereignis des Teilformulars auf den Namen der verwendeten Datenverbindung ändern und schon ist er einsatzbereit.

Einen erweiterten Datenbanknavigator für OLEDB entwickeln

Wenn Ihr Formular nicht bloß zum Ansehen und Auswählen von OLEDB-Daten dienen soll, sondern auch zu deren Bearbeitung, benötigen Sie noch weitere Funktionen. Sie müssen dann Datensätze bearbeiten und anschließend speichern können, aber auch neue Datensätze einfügen und bestehende löschen.

4.2 OLEDB-Datenverbindungen

Dazu benötigen wir vier weitere Schaltflächen. Markieren Sie also die rechte der vorhandenen Schaltflächen und duplizieren Sie diese viermal.

Die vier neuen Schaltflächen bearbeiten Sie nun wie folgt.

5. Schaltfläche

Name (in Hierarchie-Palette)	
NAME	DbUpdate
Beschriftung (direkt auf der Schaltfläche)	
Beschriftung	OK
Skript (click-Ereignis)	

xfa.sourceSet.resolveNode(DBind.rawValue).update();
xfa.sourceSet.resolveNode(DBind.rawValue).requery();
xfa.sourceSet.resolveNode(DBind.rawValue).last);	

Mit dieser Schaltfläche bestätigen Sie Änderungen an einem bestehenden Datensatz oder speichern einen neu erstellten ab.

> **Achtung**
>
> Die Methode update() aktualisiert den Datensatz, requery() ruft die Daten erneut ab und last() positioniert dann auf den letzten Datensatz. last() kann weggelassen werden, wenn dies nicht sinnvoll erscheint; requery() positioniert automatisch auf den ersten Datensatz.
>
> Acrobat speichert einen neuen oder geänderten Datensatz auch dann ab, wenn man zu einem anderen Datensatz wechselt.

6. Schaltfläche

Name (in Hierarchie-Palette)	
NAME	DbAdd
Beschriftung (direkt auf der Schaltfläche)	
Beschriftung	+
Skript (click-Ereignis)	
xfa.sourceSet.resolveNode(DBind.rawValue).addNew();	

Bei Betätigung dieser Schaltfläche wird nun ein neuer Datensatz eingefügt. Erst dann, wenn Sie diesen mit dem OK-Button speichern oder in den Datensätzen weiterscrollen, wird der Datensatz endgültig gespeichert.

Kapitel 4 — DATENVERBINDUNGEN

7. Schaltfläche

Name (in Hierarchie-Palette)	
NAME	DbCancel
Beschriftung (direkt auf der Schaltfläche)	
Beschriftung	o (kleiner Buchstabe O)
Skript (click-Ereignis)	
xfa.sourceSet.resolveNode(DBind.rawValue).cancel();	

Diese Schaltfläche nun bricht mittels der `cancel()`-Methode die Editierung von Datensätzen ab. Ein bereits bestehender Datensatz wird dann mit den vorherigen Daten wiederhergestellt, ein neu eingefügter wird gelöscht.

8. Schaltfläche

Name (in Hierarchie-Palette)	
NAME	DbDelete
Beschriftung (direkt auf der Schaltfläche)	
Beschriftung	- (Minus-Zeichen)
Skript (click-Ereignis)	

`if xfa.host.messageBox("Datensatz wirklich löschen?", "Sicherheitsabfrage", 1, 2) == 4)`
`{`
`xfa.sourceSet.resolveNode(DBind.rawValue).delete();`
`}`	

Die `delete()`-Methode, die diese Schaltfläche aufruft, löscht den aktuellen Datensatz. Da dies ohne automatische Sicherheitsabfrage, ob es auch tatsächlich gewollt ist, erfolgt, müssen Sie selbst für eine solche sorgen.

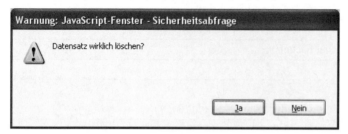

Abbildung 4.26 Mit Benutzerhilfen verbessern Sie die Akzeptanz Ihrer Formulare.

Hierzu wird die Methode `messageBox()` verwendet, die auch mehrere Schaltflächen haben kann. Im Meldungsfenster, das hier mit WARNUNG und SICHERHEITSABFRAGE betitelt ist, erscheint die Frage DATENSATZ WIRKLICH LÖSCHEN? sowie in diesem Fall aufgrund des vierten Parameters zwei Schaltflächen, beschriftet mit JA und NEIN. Klickt man auf die JA-Schaltfläche, dann gibt `messageBox()` den Wert 4 zurück. Nur in diesem Fall wird dann der Datensatz gelöscht.

> **Hinweis**
>
> In der vorliegenden Acrobat-Version funktioniert die `delete()`-Funktion nicht. Sollte dies auch bei Ihrer Version der Fall sein, dann ändern Sie die Skriptsprache auf FORMCALC und ändern Sie das Skript folgendermaßen ab:
>
> ```
> If xfa.host.messageBox("Datensatz wirklich löschen?", "Sicherheitsab-
> frage", 1, 2) == 4) then
> xfa.sourceSet.resolveNode(DBind.rawValue).delete();
> endif
> ```
>
> So sollte es dann funktionieren.

Unser erweiterter Datenbanknavigator ist nun einsatzbereit. Testen Sie ihn ausgiebig.

Abschließend wollen wir noch den Bedienungskomfort etwas verbessern, denn nicht jeder versteht die Symbole auf den Schaltflächen eindeutig. Auch das Aussehen des Navigators könnten wir attraktiver gestalten. Beides hilft dabei, dass Ihre Formulare von den Benutzern besser akzeptiert werden.

- Wechseln Sie im Designer 8 auf die Palette EIN-/AUSGABEHILFEN.
- Geben Sie unter QUICKINFO für die Schaltflächen folgende Infos ein:
   1. Zum ersten Datensatz
   2. Zum vorherigen Datensatz
   3. Zum nächsten Datensatz
   4. Zum letzten Datensatz
   5. Eingaben speichern
   6. Neuer Datensatz
   7. Bearbeitung abbrechen
   8. Datensatz löschen
- Zur Verbesserung des Aussehens verschieben Sie zunächst das Textfeld namens DBind auf dem Navigator-Teilformular unter die Schaltflächen. Es ist sowieso unsichtbar und so beeinflusst es die Größe des Teilformulars nicht.

- Stellen Sie die Größe des Teilformulars so ein, dass oben und unten sowie rechts und links ein gleichmäßiger Abstand zu den Schaltflächen entsteht.
- Auf der Objekt-Palettenseite Rand wählen Sie die Randeinstellung Angehoben -3D und wählen für die Hintergrundfüllung den Stil Radial - zu Kante sowie für die erste Farbe Weiss und die zweite Schwarz.

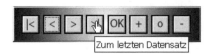

Abbildung 4.27 Der erweiterte Datenbanknavigator in Aktion.

Ziehen Sie auch den erweiterten Datenbanknavigator in die Bibliothek-Palette.

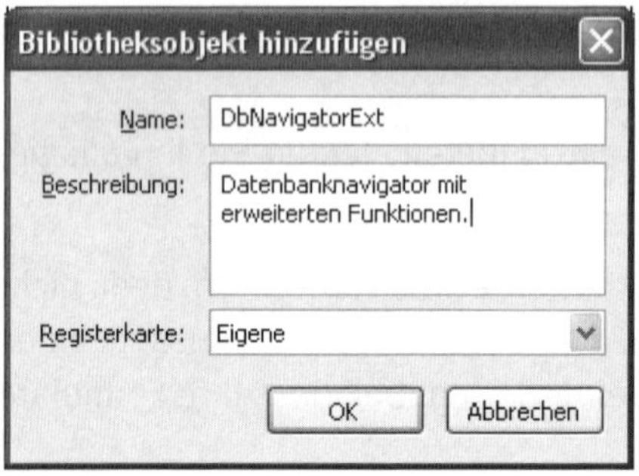

Abbildung 4.28

So, dann wäre unser Formular eigentlich fertig und wir sollten es abspeichern. Speichern Sie es unter dem Namen `KundendatenOleDbFinal.pdf`.

Ein schwer wiegendes Acrobat-Problem

Ein Problem, das Acrobat mit OLEDB-Datenbanken hat, habe ich Ihnen jedoch verschwiegen. Aber vielleicht sind Sie schon selbst darauf gestoßen. Ein neuer Datensatz lässt sich nämlich nicht speichern und wenn Sie einen solchen erfasst haben und mit dem OK-Button speichern, dann passiert nichts. Der Datensatz bleibt zwar stehen, aber Sie können nicht weiterscrollen, außer wenn Sie den Cancel-Button drücken, aber dann ist der neue Datensatz weg.

Das Problem liegt darin, dass neue Datensätze dann nicht gespeichert werden können, wenn die angeforderten Datensätze automatisch indizierte Spalten haben. Die Werte für diese Spalten werden automatisch von der Datenbank vergeben und es führt zu einem Fehler, wenn ein Programm versucht, Werte dafür zurückzugeben. Acrobat macht dies, auch wenn in dem zugeordneten Formularfeld kein Wert steht.

4.2 OLEDB-Datenverbindungen

Solche Indexfelder finden sich in praktisch allen relationalen Datenbanken und daher wird dieser Fehler entsprechend oft auftreten, wenn Sie unter DATENBINDUNGSEIGENSCHAFT eine Tabelle als Datensatzquelle ausgewählt haben. Dennoch sollte Sie dies für jede Datenbank testen. Bei MySQL beispielsweise funktioniert es dann doch trotz des Indexfeldes.

Eine Lösung für Tabellen mit automatisch indizierten Spalten ist, und das ist die Empfehlung seitens Adobe, eine SQL-Abfrage zu verwenden und dabei das Feld auszulassen. Die entsprechende Abfrage zu unserem Formular sehen Sie in Abbildung 4.29.

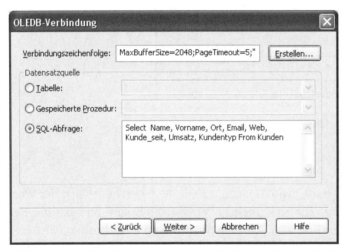

Abbildung 4.29 Eine SQL-Abfrage ist bei Acrobat besser als eine Tabellenauswahl.

Wenn Sie also die Datenverbindungseigenschaften entsprechend ändern, dann können Sie auch neue Datensätze speichern. Allerdings ist dann das Feld ID in unserem Formular überflüssig und kann gelöscht werden.

Nun kann aber auch sein, dass Sie die Indexspalte für das Formular unbedingt angezeigt haben müssen, weil die Nummer eine wichtige Bedeutung hat. Dann hilft Ihnen diese Lösung nicht weiter.

Abhilfe dürfte bei den meisten Datenbanken die Abfrage schaffen, die Sie in Abbildung 4.30 sehen können.

Bei SQL-Abfragen kann man auch Berechnungen unmittelbar bei der Wertedefinition festlegen. Die Datenbank weiß natürlich, dass ein solches berechnetes Feld nicht zu den Spalten der Tabelle gehört und wenn ein Wert dafür vom Programm zurückgegeben wird, wird dieser ignoriert.

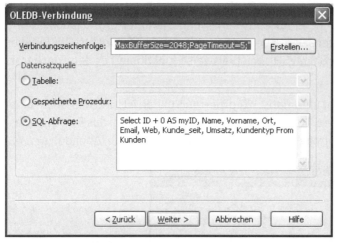
Abbildung 4.30 SQL-Abfrage mit berechnetem Feld als ID-Spalte

Unsere Berechnung für das ID-Feld lautet:

```
ID + 0 AS myID
```

Zu dem numerischen Wert der ID wird 0 hinzugezählt, also verändert sich der Wert nicht durch die Berechnung. Zur Sicherheit geben wir die Spalte anstelle mit der Bezeichnung ID mit myID zurück, was über den Ausdruck AS myID bewirkt wird. Das im Formular zugeordnete Feld sollten Sie dennoch auf SCHREIBGESCHÜTZT einstellen, damit jede Irritation vermieden wird. Ein Überschreiben macht auch keinen Sinn.

Nachdem Sie das Formular auf diese Weise abgeändert haben, speichern Sie es unter dem Namen

KundendatenOleDbFinal.pdf

und testen Sie, ob Sie nun problemlos neue Datensätze anlegen können. Wenn Sie einen neuen Datensatz erfolgreich abgespeichert haben, dann sollte im Feld ID automatisch ein Wert erscheinen.

Einen Web- und E-Mail-Button einfügen

Informationen erhält man heute über das Internet, und auch die E-Mail-Kommunikation ist ein Bestandteil des Alltags geworden. Darum wäre es sicherlich sinnvoll, wenn wir von unserem Formular aus unmittelbar die Website des Kunden aufrufen und auch ein E-Mail-Programm mit Vorbelegung der Kundenadresse starten könnten.

Website-Schaltfläche

- Fügen Sie also eine Schaltfläche in Ihr Formular ein und platzieren Sie diese rechts unterhalb der Datenbankfelder. Benennen Sie diese mit Web und beschriften Sie sie mit Website; skalieren Sie die Breite auf 1,5 cm und die Höhe 0,6 cm.

- Zu dem click-Ereignis der Schaltfläche erfassen Sie das Skript:

```
if (Web.rawValue != null && Web.rawValue.length > 5)
{
   app.launchURL(Web.rawValue, true)
}
else
{
   xfa.host.messageBox("Webadresse fehlt oder ist
   ungültig.")
}
```

Erläuterung

Mit der if-Abfrage überprüfen Sie zunächst, ob der Feldinhalt von Web ungleich null (Web.rawValue != null) ist und (&&) ob dieser eine bestimmte Mindestlänge hat (Web.rawValue.length > 5). Weitere Prüfungen wollen wir an dieser Stelle nicht durchführen.

Ist eine Webadresse vorhanden, wird an die Methode app.launchURL() die Webadresse übergeben und ein Browserfenster geöffnet (true – bei false versucht Acrobat, ein internes Browserfenster zu erzeugen, um das Dokument anzuzeigen).

Falls die Webadresse fehlt, wird eine Fehlermeldung ausgegeben.

E-Mail-Schaltfläche

- Fügen Sie also eine weitere Schaltfläche in Ihr Formular ein und platzieren Sie dieses ebenfalls unterhalb der Datenbankfelder. Benennen Sie diese mit Email und beschriften Sie sie mit E-Mail; skalieren Sie die Breite auf 1,5 cm und die Höhe 0,6 cm.

- Zu dem click-Ereignis der Schaltfläche erfassen Sie das Skript:

```
if (Email.rawValue != null && Email.rawValue.length > 6)
{
   app.mailMsg("Vorname.rawValue + " " + Nachname.rawValue
   + "<" + Email.rawValue + ">", "", "", "E-Mail-
```

```
      Anfrage",
   "Sehr geehrte® Frau/Herr " + Name.rawValue + ",");
}
else
{
   xfa.host.messageBox("Mailadresse fehlt oder ist
      ungültig.)
}
```

Erläuterung

Auch hier wird zunächst auf das Vorhandensein einer E-Mail-Adresse geprüft.

Ist eine solche vorhanden, wird der Methode `app.mailMsg()` eine E-Mail-Adresse mit Namensangabe übergeben. Grundsätzlich genügt die reine E-Mail-Adresse, persönlicher ist es jedoch, wenn im Adressfeld der Name des Empfängers erscheint. Wünscht man dies, stellt man diesen der E-Mail-Adresse voran und schreibt die eigentliche Adresse dann in spitzen Klammern <>.

> **Hinweis**
>
> Insgesamt können Sie folgende Parameter in dieser Reihenfolge übergeben:
>
> 1. UI-Kennzeichen (`true` = keine automatische Datenübergabe an Mailprogramm, `false` = Übergabe)
> 2. E-Mail-Adresse(n) (auch mehrere)
> 3. CC-Adresse(n) (Carbon Copy Empfänger – auch mehrere)
> 4. BCC-Adresse(n) (Blind Carbon Copy Empfänger – auch mehrere)
> 5. Betreff (Subject)
> 6. Nachrichtentext (Body)

- Speichern Sie das Formular erneut ab – nun unter dem Namen

  `KundendatenOleDbFinal2.dbf`

  und testen Sie den Aufruf von Webseiten und die Datenübergabe an das E-Mail-Programm. Unter Windows muss hierzu ein MAPI-Mailhandler definiert sein (z.B. Outlook oder Outlook Express u.v.m.), was in aller Regel der Fall ist.

Datengebundenes Formular mit Dropdown-Auswahl

Eine elegantere Auswahlmöglichkeit als ein Navigator ist eine Dropdown-Auswahl – zumindest dann, wenn es sich um eine überschaubare Anzahl von Datensätzen handelt.

4.2 OLEDB-Datenverbindungen

- Nehmen Sie als Grundlage Ihr vorhandenes Formular und löschen Sie den Navigator.
- Fügen Sie nun oberhalb der Datenfelder zwei Dropdown-Listen-Elemente ein. Das erste beschriften Sie mit Suchspalte und das zweite mit Auswahl.

Das Suchspalten-Element soll der Auswahl der Datenbankspalte dienen. Das Auswahl-Element wird dann jeweils gemäß der Einstellung der Suchspalte aktualisiert.

```
/* In dieser Dropdown-Liste werden alle Spaltennamen einer Tabelle bzw.
Abfrage ausgewiesen

sDataConnectionName - erfassen Sie in dieser Veriablen den Namen der
Datenquelle

Nur dann funktioniert dieses Skript.  */

//   hier den Namen der Datenverbindung eintragen
var sDataConnectionName = "Datenverbindung";

// Suche nach dem sourceSet-Knoten, der zu sDataConnectionName gehört

var nIndex = 0;

while (xfa.sourceSet.nodes.item(nIndex).name != sDataConnectionName)

{
    nIndex++;
}

// Temporäre Datenquelle anlegen durch clone-Methode und Datenquelle öffnen

oDB = xfa.sourceSet.nodes.item(nIndex).clone(1);

oDB.open();

// Ggf. vorhandene Einträge in Dropdown-Liste löschen

this.clearItems();
```

```
// Im record-Knoten nach der Datenverbindung suchen; hier finden Sie die
Daten bzw. die Spaltennamen

nIndex = 0;

while(xfa.record.nodes.item(nIndex).name != sDataConnectionName)
{
   nIndex++;
}
var oRecord = xfa.record.nodes.item(nIndex);

// Die Dropdown-Liste füllen
for (var nColIndex = 0; nColIndex < oRecord.nodes.length; nColIndex++)
{
   this.addItem(oRecord.nodes.item(nColIndex).name);
}

// Verbindung schließen und temporären Recordset löschen

oDB.close();

delete oDB; // oDB war ohne "var" deklariert
```

Erläuterung

Die Funktion des Skripts ist bereits weitestgehend über die Kommentierungen erklärt. Es dient dem Auslesen der Tabellenspalten- bzw. Abfragespaltennamen. Das Skript kann auch für andere Datenbanktabellen verwendet werden; es ist lediglich der Name der Datenverbindung abzuändern.

Zuerst wird in dem Skript unter dem xfa.sourceSet-Hauptknoten, unter dem sich alle OLEDB-Datenverbindungen befinden, diejenige mit dem angegebenen Namen gesucht. Von dieser Datenquelle wird mittels der clone()-Methode eine Kopie erzeugt, um die ursprüngliche Datenquelle nicht zu ändern. Die 1 in der Klammer bedeutet, dass das Kopieren rekursiv erfolgt, also untergeordnete Knoten ebenfalls kopiert werden.

Die Referenz auf die Datenquellen-Kopie wird in der Variablen oDB hinterlegt (oDB wurde hier ohne das Schlüsselwort var deklariert, wäre somit in sämtlichen Skripts des Dokuments abrufbar, wenn Sie abschließend nicht mittels delete wieder gelöscht würde).

4.2 OLEDB-Datenverbindungen

Vor dem Auslesen der Spaltennamen werden über den Aufruf von `this.clearItems()` eventuell vorhandene Einträge in der Dropdown-Liste gelöscht.

Unter dem Hauptknoten `xfa.record` werden zur Laufzeit des Formulars Referenzen auf den aktuellen Datensatz der Datenverbindung und deren Felder (Spalten) erzeugt. Hier können die Spaltennamen abgerufen werden.

In dem Skript wird daher zunächst nach dem Knoten mit dem Namen der Datenverbindung gesucht und der Verweis auf diesen Knoten wird in einer Variablen namens `oRecord` hinterlegt. Über eine `for`-Schleife werden dann die Spaltennamen mittels

```
oRecord.nodes.item(nColIndex).name
```

abgerufen und über die Methode `this.addItem` als Listenelemente der Dropdown-Liste hinzugefügt.

Damit ist die erste Dropdown-Liste mit Werten gefüllt.

Die zweite Dropdown-Liste `Auswahl` soll dann mit Werten gefüllt werden, wenn in der ersten eine Auswahl getroffen wurde, sich also der Wert geändert hat. Hierzu hinterlegen wir beim `change`-Ereignis der ersten Dropdown-Liste folgendes Skript (JavaScript):

```
// Auswahl der anzuzeigenden Suchspalte

/* sDataConnectionName - erfassen Sie in dieser
Variablen den Namen der Datenquelle

sColHiddenValue    - dies ist die Referenzspalte

sColDisplayText    - dies ist die Spalte, die
angezeigt wird

Nur mit diesen Variablen funktioniert das Skript.
*/
// Ermittlung des neuen Textes

var oVal = xfa.event.newText;

var oText = $.boundItem(oVal);

var sDataConnectionName = "Datenverbindung";
```

```
var sColHiddenValue = "myID";

var sColDisplayText = oText;

// Suche nach dem sourceSet-Knoten, der zu
DataConnectionName gehört

var nIndex = 0;

while (xfa.sourceSet.nodes.item(nIndex).name != sDataConnectionName)
{
    nIndex++;
}

// Temporäre Datenquelle anlegen durch clone-Methode
und Datenquelle öffnen

oDB = xfa.sourceSet.nodes.item(nIndex).clone(1);

// Den Knoten mit dem Klassennamen "command" suchen
nIndex = 0;
while (oDB.nodes.item(nIndex).className != "command")
{
    nIndex++;
}
var oCommand = oDB.nodes.item(nIndex);
// sortieren
oCommand.query.select.value =
 oCommand.query.select.value + " ORDER BY " + oVal;

// Verhalten bei BOF and EOF festlegen
oDB.nodes.item(nIndex).query.recordSet.setAttribute
 ("stayBOF", "bofAction");

oDB.nodes.item(nIndex).query.recordSet.setAttribute
 ("stayEOF", "eofAction");

// öffnen
```

4.2 OLEDB-Datenverbindungen

```
oDB.open();
oDB.first();

// Im record-Knoten nach der Datenverbindung suchen;
hier finden Sie die Daten bzw. die Spaltennamen

nIndex = 0;

while (xfa.record.nodes.item(nIndex).name !=
 sDataConnectionName)
{
   nIndex++;
}

var oRecord = xfa.record.nodes.item(nIndex);

// Die Spalten suchen

var oValueNode = null;
var oTextNode = null;
for (var nColIndex = 0; nColIndex <
 oRecord.nodes.length; nColIndex++)
{
   If (oRecord.nodes.item(nColIndex).name ==
     sColHiddenValue)
   {
      oValueNode = oRecord.nodes.item(nColIndex);
   }

   if (oRecord.nodes.item(nColIndex).name ==
     sColDisplayText)
   {
      oTextNode = oRecord.nodes.item(nColIndex);
   }
}

// sicherstellen, dass zunächst kein Wert ausgewählt
Auswahl.selectedIndex = -1;
// vorhandene Listeneinträge löschen
```

```
Auswahl.clearItems();

var rCounter = 0;

while (!oDB.isEOF())
{
    if(oTextNode.value != null)
    {
      Auswahl.addItem(oTextNode.value,
        ValueNode.value);
    }
    else
    {
        Auswahl.addItem("--ohne--",
          ValueNode.value);
    }
    rCounter++;
    oDB.next();
}

// temporäre Datenverbindung schließen
oDB.close();

delete odB;
```

Erläuterung

Zu Beginn des Skripts werden zunächst verschiedene Variablen mit Werten belegt.

Der Ausdruck xfa.event.newText liefert den neuen Auswahlwert der ersten Dropdown-Liste beim change-Ereignis. Dieser wird in der Variablen oVal gespeichert.

Über den Ausdruck $.boundItem(oVal) erhalten Sie dann den zugehörigen Elementwert, der in oText gespeichert wird. Beide Werte sind in unserem Fall allerdings identisch.

Unter der Variablen sDataConnectionName wird wiederum der Name der Datenverbindung hinterlegt.

Die Variable sColDisplayText wird mit dem Spaltennamen der Datenbanktabelle bzw. -abfrage belegt, dessen Werte in der Auswahlliste angezeigt werden sollen. In sColHiddenValue wird der Name der Spalte hinterlegt, die eine **eindeutige** Referenz auf den Datensatz liefern kann – in unserem Fall die ID-Spalte.

4.2 OLEDB-Datenverbindungen

Anschließend wird – wie bei vorherigen Skript – der Knoten der Datenverbindung unter xfa.sourceSet gesucht, der auf die angegebene Datenverbindung verweist. Diese wird wieder in oDB gespeichert.

Unter dem Hauptknoten der Datenverbindung wiederum wird nach dem command-Objekt gesucht, das Datenverbindungseigenschaften enthält. Hierzu gehört unter query.select.value der SQL-Ausdruck, mit dem die Kundendatenbank abgefragt wird. Diesen ergänzen wir um eine ORDER BY-Klausel, also eine Sortierung, und zwar nach dem ausgewählten Spaltennamen.

Als Nächstes wird unter dem xfa.record-Hauptknoten nach dem Unterknoten der Datenverbindung gesucht und dort anschließend nach denen von sColDisplayText und sColHiddenValue. Die beiden Knotenreferenzen merken wir uns in den beiden Variablen oTextNode und oValueNode. Unter oTextNode.value und oValueNode.value finden wir die Werte der beiden gesuchten Spalten, die dann in die Werte- und Elementliste des Auswahl-Elementes mittels der Methode addItem eingetragen werden.

In einer while-Schleife, die mit Erreichen des Dateiendes (isEOF) beendet wird, werden nacheinander alle Datensätze mittels der Methode next() ausgelesen und die Listeneinträge des Auswahl-Elementes jeweils ergänzt.

Abschließend erfolgt wieder ein Schließen der temporären Datenverbindung und das Löschen der Variablen oDB.

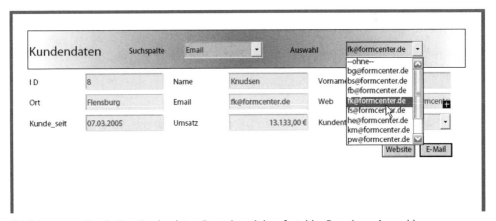

Abbildung 4.31 Das fertige Kundendaten-Formular mit komfortabler Dropdown-Auswahl.
Hier wurde zusätzlich noch die Überschrift Kundendaten durch ein Textelement sowie ein Rechteck mit Farbverlauf im Hintergrund eingefügt.

Testen Sie Ihr Formular und speichern Sie es unter dem Namen:

KundenformDropdown.pdf.

Abschließend fügen Sie bitte noch, wie auf dem Formular dargestellt, im oberen Bereich ein Rechteck-Element ein und darauf platzieren Sie noch ein Text-Element, das Sie mit Kundendaten beschriften. Für das Rechteck-Element stellen Sie unter FÜLLFARBE RADIAL – ZUR MITTE ein und wählen für die erste Farbe einen dunklen Grauton sowie für die zweite die Farbe Weiß. Über den Menüpunkt LAYOUT|IN DEN HINTERGRUND bringen Sie das Rechteck unter die anderen Kopfelemente.

Diesen Formularkopf werden wir in mehreren, noch folgenden Formularen verwenden.

Ein Datengitter (DataGrid) für die Datensatzauswahl

Noch eleganter wäre eine Datensatzauswahl durch ein Datengitter, bei dem die Auswahldaten in mehreren Spalten angezeigt werden. Leider ist ein solches für den LiveCycle Designer nicht angedacht und Adobe stellt eine solche Komponente nicht zur Verfügung.

Also bleibt Ihnen nur der Weg, ein solches selbst zu entwickeln. Ein Beispiel, das sicher noch ausbaufähig ist, wollen wir im Rahmen dieses Buches erstellen.

Los geht's also ...

Aus Ausgangsbasis nehmen wir wieder das vorherige Formular, das Sie aus diesem Grunde unter einem neuen Namen, zum Beispiel

KundendatenOleDbDatagrid.pdf

abspeichern.

Die beiden zuvor mühsam erstellten Dropdown-Listen löschen Sie zunächst aus dem Formular.

Datenbindungen konfigurieren

Als Nächstes benötigen Sie eine weitere Datenbindung für das Datengitter, weil das Klonen uns hier nicht weiterhilft. Eine geklonte Datenverbindung verweist immer noch auf denselben Record. Ein Scrollen bei der Suche in den Datensätzen, das man benötigt, um das Datengitter zu füllen, führt dann ebenfalls zum Scrollen der anderen Felddaten. Man kann zwar diese Verweise zwischen der Datenverbindung und dessen Record löschen, einen neuen Record mit Verbindung zu einer geklonten Datenverbindung kann man aber zur Laufzeit nicht erstellen.

Die zweite Datenverbindung ist nahezu identisch mit der ersten. Nur die Namen unterscheiden sich und bei der neuen Datenverbindung muss der Eintrag unter BOF-AKTION auf BOF BLEIBEN und für die EOF-AKTION auf EOF BLEIBEN stehen.

Die Formularelemente platzieren

- Ziehen Sie unterhalb des vorhandenen Feldbereichs zunächst ein Teilformular auf. Aus Gründen der optischen Einheitlichkeit sollte die Breite vom Beginn des ersten linken Feldes bis zum Ende des letzten linken Feldes reichen. Später wird der Inhaltstyp des Formulars auf fließenden Inhalt eingestellt werden, zunächst – bis alle weiteren Elemente platziert sind – bleibt es bei der Einstellung POSITION.

- Ziehen Sie innerhalb des Teilformulars ein Tabellen-Element auf die volle Breite des Teilformulars auf. Im Tabellendialogfenster machen Sie die Eingaben, die Sie in Abbildung 4.32 sehen.

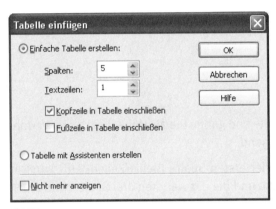

Abbildung 4.32

- Unterhalb der Tabelle ziehen Sie ein weiteres Teilformular auf, in dem Sie wiederum vier Schaltflächen mit einer Breite von 2,85 cm und einer Höhe von 0,5 cm platzieren. Stellen Sie auf der OBJEKT-Palettenseite TEILFORMULAR den INHALT auf TEXTFLUSS und die FLIESSRICHTUNG auf VON LINKS NACH RECHTS. Nun sollten die vier Schaltflächen ordentlich positioniert sein und Sie können den INHALT wieder auf POSITION stellen.

- Beschriften Sie die vier Schaltflächen von links beginnend mit |<, <<, >> und >|.

Die Tabelle einrichten

- Wandeln Sie die fünf Kopfspalten in Schaltflächen um. Geben Sie als Beschriftung für die zweite bis fünfte Spalte jeweils einen Punkt ein. Die eigentliche wird zur Laufzeit mittels Skripting erzeugt werden.

- Die erste linke Zelle der Wertespalte wandeln Sie ebenfalls in eine Schaltfläche um, geben Sie als Beschriftung ein >-Symbol ein und benennen Sie sie mit Marker. Die weiteren vier Spalten wandeln Sie in Textfelder um und stellen auf der OBJEKT-Palettenseite BINDUNG die STANDARDBINDUNG auf OHNE.

> **Hinweis**
> Wie bereits an anderer Stelle erwähnt, vergibt der LiveCycle Designer in der deutschen Version unzulässige Zellennamen, die ein Leerzeichen enthalten. Sollte dies in Ihrer Programmversion ebenfalls der Fall sein, entfernen Sie die Leerzeichen in den Namen.

- Markieren Sie mit links beginnend nacheinander die fünf Spalten der Tabelle und geben Sie für die Breite folgende Werte ein:

    1. Spalte   0,9 cm
    2. Spalte   1,8 cm
    3. Spalte   5,5 cm
    4. Spalte   5,5 cm
    5. Spalte   5,5 cm

- Markieren Sie die gesamte Kopfspalte und geben Sie als Höhe 0,8 cm ein. Verfahren Sie mit der Wertezeile entsprechend.

- Stellen Sie die Absatzausrichtung der ersten Spalte (beide Zeilen) auf ZENTRIERT ein, die der zweiten auf RECHTSBÜNDIG und die der weiteren drei Spalten auf LINKSBÜNDIG.

- Markieren Sie nochmals die Wertezeile und selektieren Sie auf der OBJEKT-Palettenseite BINDUNG die Option ZEILE FÜR JEDES DATENELEMENT WIEDERHOLEN mit der ANFANGSZAHL von 4 und MAXIMAL 4.

- Stellen Sie auf der OBJEKT-Palette des Teilformulars, das die Tabelle enthält, den INHALT auf TEXTFLUSS und die FLIESSRICHTUNG auf VON OBEN NACH UNTEN.

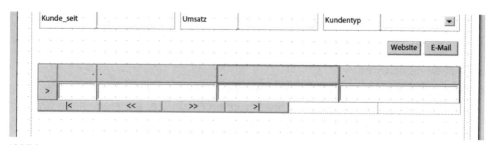

Abbildung 4.33

Ihr Datengitter sollte in etwa jetzt so aussehen wie Abbildung 4.33.

Die Skripte erfassen

Initialisierung

Markieren Sie das die Tabelle umgebende Teilformular und geben Sie zu dem Ereignis `initialize` das folgende Skript (Sprache: JavaScript) ein:

```
// Name der Haupt-Datenverbindung
mainDB = "Datenverbindung";

// Datenverbindung für Datengitter
gridDB = "DvSelect";

//Farbe der Kopfbuttons speichern
headerColor = Tabelle1.Kopfzeile.Zelle1.fillColor;

//Farbe der Sortierspalte
headerOrderColor = "200,150,250";

// DB für Datengitter clonen
oDB = xfa.sourceSet.resolveNode(gridDB).clone(1);

// vorhandene Query speichern
baseQuery =
 oDB.resolveNode("#command").query.select.value;

//Anzeigespalten mit DB-Spalten verbinden
tblDefs = new Object();
tblDefs["ID"] = "myID";
tblDefs["Name"] = "Name";
tblDefs["Vorname"] = "Vorname";
tblDefs["Wohnort"] = "Ort";

// Beschriftung der Kopfzeile starten, S01 ist
// Skriptobjekt
S01.genHeader(tblDefs);

// geklonte Datenverbindung öffnen
oDB.open();
```

```
// beim Start Sortierung nach ID
S01.setOrder(Tabelle1.Kopfzeile.Zelle1, tblDefs,
  "ID");
```

Erläuterung

Zunächst werden in den nicht temporären Variablen mainDB und gridDB die Namen der Datenverbindungen hinterlegt. Weiterhin wird die Farbe der Schaltflächen aus der Kopfzeile gespeichert sowie eine neue Farbe festgelegt, die später eine Sortierspalte kennzeichnet.

Anschließend wird die Datenverbindung des Datengitters geklont und in der Variablen oDB referenziert. Der SQL-Quelltext der ursprünglichen Abfrage wird in der Variablen baseQuery gespeichert.

Die Definition der Spaltenüberschriften und der zu den Spalten gehörenden Datenbankfelder soll in unserem Formular ebenfalls so erfolgen, dass diese Werte jederzeit abrufbar sind. Hierzu verwenden wir ein einfaches Objekt, die Basisklasse für alle weiteren Objekte, dem man beliebige Eigenschaften mit Werten zuordnen kann. Die Bezeichnung der Eigenschaften ist gleichzeitig die Spaltenüberschrift innerhalb der Tabelle und die Werte sind Strings, die die Namen der Datenbankspalten beinhalten.

Die anschließenden Funktionsaufrufe beziehen sich auf ein Skriptobjekt, das es nun zu erstellen gilt.

Das Skriptobjekt erstellen

Skriptobjekte kann man zu einem Hauptformular erstellen, aber auch zu jedem Teilformular. Dies ermöglicht es, zu dem Teilformular spezielle Funktionen zu hinterlegen. Macht man ein solches Teilformular mitsamt allen untergeordneten Elementen zu einem neuen Element der Bibliothek, dann nimmt es auch dahin seine zugehörigen Skripte mit – bei einem Skriptobjekt, das zum Hauptformular gehört, wäre dies nicht möglich.

Markieren Sie also mit der rechten Maustaste im Fenster HIERARCHIE das Teilformular, in dem die Tabelle enthalten ist, und wählen Sie im erscheinenden Popup-Menü den Menüpunkt SKRIPTOBJEKT EINFÜGEN. Dieses sollte nun unmittelbar am Ende des Hierarchieteils, der zu dem Teilformular gehört, erscheinen. Benennen Sie dieses mit S01.

Hier wollen wir nun folgende drei Funktionen definieren.

Kopfzeilen eintragen

```
// Texte für Kopfzeilen eintragen

function genHeader(td)
```

```
{
    cCounter = 0;

    for (var head in td)
    {
       cCounter++;
       Tabelle1.Kopfzeile.resolveNode("Zelle" +
         cCounter).caption.value.text.value = head;
    }
}
```

Die Funktion `genHeader()` dient lediglich dazu, die Spaltenüberschriften zu erzeugen. Hierzu wird das zuvor erzeugte Objekt, das die Zuordnung enthält, als Parameter übergeben. Die Eigenschaften des Objekts werden über eine `for`-Schleife rekursiv abgefragt und über die Eigenschaft `caption.value.text.value` als Beschriftung der Schaltflächen eingetragen.

Die nächste Funktion `setOrder()` fügt der ursprünglichen SQL-Abfrage der Datenverbindung eine Sortierklausel ORDER BY *Spaltenname* hinzu.

```
function setOrder(header, td, specialColumn)
{
    // Sortierspalte festlegen
    var sortColumn;

    if ((specialColumn == null) || (specialColumn ==
      ""))
      sortColumn =
        td[header.caption.value.text.value] //Standard
    else
      sortColumn = specialColumn; //abweichende
                                  //Angabe
    var oldQuery = baseQuery;
    var oIndex = oldQuery.toUpperCase().
      search(/ ORDER BY /);

    if (oIndex > -1)
    {
       oldQuery = oldQuery.substr(oIndex);
    }
```

```
   var newQuery = oldQuery + " ORDER BY " +
sortColumn;

   oDB.close();

   oDB.resolveNode("#command").query.select.value =
    newQuery;

   oDB.open();

   oDB.first();

   //Sortierspalte farblich markieren
   var headerFields =
    Tabelle1.Kopfzeile.resolveNodes("#field[*]");

   for (var i = 1; i < headerFields.length; i++)
      if (headerFields.item(i) == header)
         headerFields.item(i).fillColor =
            headerOrderColor
      else
         headerFields.item(i).fillColor =
            headerColor;

   S01.displayRows(td);
}
```

In unserem Datengitter soll eine Sortierung nach jeder Spalte möglich sein. Dazu wird an die Funktion zunächst eine Referenz auf die Schaltfläche übergeben, die den Spaltenkopf darstellt, weiterhin wieder das Objekt, das die Spalten-Datenbankfeld-Zuordnung definiert, und alternativ ein weiterer Spaltenname.

Im ersten Funktionsteil wird geprüft, ob ein alternativer Daten-Spaltenname übergeben wurde. Ist dies der Fall, dann wird in der Variablen dieser Name als sortColumn, also für die Sortierung, gespeichert. Ist dies nicht der Fall, dann wird der Daten-Spaltenname verwendet, der im Referenzobjekt zu der Spaltenüberschrift hinterlegt ist.

Im folgenden Funktionsteil wird überprüft, ob die SQL-Abfrage bereits eine Sortierklausel mit ORDER BY enthält. Diese wird gegebenenfalls zuerst entfernt und anschließend wird eine neue Sortierklausel ORDER BY + sortColum angefügt. Die Datenver-

4.2 OLEDB-Datenverbindungen

bindung wird sodann geschlossen, die neue generierte Abfrage an sie übergeben und anschließend wird die Datenverbindung wieder geöffnet.

Sodann werden die Farben für die Kopfzeilenbuttons gesetzt. Dazu wird zunächst über den Ausdruck Tabelle1.Kopfzeile.resolveNodes("#field[*]") nach allen Feldern (auch Schaltflächen sind Felder) gesucht. #field ist der Prototyp und [*] sucht nach allen vorhandenen in dem Teilformular. Bei der Methode resolveNodes() wird das Suchergebnis nicht als einzelnes Objekt, sondern **stets** – auch wenn keine Elemente gefunden wurden – als Array zurückgegeben, das hier unter der Variablen headerFields referenziert wird. Den gefundenen Feldern (= Schaltflächen) wird über eine for-Schleife die Standardfarbe zugewiesen – mit Ausnahme der Sortierspalte, denn diese erhält eine abweichende Farbe.

Zuletzt wird die Funktion zum Füllen der Datenzeilen aufgerufen, die ich nachfolgend vorstelle.

Füllen des Datengitters

```
// Datengitter füllen
function displayRows(td)
{
   var DBend = false;
   var cCounter;
   for (var i = 0; i <
     this.Tabelle1.Zeile1.instanceManager.count; i++)
   {
      cCounter = 0;
      for (var cell in td)
      {
         cCounter++;
         if (DBend == false)
            this.Tabelle1.resolveNode("Zeile1[" + i +
              "]").resolveNode("Zelle" +
              cCounter).rawValue = xfa.record.resolveNode
              (oDB.name).resolveNode(td[cell]).value
         else
            this.Tabelle1.resolveNode("Zeile1[" + i +
              "]").resolveNode("Zelle" +
              cCounter).rawValue = null;
      }
      if (!oDB.isEOF())
```

```
          oDB.next()
     else
        DBend = true;
  }
  var myEvent = xfa.event;
  myEvent.target =
    Tabelle1.resolveNode("Zeile1[0]").Marker;
  myEvent.name = "click";
  myEvent.emit();
}
```

Erläuterung

An die Funktion `displayRows()` wird zunächst das Objekt übergeben, über das die Zuordnung der Spaltenüberschriften zu den Datenbank-Spalten erfolgt.

Als Erstes wird die Variable `DBend` erstellt und mit `false` vorbelegt. In ihr merken wir uns später, wenn der letzte Datensatz erreicht wurde.

Dann erfolgt ein rekursives Abarbeiten der Datenzeilen. Deren Anzahl wird über den Ausdruck `this.Tabelle1.Zeile1.instanceManager.count` ermittelt. Die Mindest- und gleichzeitige Maximalanzahl wurde in unserem Beispiel auf der OBJEKT-Palettenseite BINDUNG auf den Wert 4 festgelegt.

Für jede Datenzeile wird die Variable `cCounter`, der Spaltenzähler, zunächst auf 0 gesetzt. Dann werden rekursiv die Eigenschaften des Zuordnungsspeicherobjekts abgefragt, wobei `cCounter` jeweils um 1 erhöht wird. Die Namen der Datenzellen lauten `Zelle1` bis `Zelle4` und über `resolveNode("Zelle + cCounter")` wird die entsprechende Zelle referenziert. Deren Wert (`rawValue`) wird nun bereits mit dem Wert der Datenbankspalte gefüllt, der über `xfa.record.resolveNode(oDB.name).resolveNode(td[cell]).value` ermittelt wird. Falls das Dateiende bereits erreicht worden ist, bevor das Datengitter gefüllt wurde – dies sagt uns die Variable `DBend` –, wird als Wert `null` eingetragen. Diese wird dann mit `true` belegt, wenn der Ausdruck `oDB.isEOF()` dies ermittelt. Ist das Dateiende noch nicht erreicht, wird der nächste Datensatz über die Methode `oDB.next()` gelesen.

Zum Abschluss wird für das Element, das in der ersten Spalte der ersten Datenzeile steht – eine Schaltfläche –, das `click`-Ereignis per Skript ausgelöst. Was dann geschieht, lesen Sie nachfolgend.

Den markierten Datensatz anzeigen

Das Datengitter soll lediglich der Auswahl des Datensatzes dienen. Die Anzeige sämtlicher Felder der Abfrage erfolgt im oberen Teil des Formulars. Hier wird der Datensatz

4.2 OLEDB-Datenverbindungen

angezeigt, der durch das >-Symbol auf der Schaltfläche in der ersten Spalte markiert ist. Das Setzen der Markierung und den Aufruf des selektierten Datensatzes erledigt das nachstehende Skript.

```
var sID = this.parent.resolveNode("Zelle1").rawValue;

if (sID != null)
{
   var oDB2 =
    xfa.sourceSet.resolveNode(mainDB).clone(1);
   oDB2.resolveNode("#command").query.commandType =
    "text";
   oDB2.resolveNode("#command").query.select.value =
    DB2.resolveNode("#command").query.select.value +
    " WHERE ID = " + sID;

   oDB2.open();

   oDB2.close();

   oDB2.resolveNode("#command").query.select.value =
    baseQuery;

   var tmpCell;

   for (var i = 0; i <
    this.parent.instanceManager.count; i++)
   {
      tmpCell = parent.parent.resolveNode(parent.name
       + "[" + i +
       "]").resolveNode(this.name);

      if (tmpCell.parent.index == this.parent.index)
      {
         tmpCell.caption.value.text.value = ">";
      }
      else
      {
         tmpCell.caption.value.text.value = "";
```

```
            }
         }
      }
```

Erläuterung

Zuerst wird in der Variablen sID die erste Datenzelle der Zeile referenziert; diese enthält dann den Wert ID. Hat diese den Wert null, enthält die Zeile keine Daten und kann nicht selektiert werden. Es muss nur dann Weiteres veranlasst werden, wenn dies also nicht der Fall ist. Dies prüfen wir über die folgende if-Abfrage.

Als Nächstes wird dann die Hauptdatenquelle, deren Name in der Variablen mainDB gespeichert ist, in der Variablen oDB2 referenziert. Die zu der Datenverbindung hinterlegte Abfrage wird um eine WHERE-Klausel ergänzt, die nach der – eindeutigen – ID den im Datengitter markierten Datensatz selektiert. Anschließend wird die temporäre Datenverbindung kurz geöffnet, was die Felder zur Anzeige bringt, und sogleich wieder geschlossen; auch die Abfrage wird auf den Ausgangswert zurückgesetzt.

Nun muss noch die Datensatzmarkierung in der ersten Tabellenspalte korrekt gesetzt werden. Dies geschieht in einer Schleife, die gemäß der Anzahl der Datenzeilen this.parent.instanceManager.count durchlaufen wird. Durch einen etwas komplizierten Ausdruck wird das Element der ersten Zelle, also die Schaltfläche, jeder Zeile referenziert. Wenn der Index der Zeile (parent.index), die die Schaltfläche enthält, mit dem Zeilenindex der gedrückten Schaltfläche (this) übereinstimmt, dann wird das >-Zeichen gesetzt, ansonsten erhält der Schalter keine Beschriftung.

Skriptaufrufe der Kopfzeilen-Schalter zur Sortierung

Klickt man auf einen der Schalter in der Kopfzeile, dann soll eine Sortierung des Datengitters nach dieser Spalte erfolgen. Die Funktion setOrder(), die diese Aufgabe erledigt, wurde bereits im Skriptobjekt S01 definiert, so dass diese nur beim click-Ereignis der Schaltfläche aufgerufen werden muss.

Bei der ersten Datenspalte geben Sie also folgendes Skript (Sprache: JavaScript) ein:

```
S01.setOrder(this, tblDefs, "ID")
```

Übergeben werden als erste Parameter eine Referenz auf die Schaltfläche selbst und eine weitere auf das Objekt, das den Zusammenhang zwischen Datengitter- und Datenverbindungsspalte definiert. Als dritten Parameter übergeben Sie den String ID. Dies ist abweichend von der tatsächlich ausgewählten Datenspalte der Name einer alternativen. Die tatsächliche myID ist nämlich eine berechnete Spalte und nach einer solchen kann – zumindest in Access – nicht sortiert werden.

4.2 OLEDB-Datenverbindungen

Für die drei weiteren Kopfzeile-Schaltflächen geben Sie jeweils ein einheitliches Skript ein:

```
S01.setOrder(this, tblDefs, "")
```

Hier entspricht die angezeigte Datenspalte der Sortierspalte der Abfrage, so dass als dritter Parameter ein leerer String übergeben wird.

Die Skripte für die Navigationsschalter erstellen
So, jetzt fehlt Ihnen eigentlich nur noch die Navigation, damit das Datengitter funktioniert.

Von links beginnend geben Sie folgende Skripts ein:

1. Schalter (Beschriftung "|<")

```
oDB.first();
S01.displayRows():
```

Erläuterung
Hier wird lediglich die Datenverbindung auf den ersten Datensatz positioniert und anschließend wird die Funktion zum Füllen des Datengitters aufgerufen.

2. Schalter (Beschriftung "<<")

```
for (var i = 0; i < xfa.form.Formular1.Tabelle1.Zeile1.instanceManager.count * 2; i++)
{
    if (!oDB.isBOF()) oDB.previous();
}

if (oDB.isBOF()) oDB.first(); //sonst unter Umständen
                              //eine Leerzeile

S01.displayRows(tblDefs);
```

Erläuterung
Dieses Skript ist schon ein wenig komplizierter. Zunächst erfolgt eine Rückpositionierung über die Methode previous() der Datenverbindung, die über oDB referenziert wird. Diese erfolgt maximal doppelt so oft, wie das Datengitter Datenzeilen hat. Wenn zuvor ein Vorwärtsblättern erfolgte, dann befindet sich der Datencursor nämlich auf der letzten angezeigten Datenzeile. Wollen Sie die der Anzeige vorhergehenden Datensätze anzeigen, müssen Sie also die doppelte Anzahl zurückscrollen, sofern

über die Funktion displayRows() am Ende des Skripts ein Füllen des Datengitters erfolgen soll. Falls natürlich vorher der Dateianfang erreicht werden sollte, was über oDB.isBOF() abgeprüft wird, beginnt die Anzeige mit dem ersten Datensatz.

3. Schalter (Beschriftung ">>")

```
if (!oDB.isEOF())
    S01.displayRows(tblDefs)
```

Erläuterung

In diesem Skript wird lediglich geprüft, ob das Dateiende oDB.isEOF bereits erreicht wurde, denn dann würde ein Weiterlesen keinen Sinn machen. Ansonsten wird die Funktion zum Füllen des Datengitters aufgerufen, die alles Weitere erledigt.

4. Schalter (Beschriftung ">|")

```
oDB.last();
for (var i = 0; i < this.Tabelle1.Zeile1.instanceManager.count - 1; i++)
    if (!oDB.isBOF())
        {
            oDB.previous();
        }
    else
        {
            oDB.first();
            break;
        }

S01.displayRows(tblDefs);
```

Hier wird zunächst mittels der Methode oDB.last() die Datencursorposition auf den letzten Datensatz gesetzt.

Dann wird – sofern nicht zuvor der Dateianfang erreicht wird – die Position des Cursors um die Anzahl der Datenzeilen zurückgesetzt. Anschließend erfolgt wiederum – wie bei allen Navigationsschaltern – das Auffüllen des Datengitters mittels der Funktion displayRows().

Das Formular fertigstellen und testen

Eigentlich sollte Ihr Formular jetzt funktionsfähig sein. Da wir einige permanente Variablen erstellt haben, sollten diese beim Schließen des Formular gelöscht werden.

4.2 OLEDB-Datenverbindungen

Selektieren Sie dazu das Teilformular, in dem die Tabelle enthalten ist, und geben Sie zum docClose-Ereignis noch folgendes Skript ein:

```
delete mainDB;
delete gridDB;
delete oDB;
delete baseQuery;
delete tblDefs;
delete headerColor;
delete headerOrderColor;
```

Speichern Sie nun Ihr Formular unter dem Namen

KundendatenOleDbDatagrid.pdf

und testen Sie anschließend, ob es funktioniert. Geben Sie im Objektformular BIN-DUNG der Tabellen-Datenzeile doch versuchsweise einmal eine andere Anzahl von Datenspalten vor und sehen Sie, was passiert.

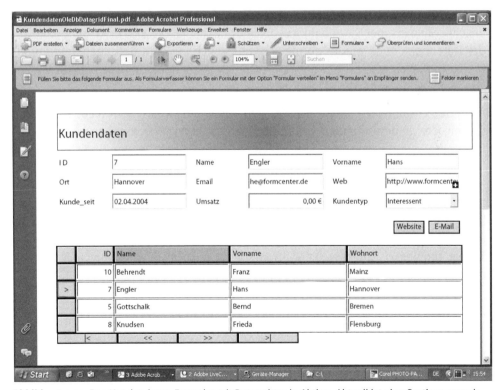

Abbildung 4.34 Das Kundendaten-Formular mit Datengitter in Aktion. Aktuell ist eine Sortierung nach der Spalte Name eingestellt.

Datenformular mit Bildern

Allgemeines

Die Darstellung von Bildern ist ein Feature, das im Multimedia-Zeitalter einfach mit dazugehört. Auch in OLEDB-Datenbanken können Sie Bilddateien in speziellen Feldtypen speichern.

Für Bildfelder lässt sich im Designer 8 eine Datenbindung definieren. Die Verwendung von Bildern, die mit anderen Programmen in die Datenbank geschrieben wurden, ist in Acrobat leider mit einem Problem verbunden, nämlich dem, dass Acrobat solche Bilder aus DB-Bildfeldern meist nicht darstellen kann. Dies gilt zumindest – soweit ich feststellen konnte – für Microsoft Access und Microsoft SQL Server. Da ODBC eine genormte Schnittstelle ist, ist diese Problematik auch für andere Datenbanken zu erwarten.

Acrobat kann selbst Bilder in solchen Feldern speichern. Diese sind dann aber weder in Acrobat noch in anderen Programmen (getestet mit Microsoft Access und Microsoft SQL Server) darstellbar.

Eine Lösung gibt es dennoch. Bilder, die Sie in Acrobat in ein Bildfeld eingefügt und anschließend in einer Datenbank gespeichert haben, lassen sich in Acrobat dann aus der Datenbank auch wieder abrufen, wenn es sich bei dem Datenbankfeld um ein Memo-Feld, also ein Textfeld unbestimmter Länge, handelt. In Access heißt ein solches Feld *Memo* und beim MS SQL Server *ntext*.

Auch das Zusammenspiel mit MySQL wurde getestet, wenngleich nicht so intensiv wie mit den anderen beiden genannten Datenbanken. Hier ergaben sich ähnliche Effekte und beim Einsatz des Spaltentyps BLOB funktionierte eine Speicherung von Bilddaten aus Acrobat heraus nicht. Nur beim Spaltentyp TEXT ging es dann. Hier konnten allerdings nicht allzu große Bilder gespeichert werden, was aber wahrscheinlich an zu gering dimensionierten Eingangspuffern der hier vorhandenen Installation lag. Erfreulich ist allerdings bei MySQL zu vermerken, dass mit Autoinkrement-Spalten keine Probleme auftraten, so dass unter DATENSATZQUELLE auch der Typ TABELLE problemlos ausgewählt werden konnte, also nicht unbedingt mit manuell erfassten SQL-Abfragen gearbeitet werden muss.

4.2 OLEDB-Datenverbindungen

> **Tipp**
>
> Wenn Sie mit Formularen arbeiten, die stets im lokalen Netzwerk oder über eine VPN-Verbindung (Virtual Private Network) ausgefüllt werden, besteht alternativ die Möglichkeit, die Bilddateien unabhängig von einer Datenbank auf einem Server zu speichern. In der Datenbanktabelle speichern Sie anstelle des Bildes nur den Pfad, beziehungsweise die URL zu dem Bild, und ändern diese dann jeweils bei Wechsel des Datensatzes.
>
> Beispielsweise würde eine derartige Zuweisung für ein Bildfeld namens Bildfeld1, eine Datenverbindung namens DataConnection und eine Datenbankspalte namens ImageURL lauten:
>
> Bildfeld1.value.image.href = xfa.record.DataConnection.ImageURL.value

Ein einfaches OLEDB-Datenbankformular mit Bild erstellen

Erstellen Sie ein neues Formular und richten Sie eine OLEDB-Datenverbindung mit den Einstellungen ein, die Sie in Abbildung 4.35 sehen.

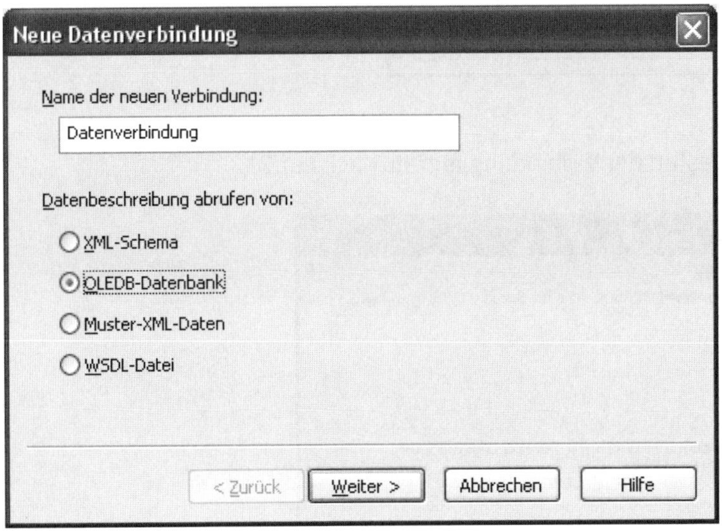

Abbildung 4.35

Nach Bestätigung mit der WEITER-Taste klicken Sie im folgenden Fenster unter VERBINDUNGSZEICHENFOLGE auf die Schaltfläche ERSTELLEN. Im Dialogfenster DATENVERKNÜPFUNGSEIGENSCHAFTEN wählen Sie dann auf der Registerkarte PROVIDER MICROSOFT OLE DB PROVIDER FOR ODBC DRIVER und auf der Registerkarte VERBINDUNG wieder die zuvor angelegte Datenquelle ACROKUNDEN aus.

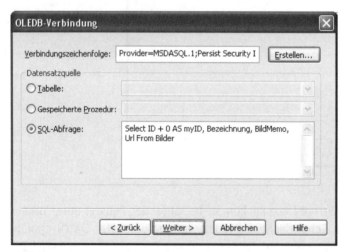

Abbildung 4.36

Bestätigen Sie nach Testen der Verbindung mittels Klick auf OK.

Abbildung 4.37

Wählen Sie als Datensatzquelle SQL-ABFRAGE. Geben Sie dann das in Abbildung 4.37 abgebildete Abfrage-Skript ein.

4.2 OLEDB-Datenverbindungen

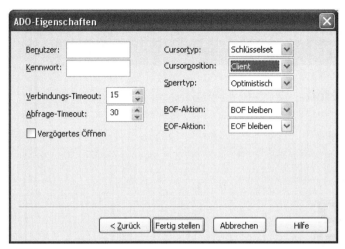

Abbildung 4.38

Auf der letzten Seite ADO-EIGENSCHAFTEN nehmen Sie dann noch die Einstellungen vor, die Sie in Abbildung 4.38 sehen, und damit ist die Datenverbindung eingerichtet.

Platzieren Sie im oberen linken Teil des Formulars ein Text-Element und beschriften Sie dieses mit `OLE DB - Bilddemo` Stellen Sie die Schriftgröße auf 24 ein.

Aus der Palette DATENANSICHT ziehen Sie nun den Eintrag DATENVERBINDUNG auf das Formular, woraufhin alle vier Felder generiert werden sollten. Das als Bildfeld geplante Feld `BildMemo` ist allerdings ein Textfeld. Auf der OBJEKT-Palettenseite FELD ändern Sie daher den TYP in BILDFELD.

Stellen Sie die Abmessungen und die Position so ein, dass sich ein ordentlicher Gesamteindruck des Formulars ergibt.

Einige Formulare zuvor hatten Sie eine Komponente namens `DbNavigatorExt` erstellt. Diese können wir hier bereits erneut verwenden. Prüfen Sie, ob unter deren Teilformular `DbNavi` zum Ereignis `form:ready` der korrekte Name der Datenverbindung hinterlegt ist.

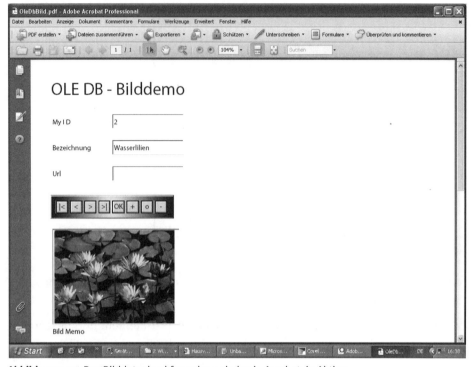

Abbildung 4.39 Das Bilddatenbankformular, geladen in Acrobat, in Aktion

Sichern Sie das Dokument nun – es reicht, wenn Sie es als statisches Formular speichern. Testen Sie es anschließend. Ein Bild können Sie auswählen, wenn Sie auf den Bereich des Bildfeldes klicken.

Das fertige Formular finden Sie auch auf der Buch-CD unter *Beispiele/FormDemos/BilderOleDb.pdf*.

Eine datengebundene Liste erstellen

Grundsätzlich ist – zumindest bei Adobe Acrobat – eine OLEDB-Datenquelle dazu gedacht, dass man zwischen Datensätzen blättern kann. Listen sind damit natürlich nicht unmöglich, aber schon etwas schwieriger zu erzeugen. Bei XML-Datenverbindungen ist es, wie Sie später sehen werden, genau umgekehrt.

Als Vorlage nehmen wir wiederum das Formular

KundenformDropdown.pdf

und speichern es zunächst unter einem neuen Namen, zum Beispiel

KundenlisteOleDb.pdf

4.2 OLEDB-Datenverbindungen

als DATEITYP ACROBAT 8 (DYNAMISCH) ab. Löschen Sie als Nächstes die beiden Dropdown-Listen im Kopfbereich sowie die beiden Schaltflächen WEB und E-MAIL. Auch die Dropdown-Liste KUNDENTYP muss entfernt werden, da die Listenelemente beim Duplizieren der Datenzeilen verloren gehen, also nur in der ersten Zeile ein korrekter Textwert stehen würde.

An der Stelle dieser Dropdown-Liste platzieren Sie aus der BIBLIOTHEK-Palette EIGENE eine Daten-Dropdown-Liste und beschriften diese mit KUNDENTYP. Auf der OBJEKT-Palettenseite BINDUNG tragen Sie unter NAME ebenfalls Kundentyp ein und wählen die STANDARDBINDUNG OHNE.

Auch für alle anderen Formularfelder stellen Sie die STANDARDBINDUNG auf OHNE, denn alle Felder sollen skriptgesteuert gefüllt werden.

Die Dropdown-Liste verfügt bereits über ein Skript unter dem Ereignis initialize. Dort müssen Sie die Werte von drei Variablen füllen, damit das Skript funktioniert:

```
var sDataConnectionName = <value>;
```

Ersetzen Sie hier <value> durch den Namen der Datenverbindung.

```
var sColHiddenValue = <value>;
```

Entsprechend geben Sie hier den Namen der Datenbankspalte ein, mit der die Elementwerte der Dropdown-Liste gefüllt werden sollen.

```
var sColDisplayText = <value>;
```

Zu dieser Variablen hinterlegen Sie den Namen der Datenbankspalte, mit deren Werten die Listenelemente der Dropdown-Liste belegt werden sollen.

> **Achtung**
>
> In der vorliegenden Programmversion 8.0.1291 muss eventuell eine weitere Änderung des Skripts vorgenommen werden. Die Komponente stammt noch aus der Vorversion 7 und dort konnte man noch ohne eine geklonte Datenverbindung arbeiten. Gegebenenfalls muss also die Skriptzeile
>
> ```
> var oDB = xfa.sourceSet.nodes.item(nIndex);
> ```
> umgeändert werden in
>
> ```
> var oDB = xfa.sourceSet.nodes.item(nIndex).clone(1);
> ```
> damit das Skript läuft.

Markieren Sie als Nächstes alle Datenfelder, aber nicht den Kopfbereich, und wählen Sie den Menüpunkt EINFÜGEN|UMSCHLIESSEN MIT TEILFORMULAR. Das neu eingefügte Teilformular sollte nun alle Felder umschließen.

Vergrößern Sie das Teilformular einige Millimeter nach unten und platzieren Sie in diesem Bereich eine waagerechte Linie. Diese soll als Trennstrich zwischen Datensätzen dienen.

Für das Haupt-Teilformular stellen Sie auf der OBJEKT-Palettenseite TEILFORMULAR den TYP auf TEXTFLUSS und die FLIESSRICHTUNG auf VON OBEN NACH UNTEN.

Für das die Datenfelder unmittelbar umgebende Teilformular geben Sie auf der OBJEKT-Palettenseite BINDUNG unter NAME TfDaten ein; selektieren Sie ferner TEILFORMULAR WIEDERH. F. JEDES DATENELEMENT.

Das Haupt-Skript erstellen

Das Design unseres Formulars ist nun fertiggestellt, so dass eigentlich nur noch das Skript fehlt, über das die Felder mit Daten gefüllt werden. Dieses erfassen Sie für das Formular (dieses können Sie in der Hierarchie markieren), und zwar zum Ereignis initialize in der Sprache JavaScript.

```
DBRef = new Object();
```

Erläuterung

Im ersten Teil des Skripts wird ein Basis-Objekt erzeugt und über die Variable namens DBRef referenziert. Unter dieser werden Referenzen zwischen den Namen der zu füllenden Formularfelder und den zugehörigen Datenbankspalten hinterlegt.

Anschließend wird mit der Methode first() die Datencursorposition auf den ersten Satz gesetzt und die erste – bereits beim Start im Formular vorhandene – Instanz des Teilformulars TfDaten in der Variablen aktInstance referenziert.

In der anschließenden while-Schleife, die auf das Dateiende abprüft, werden innerhalb einer for-Schleife, die alle Elemente des Objekts DBRef durchgeht, die Formularfelder mit den Werten der Datenbankspalten gefüllt. Hierbei wird übrigens an das Feld Kundentyp ein numerischer Wert übergeben, der durch die in der Dropdown-Liste hinterlegten Elementwerte in das zugehörige Listenelement, also einen Text, umgesetzt wird.

Als nächster Schritt wird mit der Methode next() der nächste Datensatz gelesen und – wenn das Dateiende noch nicht erreicht wurde – eine neue Instanz des Teilformulars TfDaten erstellt, die wiederum in der Variablen aktInstance hinterlegt wird.

Das Formular ist nun bereits funktionsfähig. Bitte speichern Sie es erneut ab und testen Sie, ob es schon funktioniert.

Schön wäre es vielleicht noch, wenn der Kopf sich auf allen Seiten wiederholen würde. Das ist eigentlich auch keine große Sache.

Markieren Sie dazu das Rechteck und das Textobjekt im Kopf und wählen Sie auch hier den Menüpunkt EINFÜGEN|UMSCHLIESSEN MIT TEILFORMULAR. Dem neuen Teilformular geben Sie den Namen Header.

Selektieren Sie nun das Teilformular TfDaten und wählen Sie auf der OBJEKT-Palettenseite PAGINIERUNG unter ÜBERLAUFKOPFBEREICH den Eintrag HEADER aus. Wenn Sie das Formular erneut testen, sollte der Formularkopf auf allen Seiten erscheinen.

Weitere Optimierungen

Das Einlesen der Daten nur einmalig durchführen

Auch wenn unser Formular jetzt einen einwandfreien Bericht erzeugt, funktioniert es dennoch nicht optimal. Das Skript für die Dropdown-Liste KUNDENTYP wird beim initalize-Ereignis des Elementes ausgeführt. Dies bedeutet nämlich, dass beim Erstellen jeder neuen Instanz des Teilformulars TfDaten das Skript aufgerufen wird, was unnötig ist, da sich die Elemente der Dropdown-Liste nicht ändern. Andererseits ist die Dropdown-Liste bei der Initialisierung leer, muss also irgendwie mit Daten gefüllt werden, und das ständige Neueinlesen führt zu einer Verlangsamung des Listenaufbaus und kann in Netzwerken unnötig hohen Datenverkehr verursachen.

Hier bietet es sich an, die Listenelemente und die Elementwerte aus der Dropdown-Liste der vorherigen Instanz zu kopieren. Dazu stellen wir dem vorhandenen Skript folgenden Skriptteil voran:

```
if (this.parent.instanceIndex > 0)
{
   var DDP_itemsDisplay =
     this.parent.parent.resolveNode(this.parent.name
     + "[" + (this.parent.instanceIndex - 1) +
     "]").resolveNode(this.name + ".#items[0]");
   var DDP_itemsHidden =
     this.parent.parent.resolveNode(this.parent.name
     + "[" + (this.parent.instanceIndex - 1) +
     "]").resolveNode(this.name + ".#items[1]");
   this.clearItems();
   for (var i = 0; i < DDP_itemsDisplay.nodes.length;
     i++)
       this.addItem(DDP_itemsDisplay.nodes.item(i).
```

```
            value, DP_itemsHidden.nodes.item(i).value);
}
```

Erläuterung

Zuerst erfolgt eine Prüfung, ob der `instanceIndex` der `parent`-Komponente (TfDaten) größer als 0 ist. Ist dies der Fall, wurde bereits ein Teilformular TfDaten erstellt und die Dropdown-Liste KUNDENTYP mit Listenelementen gefüllt. Es wird dann in der Variablen `DDP_itemsDisplay` eine Referenz auf den Hauptknoten der Listenelemente #items[0] hinterlegt und in `DDP_itemsHidden` eine entsprechende auf den Hauptknoten der Elementwerte #items[1].

Zur Sicherheit werden anschließend mit der Methode `clearItems()` eventuell vorhandene Listenelemente gelöscht.

Dann werden innerhalb eine `for`-Schleife für alle in der Dropdown-Listen-Vorlage vorhandenen Listenelemente mittels der Methode `this.addItem()` das Listenelement `DDP_itemsDisplay.nodes.item(i).value` und der zugehörige Elementwert `DDP_itemsHidden.nodes.item(i).value` übernommen.

Da das restliche Skript nur dann ausgeführt werden soll, wenn der hinzugefügte Skriptteil nicht ausgeführt wird, führen wir die `if`-Klausel mit einem `else` weiter und schließen den älteren Skriptteil mit geschweiften Klammern ein, so dass das Einlesen der Daten nur einmalig erfolgt, also

```
if (this.parent.instanceIndex > 0)
{
   ... neuer Skriptteil
}
else
{
   ... bisheriges Skript ...
}
```

Damit haben wir eine tolle Dropdown-Liste erzeugt, die sich bestens als wiederverwendbare Komponente für Listenformulare eignet. Darum ziehen Sie diese per Drag&Drop in das Fenster der BIBLIOTHEK-Palette. Im dann erscheinenden Dialogfenster hinterlegen Sie zu der neuen Komponente beispielsweise die Angaben aus Abbildung 4.40.

Wenn Sie zukünftig Listen zu erstellen haben, bei denen ID-Werte einer Datenbank in lesbare Werte aus einer Referenztabelle umgesetzt werden müssen, dann erledigen Sie dies jetzt ganz einfach. Sie müssen lediglich Ihre neue, selbst erstellte Komponente auf das Formular ziehen und die drei Variablen sDataConnectionName, sCol-

4.2 OLEDB-Datenverbindungen

HiddenValue und sColDisplayText mit den entsprechenden Werten belegen – der Rest funktioniert automatisch.

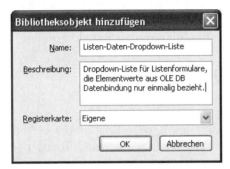

Abbildung 4.40

> **Übung**
>
> Erstellen Sie ein Listen-Datenlistenfeld mit entsprechender Funktionalität. Und speichern Sie dieses ebenfalls in Ihrer Bibliothek.

Sicherstellen, dass alle Werte vollständig angezeigt werden

Sicherlich ist Ihnen aufgefallen, dass nicht alle Werte in der Liste vollständig angezeigt werden. Entsprechend der Feldgröße werden Werte einfach abgeschnitten, zum Beispiel beim Feld Web. Dies ist ein Problem, das Sie bei allen Listengeneratoren haben. Vor allem bei variablen mehrzeiligen Texten kann dies zu Problemen führen.

Als Lösung bietet sich hier an, dass man die Felder auf der Palette LAYOUT auf PASSEND ERWEITERN einstellt. Das allein genügt allerdings noch nicht, denn die Felder könnten ja bei entsprechender Vergrößerung über den Formularrand hinausragen und wären damit ebenfalls nicht vollständig sichtbar.

Zusätzlich müssen Sie also noch das umgebende Teilformular – in unserem Fall TfDaten – auf ein fließendes Layout umstellen, so dass Felder entsprechend ihrer Größe umgruppiert werden können. Da dann nicht jedes Feld immer an derselben Stelle steht, sollten Sie die Feldabgrenzungen durch Einstellung eines Randes – zumindest rechts und links – sichtbar machen.

Ein einfaches Beispiel mit fließendem Layout entsprechend unserem vorstehenden Beispiel finden Sie auf der Buch-CD unter dem Namen:

KundendatenListeFloat.pdf.

Auch kann es sinnvoll sein, mit zwei Teilformularen zu arbeiten, die wiederum in einem anderen Teilformular zusammengefasst sind. Das obere Teilformular hat ein feststehendes Layout und enthält dann die Felder, die an fester Position angezeigt werden müssen, und das untere hat ein fließendes, das die Felder variabler Größe enthält, wie zum Beispiel Informationstexte. Das umgebende Teilformular muss dann natürlich ebenfalls ein fließendes Layout besitzen. Bei einem solchen Formular muss man die Bezeichnungen der Feldreferenzen für die Verbindung zu den Datenspalten entsprechend ausführlicher gestalten und dabei die Teilformulare mit einbeziehen.

Ein Formular mit interner OLEDB- nach XML-Konvertierung erstellen

Im nächsten Unterkapitel des Buches werden Sie XML-Datenverbindungen kennen lernen. Das nun folgende Formular stellt den idealen Übergang zu diesem Thema dar.

In unserem letzten Formular mussten wir jede Instanz, also jede Formularzeile, durch ein Skript erzeugen. Bei XML-Datenverbindungen werden automatisch so viele Instanzen eines Teilformulars erzeugt, wie benötigt werden. Warum also nicht die Daten aus der OLEDB-Datenquelle in XML umwandeln? Das wollen wir tun.

Das Formular-Design erstellen

Als Vorlage nehmen wir das bereits mehrfach verwendete Formular

KundenformDropdown.pdf

und speichern es zunächst unter einem neuen Namen, zum Beispiel

KundenlisteOleDbToXml.pdf

DATEITYP ACROBAT 8 (DYNAMISCH) ab. Löschen Sie als Nächstes die beiden Dropdown-Listen im Kopfbereich sowie die beiden Schaltflächen WEB und E-MAIL.

Stellen Sie für alle Datenfelder auf der OBJEKT-Palettenseite BINDUNG die STANDARDBINDUNG auf NORMAL und wählen Sie auf der OBJEKT-Palettenseite WERT den TYP SCHREIBGESCHÜTZT. Markieren Sie nun alle Datenfelder und wählen Sie den Menüpunkt EINFÜGEN|UMSCHLIESSEN MIT TEILFORMULAR. Das neu eingefügte Teilformular sollte nun alle Felder umschließen. Dieses Teilformular benennen Sie mit TfDaten.

Auf dem Rechteck im Kopfbereich platzieren Sie zunächst eine Schaltfläche, die Sie mit Liste erstellen beschriften. Obwohl natürlich auch eine automatische Listenerstellung, gestartet beim initialize-Ereignis, durchgeführt werden könnte, wollen wird diese durch einen Button-Klick starten.

Neben die Schaltfläche setzen Sie noch ein Kontrollkästchen, das Sie mit XML-Daten anzeigen beschriften. Auf dessen OBJEKT-Palettenseite BINDUNG geben Sie unter NAME CheckXmlView ein sowie für den AN-WERT visible und den AUS-WERT hidden. Auf der OBJEKT-Palettenseite WERT stellen Sie als STANDARDWERT AUS ein.

4.2 OLEDB-Datenverbindungen

Auch die Elemente des Kopfbereichs selektieren Sie nun gemeinsam und wählen wiederum UMSCHLIESSEN MIT TEILFORMULAR. Diesem Teilformular geben Sie den Namen Header.

Anschließend selektieren Sie das Teilformular TfDaten und verschieben es samt Inhalt so weit nach unten, dass ein freier Raum von mindestens 2,8 cm entsteht. In diesem freien Bereich platzieren Sie ein Textfeld, das genau so breit sein soll wie das Rechteck im oberen Formularkopf. Dessen Höhe stellen Sie auf der Palette LAYOUT auf besagte 2,8 cm ein. Auf der OBJEKT-Palettenseite FELD geben Sie die BESCHRIFTUNG XML-Daten ein und selektieren MEHRERE ZEILEN ZULASSEN. Auf der OBJEKT-Palettenseite BINDUNG geben Sie unter NAME XML_Data ein und stellen die STANDARDBINDUNG auf OHNE.

Wählen Sie anschließend für das Textfeld XML_Data den Menüpunkt EINFÜGEN| UMSCHLIESSEN MIT TEILFORMULAR an und kontrollieren Sie anschließend die Position dieser beiden Elemente innerhalb der Hierarchie; sie sollten sich zwischen dem Teilformularen Header und TfDaten befinden.

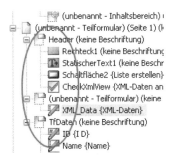

Abbildung 4.41 Bei fließendem Layout werden die Formular-Elemente automatisch gemäß ihrer Position in der Hierarchie platziert.

Sollte dies nicht der Fall sein, dann verschieben Sie das Teilformular nach dorthin.

Stellen Sie nun für das Haupt-Teilformular auf der OBJEKT-Palettenseite TEILFORMULAR den INHALT auf TEXTFLUSS bei FLIESSRICHTUNG. Anschließend sollte das Formular aussehen wie in Abbildung 4.42 gezeigt.

Ist so weit alles in Ordnung, stellen Sie für das Teilformular, das das Feld XML_Data umgibt, auf der OBJEKT-Palettenseite TEILFORMULAR die PRÄSENZ auf AUSGEBLENDET (AUS LAYOUT AUSSCHLIESSEN). Dieses Feld soll nur bei Bedarf eingeblendet werden.

Für das Teilformular TfDaten selektieren Sie auf der OBJEKT-Palettenseite BINDUNG TEILFORMULAR WIEDERH. F. JEDES DATENELEMENT sowie MIN-ZÄHLER mit dem Wert 1. Wenn Sie den Kopfbereich auf allen Seiten wiederholen möchten, dann wählen Sie auf der OBJEKT-Palettenseite PAGINIERUNG als ÜBERLAUFKOPFBEREICH das Teilformular HEADER aus.

Abbildung 4.42 Bei eingestelltem fließendem Layout sollte das Formular in etwa so aussehen. Der graue Bereich im Textfeld XML-Daten ist durch einen eingestellten Farbverlauf bedingt, der im Design-Modus nicht korrekt dargestellt wird.

Die Formular-Skripte erfassen

Als ERSTES erfassen Sie unter dem initialize-Ereignis des Formulars nachstehendes Skript, mit dem wieder – wie im vorangehenden Formularbeispiel – ein Objekt erzeugt wird, das den Zusammenhang zwischen den Formularfeldern und den Datenbankspalten definiert.

DBRef=new Object(); Als Nächstes erzeugen Sie mittels eines rechten Mausklicks auf den Formularnamen ganz oben in der Palette HIERARCHIE und anschließender Auswahl des Punktes SKRIPTOBJEKT EINFÜGEN im dann erschienenen Popup-Menü ein neues Skriptobjekt. Dieses finden Sie anschließend in der Hierarchie unter den Variablen und geben ihm den Namen S01. Dort erfassen Sie das nachstehende Skript, mit dem die Funktion buildXML() – wie der Name schon aussagt – den XML-Code erzeugt:

```
function buildXML(subF, fArray, dBindname)
{
/*    Übergabewerte
   subF       - Subform (Objekt); dieses muss benannt
   sein
   fArray     - Array mit Feldzuordnungen
   dBindname  - Name der Datenverbindung
*/
   // Datenverbindungsobjekt ermitteln
   var dSource =
   xfa.sourceSet.resolveNode(dBindname);
```

4.2 OLEDB-Datenverbindungen

```
// Variable für XML-Daten
var XmlStr = "";
XmlStr = XmlStr + "<" + this.name + ">\n";
XmlStr = XmlStr + "<" + subF.name + ">\n";

dSource.first();
while (!dSource.isEOF())
{
   for (var Eigenschaft in fArray)
   {
      XmlStr = XmlStr + "<" + Eigenschaft + ">";
      XmlStr = XmlStr +
         xfa.resolveNode(fArray[Eigenschaft]).value;
      XmlStr = XmlStr + "</" + Eigenschaft + >\n";
   }
   dSource.next();
}
XmlStr = XmlStr + "</" + subF.name + ">\n";
XmlStr = XmlStr + "</" + this.name + ">\n";

return XmlStr;
}
```

Erläuterung

Der Funktion werden drei Parameter übergeben. Der erste, der in der Variablen subF gespeichert wird, ist das Teilformular (und zwar als Objekt), das die zu füllenden Datenfelder enthält.

Der zweite Parameter ist das Array, das die Formularfeld-Tabellenspalten-Zuordnung definiert, das im initialize-Ereignis definiert wurde. Dieses wird in der Variablen fArray referenziert.

Als Drittes muss der Name der Datenverbindung, also ein String, an die Funktion übergeben werden. Aus dieser Datenverbindung werden die Daten gelesen.

Zunächst wird in der Funktion anhand des Namens der Datenverbindung deren Objekt ermittelt und über die Variable dSource referenziert.

Als Nächstes wird die Variable XmlStr, in der der gesamte XML-Code aufgebaut werden soll, mit einem leeren String initialisiert. Sodann wird das erste einleitende XML-Tag mit dem Formularnamen – im vorliegenden Fall Formular1 – in die Variable geschrieben. Der Formularname ist innerhalb des Skriptobjekts über `this.name` ermittelbar (und nicht über `this.parent.name`, wie man vielleicht annehmen könnte).

Ein XML-Tag ist ein Begriff, der in spitze Klammern eingeschlossen ist. Etwas Ähnliches kennen Sie auch aus HTML. Es gibt ein einleitendes Tag, das nur einen Namen oder Begriff enthält und bei dem eine Sektion innerhalb einer XML-Datei beginnt, und ein beendendes Tag, das den Namen mit einem vorangehenden Schrägstrich enthält und die Sektion beendet.

Unser einleitendes Tag lautet somit <Formular1> und das beendende, das erst am Ende der XML-Datei geschrieben wird, würde </Formular1> lauten.

> **Hinweis**
> Hinter jedem Tag wird noch \n angefügt, was einen Zeilenumbruch und damit eine bessere Les- und Druckbarkeit der XML-Datei bewirkt. Erforderlich ist dies jedoch nicht.

Das nächste einleitende XML-Tag beinhaltet den Namen des Teilformulars, das die Formular-Datenfelder enthält. In unserem Fall lautet diese `TfDaten` und wird über den Ausdruck `subF.name` referenziert. Das Tag lautet also <TfDaten> und wird an die Stringvariable `XmlStr` angefügt.

Danach geht es bereits an das Einlesen der Daten. Mittels der Methode `first()` wird der Dateizeiger auf den ersten Datensatz gesetzt. Anschließend werden in einer `while`-Schleife nacheinander alle Datensätze verarbeitet. Hierbei wird mittels der `next()`-Methode jeweils der nächste Datensatz gelesen. Mit dem Erreichen des Dateiendes (`dSource.isEOF()`) endet die Schleife.

Die Verarbeitung erfolgt mittels einer `for`-Schleife, die die Bezeichner aller Eigenschaften des über `fArray` referenzierten Objekts rekursiv abfragt und an die Variable `Eigenschaft` übergibt. Aus der Bezeichnung wird das einleitende Tag erzeugt, also <myID>, <Name>, <Vorname> usw., dann über den Wert der Eigenschaft `fArray[Eigenschaft].value` mittels der Methode `resolveNode()` (zum Beispiel `resolveNode("xfa.record.Datenverbindung.myID")`) der Wert der zugeordneten Datenspalte ermittelt. Dieser Wert wird unmittelbar an das einleitende Tag angefügt und unmittelbar mit dem beendenden Tag und einem Zeilenende-Ausdruck (\n) abgeschlossen.

Der XML-String würde somit etwa folgenden Aufbau haben

```
<Formular1>
<TfDaten>
<myID>1</myID>
```

4.2 OLEDB-Datenverbindungen

```
.
.
.
<Kundentyp>1</Kundentyp>
<myID>2</myID>
.
.
.
<Kundentyp>5</Kundentyp>
</Formular1>
</TfDaten>
```

Zwischen `<myID>` und `<Kundentyp>` würden alle anderen Tags mit ihren Daten entsprechend den Namen der Formularfelder aufgeführt. Mit jedem `<myID>`-Tag beginnt ein neuer Datensatz.

Hinweis
Die Methode der hier gezeigten XML-Generierung ist eher als primitiv zu bezeichnen, sie ist jedoch sehr anschaulich. Man könnte in vielen Programmiersprachen ähnlich vorgehen. In Acrobat gibt es integrierte Methoden, mit denen es eleganter funktioniert. Diese werden Sie bei späteren Formularen selbstverständlich auch noch kennen lernen.

Abschließend werden mittels `return XmlStr;` die XML-Daten an das aufrufende Skript zurückgegeben. Dieses werden wir als Nächstes erstellen. Die Listengenerierung soll nach Anklicken des Buttons LISTE ERSTELLEN starten. Erfassen Sie also zum click-Ereignis dieser Schaltfläche das nachstehende, eigentlich recht kurze Skript.

```
var subF = xfa.form.Formular1.resolveNode("TfDaten[0]");

// Funktionsaufruf nach Skriptobjekt SO1
var tmpXML = xfa.form.Formular1.SO1.buildXML(subF,
 DBRef, "Datenverbindung");

// XML-Daten laden
xfa.datasets.data.loadXML(tmpXML, 1, 1);

// Formularremerge jetzt erzwingen, da sonst
// XML_Data-Feld reinitialisiert wird
xfa.form.remerge();

xfa.form.Formular1.XML_Data.rawValue = tmpXML;
```

Erläuterung

Zunächst wird die erste Instanz des Teilformulars TfDaten[0], die bereits beim Formularstart existiert, ermittelt und als Objekt in der Variablen subF referenziert. Dass es sich um die erste Instanz handelt, ist deshalb wichtig, weil die Liste auch dann gestartet werden kann, wenn bereits Daten darin stehen.

Anschließend erfolgt bereits der Aufruf der buildXML-Funktion mit Übergabe der erforderlichen Parameter. Das Ergebnis des Aufrufs, ein String mit XML-Daten, wird der Variablen tmpXML übergeben.

Die XML-Formulardaten sind unter dem Knoten xfa.datasets.data hinterlegt. Von dort können Sie mit der Methode saveXML() gelesen, aber auch mittels der Methode loadXML() geschrieben werden. Letzteres soll ja mit den erzeugten XML-Daten geschehen, so dass in dem Skript als Nächstes ein entsprechender Aufruf durchgeführt wird, wobei die Variable tmpXML an den Methodenaufruf übergeben wird. Der zweite übergebene Parameter, ein boolescher Wert (true/false bzw. 1/0) legt fest, ob der Stammknoten des Dokuments ignoriert werden soll. In unserem Formular ist 1 = true erfasst; hierdurch müssen wir das Tag <TfDaten> nicht vor und nach jedem Datensatz wiederholen, was doch einiges an Speicher einspart. Der zweite, ebenfalls boolesche, Parameter legt fest, ob die übergebenen Daten ersetzt oder angefügt werden. In unserem Fall sollen sie ersetzt werden, weil wir ja eine eindeutige Liste haben wollen.

Durch den folgenden Skriptaufruf xfa.form.remerge(); wird ein sofortiges Aktualisieren des Formularlayouts mit den Formulardaten erzwungen. Ein solches remerge() würde auch automatisch erfolgen, aber bevor Acrobat einen derart rechenintensiven Vorgang durchführt, wartet es noch eine kurze Zeit ab, ob nicht noch andere Aufrufe eintreten, die einen Neuaufbau des Formulars bewirken könnten. Das ist durchaus sinnvoll, denn es macht das Programm insgesamt schneller und verhindert zu häufiges Bildschirmflackern.

In unserem Fall wollen wir aber noch die XML-Daten lesbar im Textfeld XML_Data speichern. Diese Datenübergabe würde – bedingt durch den Wartezyklus – vor dem Beginn des Neuaufbaus, auch Rendern genannt, erfolgen. Da in der Variablen tmpXML keine Daten für das Feld XML_Data vorhanden sind, würde dessen Inhalt im Rahmen des Neu-Renderns auf den ursprünglichen Wert (kein Inhalt) zurückgesetzt. Indem wir das Rendern vor der Datenübergabe an das Feld erzwingen, erfolgt dieses Rücksetzen nicht.

Mittels

```
xfa.form.Formular1.XML_Data.rawValue = tmpXML;
```

werden schließlich die XML-Daten ebenfalls an das Textfeld übergeben.

4.2 OLEDB-Datenverbindungen

Doch halt, wir hatten das Textfeld XML_Data ja ausgeblendet. Wir müssen darum noch eine Möglichkeit einrichten, um es bei Bedarf wieder sichtbar machen zu können, also einzublenden. Dazu soll uns das Kontrollkästchen dienen, zu dessen change-Ereignis Sie bitte folgendes Skript in JavaScript hinterlegen.

```
xfa.form.Formular1.resolveNode("#subform[0].
  #subform[2]").presence = this.rawValue;
```

Erläuterung

Das Teilformular, das das Feld XML_Data beinhaltet, hatten wir nicht benannt. Darum müssen wir mit der Methode resolveNode() über eine Prototyp-Referenz darauf zugreifen. Es handelt sich in Reihenfolge der Erstellung um das dritte Teilformular des – ebenfalls unbenannten – Haupt-Teilformulars. Somit lautet dieser SOM-Prototyp-Ausdruck #subform[0].#subform[2]. Die Eigenschaft presence, also die Präsenz, des durch diese Referenz aufgelösten Teilformulars, setzen wir auf den Wert des Kontrollkästchens.

Dieses besitzt ausnahmsweise einmal nicht so langweilige Werte wie 1 und 0, wahr und unwahr oder ja und nein, sondern visible und hidden. Und das sind wiederum Werte, die wir unmittelbar der Eigenschaft presence von Formularobjekten zuweisen können. Ist das Kästchen selektiert, dann wird presence auf visible gesetzt, ansonsten auf hidden.

Damit ist das Formular eigentlich fertig. Allerdings sollten wir die Variable DBRef, die wir beim initialize-Ereignis des Formulars erzeugt haben, bei dessen Beenden wieder löschen. Darum erfassen Sie bitte noch beim docClose-Ereignis des Formulars die Skriptzeile

```
delete DBRef;
```

Speichern Sie nun das Formular unter dem Namen:

KundenlisteOleDbToXml.pdf

und testen Sie es im Vorschaumodus. Der Listenaufbau sollte schneller vonstatten gehen als beim vorherigen Formular, weil im jetzigen weder laufend die Methode addInstance() aufgerufen werden muss, noch die Formularfelder per Skripting gefüllt werden. Dies erledigt Acrobat intern beim Rendern des Formulars, was deutlich Zeit einspart.

Wenn Sie auf das Kontrollkästchen klicken, sollte das Textfeld mit den übergebenen XML-Daten sichtbar werden, wo Sie sich diese näher ansehen können. Es handelt sich hier natürlich um eine ganz einfach aufgebaute XML-Datei.

Kapitel 4 — DATENVERBINDUNGEN

Kundendaten XML

☒ XML-Daten anzeigen

XML-Daten
```
<Formular1>
<TfDaten>
<ID>1</ID>
<Name>Müller</Name>
<Vorname>Willi</Vorname>
<Ort>Essen</Ort>
```

ID	1	Name	Müller	Vorname	Willi
Ort	Essen	Email	wm@formcenter.de	Web	http://www.formcenter.
Kunde_seit	01.01.2007	Umsatz	0,00 €	Kundentyp	Interessent

ID	2	Name	Meier	Vorname	Klaus
Ort	München	Email	km@formcenter.de	Web	http://www.formcenter.
Kunde_seit	15.02.2006	Umsatz	30.000,00 €	Kundentyp	Endkunde

ID	3	Name	Schneider	Vorname	Birgit
Ort	Frankfurt	Email	bs@formcenter.de	Web	http://www.formcenter.
Kunde_seit	03.02.2005	Umsatz	500.000,00 €	Kundentyp	Wiederverkäufer

ID	4	Name	Schulze	Vorname	Friedrich
Ort	Hamburg	Email	fs@formcenter.de	Web	http://www.formcenter.
Kunde_seit	05.05.2004	Umsatz	4.356.000,00 €	Kundentyp	Grosskunde

ID	5	Name	Gottschalk	Vorname	Bernd
Ort	Bremen	Email	bg@formcenter.de	Web	http://www.formcenter.
Kunde_seit	02.01.2006	Umsatz	2.367.000,00 €	Kundentyp	Discounter

ID	6	Name	Reinhard	Vorname	Robert
Ort	Augsburg	Email	rr@formcenter.de	Web	http://www.formcenter.
Kunde_seit	07.01.2007	Umsatz	225.000,00 €	Kundentyp	sonstige

Abbildung 4.43 Die Kundenliste nach der Generierung mit Anzeigefeld für die XML-Daten

4.3 XML-Datenverbindungen

Allgemeines

Das in unserem letzten Formular verwendete XML-Format ist das mittlerweile am meisten verwendete Datenaustauschformat. Beispielsweise lassen sich die Inhalte kompletter Datenbanken mit mehreren Tabellen in einer einzigen Datei abspeichern, übermitteln und wieder importieren. Aber auch die neue XFA-Formulartechnologie ist XML-basiert.

Auch AJAX und SOAP/WSDL sind beispielsweise grundsätzlich XML-basiert.

Acrobat verwaltet selbst die internen Formulardaten im XML-Format und erlaubt es, Formulardaten zu exportieren und zu importieren.

Um auf XML-Datenverbindungen basierende Formulare zu entwickeln, benötigen wir zunächst eine XML-Datei als Datenquelle. XML-Dateien lassen sich auch aus zahlreichen Datenbankprogrammen (zum Beispiel Microsoft Access) heraus erzeugen. Wir wollen unsere erste XML-Datei mit Acrobat erzeugen.

Eine einfache XML-Datei erzeugen

Als Ausgangsbasis verwenden wir unser zuletzt erstelltes Formular

KundenlisteOleDbToXml.pdf

Dieses speichern Sie zunächst unter dem neuen Namen

KundenlisteOleDbToXmlSaveXml.pdf

Dann erweitern Sie es um eine weitere Schaltfläche, die Sie im Kopfbereich (Teilformular `header`) platzieren. Diese beschriften Sie mit Exportieren.

Zum `click`-Ereignis der Schaltfläche erfassen Sie nachstehendes Skript in JavaScript:

```
xfa.host.exportData("", false);
```

Erläuterung
Die Methode `exportData()` erlaubt es, die Formulardaten zu exportieren. Hierzu können zwei Parameter übergeben werden. Der erste ist der Dateiname mit kompletter, Acrobat-spezifischer Pfadangabe. Übergibt man hier einen leeren String, erscheint das Speichern-Dialogfenster. Der zweite Parameter legt das Exportformat fest. Lautet er auf `true`, dann erfolgt der Export im XDP-Format, also inklusive des

Formulars, lautet er auf `false`, dann werden nur die Formulardaten im XML-Format exportiert, was wir beabsichtigen.

> **Hinweis**
>
> Wenn Sie einen Dateinamen – mit oder ohne Pfadangabe – angeben, soll grundsätzlich eine automatische Speicherung ohne Benutzerinteraktion erfolgen. Wenn Sie dies versuchen, werden Sie allerdings feststellen, dass zunächst gar nichts passiert, also keine Speicherung erfolgt. Damit dies funktioniert, muss das Dokument in Acrobat zertifiziert werden, wozu bei `exportData()` eine selbst erstellte (so genannte self-signed) Signatur ausreicht.
>
> Aber selbst wenn Sie das Dokument zertifiziert haben, ist eine Speicherung nicht überall möglich. Acrobat verweigert dies, wenn Sie den Root-Ordner einer Festplatte oder einen wichtigen Systemordner für die Speicherung gewählt haben.

> **Achtung**
>
> Beachten Sie bei Pfadangaben, dass Sie diese im Acrobat Device Independent Format machen. Eine Windows-Pfadangabe
>
> `c:\Daten\Export.xml`
>
> müsste hier lauten
>
> `/c/Daten/Export.xml`

Weiter zu unserem Formular. Für alle Elemente, deren Dateninhalt wir nicht mit in der XML-Datei haben möchten, müssen Sie die STANDARDDATENBINDUNG auf der OBJEKT-Palettenseite BINDUNG auf OHNE stellen. Dies sind also insbesondere die Textbox `XML_Data` (sonst hätten wir die Daten doppelt in der XML-Datei stehen) sowie ihr übergeordnetes Teilformular und ferner das Kontrollkästchen `CheckXmlView` und das umgebende Teilformular `header`.

Speichern Sie anschließend das Formular und gehen Sie dann in den Vorschaumodus.

Zum Erstellen der XML-Daten klicken Sie zunächst auf die Schaltfläche LISTE ERSTELLEN und erst, wenn die Liste generiert wurde, auf die EXPORTIEREN-Schaltfläche. Es erscheint dann das Dialogfenster FORMULARDATEN EXPORTIEREN.

4.3 XML-Datenverbindungen

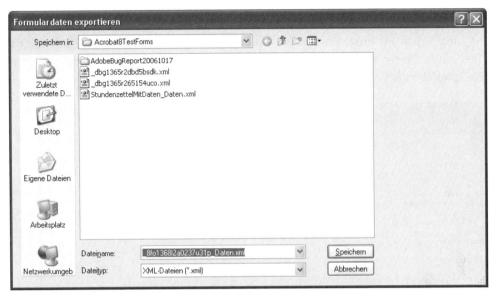

Abbildung 4.44 Export-Dialogfenster; der Dateiname besteht aus einer UUID

Der erste Teil des Formularnamens ist ein zufällig generierter Wert (so genannter UUID – **U**niversally **U**nique **ID**entifier), der der aktuellen Formularsitzung zugeordnet wurde. Diesen sollten Sie durch einen aussagekräftigeren ersetzen. Speichern Sie die Datei unter dem Namen

```
Kundenliste.xml
```

und notieren Sie sich den Speicherort, also den Verzeichnispfad, unter dem die Datei gespeichert wurde. Wählen Sie als Speicherort möglichst weder das Hauptverzeichnis einer Festplatte, noch ein Systemverzeichnis, noch den Ordner Eigene Dateien.

Tipp
UUIDs können Sie in Acrobat auch selbst erzeugen. Rufen Sie hierzu einfach die FormCalc-Funktion Uuid() auf.

Beispiel
```
var myUuid = Uuid()
```
Beim Funktionsaufruf können Sie noch einen Parameter übergeben. 0 – dies ist der Standardwert – liefert ausschließlich so genannte hexadezimale Oktett-Ziffern, bei 1 werden an festgelegten Positionen Bindestriche eingefügt, was die Lesbarkeit verbessert.

Die XML-Daten ansehen und editieren

So, nun haben wir unsere erste XML-Datendatei erzeugt. Öffnen Sie diese in einem Texteditor. Dieser sollte Daten im UTF-8-Format lesen und speichern können (zum Beispiel Windows Notepad).

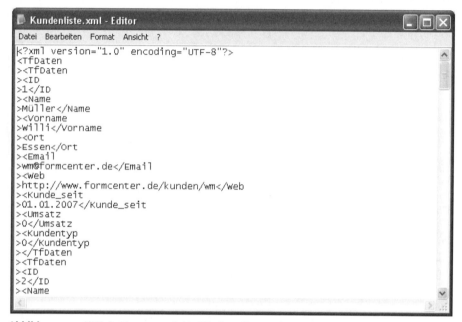

Abbildung 4.45 XML-Daten, angezeigt in Windows Notepad

Laden Sie nun die zuvor gespeicherte XML-Datei in Notepad. Sie finden Sie, wenn Sie im ÖFFNEN-Dialogfenster den DATEITYP ALLE DATEIEN selektiert haben und das Verzeichnis auswählen, das Sie als Speicherort gewählt hatten.

Die Darstellung in Windows Notepad funktioniert zwar, ist allerdings nicht sehr überzeugend, weil doch recht unübersichtlich. Dies liegt vor allem daran, dass inmitten der so genannten Tags der aus Acrobat exportierten Datei, also der in spitze Klammern eingeschlossenen Begriffe, Zeilenumbrüche erfolgen. Dennoch wollen wir mit dem Editor erste kleinere Änderungen durchführen.

Im Kopf der Datei sehen Sie mit einem Fragezeichen am Anfang des Tags die Einleitung der Datei, eine so genannte Dokumententyp-Deklaration:

```
<?xml version="1.0" encoding="UTF-8">
```

4.3 XML-Datenverbindungen

Eine derartige Dokumententyp-Deklaration hatten wir in dem XML, das wir im vorhergehenden Formular in dem Textfeld angezeigt hatten, nicht – trotzdem hat Acrobat diese Daten verarbeitet. Zu einem wohlgeformten (well-formed) XML-Dokument gehört diese aber dazu und Acrobat hat sie daher automatisch erzeugt. Diese gibt die XML-Version an und sollte auch die Kodierung des Dokuments – in unserem Fall UTF-8 – enthalten. Auch weitere Angaben können innerhalb des Tags gemacht werden, auf die ich an dieser Stelle aber nicht eingehe. Zusätzlich sind noch weitere Deklarations-Tags möglich, zum Beispiel Anweisungen darüber, welche Sprachspezifikation das Dokument hat und wie Leerstellen und Zeilenumbrüche zu behandeln sind.

Nach diesem einleitenden Tag kommen zwei Start-Tags `<TfDaten>`. Es ist eigentlich unüblich, zwei Tags desselben Namens nacheinander zu verwenden, und daher sollten Sie den ersten der beiden in einen beliebigen anderen Namen umändern, zum Beispiel in `<dataroot>`.

Am Ende des Dokuments sehen Sie dann zwei den Start-Tags entsprechende End-Tags `</TfDaten>`. Hier müssen Sie dann entsprechend den letzten ebenfalls abändern in `</dataroot>`.

Speichern Sie nun die Datei mittels des Notepad-Menüpunktes DATEI|SPEICHERN UNTER. Im SPEICHERN UNTER-Dialogfenster lassen Sie den Dateinamen unverändert, wählen jedoch den Dateityp ALLE DATEIEN und die Codierung UTF-8.

Ein XML-Listenformular erstellen

Nach diesen Vorarbeiten können Sie bereits mit der Formularerstellung beginnen. Legen Sie zunächst ein neues, leeres Formular an.

Ziehen Sie im oberen Bereich ein Rechteck-Element über den gesamten Inhaltsbereich auf und stellen Sie eine Hintergrundfüllung und einen Rand nach Belieben ein. Platzieren Sie auf dem Rechteck ein Text-Element und geben Sie dafür den Text Kundenliste aus XML-Daten ein. Stellen Sie ferner eine Schriftgröße von 18 PUNKT ein.

Markieren Sie in der Palette HIERARCHIE beide Elemente des Kopfbereiches und wählen Sie per rechtem Mausklick im dann erscheinenden Popup-Menü den Punkt UMSCHLIESSEN MIT TEILFORMULAR aus. Dem neuen Teilformular geben Sie den Namen header.

Die Datenverbindung einrichten
Auf der Palette DATENANSICHT machen Sie einen Rechtsklick und wählen im dann erscheinenden Popup-Menü den Punkt NEUE DATENVERBINDUNG.

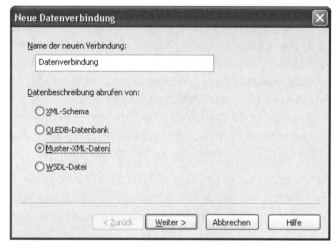

Abbildung 4.46

Im erscheinenden Dialogfenster selektieren Sie das Optionsfeld MUSTER-XML-DATEN. Dies bedeutet, dass der LiveCycle Designer auf Basis der vorliegenden XML-Datei ohne weitergehende Informationen das Datenformat der XML-Datei ermitteln soll. Klicken Sie anschließend auf WEITER.

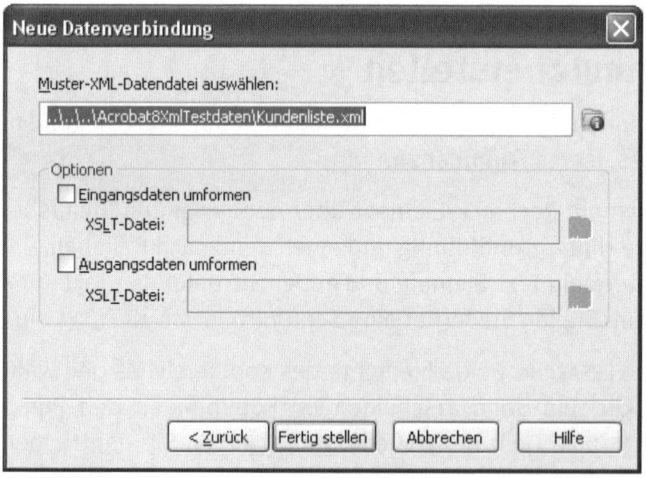

Abbildung 4.47 Auswahl der Muster-XML-Datei

Im nächsten Dialogfenster klicken Sie auf das Ordner-Symbol neben dem Eingabefeld MUSTER-XML-DATENDATEI AUSWÄHLEN und wählen im dann erscheinenden Datei-Dialogfenster XML-DATEI ÖFFNEN die Datei Kundenliste.xml aus. Klicken Sie anschließend auf FERTIG STELLEN. Sofern dann keine Fehlermeldung erscheint, ist die XML-Datei formell in Ordnung und die Datenstruktur wird in der Palette DATENANSICHT sichtbar.

Sollte eine Fehlermeldung erscheinen, dann ist die XML-Datei fehlerhaft und muss zunächst überprüft und überarbeitet werden.

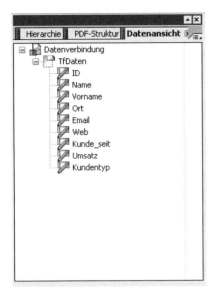

Abbildung 4.48 Die Struktur einer XML-Datei wird auf der Palette DATENANSICHT angezeigt.

Alle Datenspalten der XML-Datei wurden gemäß dem dazu platzierten Symbol als Textdaten aufgefasst. Dies ist zwar nicht korrekt, für unser erstes auf XML-Daten basierendes Formular wollen wir es aber dabei belassen.

Die Formularfelder erstellen

Machen Sie nun einen rechten Mausklick innerhalb der Palette DATENANSICHT und wählen Sie den Menüpunkt OPTIONEN aus. Es erscheint dann das Dialogfenster, das Sie in Abbildung 4.49 sehen.

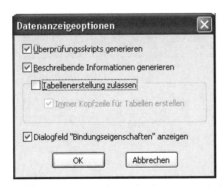

Abbildung 4.49 Optionen für das automatische Generieren von Feldern aus XML-Datenverbindungen

Deselektieren Sie in diesem Fenster das Kontrollkästchen TABELLENERSTELLUNG ZULASSEN. Hierbei würde der LiveCycle Designer versuchen, bei einer automatischen Formularfelderstellung alle Daten in einer einzigen Tabellenzeile zu platzieren, was bei der Vielzahl der hier vorliegenden Spalten sehr beengt aussähe. Klicken Sie dann auf OK.

Ziehen Sie anschließend – wie in Abbildung 4.50 gezeigt – den Knoten TfDaten aus der Palette DATENANSICHT auf das Formular unterhalb des Kopfes.

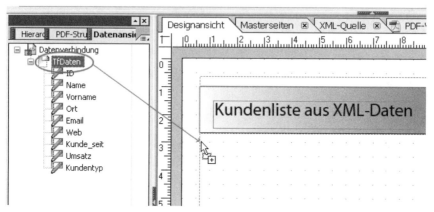

Abbildung 4.50 Zu den Datenspalten aus einer XML-Datei lassen sich per Drag&Drop passende Formularfelder erstellen.

Anschließend sollten bereits sämtliche Datenfelder auf dem Formular platziert und die Verknüpfungen – angezeigt auf der Palette DATENSICHT – entsprechend eingerichtet sein.

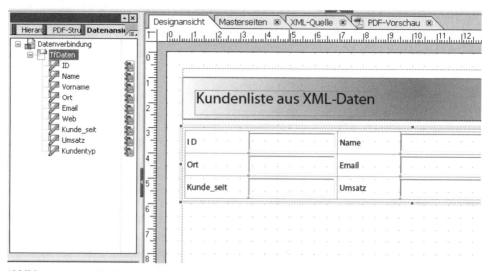

Abbildung 4.51 Durch die Symbole rechts neben den Datenspalten in der Palette DATENANSICHT ist die Datenbindung sichtbar.

4.3 XML-Datenverbindungen

Wenn Sie anschließend zur Palette HIERARCHIE wechseln, sehen Sie dort die neu generierten Felder. Diese sind von einem Teilformular namens TfDaten umgeben.

Beachten Sie auch, dass das Hauptformular jetzt dataroot entsprechend des Hauptknotens in der XML-Datei lautet.

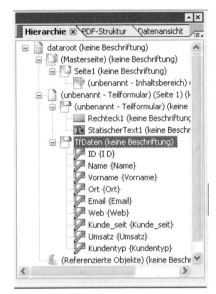

Abbildung 4.52 Die Hierarchie nach Herstellung der XML-Datenverbindung

Stellen Sie nun noch den INHALT für das Haupt-Teilformular des Formulars auf der OBJEKT-Palettenseite TEILFORMULAR auf TEXTFLUSS mit der FLIESSRICHTUNG VON OBEN NACH UNTEN ein.

Für das Teilformular TfDaten selektieren Sie auf der OBJEKT-Palettenseite BINDUNG das Kontrollkästchen TEILFORMULAR WIEDERH. F. JEDES DATENELEMENT mit dem MIN-ZÄHLER von 1, sofern dies der Designer nicht bereits automatisch erledigt hat. Auf der OBJEKT-Palettenseite PAGINIERUNG wählen Sie unter ÜBERLAUFKOPFBEREICH das Teilformular header aus.

Damit ist das erste, auf externen XML-Daten basierende Formular fertiggestellt. Speichern Sie es unter dem Namen

KundenlisteXml.pdf

als DATEITYP ACROBAT 8 (DYNAMISCH).

Die Formulardaten zuweisen

Wenn Sie jetzt allerdings auf die PDF-Vorschau gehen, werden Sie noch keine Daten sehen. Mit dem Einrichten der Datenverbindung wurden diese nämlich nur definiert, es wurden jedoch keine konkreten Daten zugewiesen. Diese Zuweisung der Datendatei können Sie zur Laufzeit des Formulars in Acrobat durch Anwahl des Menüpunktes FORMULARE|FORMULARDATEN VERWALTEN|DATEN IMPORTIEREN erledigen. Da so etwas für den Formularnutzer nicht unbedingt zumutbar ist, besteht auch im Designer die Möglichkeit, die Datendatei festzulegen. Wählen Sie hierzu den Menüpunkt DATEI|FORMULAREIGENSCHAFTEN und wählen Sie anschließend im Dialogfenster FORMULAREIGENSCHAFTEN die DATENDATEI durch Mausklick auf das neben dem Eingabefeld stehende Ordnersymbol aus.

Diese Datendatei wird automatisch beim Formularstart in der PDF-Vorschau geladen. Gehen Sie also in die PDF-Vorschau und testen Sie, ob das Formular nun mit Daten gefüllt ist.

Im Formular in Abbildung 4.53 ist unter Kundentyp wiederum nur der numerische Schlüsselwert, nicht jedoch der entsprechende Klartext zu sehen. Diesen Punkt sollten wir also noch anpassen. Die Daten hierzu sollen dynamisch bezogen werden. Da je Formular nur jeweils eine einzige XML-Datenverbindung angelegt werden kann und nicht zusätzlich eine OLEDB-Datenverbindung eingerichtet werden soll, müssen die Daten ebenfalls in der vorhandenen XML-Datendatei »hinterlegt« werden.

Die Daten sollen, da sie nur einen geringen Umfang haben, manuell erfasst werden. Da die Darstellung in Notepad recht unübersichtlich ist, empfehle ich Ihnen, dazu einen XML-Editor zu verwenden. Hier gibt es verschiedene Anbieter, die teils kostenlos, teils aber auch zu hohen Preisen, entsprechende Softwareprodukte anbieten. Auch zu vielen modernen Programmiersprachen und Web-Editoren zählen XML-Editoren. Falls Sie also bereits einen besitzen und mit diesem vertraut sind, verwenden Sie diesen auch.

Die Daten mit XML Notepad bearbeiten

Ein einfacherer, jedoch zur Zeit der Buchschreibung kostenloser Editor, ist XML Notepad 2007 von Microsoft, den Sie bei www.microsoft.com zum Download finden. Für dieses Programm soll die Dateiänderung nachstehend beschrieben werden.

Nach dem Programmstart laden Sie in dem englischsprachigen Programm über den Menüpunkt FILE|OPEN die Datei Kundenliste.xml. Im linken Teil des Programmfensters sehen Sie in Baumstruktur den Aufbau der XML-Datei (siehe Abbildung 4.54).

4.3 XML-Datenverbindungen

Kundenliste aus XML-Daten   [Schaltfläche]

ID	1	Name	Müller	Vorname	Willi
Ort	Essen	Email	wm@formcenter.de	Web	http://www.formcenter
Kunde_seit	01.01.2007	Umsatz	0	Kundentyp	0
ID	2	Name	Meier	Vorname	Klaus
Ort	München	Email	km@formcenter.de	Web	http://www.formcenter
Kunde_seit	15.02.2006	Umsatz	30000	Kundentyp	1
ID	3	Name	Schneider	Vorname	Birgit
Ort	Frankfurt	Email	bs@formcenter.de	Web	http://www.formcenter
Kunde_seit	03.02.2005	Umsatz	500000	Kundentyp	2
ID	4	Name	Schulze	Vorname	Friedrich
Ort	Hamburg	Email	fs@formcenter.de	Web	http://www.formcenter
Kunde_seit	05.05.2004	Umsatz	4356000	Kundentyp	3
ID	5	Name	Gottschalk	Vorname	Bernd
Ort	Bremen	Email	bg@formcenter.de	Web	http://www.formcenter
Kunde_seit	02.01.2006	Umsatz	2367000	Kundentyp	4
ID	6	Name	Reinhard	Vorname	Robert
Ort	Augsburg	Email	rr@formcenter.de	Web	http://www.formcenter
Kunde_seit	07.01.2007	Umsatz	225000	Kundentyp	5
ID	7	Name	Engler	Vorname	Hans
Ort	Hannover	Email	he@formcenter.de	Web	http://www.formcenter
Kunde_seit	02.04.2004	Umsatz	0	Kundentyp	0
ID	8	Name	Knudsen	Vorname	Frieda
Ort	Flensburg	Email	fk@formcenter.de	Web	http://www.formcenter
Kunde_seit	07.03.2005	Umsatz	131330	Kundentyp	1
ID	9	Name	Wunderlich	Vorname	Paul
Ort	Rostock	Email	pw@formcenter.de	Web	http://www.formcenter
Kunde_seit	02.03.2006	Umsatz	205000	Kundentyp	2

Abbildung 4.53 Die 1. Seite der Kundenliste aus XML-Daten in der Live-Ansicht

Kapitel 4 — DATENVERBINDUNGEN

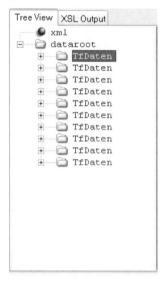

Abbildung 4.54 Die XML-Datensätze in XML Notepad

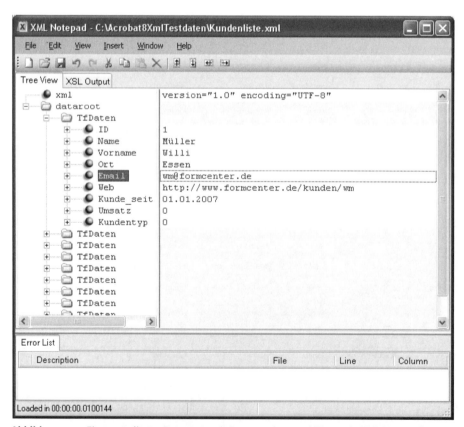

Abbildung 4.55 Ein expandierter Datensatz mit Datenspalten und Werten in XML Notepad

4.3 XML-Datenverbindungen

Im oberen Bereich unter xml sehen Sie die Dokumententyp-Deklaration und dann folgt bereits unser Haupt-(Root-)Knoten dataroot. Als Nächstes folgen die Datensätze TfDaten. Vor jedem Datensatz steht ein »+«-Symbol und wenn Sie darauf klicken, öffnet sich der jeweilige Datensatz und zeigt die untergeordneten Elemente – in unserem Fall die Datenspalten – an. Die zugehörigen Werte werden dann im rechten Programmfenster angezeigt.

Sowohl die Bezeichnungen der XML-Elemente als auch deren Werte können Sie editieren, indem Sie den entsprechenden Eintrag markieren und mittels [F2]-Taste den Editiermodus einleiten. Mit [Enter] bestätigen Sie die Änderungen und mittels [Esc]-Taste brechen Sie das Editieren ab und machen Änderungen rückgängig.

An den bestehenden Werten sollen jedoch keine Änderungen vorgenommen werden. Vielmehr sollen zusätzliche Werte eingefügt werden. Nämlich die Werte für die noch zu erstellenden Dropdown-Listen. Machen Sie hierzu einen rechten Mausklick auf DATAROOT und im dann erscheinenden Popup-Menü wählen Sie den Menüpunkt ELEMENT|CHILD. Unterhalb der bestehenden Einträge müsste nun unmittelbar ein neuer erscheinen. Diesen benennen Sie mit Ditems.

Machen Sie anschließend einen Rechtsklick auf Ditems und wählen Sie wiederum den Menüpunk ELEMENT|CHILD. Dem neuen Knoten geben Sie den Namen items. Unterhalb des Knotens items legen Sie zwei weitere Knoten an, die Sie mit text0 und text1 benennen.

items repräsentiert ein Element mit Wertzuordnung für die Dropdown-Liste, text0 soll der anzuzeigende Klartext sein und text1 der Elementwert.

Insgesamt werden sechs Einträge benötigt, weshalb eine dementsprechende Anzahl von Knoten in der XML-Datei erzeugt werden muss. Erzeugen Sie diese, indem Sie den Knoten items markieren und diesen dann entweder über den Menüpunkt EDIT|DUPLICATE oder mittels der Tastenkombination [Strg]+[D] in entsprechender Anzahl duplizieren.

Erfassen Sie dann die Werte, wie in Abbildung 4.56 gezeigt.

Speichern Sie die Datei anschließend unter dem Namen:

KundenlisteDDL.xml

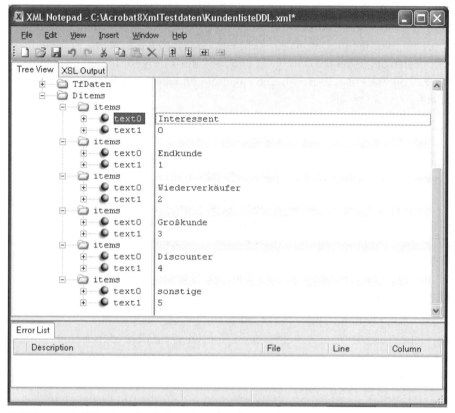

Abbildung 4.56 XML-Werte für die Dropdownliste dargestellt in XML-Notepad

Die Datenverbindung im Formular ändern

Zurück also zum Formular, wo es auf die neue Datendatei umgestellt werden muss. Auf der Palette DATENANSICHT Abbildung 4.38 klicken Sie mit rechts auf den Eintrag DATENVERBINDUNG und wählen anschließend im Popup-Menü den Eintrag VERBINDUNGS-EIGENSCHAFTEN. Im sodann folgenden Dialogfenster VERBINDUNGSEIGENSCHAFTEN ändern Sie auf der ersten Seite nichts und klicken auf WEITER. Auf der zweiten Seite ändern Sie den Dateinamen in KundenlisteDDL.xml und bestätigen dies mit der Schaltfläche FERTIG STELLEN.

Anschließend sollte die Datenansicht so aussehen wie in Abbildung 4.57.

Ändern Sie auch unter DATEI|FORMULAREIGENSCHAFTEN, Registerkarte STANDARD, den Dateinamen entsprechend ab.

Dynamische Eigenschaften festlegen

Selektieren Sie nun auf dem Formular das Textfeld Kundentyp und ändern Sie auf der OBJEKT-Palettenseite FELD den TYP in DROPDOWN-LISTE. Vergewissern Sie sich, dass über

4.3 XML-Datenverbindungen

das Palettenmenü DYNAMISCHE EIGENSCHAFTEN ANZEIGEN aktiviert ist und klicken Sie auf die Beschriftung LISTENELMENTE.

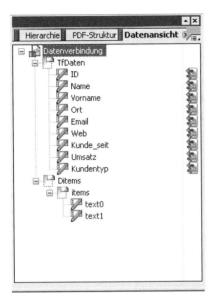

Abbildung 4.57

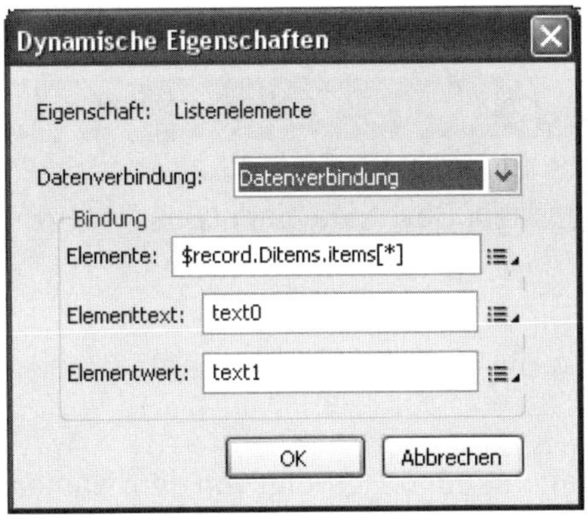

Abbildung 4.58

Im dann folgenden Dialogfenster DYNAMISCHE EIGENSCHAFTEN nehmen Sie die Einstellungen vor, die Sie in Abbildung 4.58 sehen können.

Speichern Sie zunächst das Formular, das nun fertig ist. In der PDF-Vorschau sollte der Kundentyp jetzt in Klartext angezeigt werden.

XML-Formular mit Datennavigation

Es wurde bereits erwähnt, dass OLEDB-Daten sich besonders zum Navigieren zwischen einzelnen Datensätzen eignen und XML-Formulare zum Erstellen von listenartigen Darstellungen.

Aber auch für XML-Daten haben die Acrobat-Entwickler eine – etwas versteckte – Möglichkeit vorgesehen, um zwischen einzelnen Datensätzen hin- und herzublättern. Allerdings funktioniert dies jeweils nur für **einen einzigen** Datenbereich einer XML-Datei, der zuvor festgelegt werden muss und im laufenden Formular nicht mehr geändert werden kann.

Das Formulardesign erstellen

Als Vorlage nehmen Sie Ihr zuletzt erstelltes Formular:

KundenlisteXmlDdl.pdf

Speichern Sie dieses zunächst unter dem neuen Namen

KundenlisteXmlDdlNavi.pdf

ab und nehmen Sie dann nachstehende Änderungen daran vor.

Zunächst definieren Sie den XML-Datenbereich, der scrollbar sein soll. Dies geht nur in der XML-Quelle.

> **Achtung**
>
> Unmittelbare Änderungen an der XML-Quelle können, sofern fehlerhaft, das Formular zerstören, beziehungsweise unlesbar machen. Bevor Sie hier etwas ändern, sollte die Datei zuvor abgespeichert werden.

Suchen Sie innerhalb des Rootknotens `config` die Unterknoten `present`, `common` und `data`.

Unmittelbar unter `<data>` fügen Sie dann das Tag `<record>`, gefolgt von dem Namen des zu scrollenden Datenknotens – in unserem Fall `TfDaten` – und dem schließenden Tag `</record>` ein.

```
<config xmlns="http://www.xfa.org/schema/xci/1.0/">
   <agent name="designer">
   ...
   <present>
      <!-- [0..n] -->
      <pdf>
```

4.3 XML-Datenverbindungen

```
    ...
    </pdf>
    <common>
      ...
      <data>
  <record>TfDaten</record>
        <xsl>
          <uri/>
          <debug>
            <uri/>
          </debug>
          ...
      </data>
      ...
    </common>
    ...
  </present>
  ...
</config>
```

Damit ist die Definition bereits erledigt und Sie können wieder zur Designansicht wechseln. Falls beim Wechsel ein Warnhinweis erscheint, bestätigen Sie diesen mit dem JA-Button.

Wenn Sie nun auf die PDF-Vorschau gehen, werden Sie feststellen, dass keine Daten angezeigt werden. Durch den Eintrag des `record`-Tags haben sich die Datenbindungseigenschaften des Formulars geändert. Die bislang vorhandenen Standardbindungen müssen abgeändert werden, aber auch die Bindungen für dynamische Elemente.

Stellen Sie zunächst für das Teilformular `TfDaten` auf der OBJEKT-Palettenseite BINDUNG die STANDARDBINDUNG auf OHNE. Der Designer wird nun für alle Datenfelder die Einträge unter Standardbindung umstellen, was gut gemeint ist, aber falsch.

Der Eintrag für das Feld `ID` wird hier nun lauten

```
$record.TfDaten[*].ID
```

Ändern Sie diesen ab auf

```
$record.ID
```

und verfahren Sie entsprechend mit allen anderen Datenfeldern, also streichen Sie jeweils den Abschnitt TfDaten[*].

Hinsichtlich der dynamischen Listenelemente der Dropdown-Liste KUNDENTYP verfahren Sie etwas anders. Hier löschen Sie unter ELEMENTE den voranstehenden Ausdruck $record. Dann sieht der Eintrag so aus wie in Abbildung 4.59 gezeigt.

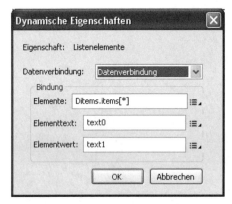

Abbildung 4.59

Bestätigen Sie die Änderung wieder mit OK.

Wenn Sie nun zur PDF-Vorschau wechseln, sollte der erste Datensatz korrekt angezeigt werden mit dem Kundentyp in Klartext. Um auch die nachfolgenden Datensätze anzeigen zu können, benötigen wir wieder einen Navigator.

Einen XML-Navigator erstellen

Für das Haupt-Teilformular stellen Sie auf der OBJEKT-Palettenseite TEILFORMULAR den Inhalt auf POSITION. Anschließend vergrößern Sie dieses Teilformular um einige Zentimeter nach unten hin.

Platzieren Sie dort zunächst ein Teilformular, dessen Höhe Sie auf der Palette LAYOUT auf 1cm einstellen und die Breite auf 6cm. Benennen Sie es mit XmlNavi. Auf der Palette RAND stellen Sie KANTEN auf ZUSAMMEN BEARBEITEN und GEPRÄGT - 3D.

Für die HINTERGRUNDFÜLLUNG stellen Sie den STIL auf RADIAL – ZUR MITTE EIN und wählen für die erste Farbe WEISS und als zweite SCHWARZ.

Auf diesem Teilformular platzieren Sie im linken Bereich eine Schaltfläche und beschriften diese mit |<. Deren Größe stellen Sie auf 0,6cm für Breite und Höhe ein und geben ihr den Namen DbFirst. Dann duplizieren Sie sie und setzen die neue Schaltfläche rechts neben die erste. Diese beschriften Sie mit < und geben ihr den Namen DbPrev.

4.3 XML-Datenverbindungen

Rechts neben die zweite platzieren Sie ein numerisches Feld, das Sie RecNb nennen und dessen Breite Sie auf 1 cm stellen sowie die Höhe auf 0,8cm. Auf der OBJEKT-Palettenseite BINDUNG setzen Sie dessen DATENFORMAT auf GANZZAHL.

Dann duplizieren Sie eine der beiden Schaltflächen zweimal und setzen die Klone nebeneinander rechts neben das numerische Feld. Das linke der beiden Felder beschriften Sie mit > und geben ihm den Namen DbNext, das rechte beschriften Sie mit >| und benennen es mit DbLast.

Von links beginnend geben Sie folgende Skripte in JavaScript zum click-Ereignis der Schaltflächen ein:

1. Schalter (Beschriftung »|<«)

```
xfa.dataWindow.gotoRecord(0);
xfa.form.remerge();
```

Erläuterung

Das dataWindow-Objekt repräsentiert die gesamten Datensätze, die in das Formular-Datenmodell geladen wurden. Zwischen diesen können Sie unter anderem mit der Methode gotoRecord() navigieren, die einen Datensatz gemäß seiner absoluten Nummer zum aktuellen Datensatz macht. Die Nummerierung beginnt bei 0, so dass hier auf den ersten Datensatz positioniert wird.

Die Methode xfa.form.remerge() führt eine sofortige Aktualisierung des Formulars durch. Dieser Aufruf ist nicht unbedingt erforderlich, da sie von Acrobat auch automatisch ausgeführt wird – dies jedoch mit einer kleinen Zeitverzögerung für den Fall, dass noch andere Formularänderungen erfolgen, die wiederum zu einem Neuaufbau führen. Das ist hier aber nicht der Fall und so läuft das Formular deutlich schneller:

2. Schalter (Beschriftung »<«)

```
if (dataWindow.recordsBefore > 0)
   xfa.dataWindow.moveCurrentRecord(-1);
xfa.form.remerge();
```

Erläuterung

Hier wird zunächst mittels der Methode recordsBefore() überprüft, ob **vor** der aktuellen Datensatzposition noch Datensätze existieren. Ist dies nicht der Fall (= 0), dann ist der Datensatzzeiger bereits auf dem ersten Datensatz, andernfalls (> 0) wird die zweite Skriptzeile ausgeführt. Diese setzt mittels der Methode moveCurrentRecord() den Zeiger für den aktuellen Datensatz relativ um eine Position zum Dateianfang hin.

3. Schalter (Beschriftung »...▶«)

```
if (dataWindow.recordsAfter > 0)
    xfa.dataWindow.moveCurrentRecord(1);
xfa.form.remerge();
```

Erläuterung

Das Skript zu dieser Schaltfläche ist das genaue Gegenstück zu dem der zweiten. Es wird zunächst mittels der Methode recordsAfter() überprüft, ob **nach** der aktuellen Datensatzposition noch weitere Datensätze existieren. Ist dies nicht der Fall (= 0), dann ist der Datensatzzeiger bereits auf dem letzten Datensatz, andernfalls (> 0) wird die zweite Skriptzeile ausgeführt. Diese setzt mittels der Methode moveCurrentRecord() den Zeiger für den aktuellen Datensatz relativ um eine Position zum Dateiende hin.

4. Schalter (Beschriftung »...▶|«)

```
xfa.dataWindow.gotoRecord(xfa.dataWindow.currentRecordNumber + xfa
    dataWindow.recordsAfter);
xfa.form.remerge();
```

Aufgabe dieses Skripts ist es, den Datensatzzeiger auf den letzten Datensatz zu positionieren. Dies wird wieder mit der Methode gotoRecord() erreicht, wobei die absolute Datensatznummer des letzten Datensatzes übergeben wird. Diese wird ermittelt durch die Addition von aktueller Datensatznummer (currentRecordNumber) und der Anzahl der Folgesätze bis zum Dateiende (recordsAfter).

Das numerische Feld namens RecNb soll der Anzeige der aktuellen Datensatznummer dienen. Darum erfassen Sie zum initialize-Ereignis des Teilformulars XmlNavi, das bei jeder Datensatzänderung ausgeführt wird, folgendes Skript in JavaScript:

```
RecNb.rawValue = xfa.dataWindow.currentRecordNumber +
    1;
```

Erläuterung

Wie bereits zuvor erwähnt, gibt die Methode currentRecordNumber() die aktuelle Datensatznummer zurück. Da diese mit 0 beginnt, beim ersten Datensatz jedoch 1 angezeigt werden soll, muss zu jeder Datensatznummer der Wert 1 addiert werden. Das Ergebnis wird als Feldwert von RebNb eingetragen.

Jetzt sollte das Formular funktionieren. Speichern Sie es, gehen Sie zur PDF-Vorschau und testen Sie, ob die Navigation einwandfrei funktioniert.

Von nun an können Sie also Formulare mit integrierter Datenbank und Datenbank-Navigator versenden – eine tolle, nicht alltägliche Möglichkeit.

Den XML-Navigator als Komponente speichern

Wenn Ihr Navigator einwandfrei funktioniert – wieso sollten Sie ihn nicht in anderen Formularen wiederverwenden? Also machen wir wieder eine Komponente daraus.

Ziehen Sie das Teilformular XmlNavi auf die Palette BIBLIOTHEK und machen Sie im dann erscheinenden Dialogfenster BIBLIOTHEKSOBJEKT HINZUFÜGEN die Eingaben, die Sie in Abbildung 4.60 sehen.

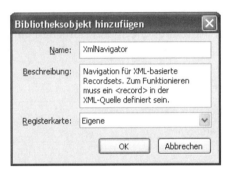

Abbildung 4.60 Wieder eine tolle neue Komponente für die Bibliothek – der XmlNavigator.

Ein mehrsprachiges Formular erstellen

Wir leben ja in einer multikulturellen Welt und über das Internet können Informationen, aber auch Formulare, international verbreitet werden. Da macht es Sinn, Formulare zu konzipieren, die für mehrere Sprachen umschaltbar sind.

Der LiveCycle Designer 8 besitzt über das Feature DYNAMISCHE EIGENSCHAFTEN die Möglichkeit, Beschriftungen, Überprüfungsmuster-Meldungen, Überprüfungsskript-Meldungen sowie QuickInfos und benutzerdefinierten Bildschirmlesehilfen-Text während der Laufzeit des Formulars zu verändern.

Ein solches mehrsprachiges Formular zu erstellen erscheint auf den ersten Blick nicht einfach, aber gar so schwierig ist es auch wieder nicht. Sofern das betreffende Formular keine XML-Navigation benötigt, können Sie die dynamischen Änderungen über eine XML-Datenverbindung realisieren. Die Pflege der genannten dynamischen Formularelementoptionen lässt sich dann sogar über einen XML-Editor durchführen. Weitere Sprachen können jederzeit hinzugefügt werden, indem ein XML-Datenbereich kopiert und dessen Daten anschließend in die betreffende Sprache übersetzt werden. Der Übersetzer muss dazu also das Formular nicht einmal im Zugriff haben.

Doch bevor wir ein Beispielformular erstellen, sollten wir uns darüber Gedanken machen, in welcher Form die Daten im XML-Baum untergebracht werden sollen.

Es sollte einen Hauptknoten geben, der direkt dem Rootknoten der XML-Datei untergeordnet ist. Diesen wollen wir `langdata` nennen. Ausgehend von diesem sollen die Beschriftungen für jede Sprache in einem eigenen Datenbereich stehen. Nennen wir diesen `caption`. Für jede Sprache wiederholt sich dieser Datenbereich und wir können jeden dann über eine fortlaufende Nummer, beginnend mit 0 referenzieren, also 0 = deutsch, 1 = englisch, 2 = französisch usw. So lässt sich hervorragend eine Sprachauswahl mittels einer Dropdown-Liste realisieren.

Weitere Formulardaten, wie zum Beispiel QuickInfos, können ebenfalls unter `langdata` untergebracht werden.

Die Elemente und Werte der Dropdown-Liste für die Sprachauswahl sollen ebenfalls aus den XML-Daten dynamisch gelesen werden. So können Sie später Sprachen hinzufügen, ohne dass das eigentliche Formular geändert werden muss.

Empfohlene Organisationsstruktur für sprachspezifische Daten

`<dataroot>`	Rootknoten (hier kann der Formularname stehen)
...	beliebige andere Formulardaten
`<langdata>`	Beginn der Sprachdaten
`<language>`	Beginn der Daten für die 1. Sprache
`<caption>`	Beginn der Beschriftungsdaten für die 1. Sprache
...	
`</caption>`	Ende der Beschriftungsdaten für die 1. Sprache
`<quickinfo>`	Beginn der QuickInfo-Daten für die 1. Sprache
...	
`</quickinfo>`	Ende der QuickInfo-Daten für die 1. Sprache
`</language>`	Ende der Daten für die 1. Sprache
`<language>`	Beginn der Daten für die 2. Sprache
`<caption>`	Beginn der Beschriftungsdaten für die 2. Sprache
...	
`</caption>`	Ende der Beschriftungsdaten für die 2. Sprache
`<quickinfo>`	Beginn der QuickInfo-Daten für die 2. Sprache
...	
`</quickinfo>`	Ende der QuickInfo-Daten für die 2. Sprache
`</language>`	Ende der Daten für die 2. Sprache
`<language>`	Beginn der Daten für die 3. Sprache
`<caption>`	Beginn der Beschriftungsdaten für die 3. Sprache
...	

4.3 XML-Datenverbindungen

`</caption>`	Ende der Beschriftungsdaten für die 3. Sprache
`<quickinfo>`	Beginn der QuickInfo-Daten für die 3. Sprache
...	
`</quickinfo>`	Ende der QuickInfo-Daten für die 3. Sprache
`</language>`	Ende der Daten für die 3. Sprache
`</langdata>`	
`<DSItems>`	Beginn der Daten für Dropdown-Liste Sprachauswahl
`<items>`	
`<text0>`	Bezeichnung der 1. Sprache (z.B. Deutsch)
`<text1>`	Elementwert der 1. Sprache (0)
`</items>`	
`<items>`	
`<text0>`	Bezeichnung der 2. Sprache (z.B. English)
`<text1>`	Elementwert der 2. Sprache (1)
`</items>`	
`<items>`	
`<text0>`	- Bezeichnung der 3. Sprache (z.B. Français)
`<text1>`	Elementwert der 3. Sprache (2)
`</items>`	
`</DSItems>`	Ende der Daten für Dropdown-Liste Sprachauswahl
`</dataroot>`	

Das Ganze lässt sich auch noch weitertreiben. Nehmen wir an, auch die Inhalte von Dropdown-Listen und Listenfeldern sollen an eine Sprache oder ein Land (z.B. dessen Bundesstaaten) angepasst werden.

...	
`<langdata>`	Beginn der Sprachdaten
`<language>`	Beginn der Daten für die 1. Sprache
`<caption>`	Beginn der Beschriftungsdaten für die 1. Sprache
...	
`</caption>`	Ende der Beschriftungsdaten für die 1. Sprache
`<quickinfo>`	Beginn der QuickInfo-Daten für die 1. Sprache
...	
`</quickinfo>`	Ende der QuickInfo-Daten für die 1. Sprache
`<DLItems>`	Beginn der Daten für Dropdown-Liste Bundesstaaten
`<items>`	

	`<text0>`	Bezeichnung des 1. Landes (z.B. `Bayern`)
	`<text1>`	Elementwert des 1. Landes (0)
	`</items>`	
	`<items>`	
	`<text0>`	Bezeichnung des 2. Landes (z.B. `Hessen`)
	`<text1>`	Elementwert des 2. Landes (1)
	`</items>`	
	`<items>`	
	`<text0>`	Bezeichnung des 3. Landes (z.B. `Berlin`)
	`<text1>`	Elementwert des 3. Landes (2)
	`</items>`	
	`</DLItems>`	Ende der Daten für Dropdown-Liste Bundesstaaten
	`</language>`	Ende der Daten für die 1. Sprache
	`<language>`	Beginn der Daten für die 2. Sprache
	...	Daten der 2. Sprache (`<caption>`, `<quickinfo>`, `<DLItems>`)
	`</language>`	Ende der Daten für die 2. Sprache
	...	weitere Sprachen
`<langdata>`		Beginn der Sprachdaten
...		

Im Formulardatenteil für die USA würden dann natürlich andere Bundesstaaten (zum Beispiel Alabama, California, Colorado, Florida, Idaho) und auch eine andere Anzahl stehen. Aber selbst solch komplizierte Aufgabenstellungen lassen sich in LiveCycle-Formularen lösen.

Unter dem `<record>`-Tag in der XML-Quelle würde hier dann der Wert `language` eingetragen. Alle diesem Knoten untergeordneten Daten wären dann ein Datensatz für eine Sprache.

In unserem Beispielformular wollen wir es aber nicht gar so kompliziert machen. Hier arbeiten wir nur mit veränderlichen Beschriftungen. Alles andere würde den Rahmen eines einfachen Beispiels übersteigen.

Bevor wir uns aber dem Beispiel widmen, wollen wir noch eine neue Komponente auf Ihrem Computer installieren. Es handelt sich um die Datei

MultiLangDemoDataBuilder.xfo,

die Sie im Verzeichnis Komponenten der Buch-CD finden.

4.3 XML-Datenverbindungen

Hierzu beenden Sie zunächst den LiveCycle Designer. Kopieren Sie anschließend die Datei in Ihr persönliches Windows-Anwendungsdaten-Verzeichnis (zu finden unter DOKUMENTE UND EINSTELLUNGEN), Unterverzeichnis `Adobe\Designer\8.0\DE\Objects\Custom`. Eine Installation kann auch mittels Ausführen der Datei `Install.bat` erfolgen.

Starten Sie anschließend wieder den LiveCycle Designer und prüfen Sie, ob die Komponenten jetzt in der Palette BIBLIOTHEK, Rubrik EIGENE, zu finden sind.

Als Ausgangsbasis verwenden wir ein Formular, das Sie bereits früher erstellt hatten, und zwar das

EMail-Formular.pdf.

Dieses finden Sie gegebenenfalls auch auf der Buch-CD.

Öffnen Sie also diese Formulardatei und speichern Sie sie unter dem neuen Namen

EMail-Formular-Sprachen.pdf

als DATEITYP ACROBAT 8 (DYNAMISCH) ab.

> **Achtung**
> Wenn Sie eine XML-Datenbindung für ein Formular einrichten, **müssen** Sie für alle Formularfelder, deren Inhalte in irgendeiner Weise als Daten verwendet werden, eine Datenbindung erstellen, auch wenn Sie eigentlich nur Datenbindungen für die Beschriftungen benötigen würden. Die Erstellung von Datenbindungen für Beschriftungen ist dagegen optional.

LiveCycle Designer 8 hat im Dialogfenster FORMULAREIGENSCHAFTEN, das Sie über den Menüpunkt DATEI|FORMULAREIGENSCHAFTEN aufrufen können, auf der Registerkarte STANDARD die Schaltfläche VORSCHAUDATEN ERSTELLEN. Wenn Sie diese betätigen, erscheint das Dialogfenster, das in Abbildung 4.61 zu sehen ist.

Sie können die Vorschaudatenerstellung natürlich so handhaben. Allerdings wird auf diese Weise nur ein XML-Baum für die Werte der Datenfelder erstellt, nicht jedoch für die Beschriftungen.

Dazu müssten Sie die einzelnen Feldnamen heraussuchen und zusammen mit den Feldbeschriftungen auflisten, um manuell die automatisch erstellte XML-Datei ergänzen zu können, die dann auch als Datenbasis für die Beschriftungen dienen kann. Das wäre allerdings ein mühseliges Unterfangen.

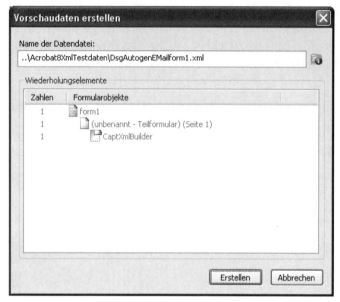

Abbildung 4.61

Die MultiLangDemoDataBuilder-Komponente einsetzen

Alternativ können Sie die neu installierte Komponente `MultiLangDemoDataBuilder` auf Ihrem Formular platzieren. Diese wird nur temporär benötigt und kann später wieder entfernt werden.

> **Tipp**
>
> Falls Sie ein fließendes Layout in Ihrem Formular haben, kann jede zusätzlich eingefügte Komponente das Layout durcheinanderbringen. Besser ist es, Sie fügen dann gegebenenfalls eine zusätzliche Seite über den Menüpunkt EINFÜGEN|NEUE SEITE ein und platzieren dort die `MultiLangDemoDataBuilder`-Komponente. Wenn Sie damit die Demodaten erzeugt haben, können Sie die Seite wieder löschen.

Bevor Sie die Komponente einsetzen, muss das Formulardesign fertiggestellt sein, es dürfen aber noch keine externen Datenverbindungen definiert sein. Alle Felder dürfen dann als Standardbindung nur die Werte `Normal`, `Global` oder `Ohne` haben; Felder mit `Ohne` werden von der Komponente nicht berücksichtigt.

Im `MultiLangDemoDataBuilder` geben Sie unter HAUPTKNOTEN-NAME den von Ihnen geplanten Namen des Knotens ein, der unmittelbar dem Rootknoten der Datendatei zugeordnet werden soll. Unter SPRACHKNOTEN-NAME erfassen Sie den XML-Knoten, der die einzelnen Sprachen voneinander abgrenzt, und unter KNOTEN BESCHRIFTUNG denjenigen, der den Bereich für Beschriftungen definiert.

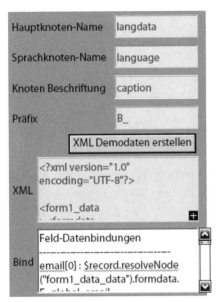

Abbildung 4.62 Der MultiLangDemoDataBuilder – eine nützliche Komponente zum Erstellen mehrsprachiger Formulare mit dynamischem Layout

Im Feld PRÄFIX können und sollten Sie einen kurzen Textbegriff eingeben, der dem Feldnamen vorangestellt wird. Für das Feld Vorname würde der Datenknoten für dessen Beschriftung dann auf B_Vorname lauten. Durch diese Maßnahme wird vermieden, dass es zu Verwechslungen zwischen den eigentlichen Felddaten und den Beschriftungsdaten kommt.

Wenn Sie auf die Schaltfläche XML DEMODATEN ERSTELLEN klicken, startet der Vorgang der Datengenerierung. Die Komponente ermittelt alle in Formular vorhandenen Felder (einschließlich Schaltflächen) und erstellt unter dem Knoten formdata Spalten für jedes Datenfeld mit dem Feldnamen und einem vorangestellten F_ und nachgestelltem Feldindex. Für das Feld Vorname[0] würde die Datenspalte also F_Vorname_0 lauten. Sofern die Felder eine Beschriftung besitzen, trägt sie diese in den XML-Datenbereich unter dem Knoten caption ein. Als Schlüssel wird der Name des Feldes mit vorangestelltem Präfix und nachgestelltem Feldindex verwendet.

Bei Feldern mit globaler Datenbindung wird kein Index angefügt. Stattdessen wird zwischen Präfix und Feldnamen global_ eingefügt. Eine solche Spalte hat also eine Datenbindung zu mehreren Feldern.

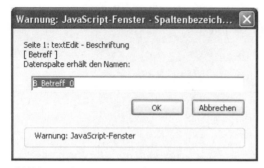

Abbildung 4.63 Der Name jeder Datenspalte wird zwar automatisch generiert, kann jedoch auch editiert werden.

Der so ermittelte Name für die Spalten der Beschriftungsbindungen kann editiert werden. Hierzu wird – übrigens mittels der Methode xfa.host.response() – zu jedem Feld ein Fenster eingeblendet, in dem der Spaltenname abgeändert werden kann. Zur Information werden die Seitennummer, der Feldtyp und der Feldname angezeigt. Nach Klick auf OK wird der Spaltenname übernommen, beim ABBRECHEN-Button wird die gesamte Spalte nicht eingetragen.

Für den Wert wird der Beschriftungstext verwendet, so dass Sie unmittelbar die Daten für die erste Sprache zur Verfügung haben.

Ist die Datenerstellung beendet, erfolgt ein entsprechender Hinweis und das Ergebnis wird im Feld XML ausgegeben. Es kann von dort per Drag&Drop beziehungsweise mittels Kopieren und Einfügen in ein anderes Programm kopiert werden (Texteditor oder besser XML-Editor).

Die Datenbindungen im Formular einrichten

Im Feld BIND finden Sie zwei Auflistungen. Die erste enthält die Standardbindungen, die auf der OBJEKT-Palettenseite BINDUNG eingetragen werden müssen, und die zweite die Beschriftungsdatenbindungen, die Sie im Dialogfenster eingeben, das sich öffnet, wenn Sie auf der OBJEKT-Palettenseite FELD auf BESCHRIFTUNG klicken.

Das ist leider eine etwas mühselige Arbeit, aber wenn Sie sich den Inhalt des Feldes BIND in einen Texteditor kopieren, dann können Sie dort die Einträge, die hinter dem Doppelpunkt stehen, markieren und mittels Kopieren und Einfügen in die entsprechenden Felder im Designer recht zügig eintragen.

So ähnlich würden die Bindungsdefinitionen für das E-Mail-Formular aussehen. Zu Testzwecken wurde hier das Email-Feld dupliziert und mit globaler Datenbindung versehen. Die Datenbindungen zu den beiden Feldern sind daher identisch.

> **Hinweis**
>
> Die Datenbindungen für die Felddaten enthalten – etwas unüblich – eine `resolveNode()`-Klausel. Dies liegt daran, dass sich die Datenstruktur unterhalb des `xfa.record`-Knotens ändert, sobald Sie das `<record>`-Tag in der XML-Quelle eingefügt haben. Die Spaltennamen für die Werte, die außerhalb der Definition des `<record>`-Tags stehen, sind dann auf andere Weise verfügbar als zuvor. Die `resolveNode`-Klausel zielt auf den Rootknoten der XML-Datei und von da ausgehend sind die Spaltennamen wieder problemlos referenzierbar.

```
Feld-Datenbindungen
----------------------------------------
email[0] : $record.resolveNode("form1_data").
 formdata.F_global_email
email[1] : $record.resolveNode("form1_data").
 formdata.F_global_email
Betreff[0] : $record.resolveNode("form1_data").
 formdata.F_Betreff_0
Abteilung[0] : $record.resolveNode("form1_data").
 formdata.F_Abteilung_0
Nachricht[0] : $record.resolveNode("form1_data").
 formdata.F_Nachricht_0
Name[0] : $record.resolveNode("form1_data").
 formdata.F_Name_0
Adresse[0] : $record.resolveNode("form1_data").
 formdata.F_Adresse_0
Ort[0] : $record.resolveNode("form1_data").
 formdata.F_Ort_0
Staat[0] : $record.resolveNode("form1_data").
 formdata.F_Staat_0
Postleitzahl[0] : $record.resolveNode("form1_data").
 formdata.F_Postleitzahl_0
Land[0] : $record.resolveNode("form1_data").
 formdata.F_Land_0

Beschriftungs-Datenbindungen
----------------------------------------
PrintButton1[0] : $record.caption.B_PrintButton1_0
```

```
email[0] : $record.caption.B_global_email
email[1] : $record.caption.B_global_email
Betreff[0] : $record.caption.B_Betreff_0
Abteilung[0] : $record.caption.B_Abteilung_0
Nachricht[0] : $record.caption.B_Nachricht_0
Name[0] : $record.caption.B_Name_0
Adresse[0] : $record.caption.B_Adresse_0
Ort[0] : $record.caption.B_Ort_0
Staat[0] : $record.caption.B_Staat_0
Postleitzahl[0] : $record.caption.B_Postleitzahl_0
Land[0] : $record.caption.B_Land_0
```

Die Datenbindungsdefinitionen sollten Sie in einen Texteditor kopieren und von dort aus unter dem Namen

Bindungen.txt

abspeichern.

Die XML-Daten aufbereiten und speichern

Wenn Sie mit den Datenbindungen fertig sind, kopieren Sie die XML-Daten aus dem Feld XML ebenfalls entweder in einen Texteditor oder einen XML-Editor. Von dort aus speichern Sie sie ab unter dem Dateinamen

LanguageDemo.xml.

Die generierten XML-Daten sollten dann so aussehen:

```
<form1_data><formdata>
    <F_global_email>tedo@geotrada.de</F_global_email>
    <F_Betreff_0>Betreff</F_Betreff_0>
    <F_Abteilung_0>info</F_Abteilung_0>
    <F_Nachricht_0>Message</F_Nachricht_0>
    <F_Name_0>Name</F_Name_0>
    <F_Adresse_0>Adresse</F_Adresse_0>
    <F_Ort_0>Ort</F_Ort_0>
    <F_Staat_0>Staat</F_Staat_0>
    <F_Postleitzahl_0>PLZ</F_Postleitzahl_0>
    <F_Land_0>Land/Country</F_Land_0>
</formdata>
<langdata>
```

```
      <language>
        <caption>
          <B_PrintButton1_0>Jetzt drucken
          </B_PrintButton1_0>
          <B_global_email>Email</B_global_email>
          <B_Betreff_0>Betreff</B_Betreff_0>
          <B_Abteilung_0>An Abteilung</B_Abteilung_0>
          <B_Nachricht_0>Ihre Nachricht an uns:
          </B_Nachricht_0>
          <B_Name_0>Name</B_Name_0>
          <B_Adresse_0>Adresse</B_Adresse_0>
          <B_Ort_0>Ort</B_Ort_0>
          <B_Staat_0>BL</B_Staat_0>
          <B_Postleitzahl_0>Postleitzahl
          </B_Postleitzahl_0>
          <B_Land_0>Land</B_Land_0>
        </caption>
      </language>
    </langdata>
</form1_data>
```

Damit ist es jetzt an der Zeit, die XML-Datenbindung im Formular einzurichten und zu überprüfen. Sie können zuvor – wie in der oben abgebildeten Datei – einige Testdaten eingeben. Damit haben Sie dann eine Kontrolle, dass die Datenbindung stimmt, wenn die Daten in den Feldern angezeigt werden. Auch einige der Beschriftungen sollten Sie aus diesem Grunde testweise abändern.

Auf der Palette DATENANSICHT legen Sie dann die neue Datenverbindung an (rechter Mausklick und Auswahl des Menüpunktes NEUE DATENVERBINDUNG aus dem Popup-Menü). Auf der ersten Dialogseite des Fensters VERBINDUNGSEIGENSCHAFTEN selektieren Sie MUSTER-XML-DATEN und auf der zweiten wählen Sie unter MUSTER-XML-DATENDATEI AUSWÄHLEN die Datei

LanguageDemo.xml

aus und bestätigen die Angaben mittels der Schaltfläche FERTIG STELLEN. Dieselbe Datei setzen Sie im Dialogfenster FORMULAREIGENSCHAFTEN auf der Registerkarte STANDARD als DATENDATEI ein.

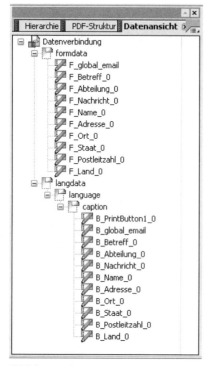

Abbildung 4.64

Die Ansicht in der Palette DATENANSICHT sollte nun – abgesehen vom Email-Feld – der Abbildung 4.64 entsprechen.

Fügen Sie nun noch das <record>-Tag in der XML-Quelle mit dem Wert language ein.

```
<config xmlns="http://www.xfa.org/schema/xci/1.0/">
   <agent name="designer">
   ...
   <present>
      <!-- [0..n] -->
      <pdf>
      ...
      </pdf>
      <common>
         ...
         <data>
      <record>language</record>
            <xsl>
               <uri/>
```

```
                <debug>
                    <uri/>
                </debug>
                ...
        </data>
        ...
    </common>
    ...
  </present>
  ...
</config>
```

Wenn Sie anschließend in die PDF-Vorschau gehen, sollten die testweise geänderten Daten und Beschriftungen angezeigt werden. Ist dies nicht der Fall, überprüfen Sie die Standardbindungen und Beschriftungsbindungen der Felder.

Ergänzende Daten erfassen

Verlassen Sie den Vorschaumodus und wechseln Sie zum Texteditor, beziehungsweise XML-Editor, in den Sie die Daten kopiert haben.

Wenn Sie einen Texteditor verwenden, markieren Sie den Bereich von <language> bis einschließlich </language>, kopieren Sie ihn anschließend und fügen Sie die kopierten Daten dann unterhalb des Knotens </language> ein.

Verwenden Sie XML Notepad, dann markieren Sie den Knoten language und kopieren ihn mittels des Menüaufrufs EDIT|COPY (auch über Popup-Menü erreichbar). Markieren Sie dann langdata und wählen Sie den Menüpunkt EDIT|PASTE. Auch hier sollten jetzt zwei language-Knoten existieren.

Editieren Sie nun die Werte für die Beschriftungen in der XML-Datei wie folgt; diese stehen unterhalb des Knotens <langdata>< language><caption>.

Datenspalte	Deutsch	Englisch
B_PrintButton1_0	Drucken	Print
B_global_email	E-Mail	Email
B_Betreff_0	Betreff	Subject
B_Abteilung_0	An Abteilung	To department
B_Nachricht_0	Ihre Nachricht an uns:	Your message to us:
B_Name_0	Name	Name
B_Adresse_0	Adresse	Address
B_Ort_0	Wohnort	City

DATENVERBINDUNGEN

Datenspalte	Deutsch	Englisch
B_Staat_0	BL	State
B_Postleitzahl_0	Postleitzahl	ZIP Code
B_Land_0	Land	Country

In das Formular soll noch eine Dropdown-Liste eingefügt werden, mit der der Anwender zwischen den Sprachen wählen kann. Die Dropdown-Liste soll ebenfalls dynamisch mit Werten gefüllt werden. Zur Hinterlegung dieser Werte in der XML-Datei legen Sie nun unmittelbar vor dem Tag `</form1_data>` einen neuen Knoten mit Namen `DLitems` und diesem wiederum untergeordnet einen Knoten `items` an. Unter `items` legen Sie zwei weitere Knoten als Datenspalten an. Diese benennen Sie mit `text0` und `text1` und geben `text0` den Wert `Deutsch` und `text1` den Wert `0`.

Wenn Sie einen Texteditor benutzen, fügen Sie also zwischen letzter und vorletzter Zeile folgende Daten ein:

```
...
</langdata>
<DLitems>
  <items>
    <text0>Deutsch</text0>
    <text1>0</text1>
  </items>
</DLitems>
</form1_data>
```

Verwenden Sie alternativ XML Notepad, dann markieren Sie den Rootknoten `form_data` und wählen den Menüpunkt INSERT|ELEMENT|CHILD. Den unten neu eingefügten Knoten benennen Sie mit `DLitems`. Markieren Sie anschließend `DLitems` und fügen Sie einen weiteren Child-Knoten ein, dem Sie den Namen `items` geben. Auf die gleiche Weise legen Sie unterhalb von `items` die beiden Knoten `text1` und `text0` an, wobei Sie zu `text0` den Wert `Deutsch` erfassen und zu `text1` den Wert `0`.

Anschließend kopieren Sie den kompletten `items`-Knoten und fügen die Kopie desselben unterhalb des ersten `items`-Bereichs an. Den Datenfeldern des zweiten Bereichs geben Sie die Werte `English` (text0) und `1` (text1).

Im Texteditor sollte der Bereich nun so aussehen:

```
</langdata>
<DLitems>
  <items>
```

4.3 XML-Datenverbindungen

```
        <text0>Deutsch</text0>
        <text1>0</text1>
      </items>
      <items>
        <text0>English</text0>
        <text1>1</text1>
      </items>
    </DLitems>
</form1_data>
```

.... und in XML Notepad so, wie in Abbildung 4.65 gezeigt.

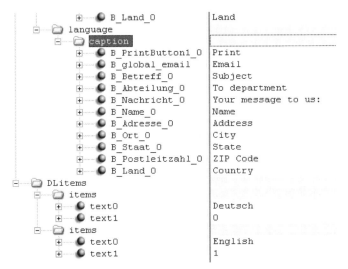

Abbildung 4.65

Speichern Sie Ihre Änderungen ab.

Das Formulardesign fertigstellen

Machen Sie zunächst einen rechten Mausklick auf den Eintrag DATENVERBINDUNG in der Palette DATENANSICHT. Wählen Sie im dann erscheinenden Popup-Menü den Eintrag DATENANSICHT AKTUALISIEREN aus. Anschließend sollte der DLitems mit seinen Unterknoten in der Datenansicht sichtbar sein.

Ziehen Sie nun eine Dropdown-Liste aus der Palette BIBLIOTHEK auf das Formular und platzieren Sie diese neben dem Text-Element Online-Mitteilung an Surftravel.com. Falls es dort sehr beengt werden sollte, verkleinern Sie die Schriftgröße der Überschrift (zum Beispiel auf 16) und dementsprechend das Text-Element.

403

Die Dropdown-Liste beschriften Sie mit Sprache/Language. Auf der OBJEKT-Paletten-seite FELD klicken Sie auf die Beschriftung LISTENELEMENTE. Im Dialogfenster DYNAMISCHE EIGENSCHAFTEN erfassen Sie unter Elemente

```
xfa.record.resolveNode("form1_data").DLitems.items[*]
```

und unter ELEMENTTEXT text0 sowie unter ELEMENTWERT text1.

Wechseln Sie nun zur PDF-Vorschau und prüfen Sie, ob in der Dropdown-Liste die Einträge DEUTSCH und ENGLISH angezeigt werden.

Wenn dies funktioniert, dann ist unser Formular schon fast fertig. Es fehlt nur noch die eigentliche Sprachumschaltung und diese ist mit einer einzigen Skriptzeile erledigt. Erfassen Sie diese zum change-Ereignis der Dropdown-Liste, Sprache JavaScript, wie folgt:

```
xfa.dataWindow.gotoRecord(this.boundItem
  (xfa.event.newText));
```

Erläuterung

xfa.event.newText liefert uns den neu ausgewählten Elementtext der Dropdown-Liste, aufgrund dessen this.boundItem den zugehörigen Elementwert (0 oder 1) zurückgibt. Auf Basis dieses Elementwertes wird der Datensatzzeiger auf den language-Record gesetzt, der diesen Index hat.

Damit die Dropdown-Liste schon beim Start des Formulars einen Wert anzeigt, sollten Sie zusätzlich noch unter deren initialize-Ereignis folgendes Skript erfassen:

```
this.selectedIndex =
  xfa.dataWindow.currentRecordNumber;
```

Erläuterung

Der Index des ausgewählten Eintrags der Dropdown-Liste wird mit dem Index des aktuellen Datensatzes synchronisiert.

Testen Sie jetzt, ob die Sprachumschaltung einwandfrei funktioniert und vergessen Sie nicht, das nun fertige Formular zu speichern.

Wenn Sie in Acrobat 8 das Formular öffnen, die Daten über den Menüpunkt FORMULARE|FORMULARDATEN VERWALTEN|DATEN IMPORTIEREN einlesen und anschließend das Formular wieder speichern, haben Sie eine Formulardatei, die Sie sogar per E-Mail versenden können und bei der der Empfänger offline die Sprache auswählen kann. Natürlich können Sie das Formular auch zum Download im Internet anbieten, was häufiger der Fall sein wird.

Weitere Sprachen hinzufügen

Wenn Sie weitere Sprachen hinzufügen möchten, ist dies recht unkompliziert. Sie kopieren jeweils einen language-Bereich in der XML-Datei und fügen diesen am Ende der vorhandenen an. Dann ersetzen Sie die Werte für die Beschriftung mit denen der neuen Sprache.

Zusätzlich müssen Sie entsprechend einen items-Bereich unter DLitems kopieren und an die vorhandenen Einträge anfügen, den Sprachnamen durch den der neuen Sprache ersetzen und die fortlaufende Nummer um 1 erhöhen.

Übung

1. Auf der ABSENDEN-Schaltfläche ändert sich die Beschriftung noch nicht bei der Sprachumschaltung. Richten Sie für diese eine dynamische Beschriftung ein.
2. Als Überschrift über dem Formular steht weiterhin in Deutsch Online-Mitteilung an Surftravel.com. Sie hatten bereits früher Fließtext-Felder kennen gelernt. Ersetzen Sie den Textteil Online-Mitteilung an durch ein Fließtext-Feld, das dynamisch gemäß der Spracheinstellung gefüllt wird, also beispielsweise bei Umschaltung in English mit Online message to.

XML-Formular mit Datennavigation und Sprachauswahl

Wenn Sie ein Formular mit Datennavigation und gleichzeitiger Sprachauswahl erstellen möchten, gibt es ein Problem. Für die XML-Datendatei zu einem Formular lässt sich nur ein einziger Datenbereich als Recordbereich definieren, Sie benötigen aber eigentlich zwei. Darum bleibt nur die Möglichkeit, einen eigenen Weg zu finden.

Als Ausgang für das Beispielformular nehmen wir die Datei

KundenlisteXmlDdlNavi.pdf.

Dieses Formular verfügt bereits über eine Datennavigation, so dass wir nur noch eine Lösung für die Beschriftungsanpassung finden müssen. Da die Datennavigation während einer Formularsitzung häufiger zum Einsatz kommt als die Sprachauswahl, empfiehlt es sich ebenfalls, die Beschriftungsanpassung über eigene Routinen zu bewerkstelligen.

Speichern Sie das Formular unter dem neuen Namen

KundenlisteXmlNaviPlusSprache.pdf

mit dem DATEITYP ACROBAT 8 (DYNAMISCH) ab.

Ergänzen der XML-Datei um Sprachdaten

Laden Sie die bereits in einem früheren Beispiel erstellte XML-Datei

KundenlisteDDL.xml

in einen Texteditor oder XML Notepad oder einen beliebigen anderen XML-Editor. Speichern Sie dann als Erstes die Datei unter dem neuen Namen

KundenlisteDDLSprache.xml

ab. Fügen Sie in der Datei unterhalb des Knotens `<Ditems>`, also unmittelbar nach dem Tag `</Ditems>`, einen neuen Knoten `<language>` und diesem untergeordnet wiederum den Knoten `<caption>` ein. Wenn Sie mit einem normalen Texteditor arbeiten, vergessen Sie nicht, die End-Tags mit dem dem Namen vorangestellten Schrägstrich / ebenfalls einzufügen.

Unter dem Knoten `caption` (beim Texteditor zwischen `<caption>` und `</caption>`) erstellen Sie neun weitere Knoten, denen Werte zugeordnet werden sollen. Deren Namen sollen lauten:

- B_ID_0
- B_Name_0
- B_Vorname_0
- B_Ort_0
- B_Email_0
- B_Web_0
- B_Kunde_seit_0
- B_Umsatz_0
- B_Kundentyp_0

Schneiden Sie nun den Bereich von `<Ditems>` bis einschließlich `</Ditems>` aus und fügen Sie diesen zwischen `</caption>` und `</language>` ein.

Der untere Teil der XML-Datei sollte nun im Texteditor so aussehen:

```
...
<langdata>
  <language>
    <caption>
      <B_ID_0></B_ID_0>
```

```xml
            <B_Name_0></B_Name_0>
            <B_Vorname_0></B_Vorname_0>
            <B_Ort_0></B_Ort_0>
            <B_Email_0></B_Email_0>
            <B_Web_0></B_Web_0>
            <B_Kunde_seit_0></B_Kunde_seit_0>
            <B_Umsatz_0></B_Umsatz_0>
            <B_Kundentyp_0></B_Kundentyp_0>
        </caption>
        <Ditems>
            <items>
                <text0>Interessent</text0>
                <text1>0</text1>
            </items>
            <items>
                <text0>Endkunde</text0>
                <text1>1</text1>
            </items>
            <items>
                <text0>Wiederverkäufer</text0>
                <text1>2</text1>
            </items>
            <items>
                <text0>Großkunde</text0>
                <text1>3</text1>
            </items>
            <items>
                <text0>Discounter</text0>
                <text1>4</text1>
            </items>
            <items>
                <text0>sonstige</text0>
                <text1>5</text1>
            </items>
        </Ditems>
      </language>
   </langdata>
</dataroot>
```

Erstellen Sie unterhalb von `</langdata>` einen neuen Knoten namens `<langdataStore>` und schließen Sie diesen anschließend wieder mit `</langdataStore>`. Dieser Bereich wird die Daten aller Sprachen speichern, jedoch keine Datenbindung zu Formularelementen erhalten. Bei Bedarf werden die Sprachdaten der jeweiligen Sprache aus `<langdataStore><language>` nach `<langdata><language>` kopiert. Darum müssen die Inhalte der beiden `<language>`-Unterknoten identisch sein.

Kopieren Sie nun den Bereich von `<language>` bis einschließlich `</language>` in die Windows-Zwischenablage und fügen Sie zwei Kopien davon (entsprechend der zwei Sprachen) zwischen `<langdataStore>` und `</langdataStore>` ein.

Erfassen Sie dann die nachstehenden Werte für die beiden `caption`-Datensätze.

Datenspalte	Deutsch	Englisch
B_ID_0	ID	ID
B_Name_0	Name	Name
B_Vorname_0	Vorname	First name
B_Ort_0	Wohnort	Address
B_Email_0	E-Mail	Email
B_Web_0	Web	Web
B_Kunde_seit_0	Kunde seit	Customer since
B_Umsatz_0	Jahresumsatz	Yearly sales
B_Kundentyp_0	Kundentyp	Category

Und diese Werte für die `<items>` unter `<Ditems>`:

Lfd. Nr. von `<items>`	Deutsch	Englisch
0	text0 = Interessent text1 = 0	text0 = Prospective customer text1 = 0
1	text0 = Endkunde text1 = 1	text0 = Final Customer text1 = 1
2	text0 = Wiederverkäufer text1 = 2	text0 = Reseller text1 = 2
3	text0 = Großkunde text1 = 3	text0 = Big Customer text1 = 3
4	text0 = Discounter text1 = 4	text0 = Discounter text1 = 4
5	text0 = sonstige text1 = 5	text0 = Other text1 = 5

Der untere Bereich der XML-Datei sollte nun im Texteditor so aussehen:

```xml
...
</langdata>
<langdataStore>
  <language>
    <caption>
      <B_ID_0>ID</B_ID_0>
      <B_Name_0>Name</B_Name_0>
      <B_Vorname_0>Vorname</B_Vorname_0>
      <B_Ort_0>Wohnort</B_Ort_0>
      <B_Email_0>E-Mail</B_Email_0>
      <B_Web_0>Web</B_Web_0>
      <B_Kunde_seit_0>Kunde seit</B_Kunde_seit_0>
      <B_Umsatz_0>Jahresumsatz</B_Umsatz_0>
      <B_Kundentyp_0>Kundentyp</B_Kundentyp_0>
    </caption>
    <Ditems>
      <items>
        <text0>Interessent</text0>
        <text1>0</text1>
      </items>
      <items>
        <text0>Endkunde</text0>
        <text1>1</text1>
      </items>
      <items>
        <text0>Wiederverkäufer</text0>
        <text1>2</text1>
      </items>
      <items>
        <text0>Großkunde</text0>
        <text1>3</text1>
      </items>
      <items>
        <text0>Discounter</text0>
        <text1>4</text1>
      </items>
      <items>
        <text0>sonstige</text0>
        <text1>5</text1>
```

```xml
      </items>
    </Ditems>
</language>
<language>
  <caption>
    <B_ID_0>ID</B_ID_0>
    <B_Name_0>Name</B_Name_0>
    <B_Vorname_0>First name</B_Vorname_0>
    <B_Ort_0>Address</B_Ort_0>
    <B_Email_0>Email</B_Email_0>
    <B_Web_0>Web</B_Web_0>
    <B_Kunde_seit_0>Customer since
    </B_Kunde_seit_0>
    <B_Umsatz_0>Yearly sales</B_Umsatz_0>
    <B_Kundentyp_0>Category</B_Kundentyp_0>
  </caption>
  <Ditems>
    <items>
      <text0>Prospective customer</text0>
      <text1>0</text1>
    </items>
    <items>
      <text0>Final customer</text0>
      <text1>1</text1>
    </items>
    <items>
      <text0>Reseller</text0>
      <text1>2</text1>
    </items>
    <items>
      <text0>Big customer</text0>
      <text1>3</text1>
    </items>
    <items>
      <text0>Discounter</text0>
      <text1>4</text1>
    </items>
    <items>
      <text0>Other</text0>
```

4.3 XML-Datenverbindungen

```
            <text1>5</text1>
          </items>
        </Ditems>
      </language>
    </langdataStore>
</dataroot>
```

... und in XML Notepad so wie in Abbildung 4.66.

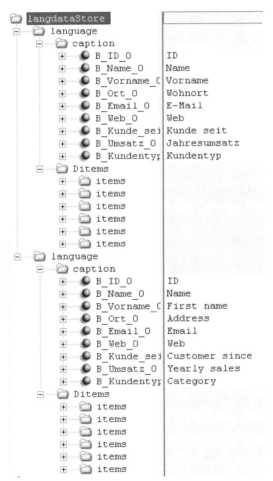

Abbildung 4.66 Die Ansicht der Sprachdaten in der XML-Datei. Die Knoten text0 und text1 unter items sind hier aus Platzgründen ausgeblendet.

Fügen Sie abschließend noch unmittelbar vor </dataroot> einen Knoten namens DDSprachauswahl ein, dem Sie den Wert 0 geben, also

```
<DDSprachauswahl>0</DDSprachauswahl>
```

und speichern Sie anschließend die XML-Datei ab.

Die Datenverbindung im Formular anpassen

Klicken Sie auf der Palette DATENANSICHT mit der rechten Maustaste auf den Root-Eintrag der Datenverbindung und ändern Sie auf der zweiten Seite des dann erscheinenden Dialogfensters den Namen unter MUSTER-XML-DATENDATEI AUSWÄHLEN um in KundenlisteDDLSprache.xml. Ändern Sie entsprechend auch die DATENDATEI im Dialogfenster FORMULAREIGENSCHAFTEN, Palette STANDARD (erreichbar über den Menüaufruf DATEI|FORMULAREIGENSCHAFTEN).

In der Palette DATENANSICHT müsste nun auch der neu angefügte Bereich der XML-Datei sichtbar sein. Speichern Sie das Formular und testen Sie in der PDF-Vorschau, ob die Datennavigation weiterhin einwandfrei funktioniert.

Eintragen der Datenbindung

Die Datenreferenzen werden unmittelbar zum Formularfeld in dessen Beschriftungsdatenbindungsinformationen hinterlegt.

Tragen Sie nun im LiveCycle Designer folgende Datenbindungen für die Beschriftungen ein:

Formular-Feldname	Beschriftungs-Datenbindung
ID	$record.resolveNode("langdata.language.caption").B_ID_0
Name	$record.resolveNode("langdata.language.caption").B_Name_0
Vorname	$record.resolveNode("langdata.language.caption").B_Vorname_0
Ort	$record.resolveNode("langdata.language.caption").B_Ort_0
Email	$record.resolveNode("langdata.language.caption").B_Email_0
Web	$record.resolveNode("langdata.language.caption").B_Web_0
Kunde_seit	$record.resolveNode("langdata.language.caption").B_Kunde_seit_0
Umsatz	$record.resolveNode("langdata.language.caption").B_Umsatz_0
Kundentyp	$record.resolveNode("langdata.language.caption").B_Kundentyp_0

> **Hinweis**
> In diesem Fall werden die Referenzen mit `resolveNode()` erfasst, da es ansonsten in Formularen, in denen ein XML-Record definiert ist, oftmals zu Problemen mit dem Datenzugriff kommt.

Hinsichtlich der Dropdown-Liste KUNDENTYP machen Sie im Dialogfenster DYNAMISCHE EIGENSCHAFTEN unter BINDUNG folgende Eingaben:

ELEMENTE	`"$record.resolveNode("langdata.language.Ditems.items[*]"`
ELEMENTTEXT	`text0`
ELEMENTWERT	`text1`

Das Formulardesign anpassen

Ziehen Sie aus der Palette BIBLIOTHEK eine Dropdown-Liste in den Kopfbereich des Formulars, beschriften Sie diese mit `Sprache/Language` und vergeben Sie für sie den Namen `DDSprachauswahl`. Als Listenelement erfassen Sie `Deutsch` und `English` und als zugehörige Elementwerte `0` und `1`. (Anmerkung: Wie man das Listenfeld gegebenenfalls dynamisch füllen kann, haben Sie ja bereits im letzten Beispiel erfahren.)

Auf der OBJEKT-Palettenseite BINDUNG erfassen Sie als Standardbindung `$record.resolveNode("DDSprachauswahl")`. Diese Bindung wird für die Speicherung des Feldwertes beim Wechsel von Datensätzen benötigt sowie zur Initialisierung auf Basis des entsprechenden Eintrags in der XML-Datei.

Klicken Sie in der Palette HIERARCHIE mit der rechten Maustaste auf den Eintrag DDSPRACHAUSWAHL und wählen Sie im dann erscheinenden Popup-Menü den Punkt UMSCHLIESSEN MIT TEILFORMULAR. Klicken Sie wiederum mit der rechten Maustaste auf den Eintrag des neuen Teilformulars und wählen Sie im Popup-Menü den Punkt SKRIPTOBJEKT EINFÜGEN. Dem sodann eingefügten Skriptobjekt geben Sie den Namen `SOL1`.

Die Skripte

Auf dem Skriptobjekt SOL1 soll eine JavaScript-Funktion erstellt werden, mittels der die Werte aus dem Bereich `<langdataStore><language>` nach `<langdata><language>` kopiert werden. In der Programmversion 7 war dies noch recht einfach zu bewerkstelligen, denn man hätte hier einen `<language>`-Knoten unter `<langdataStore>` mit allen untergeordneten Elementen kopieren können (mittels der `clone()`-Methode) und unter dem `<langdata>`-Knoten wieder einfügen können (mittels `append()` oder `insert()`). In der Version 8 funktioniert dieses Verfahren hinsichtlich von Datenknoten, für die eine Datenbindung existiert, aus mir unbekannten Gründen nicht mehr. Darum bleibt nur die Möglichkeit, jeden einzelnen Wert zu kopieren.

Die zentrale Sprachänderungsfunktion

Erfassen Sie also im Skriptobjekt SOL1 nachstehendes Skript

```
function changeLanguage(captPath, storePath)
{
   changeLanguageDo(captPath, storePath);
   xfa.form.remerge();
}

function changeLanguageDo(captPath, storePath){
   var newNode = xfa.record.resolveNodes(storePath);
   var captNode = xfa.record.resolveNodes(captPath);
   for (var j = 0; j < captNode.length; j++)
   {
      for (var i = 0; i <
        captNode.item(j).nodes.length; i++)
      {
         tmpNode = newNode.item(j).
           resolveNode(captNode.item(j).
           nodes.item(i).name);

         if (tmpNode != null)
         {
            if (tmpNode.className == "dataValue")
            {
               captNode.item(j).nodes.item(i).value =
                 tmpNode.value;
            }
            else if (tmpNode.className ==
              "dataGroup")
            {
               changeLanguageDo(captPath + "." +
                 tmpNode.name + "[*]", storePath
                 + "." + tmpNode.name + "[*]");
            }
         }
      }
   }
}
```

Erläuterung

Wie Sie sehen, handelt es sich um zwei Funktionen. Die erste changeLanguage() ruft die zweite changeLanguageDo() mit den ihr selbst übergebenen Parametern auf. Der Grund dafür liegt darin, dass xfa.form.remerge() nur einmalig am Ende der gesamten Routine aufgerufen werden soll. Diese Methode verbindet die Daten mit dem Formularlayout und ist relativ rechen- und zeitintensiv. Die Funktion changeLanguageDo() kann sich selbst rekursiv wieder aufrufen, was auch zu einem mehrmaligen remerge()-Aufruf führen würde. So läuft's halt schneller.

Der Funktion changeLanguageDo() werden zwei String-Parameter übergeben. Der erste String enthält den SOM-Ausdruck, der den Pfad samt Index angibt, unter dem die Feldreferenzen zu den Beschriftungen, sowie gegebenenfalls andere sprachspezifische Daten – im aktuellen Fall die Elementwerte der Dropdown-Liste KUNDENTYP – gespeichert sind.

Der zweite Parameter ist der Pfad samt Index zu dem XML-Bereich, der die Daten enthält, die die im ersten Pfad vorhandenen Daten ersetzen soll. Die Datenstruktur der beiden Bereiche muss identisch sein.

Die beiden Datenbereiche werden in den Variablen newNode und captNode referenziert. Die Referenzierung erfolgt mittels resolveNodes(), so dass jeweils ein Array mit den gefundenen Knoten zurückgegeben wird.

Die Funktion arbeitet, wie bereits erwähnt, gegebenenfalls rekursiv, ruft sich also selbst wieder auf, wenn sie nicht nur einzelne Datenwerte (Klasse dataValue) findet, sondern auch Datengruppen (Klasse dataGroup).

Beim ersten (externen) Aufruf der Funktion enthält jedes Array nur einen Knoten, bei rekursiven Aufrufen können jedoch auch mehrere Knoten gefunden werden. Dies ist zum Beispiel bei der Werten der Fall, die die Listenelemente und -werte für die Dropdown-Liste KUNDENTYP liefern. Hier gibt es den <items>-Bereich gleich sechsmal.

Mittels einer for-Schleife werden für jeden unter captPath gefundenen Knoten dessen Unterknoten mit einer weiteren for-Schleife auf Datenrelevanz überprüft. Mittels

```
tmpNode = newNode.item(j).resolveNode(captNode.
  item(j).nodes.item(i).name);
```

wird zunächst ein entsprechender Knoten im storePath gesucht und die Referenz dazu an die Variable tmpNode übergeben. Hat tmpNode den Wert null, dann existiert kein solcher äquivalenter Knoten und es wird für diesen captPath-Knoten keine weitere Verarbeitung durchgeführt, das heißt, der bestehende Wert (beispielsweise eine Beschriftung) bleibt unverändert.

Ist tmpPath ungleich null, dann wird zunächst geprüft, ob der Datenknoten vom Typ dataValue ist, also Daten enthält. Ist dies der Fall, dann wird dem captPath-Knoten mittels

```
captNode.item(j).nodes.item(i).value = tmpNode.value;
```

der Wert (value) des storePath-Knotens zugewiesen.

Ist der in tmpPath referenzierte Datenknoten dagegen vom Typ dataGroup, dann hat er keinen Wert, dafür aber untergeordnete Datenknoten. Darum muss er daraufhin untersucht werden, ob die untergeordneten Knoten Werte enthalten, die zu ersetzen wären. Zu diesem Zweck ruft sich die Funktion mittels

```
changeLanguageDo(captPath + "." + tmpNode.name +
  "[*]", storePath + "." + tmpNode.name + "[*]");
```

selbst wieder auf, wobei für diesen Aufruf die Werte von captPath und storePath um den Namen des aktuellen Knotens tmpPath, getrennt mit einem Punkt, damit ein korrekter SOM-Audruck vorliegt, erweitert werden.

Wenn alle Schleifen abgearbeitet und damit alle Werte ersetzt wurden, ist die Funktion changeLanguageDo() beendet und es erfolgt abschließend in changeLanguage() noch der remerge()-Aufruf, der das Formular aktualisiert.

Die Definition der SOM-Pfade

Die SOM-Pfade, die an die Funktion übergeben werden, müssen zuvor festgelegt werden. Dies geschieht am besten beim initialize-Ereignis des Teilformulars, das die Dropdown-Liste DDSPRACHAUSWAHL unmittelbar umgibt. Wenn die Definition hier hinterlegt wird, lässt sich so später gegebenenfalls eine wiederverwendbare Komponente erstellen, bei der nur an dieser Stelle geänderte Werte eingetragen werden müssen.

Tragen Sie dort folgendes Skript, Sprache JavaScript, ein:

```
dBindinfo = new Object();

dBindinfo["DB"] = "Datenverbindung"; //Datenverbindung

//Basispfad zu den Beschriftungsbindungsdaten
dBindinfo["CaptPath"] = "langdata.language[0]";

//Basispfad zu den Sprachänderungsdaten
dBindinfo["StorePath"] = "langdataStore.language";
```

Erläuterung

Wie bereits in anderen Formularen gezeigt, wird hier eine Datenzuordnung in einer Art benanntem Array erstellt. Hierzu wird ein JavaScript-Objekt verwendet. Hinsichtlich der Beschriftungsbindungen wird der Index (0) mit übergeben, da nur für diesen eine Datenbindung existiert. Das Objekt wird in einer Variablen namens dBindinfo referenziert.

Die Umschaltung zwischen den Sprachen

Die Sprachenumschaltung wird durch die Dropdown-Liste namens DDSPRACHAUSWAHL gesteuert. Hier muss also der Funktionsaufruf für changeLanguage() untergebracht werden, und zwar beim change-Ereignis. Dieses Skript, verfasst in JavaScript, lautet:

```
SOL1.changeLanguage(dBindinfo["CaptPath"],
  dBindinfo["StorePath"] + "[" + this.
  boundItem(xfa.event.newText).toString() + "]");
```

Erläuterung

Mit diesem Skript erfolgt also lediglich der Funktionsaufruf von changeLanguage() im Skriptobjekt SOL1. Der Pfad dBindinfo["CaptPath"] wird unverändert übergeben, der Pfadangabe aus dBindinfo["StorPath"] wird jedoch noch der Index des ausgewählten Datenbereichs, in eckige Klammern gesetzt, übergeben. Dieser Index entspricht grundsätzlich dem Wert der Dropdown-Liste, da es sich jedoch um das change-Ereignis der Komponente handelt, ist rawValue zu diesem Zeitpunkt noch nicht gemäß der Auswahl geändert. Daher muss der Index über den Ausdruck

```
this.boundItem(xfa.event.newText)
```

ermittelt werden; mittels der angehängten Funktion toString() wird sichergestellt, dass dieser Wert als String übergeben wird.

Die Standard-Sprache automatisch initialisieren

In der XML-Datendatei hatten Sie ja unter DDSPRACHAUSWAHL den Wert 0 erfasst. Dies ist der Index der Standard-Sprache. Die Initialisierung sollte einmalig beim docReady-Ereignis erfolgen, zu dem Sie nachstehendes Skript erfassen:

```
if (this.selectedIndex > -1)
  SOL1.changeLanguage(dBindinfo["CaptPath"],
  dBindinfo["StorePath"] + "[" +
  this.rawValue + "]");
```

Erläuterung

Auch hier erfolgt natürlich der Funktionsaufruf von SOL1.changeLanguage(). Dieser Aufruf wird nur dann durchgeführt, wenn ein Wert von DDSPRACHAUSWAHL selektiert ist (this.selectedIndex > -1). Der Wert sollte bei korrekter Datenbindung eingestellt sein.

Damit ist Ihr Formular fertig. Speichern Sie es ab und testen Sie, ob es wie geplant funktioniert. Nun wissen Sie, wie Sie mehrsprachige Formulare mit zusätzlicher Datenbankfunktionalität erstellen und sogar per E-Mail versenden können.

> **Tipp**
>
> Auf ähnliche Art und Weise wie bei der beschriebenen sprachspezifischen Änderung von Beschriftungen lassen sich auch mehrere scrollbare Datenbereiche anlegen und verwalten. Hier müssen Sie dann natürlich die Werte der rawValue-Eigenschaft des Formularelementes zuweisen.

Sofern Sie die Daten lediglich anzeigen, ist die Verfahrensweise völlig unproblematisch. Möchten Sie jedoch auch das Ändern von Daten zulassen, dann müssen die Daten von dem aktuellen Datensatz zurückkopiert werden, bevor ein neuer Datensatz angezeigt wird. Dazu müssten Sie eine eigene Skript-Routine schreiben, die den Ablauf unserer changeLanguage-Funktion umkehrt – im vorliegenden Beispiel also Daten von langdata nach langdataStore kopiert. Auch müssten Sie natürlich einen Satzzeiger verwalten, der den Index des aktuell angezeigten Datensatzes enthält, damit Sie wissen, wohin Sie zurückkopieren müssen.

Mit XML-Schemadaten arbeiten

Wozu dienen Schemadaten?

In den vorherigen Beispielen haben Sie mit XML-Beispieldaten gearbeitet, das heißt, der LiveCycle Designer hat eine XML-Datei nach Datenfeldern und -knoten durchsucht. Zu den einzelnen Datenspalten war allerdings nicht hinterlegt, um welchen Datentyp es sich handelt. Darum hat der Designer alle Spalten als Textspalten interpretiert.

Besser wäre es natürlich, wenn das XML importierende Programm den Datentyp kennt. Diesem Zweck dienen so genannte Schemadateien, erkennbar an der Dateiendung .xsd. In ihnen ist definiert, welche Datentypen die Spalten beinhalten, welchen Wertebereich und welche Feldlänge sie besitzen.

Zu beschreiben, wie man eine XSD-Schemadatei selbst erstellt, würde den Rahmen dieses Buches sprengen, zumal es unterschiedliche Konzepte dafür gibt.

Viele Datenbanken können mittlerweile ihre Daten im XML-Format exportieren und gleichzeitig eine XSD-Datei erstellen. Dies sollte in der Regel zu ordentlichen Ergebnissen führen. Auch besitzen einige XML-Editoren eine Funktion zur Erstellung von Schemadateien, aber die Ergebnisse sind hier in der Regel nicht allzu vielversprechend. Die Editoren können aus den XML-Daten ebenso wenig das exakte Datenformat ersehen wie der LiveCycle Designer, so dass Sie manuell die automatisch erstellte XSD-Datei editieren müssten. Da ist es einfacher, im Designer den Formulartyp zu ändern.

> **Achtung**
> Nicht unerwähnt soll bleiben, dass man in der XML-Datei auch die Schemadaten einbetten kann, also alles in einer einzigen Datei hat. Allerdings kann der LiveCycle Designer nach meiner Erfahrung mit solchen kombinierten Dateien nicht umgehen, so dass hiervon abzuraten ist.

Eine XSD-Datei mit Microsoft Access erstellen

Nachfolgend soll an einem Beispiel erläutert werden, wie ein Datenexport am Beispiel einer Access-Datenbank durchgeführt wird. Bei Access haben Sie hinsichtlich des XML-Exports noch den Vorteil, dass Sie über die Import-Funktion zu Tabellen und Views aus einer Vielzahl von Datenbanken Verknüpfungen erstellen und einen anschließenden XML-Export durchführen können, ohne dass die Daten unmittelbar in Access gespeichert werden.

Als Ausgangsbasis dient die Datenbank

customers.mdb

die Sie auf der Buch-CD finden. Öffnen Sie diese in Access und markieren Sie auf der Seite TABELLEN die Tabelle Kunden. Wählen Sie anschließend den Menüpunkt DATEI|EXPORTIEREN. Im dann erscheinenden Export-Datei-Dialogfenster, das Sie in Abbildung 4.67 sehen, wählen Sie den DATEITYP XML (*.XML), geben unter DATEINAME Kunden.xml ein und klicken auf die EXPORTIEREN-Schaltfläche. Daran anschließend erscheint das Dialogfenster XML EXPORTIEREN, das Sie in ABBILDUNG 4.68 sehen.

Wenn Sie nur eine simple Tabelle ohne Datenverknüpfungen exportieren wollen, dann können Sie hier unmittelbar auf OK klicken. In unserer Kundentabelle haben wir jedoch eine Referenz zu der Tabelle KUNDENTYPEN, so dass hier ergänzende Einstellungen zu tätigen sind. Klicken Sie daher auf die Schaltfläche WEITERE, woraufhin das Dialogfenster aus Abbildung 4.69 mit drei Registerkarten erscheint.

DATENVERBINDUNGEN

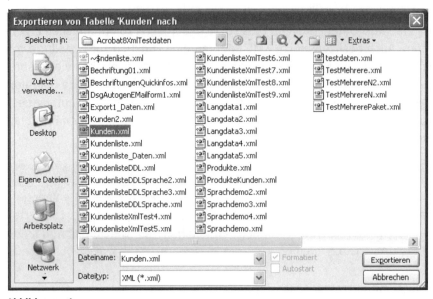

Abbildung 4.67

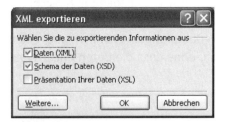

Abbildung 4.68

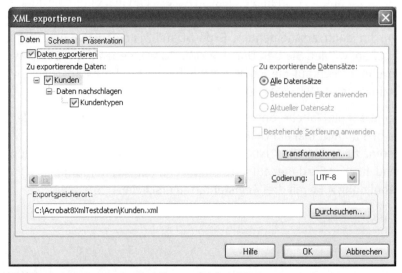

Abbildung 4.69 Erweiterte Einstellungen für den XML-Export aus Access

4.3 XML-Datenverbindungen

Auf der ersten Registerkarte DATEN erweitern Sie den Eintrag DATEN NACHSCHLAGEN. Nun ist auch die Tabelle KUNDENTYPEN sichtbar – selektieren Sie diese.

Das zweite Register SCHEMA des Dialogfensters (siehe Abbildung 4.70) gibt Ihnen die Möglichkeit, festzulegen, ob die Schemadaten in die XML-Datei eingebettet oder in einer externen Datei gespeichert werden sollen, und gegebenenfalls einen abweichenden Namen für die XSD-Datei einzugeben (was eigentlich unüblich ist). Weiterhin kann eingestellt werden, ob auch Primärschlüssel- und Indexinformationen in die Schemadatei eingebettet werden sollen. An diesen Einstellungen ändern Sie nichts.

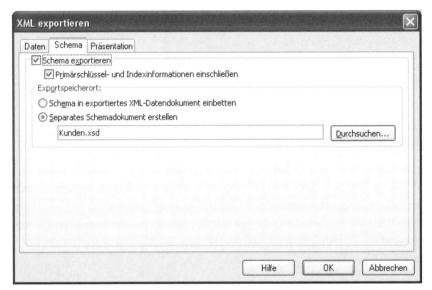

Abbildung 4.70

Die dritte Registerkarte lassen Sie bitte unbeachtet, da kein Präsentationsexport erfolgen soll.

Nach Klick auf OK werden die beiden Dateien erstellt.

Eine Datenverbindung auf Grundlage eines XML-Schemas einrichten

Erstellen Sie zunächst ein neues Formular. Öffnen Sie auf der Palette DATENANSICHT über einen rechten Mausklick das Popup-Menü und wählen Sie den Menüpunkt NEUE DATENVERBINDUNG aus.

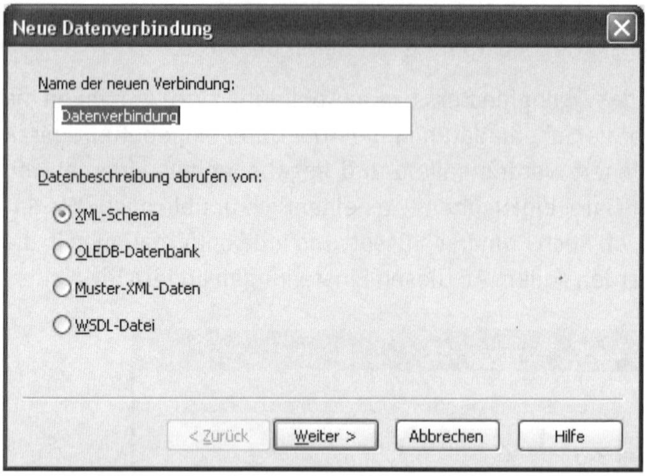

Abbildung 4.71

Auf der ersten Seite des Dialogfensters NEUE DATENVERBINDUNG selektieren Sie XML-SCHEMA und klicken auf WEITER.

Die eigentliche XSD-Datei wählen Sie nun auf der zweiten Seite nach Klick auf das Dateiordner-Symbol aus. Seit der Programmversion 8 soll es möglich sein, hier auch eine URL einzugeben, unter der die Datei zu finden ist. Allerdings prüft der Designer bereits bei Eingabe, ob die Schemadatei existiert und ob es sich um eine gültige Schemadatei handelt. Zumindest also Web-Adressen lassen sich hier immer noch nicht verwenden.

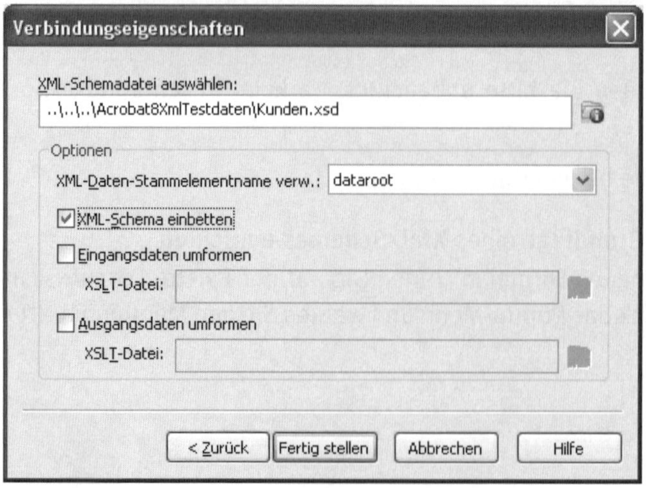

Abbildung 4.72

4.3 XML-Datenverbindungen

Wenn die XML-Datei über mehrere Datenbereiche verfügt, können Sie unter XML-DATEN-STAMMELEMENTNAME VERW. festlegen, ob der Rootknoten als Stammelement und somit alle zur Verfügung stehenden Daten oder ob nur die Daten eines Teilbereiches verwendet werden sollen.

Belassen Sie es bei der vorgeschlagenen Einstellung DATAROOT, da sowohl die Tabelle KUNDEN als auch die Tabelle KUNDENTYP zur Verfügung stehen soll.

Zusätzlich selektieren Sie den Punkt XML-SCHEMA EINBETTEN. Dies hat den Vorteil, dass später überhaupt keine externe XSD-Datei mehr benötigt wird, weil diese intern im Formular gespeichert wird. Sollte eine Änderung des Datenschemas zu erwarten sein, wählen Sie diesen Punkt nicht.

Wenn Sie Ihre Eingaben mit Klick auf FERTIG STELLEN bestätigt haben, sollte im Fenster DATENSICHT eine Datenstruktur wie in Abbildung 4.73 sichtbar sein.

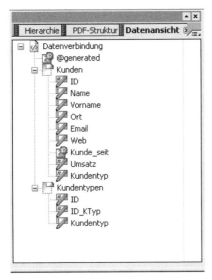

Abbildung 4.73

Hier sind nun auch die Feldtypen für die Datenspalten automatisch korrekt eingestellt. ID, Umsatz und Kundentyp aus der Tabelle KUNDEN sind numerische Felder sowie ebenfalls ID und ID_KTyp aus der Tabelle KUNDENTYPEN. Das Feld Kunde_seit ist als Datums-/Zeitfeld definiert.

> **Hinweis**
>
> Bei dem zusätzlich sichtbaren Eintrag @generated handelt es sich übrigens um ein so genanntes Attribut. Sie können in XML-Tags nach dem eigentlichen Namen bereits innerhalb des Tags weitere Informationen hinterlegen nach dem Muster

```
Attributsname="Attributswert"
```
Wenn Sie die Datei Kunden.xml im Texteditor betrachten, werden Sie im einführenden Tag dataroot unter anderem den Begriff generated finden. Dies kann beispielsweise so aussehen

```
<dataroot ... generated="2007-06-01T10:00:00">
```
Mit diesem Eintrag stellt Ihnen Access den Zeitpunkt der Datengenerierung zur Verfügung. Diesen können Sie auch in Ihrem Formular anzeigen – ziehen Sie einfach dieses Feld per Drag&Drop darauf.

Tipp

In unseren vorhergehenden Beispiel-Formularen hatten Sie Listenelemente und Elementwerte für Dropdown-Listen und Listenfelder in der Form

```
<items>
   <text0>Discounter</text0>
   <text1>4</text1>
</items>
```

definiert. Sie können dies auch etwas platzsparender mit Attributen bewerkstelligen. Anstelle der obigen vier Zeilen können Sie schreiben:

```
<items text0="Discounter" text1="4" />
```

Schon haben Sie viel Platz in Ihrer XML-Datei gespart und gleichzeitig deren Übersichtlichkeit verbessert. Der LiveCycle Designer stellt Ihnen die Attribute aus dem Beispiel unter den Datenbindungsnamen @text0 und @text1 zur Verfügung.

Die Datenfelder im Formular erstellen

Ziehen Sie den Knoten KUNDEN aus der Palette DATENANSICHT an den rechten Rand des Formular-Inhaltsbereiches. Anschließend sollten Felder mit dem korrekten Datenformat für alle Spalten des Datenbereichs auf dem Formular erzeugt worden sein sowie ein umgebendes Teilformular.

Das Feld Kundentyp ist als numerisches Feld definiert. Ändern Sie auf der OBJEKT-Palettenseite FELD den TYP um in LISTENFELD. Ziehen Sie anschließend den Knoten KUNDENTYPEN aus der Palette DATENANSICHT auf den Text LISTENELEMENTE in der OBJEKT-Palettenseite FELD. Anschließend sollte sich automatisch das Dialogfenster DYNAMISCHE EIGENSCHAFTEN öffnen. Unter ELEMENTE sollte bereits der korrekte Eintrag $RECORD.KUNDENTYPEN[*] vorhanden sein, so dass lediglich als Elementtext Kundentyp und als Elementwert ID_KTyp zu ergänzen sind.

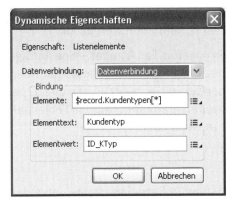

Abbildung 4.74 Das Dialogfenster DYNAMISCHE EIGENSCHAFTEN öffnet sich automatisch, wenn Sie eine Listenfeld-Datenverbindung per Drag&Drop herstellen.

Damit ist das Formular schon fast fertig. Stellen Sie noch für das Haupt-Teilformular auf der OBJEKT-Palettenseite TEILFORMULAR den INHALT auf TEXTFLUSS mit FLIESSRICHTUNG VON OBEN NACH UNTEN.

Das Formular testen

Wählen Sie im Dialogfenster FORMULAREIGENSCHAFTEN (Menüpunkt DATEI|FORMULAREIGENSCHAFTEN) auf der Palette STANDARD als Datendatei KUNDEN.XML aus, speichern Sie anschließend das Formular unter dem Namen

KundenlisteXmlXsd.pdf

mit dem DATEITYP ACROBAT 8 (DYNAMISCH) ab und gehen Sie in den PDF-Vorschau-Modus. Die Kundenliste sollte nun angezeigt werden. Korrigieren Sie gegebenenfalls Position und Größe der Felder.

So schnell lässt sich ein XML-Datenexport samt Erstellung eines passenden Listenformulars bewerkstelligen.

4.4 SOAP-Datenverbindungen (WSDL)

Nun zu einer weiteren, sehr dynamischen Form von Datenverbindung – SOAP. Dieser Begriff steht ursprünglich für **S**imple **O**bject **A**ccess **P**rotocol, wird heute aber grundsätzlich als eigenständiger Begriff benutzt, denn SOAP ist nicht gerade als simpel zu bezeichnen, bietet auch nicht ausschließlich nur Zugriff auf Objekte und benutzt zudem auch externe Datenprotokolle.

Eine solche Datenverbindung funktioniert grundsätzlich nur online, womit gemeint ist, dass eine Zusammenarbeit mit einem Webserver, gegebenenfalls auch eines separaten SOAP-Servers erforderlich ist. Dies schließt nicht aus, dass mit SOAP auch in einem lokalen oder unternehmensweiten Intranet oder sogar auf einem einzigen Computer, auf dem ein Web- bzw. SOAP-Server läuft, gearbeitet werden kann.

Kurz gefasst ist der Ablauf so, dass ein Client – in unserem Fall Acrobat – eine Anfrage an den Server sendet. Hierbei werden gegebenenfalls erforderliche Parameter übergeben. Der Server verarbeitet die Anfrage und sendet eine Antwort an den Client, der seinerseits die an ihn zurückgegebenen Werte weiterverarbeitet. Falls ein Fehler auftritt, wird eine entsprechende Fehlermeldung zurückgegeben.

WSDL-Dateien

SOAP ist ein offener Standard, der nicht an bestimmte Betriebssysteme gebunden ist. Wenn der Anwender einen solchen Service nutzen möchte, benötigt er eine Beschreibung darüber, wie und wo der Service aufgerufen wird, welche Parameter (Typ und Anzahl) übergeben werden müssen und welcher Daten er zurückerhält.

Diese Beschreibung des Service enthält die WSDL-Datei, bei der es sich übrigens um eine XML-Datei handelt. Der Begriff ist eine Abkürzung von **W**eb **S**ervices **D**escription **L**anguage.

WSDL-Dateien können sowohl von einem Laufwerk als auch von einer URL bezogen werden. Der LiveCycle Designer und Acrobat können solche Dateien auswerten und deren Inhalt in verständlicher Form in einer Dialogauswahl zur Verfügung stellen, aber natürlich auch die spezifizierten Serviceaufrufe durchführen und die Rückgaben des Service auswerten.

Die Testumgebung

Um die SOAP-Funktionalitäten von Acrobat vernünftig testen zu können, kommen wir also nicht darum herum, eine entsprechende Serveranwendung einzusetzen. Ebenso soll eine Entwicklungsumgebung zur Verfügung stehen, die wesentliche standardisierte Funktionalitäten zur Verfügung stellt, so dass mit möglichst wenig Aufwand SOAP-Testanwendungen erstellt werden können.

Darum habe ich mich für die Beispiele dieses Buches für das Microsoft Visual Studio entschieden. Damit keine unnötigen Kosten entstehen, wird die *Microsoft Visual Web Developer 2005 Express Edition* verwendet, die zum Zeitpunkt der Buchschreibung kostenlos erhältlich ist, aber ausdrücklich nur für Testanwendungen und nicht für den professionellen Einsatz[1] verwendet werden soll. Diese beinhaltet den Cassini-Webserver, der ebenfalls für den lokalen Testeinsatz konzipiert ist.

---

1. Wenn Sie die mit der Express-Edition erstellten Anwendungen kommerziell einsetzen, sollten Sie Microsoft Visual Studio käuflich erwerben und weiterhin den IIS (Internet Information Server) von Microsoft einsetzen.

4.4 SOAP-Datenverbindungen (WSDL)

Wir werden also einige kleinere ASP.NET-Anwendungen schreiben. Darum muss auch das Microsoft .NET Framework als Laufzeitumgebung installiert sein, das Sie, falls noch nicht installiert, bei microsoft.com herunterladen können.

Nachdem Sie die *Microsoft Visual Web Developer 2005 Express Edition* und gegebenenfalls zuvor das .NET Framework installiert haben, wollen wir uns gleich an die praktische Entwicklung Ihrer ersten SOAP-Server-Anwendung machen.

Eine erste WSDL-Formularanwendung

Die erste Web-Service-Anwendung mit »Visual Web Developer 2005 Express Edition« erstellen

Wählen Sie zunächst den Menüpunkt DATEI|NEUE WEBSITE. Und selektieren Sie im Dialogfenster NEUE WEBSITE unter VORLAGEN ASP.NET-WEBDIENST, Als SPEICHERORT wählen Sie DATEISYSTEM und geben den Pfadnamen ...\HelloWorld ein, wobei ... für die bereits vorgeschlagene Pfadangabe ohne die letzte Ebene steht. Als Sprache wählen Sie VISUAL BASIC.

Anschließend werden alle für den Arbeitsstart erforderlichen Pfade und Dateien erzeugt. Eine Datei namens Service.vb wird bereits angezeigt. Diese enthält schon eine Demo-Funktion namens HelloWorld(). Anhand dieser können Sie sofort einmal prüfen, ob und wie eine SOAP-Datenverbindung zu Acrobat funktioniert.

Gehen Sie auf den Menüpunkt DEBUGGEN|DEBUGGEN STARTEN. Die Webanwendung wird dann kompiliert, es wird der Cassini-Webserver gestartet und im Browser wird eine (virtuelle) Seite geöffnet (siehe Abbildung 4.75).

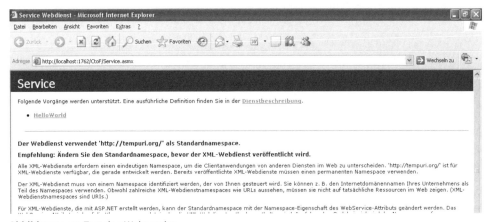

Abbildung 4.75 Test des Webservice

Im Kopfbereich links werden die zur Verfügung stehenden Dienste dieser Anwendung in Form von Links aufgelistet. In unserem Fall ist dies nur ein einziger, der Hello-World-Dienst. Wenn Sie auf den Eintrag klicken, dann folgt eine weitere Seite, auf der im oberen Bereich eine Schaltfläche AUFRUFEN existiert (siehe Abbildung 4.76).

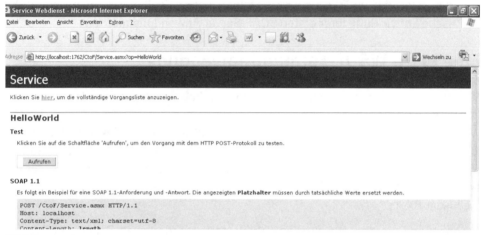

Abbildung 4.76

Die im Browser angezeigte Web-Adresse beginnt mit localhost – dies ist Ihr Computer – gefolgt von einem Doppelpunkt und einer Nummer. Letztere ist der TCP-Port, der von der Anwendung verwendet wird. Er wird willkürlich von Visual Studio gewählt.

Klicken Sie darauf, dann wird in einem neuen Browserfenster der Inhalt der Rückgabe, eine XML-Datei, angezeigt, die der Webservice auf eine Anforderung hin zurückgibt. In unserem Falle lautet diese:

```
<?xml version=!.0" encoding="utf-8 ?>
<string xmlns="http://tempuri.org/">
Hello World
</string>
```

Dem Empfänger der Datei wird mitgeteilt, dass er einen String mit dem Wert Hello World erhält. Der so genannte Namespace soll hierbei den Absender eindeutig identifizieren.

Schließen Sie nun dieses Fenster und im vorherigen klicken Sie auf die ZURÜCK-Schaltfläche des Browsers und bewegen sich damit zurück zur Startseite.

4.4 SOAP-Datenverbindungen (WSDL)

Dort ist in der Kopfzeile ein Link DIENSTBESCHREIBUNG. Wenn Sie auf diesen klicken, wird im Browser eine weitere XML-Datei angezeigt, die etwas umfangreicher ist. Dies ist die WSDL-Datei, mit der der LiveCycle Designer die Datenverbindung konfigurieren kann.

Notieren Sie sich die angezeigte Browseradresse oder kopieren Sie diese in die Windows-Zwischenablage. Lassen Sie anschließend die Webdienst-Anwendung weiterlaufen.

Ein erstes Demo-Formular mit WSDL-Datenverbindung erstellen

Erstellen Sie ein neues leeres Dokument. Auf der Palette DATENANSICHT wählen Sie per rechtem Mausklick im Popup-Menü den Punkt NEUE DATENVERBINDUNG aus.

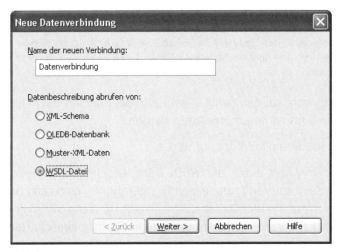

Abbildung 4.77

Im ersten Teil des Dialogfensters NEUE DATENVERBINDUNG (siehe Abbildung 4.77) wählen Sie WSDL-DATEI und bestätigen Ihre Eingabe mit Klick auf WEITER. Auf der nächsten Seite geben Sie unter WSDL-DATEI die aus dem Browser notierte Adresse ein beziehungsweise fügen diese mittels der Tastenkombination [Strg]+[V] dort von der Zwischenablage ein.

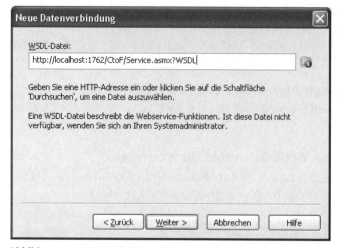

Abbildung 4.78 Sowohl lokale Dateinamen als auch Web-Adressen können unter WSDL-DATEI angegeben werden. Wenn eine Webanforderung nicht über den Standard-HTTP-Port läuft, muss die Portangabe – hier 1762 – in der URL enthalten sein.

Eine WSDL-Datei kann sich sowohl auf der lokalen Festplatte befinden als auch aus dem Web oder einem lokalen Intranet heruntergeladen werden.

Bestätigen Sie Ihre Eingabe wiederum mit Klick auf WEITER.

Im dann folgenden Fenster wird der durch die WSDL-Datei beschriebene Dienst beziehungsweise werden dessen zur Verfügung gestellte Operationen angezeigt. In unserem aktuellen Fall ist dies nur ein Dienst namens HelloWorld. Wenn Sie im linken Fensterteil einen Dienst markieren, werden im rechten die Diensteigenschaften angezeigt.

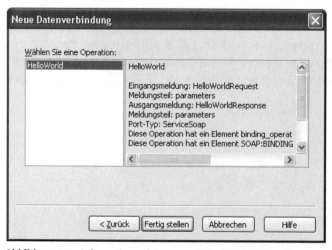

Abbildung 4.79 Informationen können zu jeder Dienst-Operation angezeigt werden.

4.4 SOAP-Datenverbindungen (WSDL)

Selektieren Sie also HELLOWORLD und klicken Sie auf FERTIG STELLEN.

In der Palette HIERARCHIE ist nun die WSDL-Datenverbindung sichtbar.

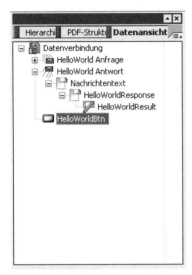

Abbildung 4.80

Wenn Sie den Eintrag HELLOWORLD ANTWORT expandieren, sehen Sie dort das Feld HEL-LOWORLDRESULT. Ziehen Sie dieses per Drag&Drop auf das Formular.

Ganz unten entdecken Sie in der HIERARCHIE ein Element, das es bei den anderen Datenverbindungstypen nicht gab – eine Schaltfläche. Diese mit Namen HELLOWORLD-BTN ziehen Sie ebenfalls auf das Formular. Bei selektierter Schaltfläche erkennen Sie auf der OBJEKT-Palettenseite FELD, dass es sich um eine Schaltfläche vom KONTROLLTYP AUSFÜHREN handelt und auf der OBJEKT-Palettenseite AUSFÜHREN sehen Sie, dass unter VERBINDUNG der Name der WSDL-Datenverbindung eingetragen ist und ebenfalls die WEB-SERVICE-URL und die OPERATION.

Damit ist Ihr erstes WSDL-Testformular bereits fertig; das ging ja einfach.

Das erste WSDL-Datenformular testen
Speichern Sie es unter dem Namen

WsdlHelloWorld.pdf

ab und testen Sie es anschließend in der PDF-Vorschau. Wenn Sie die Schaltfläche drücken, sollte im Feld der Wert `Hello World` angezeigt werden.

Beenden Sie nun die Webdienst-Anwendung in Visual Studio über den Menüaufruf DEBUGGEN|DEBUGGEN BEENDEN und testen Sie das Formular erneut. Wahrscheinlich wird

Kapitel 4 — DATENVERBINDUNGEN

die Abfrage des Webservice immer noch funktionieren – aber wieso? Nun, der Cassini-Webserver läuft weiterhin im Hintergrund und bedient Ihre Anfrage.

Öffnen Sie den WINDOWS TASK-MANAGER mittels der Tastenkombination [Strg]+[Alt]+[Entf] und suchen Sie auf der Registerkarte PROZESSE den Eintrag WEBDEV.WEBSERVER.EXE (siehe Abbildung 4.81).

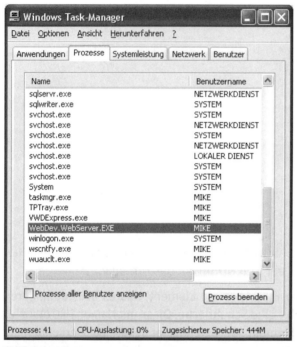

Abbildung 4.81

Markieren Sie diesen per Mausklick und klicken Sie anschließend auf die Schaltfläche PROZESS BEENDEN; bestätigen Sie den folgenden Warnhinweis mit JA. Anschließend sollte der Eintrag verschwunden sein.

Wenn Sie nun das Formular erneut testen, erhalten Sie eine Fehlermeldung ähnlich der in Abbildung 4.82 gezeigten.

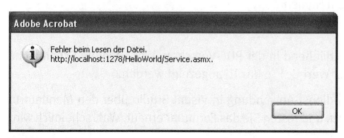

Abbildung 4.82

Somit können wir sicher sein, dass es sich um eine echte Webserver-Anwendung handelt.

Eine WSDL-Formularanwendung mit Übergabeparameter erstellen

Bereits im vorhergehenden Formular gab es in der Palette HIERARCHIE einen Punkt HELLOWORLD ANFRAGE. Wenn Sie diesen expandieren, finden Sie darunter allerdings kein Feld, das Sie auf das Formular ziehen könnten. Dies liegt daran, dass der Service HelloWorld auch keine Eingangsparameter benötigte.

Solche Services sind allerdings die Ausnahme. Denkbar wäre beispielsweise ein Service TemperaturBerlin, der bei Aufruf den aktuellen Temperaturwert von Berlin zurückgibt.

Üblicherweise möchte man von einem Webservice eine Rückgabe aufgrund zuvor übergebener Werte erhalten. Der Service rechnet dann ein Ergebnis aus oder sucht auf Basis übergebener Schlüssel Datensätze aus einer Datenbank heraus.

In unserem nachfolgenden SOAP-Service soll es eine Funktion geben, die einen übergebenen Temperaturwert von Grad Celsius in Grad Fahrenheit oder umgekehrt umrechnet. Hierbei wird der Temperaturwert zusammen mit einem Kennzeichen über die Art der Umrechnung übergeben.

Der umgerechnete Wert soll zurückgegeben werden und zusätzlich die Maßeinheit, die der Wert darstellt.

Die Webservice-Anwendung mit »Visual Web Developer 2005 Express Edition« erstellen

Wählen Sie zunächst den Menüpunkt DATEI|NEUE WEBSITE. Und selektieren Sie im Dialogfenster NEUE WEBSITE unter VORLAGEN ASP.NET-WEBDIENST, Als SPEICHERORT wählen Sie DATEISYSTEM und geben den Pfadnamen ...\CtoF ein, wobei ... für die bereits vorgeschlagene Pfadangabe ohne die letzte Ebene steht. Als Sprache wählen Sie VISUAL BASIC.

Den existierenden Quelltext von <WebMethod()> bis End Function ersetzen Sie durch den nachstehenden:

```
<WebMethod()> _
Public Function CtoF(ByVal sType As Integer,
  ByVal tValue As Double) As Object()
    Dim myResult(1) As Object
    Dim myString As String
    Dim myCalc As Nullable(Of Integer)
```

```
        If sType = 1 Then
            myCalc = (tValue - 32) * 5 / 9
            myString = "Celsius"
        ElseIf sType = 0 Then
            myCalc = (tValue * 9 / 5) + 32
            myString = "Fahrenheit"
        Else
            myCalc = Nothing
            myString = "Fehler"
        End If

        myResult.SetValue(myCalc, 0)
        myResult.SetValue(myString, 1)
        Return myResult
    End Function
```

Erläuterung

Wer schon einmal in Visual Basic programmiert hat, dem wird hier vieles bekannt vorkommen. Der Webservice ist grundsätzlich eine Funktion, die mittels `Public Function Name()` so deklariert wird wie andere Nicht-Web-Funktionen auch. Der Funktionsdeklaration wird lediglich ergänzend das `WebMethod`-Attribut vorangestellt und schon ist sie ein SOAP-Service, der unter dem Funktionsnamen aufgerufen werden kann.

Auch die Parameterübergabe erfolgt wie bei anderen Funktionen mit der Ausnahme, dass die Parameterdeklaration nur mit `ByVal` Sinn macht. In Visual-Basic-Funktionen können Parameter auch mittels `ByRef` deklariert werden, wodurch die übergebenen Werte von der Funktion geändert und zurückgegeben werden können. Eine Rückgabe von Übergabeparametern durch Webservices ist nicht möglich, wenngleich `ByRef` aus Kompatibilitätsgründen verwendet werden darf.

Für die Funktion `CtoF` werden innerhalb der auf den Funktionsnamen folgenden Klammer zwei Übergabeparameter, getrennt durch ein Komma, deklariert. Der erste – sType – ist ein Integer-Wert, der den Umrechnungstyp festlegt. 0 bedeutet eine Umrechnung von Celsius in Fahrenheit und 1 von Fahrenheit in Celsius. Der zweite Parameter, benannt mit tValue, ist ein Double-Wert, soll also Nachkommastellen zulassen. Dies soll der umzurechnende Ausgangswert sein.

Im Anschluss an die Klammer wird der Wert deklariert, den die Funktion zurückgibt. Prinzipiell kann eine Funktion nur einen einzigen Wert zurückgeben. Dieser Wert kann jedoch auch ein String sein, der eine komplette XML-Datei und damit eine Vielzahl von Werten beinhaltet. Aber es ist auch möglich, ein Array, also eine Art Stapel von Variablenwerten, zurückzugeben, was wir im vorliegenden Fall so machen wollen. Solch ein Array wird durch die dem Namen des Rückgabeparameters nachfolgenden Klammern () deklariert. Weiterhin muss natürlich der Typ des Rückgabeparameters angegeben werden. In unserem Fall ist dieser `Object`, was aussagt, dass beliebige verschiedene Typen in dem Array hinterlegt werden können.

Im Anfangsteil der Funktion werden mittels `Dim` drei Variablen deklariert. Die erste, genannt `myResult`, ist ein Array des Typs `Object`, das aus zwei Elementen besteht. Dieses Array wird als Funktionsergebnis zurückgegeben werden.

Die zweite Variable `myString` ist ein Textstring, der die Maßeinheit des Rückgabewertes darstellen wird. `myCalc` schließlich ist das Berechnungsergebnis. Hier ist die Besonderheit, dass die Variable zusätzlich als `Nullable` deklariert wird, wodurch ihr auch `Nothing` im Sinne von »nichts« zugewiesen werden kann, was unter Visual Basic im Gegensatz zu vielen anderen Programmiersprachen nicht selbstverständlich ist.

Nach den Deklarationen wird über eine `if`-Abfrage der Wert des Parameters `sType` abgeprüft. Ist dieser 1, dann erfolgt eine Umrechnung von Fahrenheit nach Celsius. Das Berechnungsergebnis wird in der Variablen `myCalc` gespeichert und in der Variablen `myString` wird `Celsius` als Maßeinheit hinterlegt.

Hat `sType` den Wert 0, dann erfolgt eine Umrechnung von Celsius nach Fahrenheit und in `myString` wird `Fahrenheit` als Maßeinheit des Ergebnisses gespeichert.

Wenn `sType` einen unzulässigen Wert hat, wird als Berechnungsergebnis `Nothing` (bedeutungsgleich mit `null`, beziehungsweise `nil`) zurückgegeben und als Maßeinheit `Fehler`.

Schließlich werden die beiden Variablen mit der Methode `myResult.SetValue()` in das Array geschrieben, wobei der zweite Parameter dieser Methode den Array-Index angibt.

Die Übergabe des Rückgabewertes, also des Arrays, erfolgt über den Ausdruck `Return myResult`.

Den Webservice im Browser testen

Gehen Sie auf den Menüpunkt DEBUGGEN|DEBUGGEN STARTEN. Die Webanwendung wird dann wieder kompiliert, es wird, sofern der Cassini-Webserver noch nicht aktiv ist, dieser gestartet und im Browser wird eine (virtuelle) Seite geöffnet.

Im Kopfbereich links wird der zur Verfügung stehende Dienst `CtoF` als Link aufgelistet. Klicken Sie darauf und es erscheint die in Abbildung 4.83 gezeigte Aufrufseite.

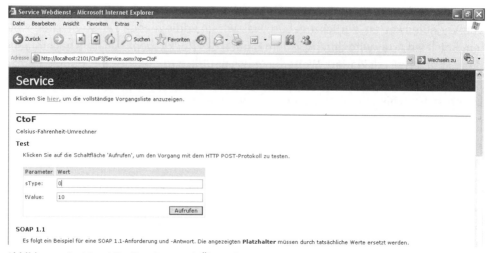

Abbildung 4.83 Visual Studio erkennt, ob Übergabeparameter erforderlich sind, und generiert eine entsprechende Eingabeseite.

Geben Sie zum Testen unter sType den Wert 0, unter tValue zum Beispiel 10 ein und klicken Sie auf die AUFRUFEN-Schaltfläche. Anschließend sollte in einem neuen Browserfenster eine XML-Datei angezeigt werden, die zwei Elemente anyType (entsprechend der Object-Deklaration) enthält. Der erste ist der umgerechnete Temperaturwert und der zweite die Maßeinheit.

Schließen Sie nun dieses Fenster. Im vorherigen klicken Sie auf die ZURÜCK-Schaltfläche des Browsers und bewegen sich damit zurück zur Startseite.

Dort ist in der Kopfzeile wieder ein Link DIENSTBESCHREIBUNG. Wenn Sie auf diesen klicken, wird im Browser eine weitere XML-Datei angezeigt, die etwas umfangreicher ist. Dies ist die WSDL-Datei, mit der der LiveCycle Designer die Datenverbindung konfigurieren kann.

Notieren Sie sich die angezeigte Browseradresse oder kopieren Sie diese in die Windows-Zwischenablage. Lassen Sie anschließend die Webdienst-Anwendung weiterlaufen.

Das Formular für die Temperaturumrechnung erstellen

Erstellen Sie im LiveCycle Designer ein neues, leeres Formular. Per rechten Mausklick öffnen Sie auf der Palette DATENANSICHT das Popup-Menü und wählen den Menüeintrag NEUE DATENVERBINDUNG aus. Auf der nachfolgenden ersten Seite des Dialogfensters NEUE DATENVERBINDUNG wählen Sie unter DATENBESCHREIBUNG ABRUFEN VON die Option WSDL-Datei und klicken auf WEITER.

4.4 SOAP-Datenverbindungen (WSDL)

Im Feld WSDL-DATEI der zweiten Seite des Dialogfensters tragen Sie die zuvor notierte beziehungsweise in der Zwischenablage befindliche URL zu der WSDL-Datei ein und klicken wieder auf WEITER.

Auf der dritten Dialogseite wählen Sie die OPERATION CTOF aus und klicken auf FERTIG STELLEN.

In der Palette DATENANSICHT sollte nun – bei expandierten Knoten – eine Darstellung wie in Abbildung 4.84 sichtbar sein.

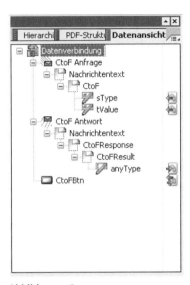

Abbildung 4.84

Ziehen Sie auf der Palette DATENANSICHT zunächst das Feld TVALUE auf das Formular und rechts daneben das Feld STYPE. Das Feld STYPE wandeln Sie auf der OBJEKT-Palettenseite FELD in den TYP DROPDOWN-LISTE um. Erfassen Sie als Listenelemente

- Celsius in Fahrenheit
- Fahrenheit in Celsius
- irgendwas anderes

Der letzte Eintrag soll lediglich zur Erzeugung eines Fehlers dienen.

Auf der OBJEKT-Palettenseite BINDUNG tragen Sie unter ELEMENTWERTE FESTLEGEN die Werte 0, 1 und 2 untereinander ein. In der zur Buchschreibung vorliegenden Programmversion 8.0.1291 werden bei Typumwandlung von Feldern mit WSDL-Datenbindung die vorhandenen Bindungen gelöscht. Gegebenenfalls müssen Sie diese also unter IMPORT/EXPORT-BINDUNGEN wieder so eintragen, dass sie auf

```
!connectionData.Datenverbindung.Body.XtoF.sType
```

zeigt. Dies funktioniert nur mit einer etwas komplizierten Art von Menüauswahl und kann dann in etwa so aussehen wie in Abbildung 4.85 gezeigt.

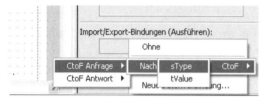

Abbildung 4.85 Datenbindungen zu WSDL-Daten lassen sich nur über ein Menü eintragen.

Auf der OBJEKT-Palettenseite WERT setzen Sie den STANDARDWERT auf 0.

Nachdem das Feld sType neu definiert ist, ziehen Sie aus der Palette DATENANSICHT das Feld ANYTYPE auf das Formular. Wenn Sie sich hier auf der OBJEKT-Palettenseite BINDUNG nun den Eintrag unter IMPORT/EXPORT-BINDUNGEN ansehen, lautet dieser

```
!connectionData.Datenverbindung.Body.CtoFResponse.
  CtoFResult.anyType[*]
```

Das *-Symbol in der eckigen Klammer zeigt, dass der Designer erkannt hat, dass es sich um ein Array handelt, was ja schon nicht schlecht ist. Allerdings besagt es auch, dass alle Array-Elemente dem einen Feld zugewiesen sind, wobei in der Praxis nur das erste übernommen werden würde. Wir aber wollen ein konkretes Array-Element für den Feldwert über dessen Index festlegen. Da haben wir ein Problem, denn die Entwickler des LiveCycle Designer erlauben aus unerklärlichen Gründen eine manuelle Änderung der Einträge nicht.

Weiter hilft uns hier wieder einmal die XML-Quelle. Wechseln Sie zu dieser Ansicht bei zuvor markiertem Feld anyType. Das einleitende <field ...>-Tag dieses Feldes sollte dort nun markiert sein. Irgendwo zwischen dem einleitenden und dem beendenden </field>-Tag finden Sie eine Zeile, die mit <connect... beginnt. In dieser Zeile finden Sie unter ref den Bindungsstring. Ersetzen Sie in diesem nun das * durch 0.

Wechseln Sie anschließend wieder zur Designansicht und bestätigen die durchgeführten Änderungen.

Die Beschriftung des Feldes soll jeweils die passende Maßeinheit zu den Rückgabewerten anzeigen. Auf der OBJEKT-Palettenseite FELD ändern Sie die BESCHRIFTUNG des

4.4 SOAP-Datenverbindungen (WSDL)

Feldes in ?. Klicken Sie anschließend auf BESCHRIFTUNG und wählen Sie im Fenster DYNAMISCHE EIGENSCHAFTEN unter DATENVERBINDUNG die WSDL-Datenverbindung aus. Unter BINDUNG machen Sie folgenden Eintrag

```
connectionData.Datenverbindung.Body.CtoFResponse.
 CtoFResult.anyType[1]
```

Hier geht's erstaunlicherweise auch manuell. Damit wird das zweite Element des Arrays als »Lieferant« für die Beschriftung festgelegt. Klicken Sie anschließend auf OK.

Als Letztes ziehen Sie noch die Schaltfläche aus der Palette DATENANSICHT auf das Formular. Beschriften Sie diese mit Umrechnen, ferner das Feld tValue mit Ausgangswert und die Dropdown-Liste mit Umrechnungsart. Für das Feld tValue stellen Sie auf der OBJEKT-Palettenseite WERT den TYP auf BENUTZEREINGABE - OPTIONAL ein.

Die Formularanwendung zur Temperaturumrechnung testen
Speichern Sie zunächst Ihr Formular unter dem Namen

CtoF.pdf

mit DATEITYP ACROBAT 8 (DYNAMISCH) ab.

Gehen Sie zur Ansicht PDF-VORSCHAU und geben Sie einen beliebigen Ausgangswert ein. Nach Betätigung der Schaltfläche sollte – sofern der Webservice ordnungsgemäß läuft – sehr schnell ein Wert im Feld anyType erscheinen und sich die Beschriftung ändern.

Wenn Sie in der Dropdown-Liste IRGENDWAS ANDERES wählen, sollte nach Absenden die Beschriftung in Fehler wechseln und das Feld leer sein.

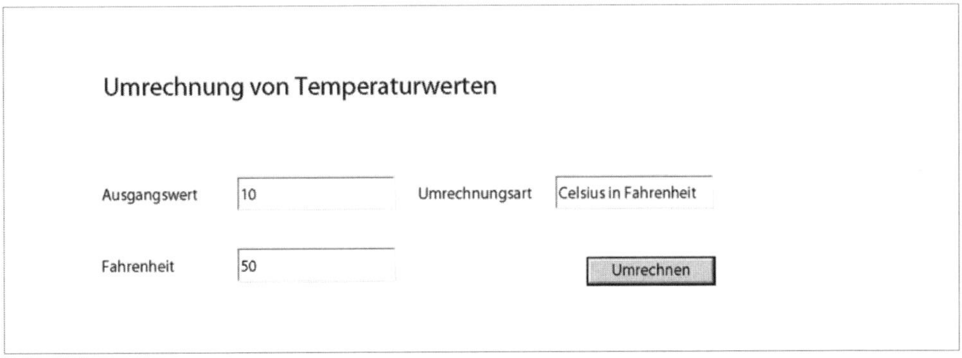

Abbildung 4.86 Das Formular zur Umrechnung von Temperaturwerten in Aktion

Ein WSDL-Formular mit Datenübergabe

Die Webservice-Anwendung mit »Visual Web Developer 2005 Express Edition« erstellen

Erstellen Sie in Visual Web Developer Express einen neuen Webdienst über den Menüaufruf DATEI|NEUE WEBSITE. Wählen Sie im Dialogfenster NEUE WEBSITE die Vorlage ASP.NET WEBDIENST aus und als Sprache VISUAL BASIC. Unter PFADNAMEN geben Sie ...\KundenDB ein, wobei ... für die bereits vorgeschlagene Pfadangabe ohne die letzte Ebene steht.

Eine Funktion zur Generierung des XML-Schemas erstellen

Die XML-Struktur, die Visual Studio .NET aus einer Datenbank erzeugt, entspricht nicht exakt der, die die Datenbank – hier Access – erzeugt. Darum benötigen Sie eine entsprechende Schemadatei, um die Daten in Acrobat weiterverarbeiten zu können. Die Erzeugung der Schemadatei soll auch durch einen Webdienst erfolgen. Diesen erstellen Sie wie folgt.

In der neu erstellten Datei `Service.vb` ergänzen Sie zunächst im Kopfbereich nachstehende IMPORTS-Klauseln:

```
Imports System.Data
Imports System.Data.OleDb
Imports System.Xml
```

Damit machen Sie die benötigten Daten- und XML-Objekte und -Funktionen für Ihre Anwendung verfügbar.

Löschen Sie die `HelloWorld`-Funktion und ändern Sie den Quelltext wie folgt ab:

```
<WebService(Namespace:="http://tempuri.org/")> _
<WebServiceBinding(ConformsTo:=WsiProfiles. _
 BasicProfile1_1)> _
<Global.Microsoft.VisualBasic.CompilerServices. _
 DesignerGenerated()> _
Public Class Service
    Inherits System.Web.Services.WebService
    'Ändern Sie den Datenpfad entsprechend Ihrem
    'Rechner ab
    Dim Conn As String = _
    "Provider=Microsoft.Jet.OLEDB.4.0; _
     Data Source= _
```

4.4 SOAP-Datenverbindungen (WSDL)

```
      C:\Acrobat8XmlTestdaten\customers.mdb"
   <WebMethod()> _
   Public Function GetKundenSchema _
    (ByVal FileName As String) As String
       Dim Cmd As String = _
        "Select Top 1 * From Kunden"
       Dim Adapter As New _
        OleDb.OleDbDataAdapter(Cmd, Conn)
       Dim Kunden As New DataSet
       Adapter.Fill(Kunden)
       If FileName > "" Then
           Kunden.WriteXmlSchema(FileName)
       End If
       Dim XmlSchema As New StringBuilder
       Dim SchemaWriter As XmlWriter
       SchemaWriter = XmlWriter.Create(XmlSchema)
       Kunden.WriteXmlSchema(SchemaWriter)
       Return XmlSchema.ToString
   End Function
End Class
```

Erläuterung

Mittels der Deklaration

```
Dim Conn As String = _
 "Provider=Microsoft.Jet.OLEDB.4.0; _
  Data Source=C:\Acrobat8XmlTestdaten\customers.mdb"
```

wird ein Connection-String für den Jet-OLEDB-Provider eingerichtet, der den Zugriff auf die Access-Datenbank ermöglicht. Die Pfadangabe zu der Datenbank müssen Sie so abändern, dass diese auf die customers.mdb-Datenbank auf Ihrem Rechner zeigt. Da der Connection-String später noch für andere Funktionen verwendet werden soll, wird die Variable Conn zu Beginn der Klassendeklaration, also außerhalb von Funktionen, deklariert.

Die Funktion GetKundenSchema() erhält einen String-Übergabeparameter. In ihm kann ein Dateiname für die Schemadatei übergeben werden. Wird ein solcher Name übergeben, dann wird eine XSD-Datei auf dem Rechner, auf dem sich der Webserver befindet, erstellt. Diese können Sie unmittelbar verwenden.

Die Funktion gibt zusätzlich einen String zurück. Dieser enthält ebenfalls die Schemadaten.

In der Variablen Cmd wird die SQL-Abfrage gespeichert. Der Ausdruck Top 1 bewirkt hierbei, dass nur ein Datensatz zurückgegeben wird. Dieser genügt zur Ermittlung der Datenstruktur.

Die Variable Adapter gehört zur Klasse OleDbDataAdapter. Ein solcher Adapter stellt eine Schnittstelle zwischen der Datenquelle, also der Access-Datenbank, und einem Dataset dar. Die Variable Kunden schließlich beinhaltet den Dataset, der mittels der Methode Fill vom Adapter gefüllt wird.

Ein Dataset unter Visual Studio .NET besitzt die Fähigkeit, mittels der Methode WriteXmlSchema ein XML-Schema zu erzeugen. Diese Methode kann das Schema auf verschiedene Art und Weise ausgeben.

Übergibt man WriteXmlSchema einen Dateinamen, dann wird automatisch eine Datei erzeugt und das Schema in diese geschrieben – einfacher geht's nicht. Wurde ein Dateiname an die Funktion übergeben, was mittels einer if-Abfrage geprüft wird, dann wird eine physikalische Schema-Datei erzeugt.

Aber die Schemadaten können auch in den Arbeitsspeicher geschrieben und von dort weiterverarbeitet werden. Dies geht mit Hilfe eines so genannten XmlWriters, was nicht ganz so unkompliziert zu handhaben ist, denn der XmlWriter seinerseits benötigt ein Ziel, an das er die Daten weitergibt. Dieses Ziel kann ein Stream-Objekt sein, also letztendlich ein variabler Speicherbereich, aber auch ein Stringbuilder, der eine zu Strings besser kompatible Struktur besitzt. Darum wollen wir einen solchen Stringbuilder benutzen.

Nach Erzeugung und Variablen-Deklaration der entsprechenden Elemente wird dann nur noch mittels Kunden.WriteXmlSchema das Schema in den Stringbuilder geschrieben. Mittels der Methode ToString kann dieser seinen Inhalt in einen String konvertieren. Dies ist dann der Rückgabewert der Funktion.

Nach Erstellung des Service KundenDB wählen Sie den Menüpunkt DEBUGGEN STARTEN. Nach Kompilieren der Anwendung sollte die Website in einem Browserfenster automatisch starten. Wählen Sie dort den Link DIENSTBESCHREIBUNG und notieren Sie auf der Folgeseite die Webadresse beziehungsweise kopieren Sie diesen in das Windows-Clipboard.

Die Schemadaten mittels eines LiveCycle-Formulars abrufen

Erstellen Sie ein neues, leeres Formular. In der Palette DATENANSICHT öffnen Sie per rechten Mausklick das Popup-Menü und wählen den Punkt NEUE DATENVERBINDUNG. Auf dem ersten Dialogfenster NEUE DATENVERBINDUNG wählen Sie unter DATENBESCHREIBUNG ABRUFEN VON den Punkt WSDL-DATEI und klicken auf WEITER.

4.4 SOAP-Datenverbindungen (WSDL)

Auf der zweiten Dialogseite geben Sie die zuvor notierte Webadresse in das Feld WSDL-DATEI ein beziehungsweise kopieren diese vom Windows-Clipboard mittels der Tastenkombination [Strg]+[V] dorthin. Bestätigen Sie Ihre Eingabe mit Klick auf WEITER. Auf dem dritten Dialogfenster wählen Sie die Operation GETKUNDENSCHEMA und klicken auf FERTIG STELLEN.

Auf der Palette DATENANSICHT sollte nun die Datenverbindung angezeigt werden. Expandieren Sie die Einträge GETKUNDENSCHEMA ANFRAGE und GETKUNDENSCHEMA ANTWORT. Ziehen Sie die Feldeinträge FILENAME und GETKUNDENSCHEMARESULT sowie die angezeigte Schaltfläche auf das Formular. Vergrößern Sie das Feld GETKUNDENSCHEMARESULT auf mehrere Zeilen und selektieren Sie auf der OBJEKT-Palettenseite FELD MEHRERE ZEILEN ZULASSEN.

Speichern Sie die Datei unter dem Namen:

WsdlGetDbSchema.pdf

Vielleicht können Sie diese ja später erneut benutzen.

Schalten Sie jetzt um zur PDF-Vorschau. Geben Sie in das Feld FILENAME einen Dateinamen ein (zum Beispiel `C:\MyKunden.xsd`) und klicken Sie im Formular auf die Schaltfläche. Nunmehr sollten im Feld `GetKundenSchemaResult` die Schemadaten angezeigt werden. Prüfen Sie mit dem Windows-Explorer, ob sich die Datei `MyKunden.xsd` im Hauptverzeichnis der C-Festplatte befindet; diese Datei können Sie unmittelbar als Schemadatei verwenden.

Alternativ können Sie die angezeigten Daten im Feld `GetKundenSchemaResult` mittels [Strg]+[A] markieren und mittels [Strg]+[C] dann anschließend auf das Windows-Clipboard kopieren. Die kopierten Daten können Sie dann in einen Texteditor, besser jedoch in einen XML-Editor (zum Beispiel XML Notepad) in ein neues, leeres Dokument einfügen und anschließend als `.xsd`-Datei speichern.

Die Webservice-Anwendung für die Lieferung von Kundendaten erweitern
Die eigentliche Aufgabe des SOAP-Service solle es ja sein, Daten aus der Kundendatenbank zur Verfügung zu stellen. Die nachfolgend beschriebene Visual-Basic-Webfunktion soll diese Aufgabe bewerkstelligen. Beenden Sie den laufenden Service über DEBUGGEN|DEBUGGEN BEENDEN. Geben Sie danach folgenden zusätzlichen Quellcode unmittelbar unter der bestehenden Funktion, also vor `End Class` ein.

```
<WebMethod()> _
Public Function GetKundenAll() As String
    Dim Cmd As String = "Select * From Kunden"
    Dim Adapter As New _
      OleDb.OleDbDataAdapter(Cmd, Conn)
```

```
        Dim Kunden As New DataSet
        Adapter.Fill(Kunden)
        Return Kunden.GetXml()
    End Function
```

Erläuterung

Insgesamt unterscheidet sich diese Funktion nur wenig von der vorherigen zur Schemaerzeugung, ja sie ist sogar etwas kürzer, denn es existieren weder eine XmlWriter- noch eine Stringbuilder-Komponente.

Die in der Variablen `Cmd` gespeicherte SQL-Abfrage ohne `Top 1` liefert nun die gesamte Kundentabelle.

Mittels der Methode `GetXml()` konvertiert der Dataset `Kunden` alle Kunden in einen XML-String. Dieser wird vom Service zurückgegeben.

Das WSDL-Kundenformular entwickeln

Erstellen Sie wieder ein neues, leeres Formular. Als Erstes erstellen Sie darin auf der Palette DATENANSICHT eine neue Datenverbindung. Auf der ersten Dialogseite von NEUE DATENVERBINDUNG wählen Sie unter DATENBESCHREIBUNG ABRUFEN VON den Punkt XML-SCHEMA. Auf der zweiten Dialogseite tragen Sie unter XML-SCHEMADATEI AUSWÄHLEN die zuvor erstellte XSD-Datei ein und klicken auf FERTIG STELLEN.

In der Palette DATENANSICHT sollten nun die Datenverbindung mit verfügbaren Feldern und dem übergeordneten Knoten (Teilformular) TABLE angezeigt werden. Ziehen Sie den Eintrag von TABLE aus der Palette auf das Formular, wobei Sie darüber etwas Platz lassen. Richten Sie die so eingefügten Felder danach gleichmäßig aus.

Ziehen Sie anschließend aus der Palette BIBLIOTHEK ein Schaltflächen-Element auf das Formular, und zwar oberhalb der anderen Felder. Beschriften Sie diese mit `Kunden abrufen`. Per rechten Mausklick auf die selektierte Schaltfläche öffnen Sie das Popup-Menü und wählen den Menüpunkt UMSCHLIESSEN MIT TEILFORMULAR. Das neu entstandene Teilformular um die Schaltfläche vergrößern Sie so, dass es über die gesamte Breite des Inhaltsbereiches geht und auch etwas höher ist als die Schaltfläche.

Stellen Sie anschließend für das Haupt-Teilformular der Seite auf der OBJEKT-Palettenseite TEILFORMULAR den TYP auf TEXTFLUSS mit der FLIESSRICHTUNG VON OBEN NACH UNTEN.

Die Skripte erfassen

Zu dem `click`-Ereignis der Schaltfläche erfassen Sie das nachstehende Skript:

4.4 SOAP-Datenverbindungen (WSDL)

```
try
{
   wsdlResult =
    xfa.connectionSet.Datenverbindung2.execute(true);
   if (wsdlResult == true)
      throw "OK";
}
catch(e)
{
   if (e != "OK")
      app.alert(e);
}
```

Erläuterung

Das `try...catch`-Konstrukt dient der Fehlerbehandlung unter JavaScript. Wenn unter `try` ein Fehler auftritt, wird dieser an die unter `catch()` definierte Variable übergeben und kann dort behandelt werden.

Unter `try` wird über die Methode `execute()` die WSDL-Datenverbindung abgefragt. Das Ergebnis – `true` bei erfolgreicher Abfrage und `false` bei fehlgeschlagener – wird an die Variable `wsdlResult` übergeben. Über eine `if`-Abfrage wird das Aktionsergebnis der Abfrage geprüft und wenn dieses »OK« ist, geben wir die selbst definierte Fehlermeldung OK, die eigentlich gar keine ist, mittels `throw` aus. Fehlermeldungen können gegebenenfalls also auch selbst erzeugt werden.

Die Fehlermeldung wird im `catch`-Teil an die Variable e übergeben und dort weiter ausgewertet. Wenn Sie nicht auf OK lautet, wird die System-Fehlermeldung ausgegeben.

Die `execute()`-Methode wird mit der Option `true` aufgerufen, die besagt, dass der zugehörige Datenbereich im Formular aktualisiert wird. Dieser findet sich in der XFA-Hierarchie unterhalb des Knotens `xfa.datasets.connectionData`.

Man könnte nun denken, nach erfolgreichem Aufruf wären die Daten dort dauerhaft verfügbar – leider ist dem nicht so. Darum findet in diesem Skriptteil auch keine Weiterverarbeitung statt.

Die Daten können nur innerhalb des Ereignisses `postExecute` abgerufen werden und sind anschließend nicht mehr verfügbar. WSDL-Datenverbindungen sind eben etwas sehr Flüchtiges. Wir müssen uns die Daten also während des Ereignisses »schnappen«, bevor sie wieder weg sind.

Das nächste Problem: Wenn Sie im SKRIPT-EDITOR das Ereignis unter ANZEIGEN suchen, werden Sie es dort nicht finden. Es muss also ohne dessen Hilfe definiert werden und das geht dann nur unmittelbar in der XML-Quelle.

Wechseln Sie also zu dieser Ansicht und suchen Sie dort den XML-Knoten für das Haupt-Teilformular, also das erste `<subform...>`-Tag, das vorkommt. Unter dieses tragen Sie nachstehenden Code ein.

```
...
<event activity="postExecute" ref="$connectionSet.Datenverbindung2">
    <script contentType="application/x-javascript">
    var tmpXML =
    xfa.datasets.resolveNode
    ("connectionData.Datenverbindung.
    Body.GetKundenAllResponse.
    GetKundenAllResult").value;
    xfa.record.resolveNode("NewDataSet").
    loadXML(tmpXML, true, true);
    </script>
</event>
...
```

Erläuterung

Zunächst wird im `<event...>`-Tag das Ereignis `postExecute` referenziert. Unter dem `ref`-Wert müssen Sie gegebenenfalls den Namen Ihrer Datenquelle eingeben, wenn dieser nicht auf `Datenverbindung2` lautet. Nur für diese Datenquelle wird das Ereignis abgearbeitet.

Zwischen den `<event...>`- und `</event>`-Tags wird festgelegt, was dann zu passieren hat. Das `<script...>`-Tag besagt, dass das Skript abgearbeitet werden soll, das zwischen `<script...>` und `</script>` steht.

In die Variable `tmpXML` wird das Ergebnis der Abfrage, ein XML-Datenbaum, kopiert. Dieser Datenbaum findet sich unter `GetKundenAllResult` unterhalb von `xfa.datasets.connectionData`. Die komplette Datenstruktur wird dann mittels `loadXML()` in den Knoten `NewDataSet` unterhalb von `xfa.record` kopiert, und zwar so, dass der Rootknoten (`NewDataSet`) selbst nicht mit kopiert wird (erste Option `true`) und dass vorhandene Daten komplett ersetzt werden (zweite Option `true`).

Damit ist das Formular bereits fertig. Speichern Sie es unter dem Namen:

WsdlMitEreignis.pdf

4.4 SOAP-Datenverbindungen (WSDL)

als DATEITYP ACROBAT 8 (DYNAMISCH) und testen Sie es in der PDF-Vorschau. Nach Klick auf die Schaltfläche im Formular sollten alle Kundendatensätze aufgelistet werden. Es sollte dann etwa so aussehen wie in Abbildung 4.87 gezeigt.

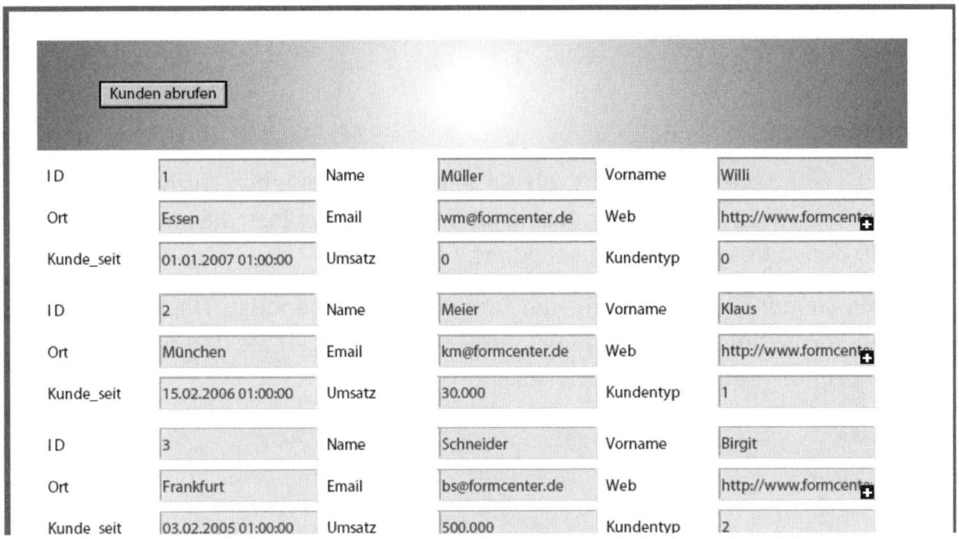

Abbildung 4.87 Das WSDL-Kundendaten-Formular in Aktion

Das Formular um eine Dropdown-Kundenauswahl erweitern

Eine Auswahlmöglichkeit mittels Dropdown-Liste zur Anzeige einzelner Kunden könnte durchaus nützlich sein. Wir hatten so etwas ja schon in früheren Formularen.

Da die Kundenstammsätze über den SOAP-Service geliefert werden sollen, muss dieser zunächst ergänzt werden. Auch benötigen wir ja Daten für die Kundenauswahl, so dass hierzu eine neue Operation hinzugefügt werden soll.

Beenden Sie dazu den laufenden Service unter Visual Studio mittels DEBUGGEN|DEBUGGEN BEENDEN.

Den Webservice ergänzen

Den bestehenden Quelltext des Webservice `GetKundenAll()` ergänzen Sie um einen Parameter, die ID des Kunden, die zurückgegeben werden soll:

```
Public Function GetKundenAll(ByVal KId As String) _
  As String
```

Weiterhin fügen Sie unmittelbar nach der Deklaration der Variablen Cmd nachstehende Zeilen ein:

```
If KId > "" Then
    Cmd = Cmd + " WHERE ID = " + KId.ToString
End If
```

Erläuterung

Über die if-Abfrage wird geprüft, ob ein Parameter übergeben wurde. Ist dies der Fall, dann wird die SQL-Abfrage um eine WHERE-Klausel ergänzt, die nach der übergebenen ID den Kundenstammsatz selektiert.

Weiterhin werden auch Daten für die Dropdown-Liste benötigt. Diese soll eine zu erstellende Funktion GetDropdownValues() liefern. Fügen Sie den nachstehenden Quelltext vor der End Class-Klausel ein.

```
...
<WebMethod()> _
Public Function GetDropdownValues() As String
    Dim Cmd As String = "Select Name + ', ' + _
      Vorname  As Kunde, ID From Kunden"
    Dim Adapter As New _
      OleDb.OleDbDataAdapter(Cmd, Conn)
    Dim Kunden As New DataSet
    Adapter.Fill(Kunden)
    Return Kunden.GetXml()
End Function
...
```

Erläuterung

Im Grunde genommen unterscheidet sich diese Funktion auch nur unwesentlich von GetKundenAll(). Lediglich wird wieder eine abgewandelte SQL-Abfrage verwendet.

Select Name + ', ' + Vorname As Kunde setzt die beiden Namensbestandteile als Auswahlbegriff für alle Kundenstammsätze benutzerfreundlich zusammen. Zusätzlich wird die ID als Schlüssel für die spätere Auswahl mitgeliefert.

Das Formular anpassen

Im LiveCycle Designer aktivieren Sie per rechten Mausklick auf den Eintrag der WSDL-Datenverbindung in der Palette DATENANSICHT das Popup-Menü. Wählen Sie den Menüpunkt DATENANSICHT AKTUALISIEREN.

4.4 SOAP-Datenverbindungen (WSDL)

Ziehen Sie aus der Palette BIBLIOTHEK ein Dropdown-Listen-Element auf das Formular und platzieren Sie dieses neben der Schaltfläche. Beschriften Sie es mit Kundenauswahl. Auf der OBJEKT-Palettenseite BINDUNG tragen Sie unter IMPORT/EXPORT-BINDUNGEN (AUSFÜHREN) ein:

```
!connectionData.Datenverbindung.Body.GetKundenAll.Kid
```

und stellen Sie die STANDARDBINDUNG auf OHNE ein.

Damit wird der Wert (rawValue) des Feldes automatisch bei Abfragen an den Service als Parameter übergeben.

Die Dropdown-Liste muss nun einerseits noch mit den Auswahlwerten gefüllt werden, andererseits hat weder der Wert der Dropdown-Liste noch deren Elementwerte eine Datenbindung innerhalb des Formulars. Letzteres stellt insoweit ein Problem dar, als bei jedem Wechsel der Daten, der zu einem remerge führt, sowohl der Wert als auch die Elementwerte wieder auf den ursprünglichen Stand zurückgesetzt werden.

Sie könnten also die XML-Datei um die entsprechenden Einträge ergänzen, was wir in früheren Formularen schon so gemacht haben, und Acrobat würde automatisch bei jedem remerge die Werte beibehalten.

Eine Alternative dazu wäre, dass Sie selbst die Werte aktuell halten. Dazu müssten sie in Variablen gespeichert werden. Bei einem remerge, der ein initialize-Ereignis auslöst, müsste ein entsprechendes Skript die vorherigen Werte wieder herstellen. Das hört sich komplizierter an, als es ist, und weil wir dies bislang nicht so gehandhabt haben, werden wir es im aktuellen Formular einmal realisieren.

Die Skripte erfassen

Auch für die Datenverbindung für die Dropdown-Listen-Werte muss in der XML-Quelle das Ereignis postExexcute definiert werden. Tragen Sie dort unmittelbar unter der vorherigen Ereignisdefinition die nachfolgende ein:

```
...
<event activity="postExecute"
 ref="$connectionSet.Datenverbindung3">
 <script contentType="application/x-javascript">
    var tmpXML = xfa.datasets.resolveNode
     ("connectionData.Datenverbindung3.
       Body.GetDropdownValuesResponse.
       GetDropdownValuesResult").value;
    S01.initDropdownList(tmpXML);
```

```
    </script>
  </event>
  ...
```

Ändern Sie gegebenenfalls den Namen der Datenverbindung gemäß Ihrer Datenansicht.

Erläuterung

Der vom Service übergebene Wert, ein XML-String, wird an die Variable `tmpXML` übergeben. Anschließend erfolgt ein Aufruf der Funktion `initDropDownList()` mit Übergabe von `tmpXML`. Diese Funktion sowie das Skriptobjekt, in dem sie sich befindet, muss noch erstellt werden.

Dazu machen Sie in der Palette HIERARCHIE einen rechten Mausklick auf das Teilformular, zu dem die Dropdown-Liste gehört. Im dann erscheinenden Popup-Menü wählen Sie den Punkt SKRIPTOBJEKT EINFÜGEN. Geben Sie dem Skriptobjekt den Namen S01. Erfassen Sie dort folgendes Skript:

```
function initDropdownList(XMLstring)
{
   //einen ungebundenen XML-Knoten anlegen
   DropdownDataNode = xfa.datasets.createNode
     ("dataGroup", "DropdownData");
   DropdownDataNode.loadXML(XMLstring, true, true);
}
```

Erläuterung

Es wird zunächst mittels der Methode `xfa.datasets.create()` ein XML-Knoten namens `DropdownData` erzeugt und in der Variablen `DropDownDataNode` referenziert. Die Variable wird ohne das Schlüsselwort `var` erzeugt, so dass sie permanent verfügbar ist.

Der zum `postExecute`-Ereignis der WSDL-Datenverbindung erzeugte und an die Funktion übergebene XML-String wird mittels der Methode `loadXML()` an den neuen Knoten eingelesen. Der Rootknoten der XML-Daten wird hierbei nicht berücksichtigt (erster Optionswert `true`) und gegebenenfalls bereits an dem Knoten existierende Daten werden durch die neuen ersetzt.

Für den Eintrag der XML-Daten als Elementwerte der Dropdown-Liste benötigen wir ebenfalls eine Funktionalität. Hierzu legen Sie auf dem Skriptobjekt eine weitere Funktion an, wie nachfolgend beschrieben.

4.4 SOAP-Datenverbindungen (WSDL)

```
function fillDropdownList(dataNode)
{
   Kundenauswahl.clearItems;
   Kundenauswahl.addItem("- alle -", "");
   for (var i = 0; i < dataNode.nodes.length; i++)
   {
      var oElement = dataNode.nodes.item(i).
       resolveNode("Kunde");
      var oElValue = dataNode.nodes.item(i).
       resolveNode("ID");
      if ((oElement != null) && (oElValue != null))
      {
         Kundenauswahl.
          addItem(oElement.value, oElValue.value);
      }
   }
   Kundenauswahl.rawValue = DropdownIndex;
}
```

Erläuterung

An die Funktion wird in der Variablen dataNode der Datenknoten übergeben, in dem die XML-Daten gespeichert wurden.

Als Erstes werden alle eventuell vorhandenen Elemente der Dropdown-Liste KUNDEN-AUSWAHL mittels deren Methode clearItems gelöscht. Anschließend wird als erstes Element der Text - alle - mit dem Wert "", also einem leeren String, über die Methode addItem() eingetragen.

Danach erfolgt in einer for-Schleife der Eintrag der vom SOAP-Service gelieferten Elemente (Kunde = Name + ", " + Vorname) und deren Werte (ID). Hierzu wird zuerst in der Variablen oElement der Knoten Kunde referenziert und in der Variablen oEl-Value der Knoten des zugehörigen Wertes. Nur wenn beide Knoten existieren, was über die if-Abfrage abgeprüft wird, werden deren Werte (value) über die Methode addItem() als Listenelement eingetragen.

Abschließend wird der rawValue der Dropdown-Liste, also der Wert, der zu dem aktuell selektierten Element gehört, auf den Wert der Variablen DropdownIndex gesetzt. Diese Variable speichert den Wert der letzten Auswahl der Dropdown-Liste und wird an anderer Stelle deklariert.

Um die Werte für die Elemente der Dropdown-Liste zu erhalten, muss natürlich noch die SOAP-Anfrage an den Webservice durchgeführt werden. Die Werte sollen automatisch beim Formularstart zur Verfügung stehen. Darum wird zum initialize-Ereignis der Dropdown-Liste KUNDENAUSWAHL die Abfrage durchgeführt. Erfassen Sie zu diesem Ereignis im Skript-Editor nachstehendes Skript in der Sprache JavaScript:

```
if (typeof(DropdownDataNode) == "undefined")
{
   try
   {
      wsdlResult = xfa.connectionSet.
        Datenverbindung3.execute(false);
      if (wsdlResult == true)
         throw "OK";
   }
   catch(e)
   {
      if (e != "OK")
         app.alert(e)
      else
      {
         DropdownIndex = "";
         S01.fillDropdownList(DropdownDataNode);
      }
   }
}
else
   S01.fillDropdownList(DropdownDataNode);
```

Erläuterung

Zu Beginn des Skripts wird geprüft, ob die Variable DropdownDataNode bereits existiert. Nur wenn dies nicht der Fall ist, soll die Datenabfrage – nur einmalig – erfolgen, um das Formular nicht unnötig zu verlangsamen. Das initialize-Ereignis wird ja bei jedem neuen Datenabruf ausgeführt.

Anschließend folgt der Abruf der WSDL-Datenverbindung über die bereits bekannte try...catch-Fehlerbehandlung. Hier wird allerdings bei erfolgreicher Abfrage im catch-Bereich die Dropdown-Liste erstmalig mit Elementen gefüllt (Funktion S01.fillDropDownList) und die Variable DropdownIndex auf einen leeren String gesetzt.

4.4 SOAP-Datenverbindungen (WSDL)

Bei wiederholtem `initialize`-Ereignis, also wenn die Variable `DropdownDataNode` bereits existiert, wird stets erneut die Dropdown-Liste mit Werten gefüllt und der `rawValue` gesetzt, weil dies infolge der fehlenden Datenbindung erforderlich ist.

Was nun noch fehlt, ist die Aktualisierung der Variablen `DropdownIndex`, wenn sich der Wert in der Dropdown-Liste KUNDENAUSWAHL ändert. Dies wird bei deren `change`-Ereignis mittels des nachstehenden Skripts erledigt.

```
DropdownIndex = this.boundItem(xfa.event.newText);
```

Als Letztes sollten Sie nicht vergessen, die permanenten, nicht über `var` deklarierten Variablen bei Schließen des Formulars wieder zu löschen. Dies erledigen Sie beim `docClose`-Ereignis der Dropdown-Liste mit dem Skript

```
if (typeof(DropdownDataNode) != "undefined")
    delete DropdownDataNode;
if (typeof(DropdownIndex) != "undefined")
    delete DropdownIndex;
```

Erläuterung

Über die `typeof`-Funktion wird zunächst geprüft, ob die jeweilige Variable überhaupt existiert. Ist dies der Fall, dann wird sie mittels des `delete`-Befehls gelöscht.

Damit ist das WSDL-Formular fertiggestellt. Testen Sie es in der PDF-Vorschau. Nun sollten sowohl alle Kunden als auch jeder einzelne über die Dropdown-Liste mit anschließender Betätigung der Schaltfläche aufrufbar sein.

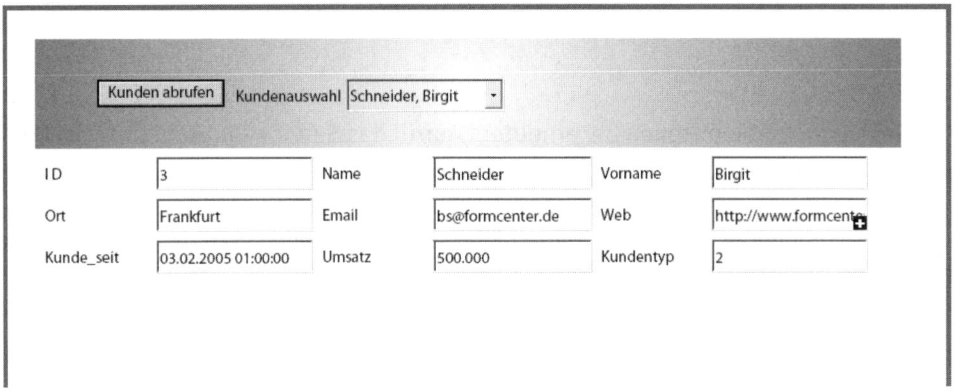

Abbildung 4.88 Jetzt können im Formular auch einzelne Kunden selektiert werden.

> **Übung**
> Ändern Sie das Formular so ab, dass der Aufruf der Kunden unmittelbar bei Wechsel des selektierten Elementes in der Dropdown-Liste erfolgt.

Weitere Einsatzmöglichkeiten von WSDL-Verbindungen

SOAP-Webservices sind vom Grundansatz her als flüchtige Datenverbindungen konzipiert, also: Daten abfragen – Daten senden – fertig und vergessen.

Aber auch eine Sessionverwaltung mittels so genannter HTTP-Cookies ist möglich und diese wird von Acrobat unterstützt. Wenn also die Programmier- bzw. Skriptsprache Ihrer Serveranwendung diese Funktionalität ebenfalls unterstützt, dann können Sie sie bei Bedarf verwenden.

In Visual Studio .NET beispielsweise können Sie die Session-Funktionalität für Webdienste ganz einfach aktivieren. Bei der Deklaration von `Webmethod` setzen Sie die Option `EnableSession` auf `true`, also

```
<Webmethod(EnableSession:=True)>_
Public Function ...
```

und schon funktioniert es. Sie können dann der Session Variablen zuordnen und diese können beliebige Werte annehmen, aber auch Objekte, wie ein Dataset, referenzieren. Das könnte dann zum Beispiel so aussehen:

```
Session("Counter") = 1
Session("MyDataset") = DataSet1
```

Die Session-Variablen stehen bei erneutem Aufruf des Service zur Verfügung. Ist dies jedoch nicht der Fall, also `Session("MeineVariable") = Nothing`, dann ist zwischenzeitlich ein Timeout aufgetreten und die Session wurde beendet. Solche Timeouts sind notwendig, damit die Daten nicht unendlich lang im Speicher des Servers bleiben.

Das Session-Timeout legen Sie über

```
Session.Timeout = Zeit
```

fest, wobei die Zeit in Minuten anzugeben ist.

Hier gibt es also unendliche Möglichkeiten, eigene Experimente durchzuführen.

4.5 Resümee zu Datenverbindungen

Welche Art von Datenverbindung Sie also einsetzen, hängt von der Art der Anwendung ab, aber auch davon, wo Sie sie einsetzen. Für variable Daten im lokalen Netzwerk ist sicherlich eine OLEDB-Datenverbindung sinnvoll, die dagegen bei Online-Formularen im Internet nur schwer zu realisieren wäre. Mit OLEDB-Datenverbindungen können Sie auch am einfachsten neue Datensätze anlegen und bestehende editieren. Bei Einsatz eines serverseitigen Cursors auf einer SQL-Datenbank lassen sich sehr große Datenmengen verwalten, ohne dass daraus ein immenser Datenverkehr resultieren muss.

XML-Datenquellen sind natürlich immer sinnvoll und sie können mit anderen Datenquellen zusammenarbeiten. Mit ihnen lassen sich vielfältige Daten selbst in Offline-Formularen speichern und verwenden. Besonders gut lassen sich auch Daten mit WSDL-Datenquellen austauschen.

WSDL-(SOAP-)Datenquellen sind dann besonders nützlich, wenn Formulare variabel mit Daten gefüllt werden müssen und der Nutzer über das Internet darauf zugreift. Selbst bei langsamen Datenverbindungen kann man hiermit zügig und komfortabel arbeiten, vorausgesetzt, die zu übertragenden Datenmengen werden nicht zu groß.

Da wir immer mehr online leben und davon auszugehen ist, dass man in wenigen Jahren an jedem Ort und zu jeder Zeit über eine schnelle Datenverbindung verfügen wird, werden SOAP-Services immer mehr an Bedeutung gewinnen.

Kapitel 5

5 Formularsicherheit

5.1	Vorbemerkungen	458
5.2	Kennwort zum Öffnen des Formulars	458
5.3	Berechtigungen zum Bearbeiten und Drucken	459
5.4	Verwendungsrechte in Adobe Reader aktivieren	460
5.5	Formularteile schwärzen	460
5.6	Digitale Unterschriften	461
5.7	Weitere Dokumenten-Sicherungsmöglichkeiten	472
5.8	Resümee	474

Kapitel 5 — FORMULARSICHERHEIT

5.1 Vorbemerkungen

Für Sicherheitsmaßnahmen in Formularen – das gilt entsprechend für viele andere Dokumenttypen – gibt es verschiedene Gründe:

- Wenn Formulare vertrauliche Inhalte haben, sollen sie nur von berechtigten Personen gelesen werden können.
- Bei einer Online-Übertragung sollen sie nicht gelesen werden können, falls Unberechtigte die Daten abfangen.
- Das Design soll nicht verändert und auch nicht einfach kopiert werden können.
- Nach einer Unterschrift sollen keine Dateninhalte mehr verändert werden können.
- Über Formulare dürfen keine Computerviren, Trojaner oder sonstige schädliche Software in ein Rechnersystem eingeschleust werden.

In Adobe Acrobat und Adobe Reader wurden daher zahlreiche Sicherheitsfeatures integriert. Viele davon sind heute unverzichtbar, manche erscheinen allerdings etwas übertrieben.

5.2 Kennwort zum Öffnen des Formulars

Wenn Ihr Formular vertrauliche Daten enthält und nur von einem geschlossenen Benutzerkreis eingesehen werden soll, dann bietet sich die Nutzung eines Kennwortschutzes zum Öffnen des Dokuments an. Jeder Person aus dem Benutzerkreis muss dann natürlich das Kennwort bekannt sein.

Durch ein Lese-Kennwort geschützte Formulare werden verschlüsselt gespeichert, denn sonst könnte man mit einem anderen Programm als Adobe Acrobat/Adobe Reader trotzdem den Inhalt des Dokuments lesen.

Sie können unmittelbar im LiveCycle Designer im Dialogfenster FORMULAREIGENSCHAFTEN, aufrufbar über den Menüpunkt DATEI|FORMULAREIGENSCHAFTEN, Registerkarte PDF-SCHUTZ den Kennwortschutz aktivieren. Beim Speichern des Dokuments werden Sie dann nach dem Kennwort gefragt. Anschließend können Sie das Dokument nur mit dem Kennwort öffnen.

Dieselbe Einstellung, nur etwas detaillierter, können Sie auch unmittelbar in Acrobat unter dem Menüpunkt DATEI|EIGENSCHAFTEN, Registerkarte SICHERHEIT durchführen. Hier können Sie festlegen, dass Metadaten, das sind insbesondere intern hinterlegte Informationen über das Dokument, nicht verschlüsselt werden. Der Formularnutzer kann dann, sofern solche Informationen hinterlegt sind, beispielsweise bereits vor Öffnen des Formulars sehen, um welches Formular es sich handelt oder wer der Verfasser beziehungsweise Herausgeber ist. Auch Suchmaschinen können so Informationen über das Dokument erhalten, wenngleich sie den eigentlichen Inhalt nicht lesen können.

Auch kann in Acrobat festgelegt werden, ob nur Dateianlagen – diese könnten ja vertrauliche Inhalte haben – verschlüsselt werden sollen.

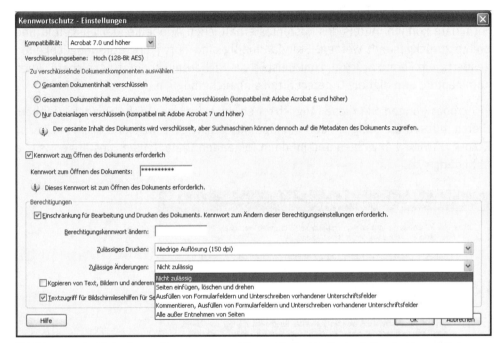

Abbildung 5.1 Im Dialogfenster KENNWORTSCHUTZ können Sie Rechte für durch Kennwort geschützte Formulare definieren.

Die Einstellungen werden erst nach erneuter Speicherung des Dokuments wirksam.

5.3 Berechtigungen zum Bearbeiten und Drucken

Vielleicht möchten Sie ja, dass die Anwender Ihr Formular ohne Kennwort öffnen können, aber dass sie – außer dem Ausfüllen – keine Änderungen daran vornehmen können. Beispielsweise könnte es sein, dass man Ihr Formular abändert und für andere Zwecke verwendet oder Texte und Bilder daraus kopiert, was ohne Dokumentenschutz möglich ist.

Auch kann es sein, dass das Formular online zurückgesandt, aber nicht ausgedruckt werden soll.

Derartige Einstellungen können Sie ebenfalls – sowohl im Designer 8, als auch in Acrobat – in dem Dialogfenster unter Abbildung 5.1 festlegen.

5.4 Verwendungsrechte in Adobe Reader aktivieren

Formulare können mittels des kostenlos erhältlichen Adobe Reader ausgefüllt und online zurückgesandt werden. Standardmäßig sind dort jedoch die Möglichkeiten gesperrt, ein Formular lokal, zum Beispiel als Sicherungskopie, zu speichern. Auch Kommentare und digitale Unterschriften sind nicht möglich.

In Acrobat können Sie diese Möglichkeiten auch für den Adobe Reader erlauben. Hierzu müssen Sie lediglich den Menüpunkt ERWEITERT|VERWENDUNGSRECHTE IN ADOBE READER AKTIVIEREN anwählen und im dann folgenden Dialogfenster bestätigen (siehe Abbildung 5.2).

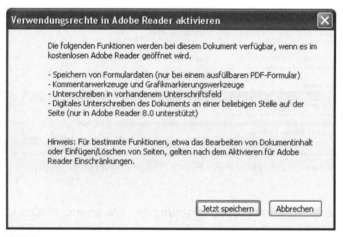

Abbildung 5.2

5.5 Formularteile schwärzen

Möglicherweise haben Sie ein ausgefülltes Formular, das an jemanden weitergeleitet werden soll, der nicht den gesamten Inhalt sehen darf, weil es sich teilweise um vertrauliche Informationen handelt. Hier können Sie in Acrobat über den Menüaufruf ERWEITERT|SCHWÄRZUNG die Dokumententeile abdecken, die nicht sichtbar sein sollen. Erst wenn Sie anschließend SCHWÄRZUNGEN ANWENDEN auswählen und das Dokument – möglichst unter anderem Namen – gespeichert haben, werden die unerwünschten Teile dauerhaft entfernt.

Zu jeder Schwärzung können Sie gegebenenfalls einen Kommentar hinterlegen.

5.6 Digitale Unterschriften

Vorbemerkungen

Ein hochaktuelles Thema ist die elektronische Signatur, also eine rechtsverbindliche digitale Unterschrift für Dokumente. Leider ist dies in der Regel noch ein kostspieliges Verfahren, denn im öffentlichen Bereich zwischen persönlich nicht bekannten Vertrags-/Dokumentenaustauschpartnern kommen eigentlich nur so genannte Trust-Center in Betracht, die eine amtliche Zulassung besitzen und ein hohes Vertrauen genießen. Diese lassen sich ihre Dienstleistung der Beglaubigung von Unterschriften gut bezahlen, was für den Normalbürger eine Hemmschwelle zur Nutzung dieser Verfahren darstellt.

Eigentlich war bereits für Anfang 2006 die allgemeine Einführung von Krankenversicherungskarten mit Unterstützung digitaler Signaturen geplant, was die Verbreitung digitaler IDs sicherlich enorm gesteigert hätte. Aufgrund technischer Probleme ist die Einführung der Karten bis heute – Anfang 2007 – nicht flächendeckend erfolgt und es laufen bislang nur einige Tests in beschränkten Regionen. Es ist jedoch davon auszugehen, dass digitale Signaturen in den kommenden Jahren zunehmend an Bedeutung gewinnen.

Wie funktionieren digitale Signaturen?

Eine so genannte »digitale ID« besteht aus zwei Komponenten, einem Zertifikat und einem privaten Schlüssel. Das Zertifikat enthält Identitätsinformationen über den Inhaber, wie den Namen, Anschriftdaten und eine Identifikationsnummer, und außerdem einen öffentlichen Schlüssel. Oftmals enthält ein Zertifikat auch einen Verweis zu dem Zertifikat des Zertifikatsausstellers, damit dieser zweifelsfrei identifiziert werden kann.

Sinnvoll wäre es vielleicht, wenn jeder Mensch nur eine einzige digitale ID besäße, aber dies ist nicht vorgeschrieben und es ist durchaus möglich, dass eine Person eine Vielzahl von digitalen Signaturen besitzt.

Die zentralen Elemente der Signatur sind also der private und der öffentliche Schlüssel.

Mit Hilfe des privaten Schlüssels wird aus den zu signierenden Daten mittels einer eindeutigen Rechenvorschrift die Signatur berechnet. Genau genommen wird zuerst aus den Daten ein so genannter Hash-Wert berechnet. Bei Acrobat erfolgt die Berechnung dieses Wertes in der Regel nach dem Verfahren SHA1. Auch andere Verfahren von Drittanbietern können gegebenenfalls verwendet werden, wobei diese ein entsprechendes Zusatzmodul (so genanntes Plug-in) für Acrobat zur Verfügung stellen müssen.

Auf den so ermittelten Hash-Wert wird dann der private Schlüssel angewandt und so die eigentliche Signatur erstellt.

Zur Überprüfung der Signatur steht dem Leser des Dokuments der öffentliche Schlüssel zur Verfügung. Anhand der Signatur kann überprüft werden, ob der öffentliche Schlüssel zu dem privaten Schlüssel passt und dieser gültig ist.

Wie handhabt Acrobat digitale Signaturen?

Nach dem beschriebenen Verfahren verfährt auch Acrobat bei Formularen. Die Signatur wird beim Unterschreiben eines so genannten Unterschriftenfeldes erzeugt. Hierbei wird der Hash-Wert aus den Feldern berechnet, die dem Unterschriftenfeld zugeordnet sind.

In einem Formular kann es mehrere Unterschriftenfelder geben. Innerhalb des Workflows eines Unternehmens oder einer Behörde kann es ja erforderlich sein, dass mehrere Personen ein einziges Dokument unterzeichnen müssen.

Nach der Unterzeichnung sind die zu einem Unterschriftsfeld gehörenden Eingabefelder gesperrt, damit sie nicht verändert werden können. Sollten dennoch Änderungen durch Manipulationen an der Formulardatei erfolgen, würde sich der Hash-Wert verändern und die Signatur würde damit ungültig.

Wie gelangt man an digitale Signaturen?

Es gibt digitale Signaturen unterschiedlicher Qualität und Vertrauenswürdigkeit. Grundsätzlich können Sie unmittelbar in Acrobat eigene Signaturen – so genannte Self-Signed-Signaturen – erstellen. Diese besitzen allerdings keine allzu große Vertrauenswürdigkeit außerhalb des Personenkreises, den Sie persönlich kennen.

Diese Self-Signed-Signaturen sind außerdem zunächst nur auf Ihrem eigenen Computer vorhanden, so dass der Empfänger eines von Ihnen unterzeichneten Formulars irgendwie in den Besitz des Zertifikats mit dem öffentlichen Schlüssels gelangen muss, um die Unterschrift zu verifizieren. Dieses können Sie aus Acrobat exportieren und dem Empfänger zum Beispiel als Anlage zu einer E-Mail zusenden. Das muss nur einmalig erfolgen, denn wenn der Empfänger Ihre Signatur im Zertifikatsspeicher seines Computers aufbewahrt, kann er auch später erstellte Dokumente damit prüfen.

Ein solches Verfahren eignet sich also nur für einen eingeschränkten Benutzerkreis. Die Zertifikate lassen sich auch im Netzwerk auf einem Server hinterlegen, so dass innerhalb eines Unternehmens darauf zugegriffen werden kann und dieses kostenlose Verfahren zur Verifizierung ausreicht.

5.6 Digitale Unterschriften

Aber auch zahlreiche Netzwerkserver – zum Beispiel Windows-Server ab der Version 2000 – können Zertifikate erstellen und im Rahmen von Active Directory über das LDAP-Protokoll verwalten und zur Verfügung stellen. Dies können Sie ebenfalls in Acrobat nutzten und das vereinfacht den Umgang mit Signaturen schon sehr. Allerdings eignet sich diese Verfahrensweise wiederum nur für die unternehmensinterne Verwendung.

Wenn Sie häufiger mit unbekannten Personen signierte Dokumente auszutauschen haben, dann werden Sie um ein öffentlich über das Internet abrufbares Zertifikat kaum herumkommen. Dieses können Sie bei einem Trust-Center, auch CA genannt, erwerben.

Zertifikate, die Sie in Acrobat verwenden möchten, müssen Sie zuerst anlegen oder importieren.

Roaming-ID-Konten
Dieses Verfahren ist relativ neu und erst seit der Version 8 in Acrobat implementiert. Der Zertifikatstyp ist für den mobilen Einsatz gedacht und wird nach vorheriger Anmeldung online von einem Roaming-ID-Server heruntergeladen. Tests damit konnten bislang nicht durchgeführt werden.

Digitale ID-Dateien
Diese Zertifikate sind lokal auf dem Rechner im Acrobat-Zertifikatspeicher hinterlegt. Acrobat kann solche Zertifikate selbst als so genannte Self-Signed-Signaturen erzeugen. Es können auch digitale Signaturen im PKCS#12-Format, meist erkennbar an der Dateiendung .pfx oder .p12, importiert werden. Diese Dateien können in der Regel aus anderen Zertifikatsspeichern, zum Beispiel dem von Windows, exportiert werden.

Digitale IDs von Windows
Wenn Sie auf einem Windows-Computer arbeiten, können Sie die digitalen IDs aus dessen Zertifikatsspeicher benutzen. Diese werden Ihnen auch unter Acrobat zur Verfügung gestellt. Unerwünschte Signaturen, also solche, die nicht verwendet werden sollen, können Sie aus der Liste löschen.

PKCS#11-Module und -Token
Digitale IDs sollen oftmals auch transportabel sein, zum Beispiel um sie nur bei persönlicher Anwesenheit auf dem Computer verfügbar zu haben oder wenn man auf mehreren Computern arbeitet. Hierzu besteht die Möglichkeit, solche Signaturen auch in transportablen Hardware-Elementen zu speichern. Das bekannteste ist eine so genannte SmartCard, also eine Kunststoffkarte ähnlich einer Bankkarte oder einer Krankenversicherungskarte. Mittels eines speziellen Lesegerätes und einer Soft-

wareschnittstelle in Form einer DLL (Dynamic Link Library) kann die digitale Signatur ausgelesen werden. Die Softwareschnittstelle muss zur Verwendung ebenfalls registriert werden.

Verzeichnisserver

In einem lokalen Netzwerk oder größeren Firmen-Netzwerken können Zertifikate auch auf Servern gespeichert werden. Acrobat bietet hier den Zugriff über das LDAP-Protokoll (**L**ightweight **D**irectory Access **P**rotocol) an. Dieses wird beispielsweise von Windows-Servern ab der Version 2000 im Rahmen des »Active Directory« verwendet. Active Directory macht in Netzwerken unterschiedlichste Objekte, wie Datenspeicher, Drucker, Benutzer in einem einheitlichen Kontext verfügbar. Auch zentrale Zertifikatsspeicher gehören zu diesen Objekten.

> **Hinweis**
>
> Auf LDAP-Server kann natürlich auch über das Internet zugegriffen werden. Hierzu muss auf vorhandenen Firewalls der LDAP-Port, standardmäßig hat er die Nummer 389, freigeschaltet sein. Zahlreiche Signatur-Provider bieten den LDAP-Zugriff an und einige der bekannteren sind bereits in Acrobat vorkonfiguriert.
>
> In der Regel ist eine Anmeldung erforderlich und die erforderlichen Login-Daten müssen dann in Acrobat hinterlegt sein.

> **Tipp**
>
> Bei Windows-Zertifikatsservern muss der Login-Name in der Form
>
>   Domäne\Benutzername
>
> eingegeben werden. Bei Eingabe nur des Namens schlägt meist eine Anmeldung für Zertifikatsdienste fehl.

Da in Netzwerken oftmals eine Vielzahl von Computern vorhanden und unter Umständen ein Zugriff auf mehrere Zertifikatsspeicher erforderlich ist, besteht die Möglichkeit, die Servereinstellungen in Form einer FDF[1]-Datei zu exportieren und auf anderen Computern zu importieren, was den Verwaltungsaufwand erheblich verringert.

Zeitstempelserver

Beim Unterschreiben von Dokumenten wird eine Zeitmarke eingefügt; diese repräsentiert die lokale Zeit des Computers. Eine solche Zeitmarke hat allerdings nur wenig Beweiskraft, da die Computerzeit problemlos umgestellt werden kann. Alter-

---

1. FDF ist das Datenaustauschformat für die Acrobat-Formulare nach dem älteren Standard. Hier findet es weiterhin Verwendung.

nativ kann daher ein so genannter Zeitstempelserver eingesetzt werden, der eine zertifizierte Zeitangabe macht.

Es muss sich um einen Time Stamp Server nach RFC 3161 handeln. Andere Zeitserver (zum Beispiel `time.windows.com` nach RFC 868) werden nicht akzeptiert. Viele Zeitstempelserver werden von Trust-Centern betrieben und sind kostenpflichtig. Eine Anmeldung ist bei diesen erforderlich.

Praktischer Einsatz von digitalen Signaturen

Unterschreiben von Dokumenten

Das Ausfüllen von elektronischen Formularen am PC stellt heute kein Problem mehr dar. Schwieriger ist es schon, ein solches Formular zu unterschreiben. Die Unterschrift ist in der Regel ein eindeutiges Identifizierungsmerkmal, lässt sich in elektronischer Form aber nur schwer fälschungssicher abbilden.

Darum war hier ein neuer Weg zu gehen. Eine elektronische Signatur stellt ein solches unverwechselbares Identifikationsmerkmal dar. Aufgrund gesetzlicher Regelungen – in Deutschland sind dies das Signaturgesetz und die zugehörige Signaturverordnung – ist eine elektronische Signatur in den meisten Fällen einer realen Unterschrift gleichgestellt und besitzt Rechtsverbindlichkeit.

Acrobat unterstützt solche digitale Unterschriften und mittlerweile auch der Adobe Reader. Damit in Adobe Reader Unterschriften möglich sind, muss das Dokument in Acrobat geladen werden und es müssen erweiterte Rechte (Menüpunkt ERWEITERT|VERWENDUNGSRECHTE IN ADOBE READER AKTIVIEREN) aktiviert worden sein, anschließend muss das Dokument nochmals gespeichert werden. Eine Aktivierung solcher Rechte kann auch durch Verwendung von Acrobat Reader Extensions, einer Serverlösung, dynamisch erfolgen.

Damit Unterschriften an vorgeschriebenen Formularpositionen erfolgen, sollten im LiveCycle Designer Unterschriftsfelder im Formular platziert werden. Hier können auch verschiedene Optionen eingestellt werden.

In Acrobat und seit der Version 8 auch in Adobe Reader können Unterschriften auch unmittelbar vom Unterzeichner auf dem Formular platziert werden.

> **Hinweis**
> Ein digital signiertes Formular ist übrigens nicht auch automatisch gleichzeitig verschlüsselt. Es wird lediglich »beurkundet«, dass das Formular in einem definierten Ausfüllzustand elektronisch unterschrieben wurde.

Anhand eines einfachen Formulars wollen wir die Funktion eines solchen Unterschriftsfeldes testen.

Ein Formular mit Unterschriftsfeld erstellen

> **Hinweis**
>
> Um das Formular digital unterschreiben zu können, benötigen Sie eine digitale ID. Falls Sie noch nicht über eine solche verfügen, sollten Sie zunächst eine in Acrobat erstellen (Menüpunkt ERWEITERT|SICHERHEITSEINSTELLUNGEN).

Erstellen Sie ein neues, leeres Formular. Platzieren Sie darauf zunächst ein Textfeld. Ziehen Sie dann aus der Palette BIBLIOTHEK ein Dokumentenunterschriftsfeld auf das Formular. Unter dem Unterschriftfeld platzieren Sie ein weiteres Textfeld und darunter wiederum ein Unterschriftsfeld.

Für das erste Unterschriftfeld selektieren Sie auf der OBJEKT-Registerkarte FELDER NACH DEM UNTERSCHREIBEN SPERREN und wählen in der zugehörigen Dropdown-Liste den Punkt <<SAMMLUNG – NEU/VERWALTEN...>> (siehe auch Abbildung 5.3).

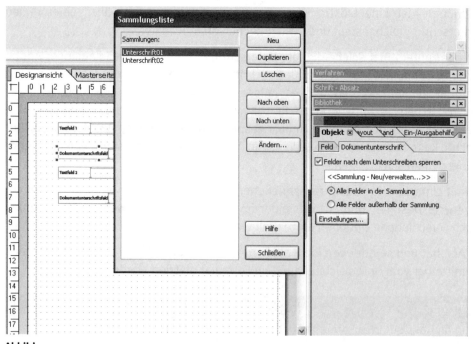

Abbildung 5.3

Im Dialogfenster SAMMLUNGSLISTE klicken Sie auf die NEU-Schaltfläche und geben anschließend für die neue Liste den Namen Unterschrift01 ein. Klicken Sie dann auf die ÄNDERN-Schaltfläche. Es erscheint der Sammlungseditor.

5.6 Digitale Unterschriften

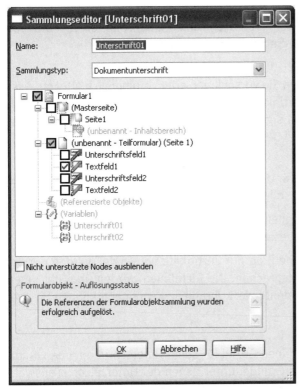

Abbildung 5.4 Im SAMMLUNGSEDITOR legen Sie fest, welche Felder nach einer Unterschrift gesperrt werden.

Deselektieren Sie dort alle Einträge außer dem von TEXTFELD1, wie in Abbildung 5.4 gezeigt, und bestätigen Sie die Dialogeingaben mittels Klick auf OK und das Dialogfenster SAMMLUNGSLISTE mit SCHLIESSEN.

Für das zweite Unterschriftsfeld selektieren Sie ebenfalls FELDER NACH DEM UNTERSCHREIBEN SPERREN, hier jedoch mit der Option ALLE FELDER IM DOKUMENT.

Damit ist das Unterschriftformular schon fertig. Zusätzlich können Sie bei Bedarf nach Klick auf die EINSTELLUNGEN-Schaltfläche auf der OBJEKT-Palettenseite DOKUMENTENUNTERSCHRIFT noch zahlreiche weitere Einstellungen vornehmen.

- **Unterschriften-Handler**
  Hier können Sie einen abweichenden Unterschriften-Handler, also ein abweichendes Acrobat-Plug-in für die Unterschriftserzeugung, vorschlagen oder sogar vorschreiben. Der Unterzeichnende muss dieses Modul zu seiner Acrobat-/Adobe-Reader-Version installiert haben.

- **Roaming-ID**
  Hier können Sie vorschlagen oder verbindlich vorschreiben, dass die Signatur von einem bestimmten Roaming-ID-Server stammen muss.

- **Unterschriftszertifikate**
  Auf dieser Registerkarte können Sie vorschlagen oder verbindlich festlegen, dass nur bestimmte Unterschriftszertifikate und damit nur bestimmte berechtigte Personen in dem Unterschriftsfeld signieren dürfen. Das ist vor allem in Workflow-Abläufen von Unternehmen und Behörden von Bedeutung.

- **Aussteller und Richtlinien**
  Hier können Sie festlegen, ob für die Unterschrift nur Zertifikate von bestimmten Ausstellern verwendet werden sollen beziehungsweise dürfen.

  Weiterhin kann für neu zu erstellende Zertifikate ein bestimmter Zertifikatregistrierungsserver vorgeschlagen beziehungsweise bestimmt werden.

  Zusätzlich lässt sich vorschreiben, ob nur Zertifikate verwendet werden dürfen, die bestimmten Richtlinien entsprechen. Die Richtlinien werden über mit ihnen verknüpfte Objektkennungen identifiziert und diese Kennungen können Sie hier erfassen.

- **Gründe für Unterschrift**
  Der Unterzeichner sollte auch einen Grund für seine Unterschrift angeben. Acrobat verwendet einige Standard-Gründe, unter denen der Unterzeichner auswählen kann. Die hier erfassten Gründe ersetzen die Standardwerte. Zusätzlich kann festgelegt werden, ob der Unterzeichner einen der angegebenen Gründe verwenden muss.

- **Info zu Unterschrift**
  Auf dieser Registerkarte kann festgelegt werden, ob eine Zertifikatssperrliste oder eine OSCP-Antwort in die Unterschrift eingeschlossen werden soll. Eine Zertifikatssperrliste enthält, wie der Name schon sagt, Zertifikate, die vor ihrem Ablauf gesperrt wurden. OSCP ist ein spezielles, sehr zeitnah arbeitendes Protokoll zur Abfrage der Zertifikatsgültigkeit; dieses kann auch über HTTP arbeiten. Fast alle größeren Zertifikatsanbieter verfügen über einen solchen OSCP-Server.

  Was ein Zeitstempelserver ist, wurde im ersten Teil dieses Kapitels bereits beschrieben. Sie können einen bestimmten Zeitstempelserver vorschlagen oder zwingend festlegen.

Für alle auf dieser Registerkarte festgelegten Aktionen muss der Unterzeichner mit seinem Computer online mit dem Internet verbunden sein.

Testen Sie nun das Formular in der PDF-Vorschau. Tragen Sie in das erste Textfeld einen beliebigen Wert ein und starten Sie mit einem Mausklick auf das Unterschriftfeld die Signierung des Formulars. Es erscheint das Dialogfenster DOKUMENT UNTERSCHREIBEN (siehe Abbildung 5.5).

5.6 Digitale Unterschriften

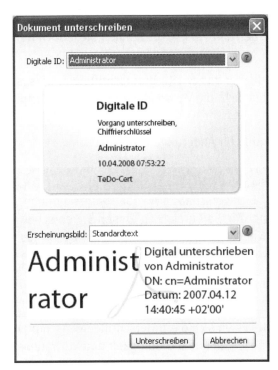

Abbildung 5.5

Wenn Sie über mehrere Zertifikate verfügen, dann können Sie die gewünschte aus der Dropdown-Liste DIGITALE ID auswählen. Darunter werden dann zur Information die wichtigsten Daten des ausgewählten Zertifikats angezeigt. Ausführlichere Informationen erhalten Sie in einem weiteren Dialogfenster, das sich beim Mausklick auf den Infobereich öffnet.

Bei Zertifikaten, zu deren Verwendung ein Passwort erforderlich ist (zum Beispiel Acrobat-Self-Signed-Zertifikate), wird zusätzlich ein Passworteingabefeld eingeblendet. Nur wenn das Passwort korrekt ist, kann die Unterschrift durchgeführt werden.

Achtung
Bei Zertifikaten aus dem Windows-Zertifikatsspeicher ist meist keine Passwortabfrage notwendig. Der Zertifikatsspeicher ist abhängig vom Benutzer-Login, das aktuell auf dem Computer aktiv ist. Das macht das Unterzeichnen zwar einfacher, aber wenn wichtige Zertifikate auf Ihrem Windows-Computer gespeichert sind und mehrere Personen an diesem arbeiten, dann achten Sie unbedingt darauf, dass jeder über ein eigenes Benutzer-Login verfügt und dass diese Logins über Passwörter geschützt sind, damit kein Unbefugter Dokumente mit Ihrem Namen signieren kann.

Nach Klick auf die UNTERSCHREIBEN-Schaltfläche ist das Unterschriftsfeld signiert und das `Textfeld1` für weitere Eingaben gesperrt. In `Textfeld2` können Sie jedoch weiterhin Text eingeben.

Wiederholen Sie die Unterschriftsprozedur für das zweite Unterschriftsfeld. Dies ist mit derselben digitalen ID möglich, weil ja nicht die Verwendung bestimmter Zertifikate für dieses Feld vorgeschrieben ist.

Anschließend sollten alle Felder im Formular für Änderungen gesperrt sein.

Hinweis

Wenn Sie das Formular außerhalb der PDF-Vorschau in Acrobat unterschreiben, dann erscheint ein Speicherdialogfenster für die Datei. Hier können Sie entscheiden, ob das Formular unter anderem Namen gespeichert wird – dann bleibt das ursprüngliche Formular erhalten. Verwenden Sie den bestehenden Namen, dann wird es überschrieben.

Anzeige der Unterschriftseigenschaften

Mit einem Mausklick auf die Unterschrift lassen sich die Unterschriftseigenschaften in diversen verknüpften Dialogfenstern anzeigen und die Gültigkeit und Vertrauenswürdigkeit lässt sich so überprüfen.

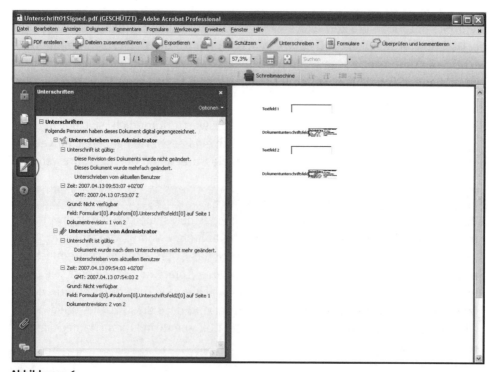

Abbildung 5.6

5.6 Digitale Unterschriften

Noch einfacher geht's im Unterschriftenanzeigemodus. Im Navigationsfenster an der linken Bildschirmseite werden im Anzeigemodus UNTERSCHRIFTEN die Daten sehr anschaulich in hierarchischer Form angezeigt.

Unterschriebene Formulardaten senden

Sie können Formulare beziehungsweise Formulardaten mit der E-Mail-Senden-Schaltfläche als Anlage zu einer E-Mail senden. Ebenso können Sie Daten mittels einer HTTP-Senden-Schaltfläche an eine Serveranwendung übermitteln.

In beiden Fällen besteht die Möglichkeit, ebenfalls mit elektronischen Unterschriften zu arbeiten. Dies hat gegenüber dem Versenden unterschriebener Formulare übrigens den Vorteil, dass die zu übertragende Datenmenge erheblich geringer ausfällt. Zu einem unterschriebenen Formular wird in der PDF-Datei zusätzlich eine nichtunterschriebene Version gespeichert, was das Datenaufkommen schon stark vergrößern kann.

Zu beiden Schaltflächentypen existiert auf der Objekt-Palettenseite FELD ein Kontrollkästchen SENDUNG UNTERSCHREIBEN. Wenn Sie dieses aktivieren, wird der Benutzer vor dem Senden der Daten aufgefordert, die Sendung zu unterschreiben. Tut er dies nicht, dann können die Daten auch nicht gesendet werden. Ähnlich wie bei Unterschriftsfeldern lassen sich in einem zusätzlichen Dialogfenster noch weitere Vorgaben für die Anforderungen an die Unterschrift festlegen.

Standard-Schaltflächen mit dem Kontrolltyp ABSENDEN können Sie ebenfalls für das Versenden von Formularen und Formulardaten verwenden. Hier können Sie auf der OBJEKT-Palettenseite ABSENDEN festlegen, ob auch Dokumentenunterschriften mit übermittelt werden sollen. Diese Unterschriften müssen bereits zuvor auf dem Formular getätigt worden sein. Eine Abfrage vor dem Absenden erfolgt nicht.

Verschlüsseln von Dokumenten

Wenngleich digital signierte Formulare nicht automatisch durch eine Unterschrift verschlüsselt werden, so können Sie doch mit Hilfe von Zertifikaten eine Verschlüsselung durchführen.

In Acrobat können Sie auch Zertifikate verwalten, die nicht Ihnen gehören. Unter dem Menüpunkt ERWEITERT|VERTRAUENSWÜRDIGE IDENTITÄTEN VERWALTEN lassen sich Zertifikate von Dritten – hier nur mit deren öffentlichem Schlüssel – hinterlegen. Diese Zertifikate müssen Sie gegebenenfalls von den Empfängern anfordern und anschließend als vertrauenswürdig kennzeichnen.

Über den Menüpunkt DATEI|EIGENSCHAFTEN, Registerkarte SICHERHEIT wählen Sie dann unter SICHERHEITSSYSTEM den Punkt ZERTIFIKATSSICHERHEIT. Dort können Sie mit Hilfe eines Assistenten auf der ersten Seite – wie beim Kennwortschutz – zunächst festlegen, ob das gesamte Dokument verschlüsselt werden soll oder Metadateien nicht oder nur Anlagen.

Auf der zweiten Assistentenseite können Sie dann die Empfänger zuordnen. Anders als beim Kennwortschutz lassen sich zu **jedem** Empfänger individuelle Berechtigungen für das Drucken, das Ändern von Dokumenten, das Kopieren von Inhalten und Bildschirmlesehilfen festlegen.

> **Achtung**
>
> Falls Sie selbst keine ungeschützte Kopie des Dokuments besitzen und aus Sicherheitsgründen auch keine erstellen möchten, müssen Sie sich selbst auch zur Liste der Empfänger hinzufügen, denn sonst können Sie dieses nach dem Speichern nicht mehr öffnen.

Nach dem Speichern wird die Sicherheit auf das Dokument angewandt. Das Dokument wird nur dann entschlüsselt und angezeigt, wenn der Empfänger den passenden privaten Schlüssel zu dem im Dokument hinterlegten öffentlichen Schlüssel besitzt. Das Verfahren hat also bedeutende Vorteile gegenüber einem Kennwortschutz. Soll jemand, der das allgemeine Kennwort kennt, vom Lesen von Dokumenten ausgeschlossen werden, dann muss ein neues Kennwort vergeben werden und dieses muss allen Empfängern bekannt gemacht werden. Bei Zertifikatsschutz dagegen löschen Sie die unerwünschte Person einfach aus der Empfängerliste.

5.7 Weitere Dokumenten-Sicherungsmöglichkeiten

LiveCycle Policy Server

Dies ist eine Serverlösung für ERM (Enterprise Rights Management). Sie können über LiveCycle Policy Server festlegen und kontrollieren, ob ein Dokument online oder offline geöffnet werden darf. Der Offline-Modus kann auf bestimmte Zeit vergeben werden, so dass der Benutzer nach Ablauf der Frist wieder online gehen muss, um es zu reaktivieren. Die Rechte können benutzerspezifisch vergeben werden, wobei LDAP-Integration einschließlich Active Directory möglich ist.

Auch eine Versionskontrolle ist möglich, so dass ältere Dokumentenversionen verworfen werden können und nicht weiter benutzbar sind. Dies ist gerade für Formulare ein wichtiges Feature, denn hier kann sich die Datenstruktur ändern und ältere Formularversionen können dann möglicherweise nicht mehr verarbeitet werden.

Index

Symbole
$record 69, 82, 91, 107, 115

A
Anker 53
Ansicht
    Zoomfaktor einstellen 242
Anzeigemuster 62, 73
app.alert() 194
Ausrichtung 142

B
Barcode 37
    AUS Post (1D) 38
    automatisch aktualisieren 272
    Codabar 39
    Code 11 39
    Code 128 39
    Code 2 of 5 Industrial 40
    Code 2 of 5 Interleaved 40
    Code 2 of 5 Matrix 41
    Code 2 of 5 Standard 41
    Code 3 of 9 – 3 41
    Code 49 42
    Code 93 42
    Datenmatrix 44
    EAN13 44
    EAN8 45
    Logmars 45
    MSI 45
    Papierformular-Barcode 42
    PDF417 45
    per Skript aktualisieren 271
    Plessey 46
    QR-Code 43
    Strategien zum Einlesen 277
    UK Post RM4SCC 46
    UPC EAN2 47
    UPC EAN5 47
    UPC-A 46
    UPC-E 47
    US Postal 47
Bearbeitungsmuster 63, 75
Bedingte Anweisung 186
Bedingter Umbruch 150
Beschriftung 54, 59, 71, 83, 101, 109, 122, 129

Bild 33, 118
    Bilddaten einbetten 119, 122
    in Datenformularen 350
    URL 119
    Zeichnen 119
Bilddaten einbetten 122
Bildfeld 33, 121
    Beschriftung 122
    Bild skalieren 122
    Größe 122
    URL 122
Bindung 67, 80, 89, 97, 106, 113, 124, 155
break 192
Bug
    melden 11
Button siehe Schaltfläche

C
calculate 172
change 173
Checkbox siehe Kontrollkästchen
click 174
Combobox siehe Dropdown-Listenfeld
Content Area siehe Inhaltsbereich

D
Datenformat 70, 82
Datenkodierung 133
Datenmuster 70, 82
Datenverbindung
    herstellen 303
    OLEDB 299
    WSDL (SOAP) 425
    XML-basiert 369
Datums-/Uhrzeitfeld 32
Designer
    Oberfläche 20
    Paletten 21
    Toolbar 21
    Zeichenhilfen 24
Dezimalfeld 30
Digitale Signatur
    erhalten 462
    Funktion 461
    Handhabung 462
do...while 191
docClose 175

docReady *175*
Dokumentation
  Skriptsprachen *177*
DOM *168*
Dropdown-Liste *100*
  Benutzereingabe zulassen *102*
  Elementwert ermitteln *217*
  Elementwerte *108*
  Listenelemente *102*
Dropdown-Listenfeld *31*
Drucken-Schaltfläche *135*
Dynamische Eigenschaft
  für Dropdown-Liste einstellen *312*

E

Ein-/Ausgabehilfe *57*
Elementwert *99*, *108*, *116*
E-Mail-Adressaten erfassen *137*
E-Mail-Schaltfläche *137*
enter *172*
Ereignis *171*
  calculate *172*
  change *173*
  click *174*
  docClose *175*
  docReady *175*
  enter *172*
  exit *172*
  form
    ready *175*
  full *173*
  indexChange *175*
  initialize *171*
  layout
    ready *175*
  mouseDown *173*
  mouseEnter *172*
  mouseExit *173*
  mouseUp *174*
  per Skript auslösen *198*
  postExecute *176*
  postPrint *174*
  postSave *174*
  preExecute *175*
  preOpen *172*
  prePrint *174*
  preSave *174*
  preSubmit *174*
  validate *172*
Erscheinungsbild *60*, *71*, *83*, *92*, *101*, *109*, *129*
Event siehe Ereignis

event.target *179*
exit *172*
Export-Bindung *82*, *91*, *100*, *108*, *116*, *126*, *159*
Export-Bindungen *70*

F

Farbfüllung *55*
Feld
  aus XML-Datenverbindungen erstellen *375*
  ausrichten *312*
  datengebundenes erstellen *311*
Feldformat *62*
Feldwert abfragen *192*
Finanzmathematik *176*
form
  ready *175*
FormCalc
  Anwendungsbereiche *176*
  Kommentare *180*
Formular
  dynamisches *244*
  Elemente siehe Formularkomponenten
  mehrsprachiges *389*
  mit Barcodes erstellen *270*
  mit Papierformular-Barcodes *272*
  statisches *209*
  testen *28*
  unterschreiben *465*
  WSDL-basiert erstellen *429*
Formular-Assistent *25*
Formulardaten
  an E-Mail-Programm übergeben *216*
  importieren *224*
  Übermittlungsformate *224*
Formulare
  Datennavigation und Mehrsprachigkeit *405*
Formularkomponente siehe Komponente
Formularsicherheit
  Berechtigungen vergeben *459*
  digitale Unterschriften *461*
  Kennwortschutz *458*
  Teile schwärzen *460*
  unterschriebene Daten senden *471*
  Verschlüsseln von Dokumenten *471*
  Verwendungsrechte in Reader aktivieren *460*
  Zeitstempelserver *464*
for-Schleife *189*
full *173*

Füllung 55
Funktion
    definieren 199

G

global-Objekt 183
Größe 85, 93, 120, 122

H

Hintergrund
    von Komponenten 55
HTTP-Senden-Schaltfläche 134

I

if...else 186
Image Field siehe Bildfeld
Image siehe Bild
Import/Export-Bindung 82, 91, 100, 108,
    116, 126, 159
Import/Export-Bindungen 70
indexChange 175
Inhaltsbereich 37, 140, 226
initialize 171

J

JavaScript
    Anwendungsbereiche 176
    Array erstellen 356
    bedingte Anweisungen 186
    Feldwerte abfragen 192
    for-Schleifen 189
    Funktionen definieren 199
    Kommentare 180
    Objekt als Array verwenden 362
    objektorientierte Programmierung 167
    Schleifen 189
    Schreibweise 180
    SOM 168
    Variablen 180
    Vergleichsoperatoren 185
    Wertzuweisungen 180

K

Kennwortfeld 31
Kodierung 133
Kommentar 180
Komponente
    Anker festlegen 53
    Barcode siehe Barcode
    Beschriftung 59
    Bild 33
    Bildfeld 33
    Datums-/Uhrzeitfeld 32
    Dezimalfeld 30
    Drehung einstellen 53
    Dropdown-Listenfeld 31
    Drucken-Schaltfläche 135
    eigene erstellen 29
    Eigenschaften einstellen 48
    E-Mail-Schaltfläche 137
    Größe einstellen 52
    HTTP-Senden-Schaltfläche 134
    Inhaltsbereich 37
    Kennwortfeld 31
    Kontrollkästchen 31
    Kreis 36
    Linie 36
    Listenfeld 31
    Numerisches Feld 30, 70
    Optionsfeld 32
    Paletten 49
    Papierformular-Barcode 35
    passend erweitern 52
    Position einstellen 52
    Rand 53
    Rechteck 36
    selbst erstellen 319
    Tabelle 34
    Teilformular 36
    Teilformulare 144
    Text 33
    Textfeld 30
    Überblick 29
    Unterschriftsfeld 33
    zentrieren, mehrere 53
    Zurücksetzen-Schaltfläche 138
Kontrollkästchen 31, 82
    An-Wert/Aus-Wert/Neutral-Wert 91
    Stil 85
Kontrolltyp 129
Koordinate
    absolute und relative 52
    einstellen 52
Kopfbereich 152
Kreis 36

L

Länge
    auf sichtbaren Bereich beschränken 72
Laufzeitvariable 79
layout
    ready 175

Leere Meldung *105*, *113*
Linie *36*
Listbox siehe Listenfeld
Listenelement *110*
Listenfeld *31*, *108*
    Elementwerte *116*
    Listenelemente *110*

M

Masterseite *140*
    Inhaltsbereiche *226*
    Seitengröße *226*
    verwenden *226*
Meldung
    bei leerem Feld *66*, *78*, *96*
    beim Überschreiben eines Werts *66*, *78*, *88*, *96*
    Überprüfungsmuster *67*
    Überprüfungsskript *67*
mouseDown *173*
mouseEnter *172*
mouseExit *173*
mouseUp *174*

N

Name *68*, *80*, *98*, *106*, *114*, *124*, *141*, *156*
Numerisches Feld *30*, *70*
    Anzeigemuster *73*
    Bearbeitungsmuster *75*
    Überprüfungsmuster *78*
Nummerierung *143*

O

ODBC-Datenquelle
    erstellen *301*
OLEDB *299*
    Connection-String *304*
    datenbasierte Liste erstellen *354*
    Datenverbindung *303*
    Datenverbindung herstellen *303*
    nach XML konvertieren *360*
    SQL-Abfrage erstellen *319*
Optionsfeld *32*, *91*

P

Paginierung *143*, *148*
Palette
    für Komponenteneigenschaften *49*
    für Textfeld *59*
    individuell zusammenstellen *51*
    Layout *52*
    Menüs *51*
    nicht sichtbare einblenden *50*
    Objekt-Paletten *59*
    optimale Größe einstellen *51*
Paper Forms Barcode siehe Papierformular-Barcode
Papierart *141*
Papierformular-Barcode *35*, *42*
    Datenformat einstellen *274*
    mit Sammlungsdaten verwenden *274*
    praktischer Einsatz *272*
PDF-Vorschau *28*
postExecute *176*
postPrint *174*
postSave *174*
Präsenz *64*, *76*, *86*, *93*, *102*, *111*, *117*, *120*, *123*, *143*
preExecute *175*
preOpen *172*
prePrint *174*
preSave *174*
preSubmit *174*

Q

QuickInfo *58*

R

Radio-Button siehe Optionsfeld
Rand *55*
    bei Optionsfeldern *56*
    keiner bei Seitenumbrüchen *56*
Rand einstellen *53*
Rechteck *36*
Rich-Text *62*

S

Schaltfläche *128*
    Absenden *130*
    Absenden an URL *131*
    Ausführen *129*
    Formulardaten erneut zusammenführen *130*
    Kontrolltyp *129*
    senden als *132*
    Sendung unterschreiben *133*
    Text bei Aktivierung *129*
    Text bei Rollover *129*
    transparente *213*
Schleife *189*
Seite
    Auftreten der Seite begrenzen *142*
    Ausrichtung *142*
    Größe *141*

Maximal *142*
Min-Zähler *142*
Nummerierung *143*
Seitengröße siehe Papierart
Seitenumbruch
    im Inhalt zulassen *146*
Server
    Überblick *14*
Signaturfeld siehe Unterschriftsfeld
Skript-Editor *170*
Skripting
    in Acrobat *166*
Skript-Objekt *200*
Skriptsprache
    Dokumentation *177*
SOAP
    Service erstellen *427*
    testen *435*
SOAP-Datenverbindung siehe WSDL
SOM *168*
Sprache *65*, *76*, *86*, *94*, *103*, *111*, *117*, *121*, *123*, *147*, *151*
Standardbindung *69*, *81*, *90*, *98*, *107*, *115*, *125*, *158*
Standardwert *78*, *87*, *95*
Subform siehe Teilformular
switch *188*

T

Tabelle *34*, *126*
    Absatz ausrichten *286*
    Abschnitte duplizieren *287*
    als Datengitter verwenden *336*
    in Formularen praktisch einsetzen *279*
    Kopfbereich erstellen *280*
    markieren *284*
    mit Assistenten erstellen *281*
    Spalten aufsummieren *290*
    variable Spaltenüberschrift *286*
    Zeilen einfügen und löschen *288*
    Zeilen und Spalten markieren *284*
    Zeilenschattierung *127*
    Zellen verbinden/teilen *285*
Teilformular *36*, *144*
    Anfangszahl *160*
    automatisch anpassen *53*
    Bedingte Umbrüche *150*
    dynamisch erzeugen *259*
    fließendes Layout *248*
    Fließrichtung *146*
    Inhalt *145*
    Maximal *160*
    Min-Zähler *160*
    nach *149*
    nicht trennen *149*
    Paginierung *148*
    platzieren *148*
    sichtbar und unsichtbar machen *247*, *249*
    Standardbindung *158*
    wiederholen *159*, *250*
Teilformularsatz *160*
Text *116*
    Komponente *33*
    variable Teile *118*
    zusammenführen *118*
Textfeld *30*, *59*
    Anzeigemuster *62*
    Bearbeitungsmuster *63*
    Länge auf sichtbaren Bereich beschränken *61*
    Länge begrenzen *61*
    mehrere Zeilen zulassen *61*
    Überprüfungsmuster *67*
this *178*
Tooltipp *57*
toString() *194*
toUpperCase *192*

U

Überprüfungsmuster *67*, *78*, *105*, *113*
    Meldung *78*
Überprüfungsmuster-Meldung *67*, *105*, *113*
Überprüfungsskript-Meldung *67*, *78*, *88*, *96*, *105*, *113*
Uhrzeitfeld siehe Datums-/Uhrzeitfeld
Unterschriftsfeld *33*
URL-kodierte Daten (Http Post) *132*
UTF-16 *134*
UTF-8 *134*
UUID
    erzeugen *371*

V

validate *172*
Variable *180*
Verbindung *130*
Vergleichsoperator *185*
Vorschaumodus siehe PDF-Vorschau

W

Wert *65*, *77*, *87*, *94*, *103*, *112*
Wertzuweisung *180*
while *191*

WSDL
    Datenverbindungen *425*
    postExecute-Ereignis *449*
    Session-Verwaltung *454*
    Übergabeparameter *433*
    XML-Daten importieren *440*

X

xfo *30*
XHTML *70*
XML
    Daten editieren *372*
    Daten exportieren *369*
    Datennavigation *384*
    Datenverbindungen *369*
    editieren *378*
    Formulardaten zuweisen *378*
    Liste erstellen aus *373*
    mehrere Datenbereiche *398*
    Recordmodus aktivieren *400*
    Schemadaten *418*
    Schemadaten aus WSDL abrufen *442*
XML Notepad *378*
XML-Quelle
    bearbeiten *214*

Z

Zeichenanzahl in Textfeld *73*
Zeichenanzahl n Zeichen *61*
Zurücksetzen-Schaltfläche *138*

Auch eine Protokollierung des Zugriffs zu Nachweiszwecken ist möglich.

LiveCycle Policy Server basiert auf J2EE (Java 2 Enterprise Edition) und ist in Java-Webserverlösungen integrierbar.

Außer für PDF-Dateien kann dieser Server mittlerweile auch für Microsoft-Word- und -Excel-Dateien die Sicherheitskontrolle übernehmen.

Adobe Document Center

Die Anschaffung eines LiveCycle Policy Servers lohnt sich nur, wenn Sicherheit für eine größere Anzahl von Dokumenten generiert und überwacht werden muss. Für geringeres Dokumentenaufkommen bietet Adobe jetzt Document Security an (Webadresse dc.adobe.com). Hier können online mittels einer Flash-Oberfläche diverse Sicherheitsfeatures vergeben werden, wobei insbesondere auch hier die zeitliche Gültigkeit für Dokumente interessant ist.

Zur Zeit der Buchbeschreibung Anfang 2007 ist dieser Service in der Testphase und kostenlos. Zukünftig wird er kostenpflichtig werden und im Rahmen von Monats- und Jahresabonnements verfügbar sein.

Adobe LiveCycle Document Security

Das manuelle Signieren, Zertifizieren, Verschlüsseln und Prüfen von Dokumenten ist zwar recht schnell zu erledigen, aber bei größerem Datenaufkommen kann dies doch sehr arbeitsintensiv werden. Andererseits steigen die Anforderungen an die Fälschungssicherheit von Dokumenten. Die Finanzverwaltungen in Deutschland machen mittlerweile schon Probleme bei der Anerkennung von per E-Mail übersandten Rechnungen, wenn diese nicht digital signiert sind, unter Hinweis auf die Fälschungsmöglichkeit (allerdings waren gedruckte Rechnungen auch früher schon fälschbar – man stellt an E-Mail-Rechnungen also höhere Anforderungen).

Stellen Sie sich nur vor, Sie hätten monatlich Zehntausende oder gar Millionen von Rechnungen, die per E-Mail übersandt werden, manuell digital zu signieren. Das wäre ein immenser Arbeits- und Kostenaufwand und eigentlich sollen E-Mail-Rechnungen ja Kosten einsparen.

Adobe LiveCycle Document Security bietet hier eine Möglichkeit zum automatischen, serverbasierten digitalen Signieren von Daten. Somit lässt sich ein Workflow über

XML-Datenausgabe vom ERP-System –> Rechnungsgenerierung durch Import in LiveCycle Formulare –> Digitales Signieren durch LifeCycle Document Security –> Versand per E-Mail

vollautomatisiert und damit kostengünstig realisieren.

Adobe Reader Extensions

Sie hatten ja bereits in Adobe Acrobat die Möglichkeit kennen gelernt, erweiterte Verwendungsrechte für Adobe Reader zu aktivieren. Nach der Aktivierung kann der Benutzer dann Formulardaten lokal speichern, Kommentarwerkzeuge nutzen und Dokumente unterschreiben – in Reader 8 sogar in selbst erstellten Unterschriftsfeldern. Hier gilt die Devise: Der Benutzer darf entweder dies alles oder er darf alles nicht.

Detailliertere und teilweise weiter gehende Rechte lassen sich mit Adobe Reader Extensions einstellen. Dieses Produkt ist durch Schnittstellen auch serverbasiert einsetzbar und lässt sich somit in Arbeitsabläufe (Workflows) integrieren.

5.8 Resümee

Nach all dem, was in diesem Buch beschrieben wurde, dürfte einsichtig sein, dass Adobe LiveCycle Forms eine zukunftsweisende Lösung, eigentlich *die* zukunftsweisende Lösung für das elektronische Formularwesen ist. Durch XML-Integration, Datenanbindung, Möglichkeit zur Vielsprachigkeit, einfach zu handhabende Signaturverfahren und Rechtevergabemöglichkeiten, vor allem aber durch den kostenlos und für verschiedene Rechnerplattformen erhältlichen Adobe Reader, wird dies die Lösung für die Zukunft sein.

Adobe baut auf verschiedenen Ebenen, um einen reibungslosen Workflow als integrative Lösung anzubieten. Auch wenn die Lösungen an manchen Stellen eben auch noch als Baustelle erkennbar sind, so kann man doch schon jetzt hervorragende und sichere Lösungen für alle Geschäftsbereiche problemlos realisieren. EDV- und Organisationsverantwortliche in Unternehmen und Behörden tun sicher gut daran, wenn sie sich mit der Thematik LiveCycle-Formulare eingehend befassen. Man wird langfristig nicht mehr daran vorbeikommen und bereits heute lassen sich kurzfristig damit Verwaltungsprozesse vereinfachen und Kosten einsparen.

Für Entwickler und Berater bietet sich hier ein Markt von noch nicht absehbarer, aber sicherlich immenser Größe für genormte und sichere Kommunikation.

Mit diesem Buch hoffe ich, zum Verständnis der LiveCycle Forms beigetragen und einsichtige Lösungsansätze für unterschiedliche Aufgabenstellungen aufgezeigt zu haben.

Dortmund, im April 2007

Michael Rettkowitz